中国精神专科医院
基本建设研究与实践

余 雷 董 杰 邱宏宇 谢 飞 著

同济大学出版社
TONGJI UNIVERSITY PRESS
·上海·

内容提要

本书基于上海市精神卫生中心重性精神疾病临床诊疗中心建设全过程的技术管理创新应用，对全国200余家精神专科医院进行调查研究，形成了适用于精神专科医院基本建设的系列成果，可为精神专科医院新建和改扩建项目提供有益的借鉴。本书共分五个章节，依次为工程项目建设前期研究、工程项目建设管理、工程项目设计、工程项目施工和医院建筑全生命周期运维技术研究及展望。

本书主要面向精神专科医院和相关综合性医院基本建设管理者、卫健委基本建设管理部门管理者、政府工程建设部门管理者、工程建设专业管理咨询机构和相关设计、施工、监理及供货等参建单位的技术管理人员。亦可作为高等院校工程建设管理、建筑工程技术等相关专业的教师、研究生、本科生和专科生研究学习的参考资料。

图书在版编目(CIP)数据

中国精神专科医院基本建设研究与实践 / 余雷等著. 上海：同济大学出版社，2025.3. --(公建项目建设管理书系). -- ISBN 978-7-5765-1423-0

Ⅰ. R197.5

中国国家版本馆 CIP 数据核字第 2025W9M588 号

中国精神专科医院基本建设研究与实践

余　雷　董　杰　邱宏宇　谢　飞　著

责任编辑 姚烨铭　**责任校对** 徐逢乔　**封面设计** 王　翔

出版发行 同济大学出版社　www.tongjipress.com.cn
(地址：上海市四平路 1239 号　邮编：200092　电话：021-65985622)
经　　销 全国各地新华书店
排　　版 南京文脉图文设计制作有限公司
印　　刷 上海安枫印务有限公司
开　　本 787mm×1092mm　1/16
印　　张 26
字　　数 601 000
版　　次 2025 年 3 月第 1 版
印　　次 2025 年 3 月第 1 次印刷
书　　号 ISBN 978-7-5765-1423-0

定　　价 228.00 元

写作组

组　　长：余　雷　董　杰　邱宏宇　谢　飞

副 组 长：（按姓氏笔画排序）

龙莉波　乐　云　李永奎　何清华　陈　音　陈　新
周海峰　姚　军　姚晓青　顾耀明　倪正颖　蒋凤昌
薛　强

写作人员：（按姓氏笔画排序）

丁　夏　王印君　王竹君　王冠博　方永青　龙莉波
田启睿　乐　云　包轶凡　冯思甄　朱文倩　刘　康
刘晶文　江飞宇　汤颂彬　许　兵　严　犇　李　力
李　晶　李永奎　李永洁　李佳之　李佳晨　李金德
李捍原　李朝政　杨　扬　杨　栋　杨涵博　肖敬禄
吴　奇　邱宏宇　何清华　余　雷　沈邱豪　沈建强
张　玉　张　宁　张　屹　张　阳　张玉洁　陈艺通
陈杰甫　陈　音　陈　新　陈甜甜　邵　颖　岳佳慧
周海峰　郑皆斐　赵　青　赵英吉　胡一峰　饶松涛
施林翊　姚　军　姚栩申　姚晓青　袁　林　贾　京
顾昊晟　顾俊俊　顾耀明　钱　锋　钱馨芸　倪正颖
徐同镭　高　峰　浦越鹰　陶敏磊　黄　宇　龚炎峰
彭丽婷　董　杰　蒋凤昌　谢　飞　虞建华　潘　杰
薛　强　戴生良

编制单位：
上海市精神卫生中心
同济大学复杂工程管理研究院
上海申康医疗卫生建设工程公共服务中心
上海申康卫生基建管理有限公司
上海科瑞真诚建设项目管理有限公司
上海建工二建集团有限公司
上海建筑设计研究院有限公司
上海容基工程项目管理有限公司
上海财瑞建设管理有限公司
上海汉乾信息科技发展有限公司
上海科瑞漫拓信息技术有限公司
北京回龙观医院
深圳市康宁医院
苏州市广济医院
成都市第四人民医院

序　一

在快速发展的现代社会中，精神健康问题日益受到人们的关注。中共中央、国务院发布的《“健康中国 2030”规划纲要》提出，应该加强心理健康服务体系建设和规范化管理，提高突发事件心理危机的干预能力和水平。随着生活节奏的加快和社会竞争的加剧，精神疾病的发病率逐年上升，尤其是后疫情时代，精神疾病已经成为影响人们身心健康和社会稳定的重要因素。而精神专科医院犹如守护心灵的灯塔，加强基本建设，提高精神疾病防治能力和服务水平，显得尤为重要。本书正是在这一背景下应运而生。

在中国医院协会指导下，由中国医院协会精神病医院分会组织推进，写作组集合全国各地不同级别精神专科医院管理者的集体智慧，并以上海市精神卫生中心重性精神疾病临床诊疗中心建设项目实践为典型案例，从工程项目建设前期研究、建设管理、设计、施工和建筑运维等方面着重介绍了精神专科医院基本建设的创新做法和成功经验。这些鲜活的案例不仅体现了我国精神卫生工作者的智慧和努力，也为其他医院提供了可借鉴的模式。同时，书中还对 BIM 技术应用、信息化建设、智能化运维管理等体现新质生产力的前沿技术管理措施进行了深入探讨，展示了科技赋能条件下精神专科医院未来发展的广阔前景。

正如苏格拉底的所言“认识你自己”，精神专科医院正是帮助我们认识并治愈内心创伤的绿洲，其建设质量直接关系到广大患者及其家庭的福祉。写作组不仅重视精神专科医院基本建设前期规划、设计、施工和运维全过程的质量管理，而且还对未来中国精神专科医院基本建设的发展趋势进行了前瞻性的展望，提出了一系列如“去医化”建设等创新性的建议和设想。这些内容不仅体现了对中国精神卫生事业热切的关怀和期待，也为相关政策制定者、医院管理者和从业人员指明了方向，激励他们继续推动中国精神专科医院基本建设的研究与实践工作，不断提高服务水平，更好地满足人民群众的精神健康需求。

中国医院协会精神病医院分会　主任委员
上海交通大学医学院附属精神卫生中心　院长
2025 年 1 月

序　二

据世界卫生组织的统计，全球有超过4.5亿人患有精神障碍，精神卫生问题已成为全球严重的公共卫生挑战。随着中国经济的快速发展和社会的转型，精神卫生问题日益凸显。然而与不断增长的精神卫生医疗需求相比，精神卫生专科医院的建设长期以来未能得到社会更多的关注，相关研究相对匮乏，与国内其他医院建设学术领域的繁荣发展形成了明显对比。

本书开创性地聚焦国内外精神卫生专科医院的建设发展，通过对全国200余家精神卫生专科医院的问卷调研，并实地走访了10余家大型精神卫生专科医院，关注精神卫生建设项目新理念、新技术、新模式在精神医学专科高质量发展建设中的应用与实践，从国内外建设现状与发展趋势、结合我国实际情况，提出了精神卫生专科规划、建筑设计、功能布局、设备配置及工程管理到医院运营。书中富有绿色、智慧、人文、数字的精神卫生专科医院建设特点在每个章节都有详细阐述的相关理论和项目建设管理经验实践的系统性研究，其对精神卫生专科医院建设的未来发展方向提出了思考，具有一定的前瞻性、引领性、科学性和实用性，可为读者提供系统的精神卫生专科医院建设指导与借鉴。期待本书为推动我国精神专科医院事业的持续发展、构建更加美好精神健康社会贡献力量。

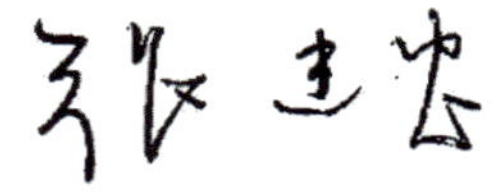

中国医院协会医院建筑系统研究分会　主任委员

2025年1月

前 言

在这个快节奏的时代，来自社会变革、工作需求、家庭生活等方面的压力与日俱增，每个人心中都藏着一份不易察觉的脆弱，而精神专科医院正是守护疾患的避风港。写作组抓住建设上海市精神卫生中心重性精神疾病临床诊疗中心工程的契机，深入调研国内外精神专科医疗机构的建设现状，研究精神专科医院项目高质量建设的全过程管理和关键技术应用，并撰写了《中国精神专科医院基本建设研究与实践》一书，旨在抛砖引玉、填补空白。精神专科医院作为提供专业治疗、康复和支持服务的医疗机构，从项目前期策划、规划、设计的深思熟虑，到施工阶段的精雕细琢，再到运维阶段的细心呵护，每一步都凝聚着我们对精神健康的殷切期望。

全书共有 5 章，第 1 章涉及工程项目建设前期研究，包括北京、上海、深圳、苏州、成都等地具有代表性的精神专科医院建设项目案例的分享；第 2 至第 4 章是从工程项目建设管理、设计和施工等方面进行的阐述，包括医疗功能空间及流程设计、安全防护及人性化设计、机电设计要点、疗愈空间景观设计、光疗愈照明设计等精神专科医院建设管理人员所迫切关注的内容；第 5 章论述了建筑运维研究及展望，阐述了医院建筑的大修和改扩建、智能化运维管理平台的开发研究、BIM 技术在运维阶段应用、多路径建设和“去医化”建设等相关内容。

本书诸多设计、施工和管理案例，主要围绕上海市精神卫生中心重性精神疾病临床诊疗中心建设项目。该项目为“国家精神医学中心”“国家精神医学专业质控中心”的重要载体，项目总投资约为 8.8 亿元，建设规模 73 904 m^2，建筑单体为大底盘多塔结构，地下 2 层，地上 2 个塔楼，北塔地上 12 层，屋面高度 47.655 m；南塔地上 19 层，屋面高度 79.15 m，在 1～7 层范围内，2 个塔楼连体形成大底盘。平面最大长度约 123 m，最大宽度约 31 m，主要功能为医疗用房。该项目为进一步提高诊疗水平、优化就医服务流程、强化跨学科合作和推动科研创新，为实现精神健康服务的普及化和便捷化，提供了优良的诊疗空间。书中通过丰富的案例分析和实证研究，展示了中国精神专科医院在基本建设方面的创新做法和成功经验。这些内容不仅涉及硬件设施的现代化改造，还包括了软件环境的优化，如信息化建设、心理支持服务、社区融合等新兴领域的探索。通过对这些生动实践案例的解析，读者可以深刻理解到：精神专科医院的建设和发展是一个综合性、系统性工程，需要多学科、多领域的协同合作。

本书写作过程中由上海市精神卫生中心、同济大学复杂工程管理研究院、上海申康医疗卫生建设工程公共服务中心、上海申康卫生基建管理有限公司、上海科瑞真诚建设项目管理有限公司、上海建工二建集团有限公司、上海建筑设计研究院有限公司、上海容基工程项目管理有限公司、上海财瑞建设管理有限公司、上海汉乾信息科技发展有限公司、上海科瑞漫拓信息技术有限公司等单位组成核心撰写团队，同时获得北京回龙观医院、深圳市康宁医院、苏州市广济医院、成都市第四人民医院等200余家精神专科医院单位的支持，在此对上述各单位表示诚挚的感谢。

本书由上海市精神卫生中心副院长余雷、同济大学复杂工程管理研究院高级研究员董杰、上海申康医疗卫生建设工程公共服务中心主任邱宏宇、上海市精神卫生中心办公室主任谢飞、上海科瑞真诚建设项目管理有限公司副总工程师蒋凤昌、上海申康卫生基建管理有限公司副总经理陈音等同志负责牵头著述，并组建了写作组，在此向各位参与撰写和提供支持的人员深表感谢。

本书获得国家卫生健康委员会立项的“国家精神疾病医学中心”和“国家精神医学专业质控中心”建设项目的支持，获得上海市医院协会立项的“智能垃圾被服收集系统在精神病专科医院后勤创新管理中的探索”课题支持，获得江苏省发展改革委员会立项的“江苏省复杂项目绿色建造BIM技术应用工程研究中心（项目编号：JPERC2021-168）”建设项目的支持，还获得江苏省住房和城乡建设厅立项的建设系统科技项目“医院建筑建设全过程BIM+医疗工艺绿色建造关键技术开发应用（项目编号：2023ZD049）”的支持，在此对立项单位表示感谢。

本书的出版，旨在为我国精神卫生领域的专业人士和学者提供一份全面、深入、实用的参考资料，助力精神专科医院建成一片片心灵的绿洲，提供高质量服务，滋养一颗颗渴望安宁与希望的心灵，为推动我国精神专科医院基本建设的进步、提升精神卫生服务质量作出贡献。由于精神专科医学发展迅速、工程建造技术日新月异，且限于著者水平，书中难免存在一些缺陷甚至错误，恳请专家和读者批评指正。

著者

2025年1月

目录

CONTENTS

03

第 3 章 工程项目设计

05

第 5 章 医院建筑全生命周期运维技术研究及展望

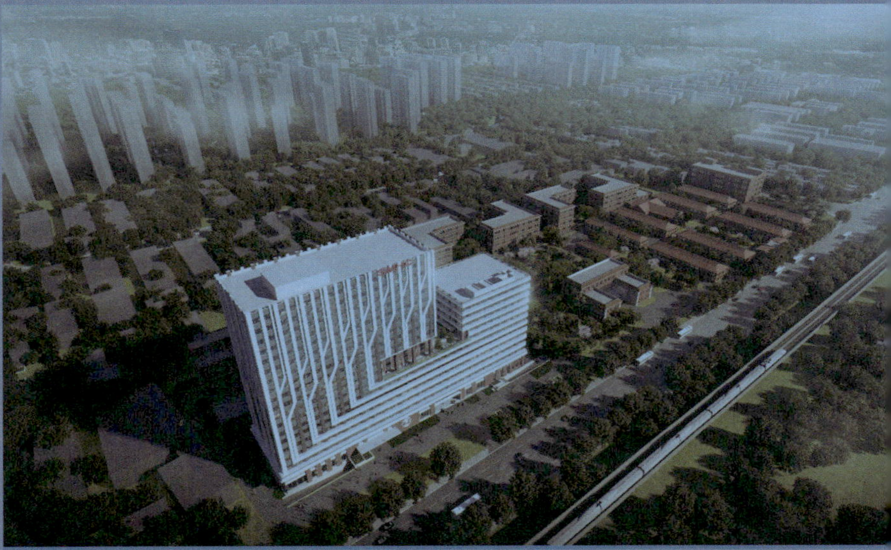

Chapter One

第 1 章

工程项目建设前期研究

1.1 项目建设背景

1.1.1 国内外精神医学专科发展历程与现状

1. 西方精神医学发展历程

1）启蒙与隔离时期(19 世纪初至 19 世纪末)

在 19 世纪初,英国和美国等西方国家开始设立精神疾病机构,这些早期的机构更多是隔离而非治疗的场所,宗教在机构管理中占主导地位。在此背景下,人们大多通过宗教或迷信的视角来看待精神疾病,专门的医疗设施实际上不存在。然而,随着对精神疾病认识的逐步深入,这些机构开始转向提供基本的医疗服务。1845 年英国通过《疯人法案》,首次尝试对精神病医院的管理和患者的治疗进行立法规范,随后第一批精神病医院开始建立,如伦敦的贝德拉姆皇家医院(图 1-1)和美国弗吉尼亚州的东部州立医院(图 1-2)。

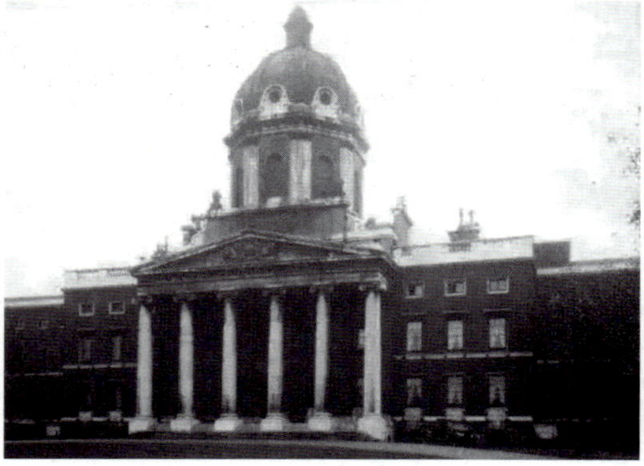

图 1-1　贝德拉姆皇家医院实景

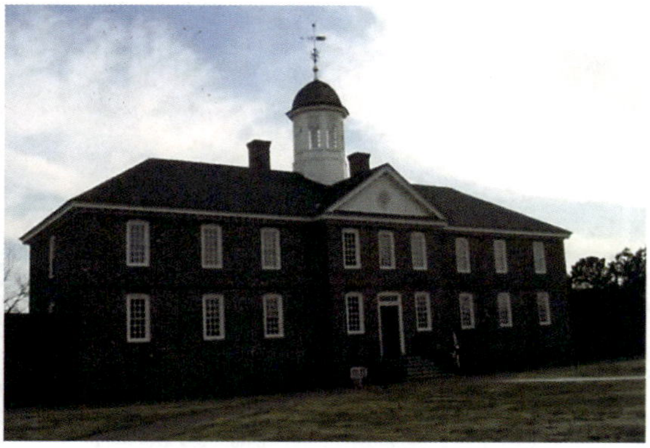

图 1-2　东部州立医院实景

2）制度化时期(20 世纪初至 50 年代)

20 世纪初,精神卫生服务开始制度与国家化,其时(1946 年)美国《国家精神卫生法案》的实施,为精神卫生设施提供了联邦资金支持。这一时期,精神病医院的设施数量和服务质量得到显著提升,美国州立精神病医院数量从个位数急剧增加至 150 多家,尽管每家医院都容纳了数千名患者,但医疗条件仍不尽如人意。同一时期,电休克疗法和精神药物的引入,也为精神疾病管理带来了方法上的革命。

3）去制度化与社区护理阶段(20 世纪 60 年代至 80 年代)

随着精神药物的普及和精神病患者权利意识的提升,西方国家开始推行去机构化运动,寻求通过社区环境为精神患者提供治疗。1963 年的《社区心理卫生中心法案》标志了美国从大型精神病医院向社区护理的重大转变,患者数量从 1955 年的约 560 000 人减少至 20 世纪 80 年代末的约 130 000 人。这一转变不仅减少了精神卫生对大型隔离机构的依赖,也促进了社区服务的发展。

4）现代精神卫生护理和法制化（1990 年至今）

20 世纪末至 21 世纪初，西方国家聚焦于综合护理，在综合医院和社区环境中提供精神健康服务，重点是减少住院床位数量并扩大门诊和社区服务，美国《精神健康平等法案》等立法改革也在推动服务的多样化和社区一体化。

2. 中国精神医学发展历程

中国精神医疗行业的发展历史最早可追溯至 1898 年中国第一所精神病医院的成立，目前已经拥有超过 120 年的历史。行业建设初期经历了较为缓慢的发展阶段，直至中华人民共和国成立后才逐渐步入稳健的发展阶段。中国精神医疗行业的发展历程可分为探索阶段、起步阶段、转型阶段和完善发展阶段四个阶段。

1）探索阶段（1898—1958 年）

中国的第一家精神专科医院——广州惠爱医院，由美国医生嘉约翰于 1898 年建立。1927 年，国民政府接管医院，改名市立精神疗养院。在这一时期，精神病医院经历了一段较为突出的发展阶段，但仍数量有限，规模较小，且办院多为收容所性质。随后战争时代到来，中国精神医疗服务行业受到巨大冲击，几近停滞，直至中华人民共和国成立，政府才重新接管并推进精神卫生工作，到 1949 年，全国的精神病医院数量仍少于 10 所。

2）起步阶段（1958—1985 年）

中国政府于 1958 年在南京召开全国第一次精神病防治工作会议，这标志了中国精神疾病防治工作的开端。会议提出了"积极防治，就地管理，重点收容，开放治疗"的工作方针，各省市积极建设精神病防治院，许多原属部队编制的荣军医院也改编为民政系统下的精神病医院，中国精神卫生体制逐渐建立起了基本框架。1964 年的数据显示，当时全国民政系统的精神病医院已超过 200 所，收容精神疾病患者近 2 万人。

3）转型阶段（1986—2001 年）

1986 年，卫生部、公安部、民政部联合召开了全国第二次精神卫生工作会议，重申了精神病防治的重要性，将精神卫生服务推广至综合性医院和基层卫生机构。倡导将精神卫生服务扩展到综合性医院、基层卫生机构乃至学校、工厂和社会。"九五"时期，中国精神医疗服务范围已覆盖 200 个市、县的 2 亿人口、200 多万精神病患者，我国精神医疗行业完成转型，逐渐步入发展阶段。

4）完善发展阶段（2001 年至今）

21 世纪以来，中国精神卫生工作全面开展，进入了完善发展阶段。2001 年，全国第三次精神卫生工作会议在北京召开，会议指出要建立健全精神卫生服务网络，提高全民心理健康水平，中国精神医疗行业发展至新的阶段。卫生部、教育部、公安部等 7 个部委联合多次发布《关于进一步加强精神卫生工作的指导意见》，提出将精神健康服务纳入社会福利计划。同时，国务院批准建立"全国精神卫生工作部际联席会议制度"，全国各级单位按职分工，共同促进行业的发展。2012 年，全国人大常委会表决通过了《中华人民共和国精神卫生法》，标志中国精神医疗行业正式进入法治发展阶段。至此，中国精神医疗行业持续完善发展，逐渐进入下一步快速扩张发展的阶段。

中国与西方国家在精神卫生服务的发展模式上存在显著差异，这些差异不仅体现在对精神病医院床位数量和机构化治疗的依赖程度上，还反映在历史背景、政策导向、文化差异、经济条件以及社会需求的各个方面。从历史与政策背景来看，西方国家的精神卫生服务自19世纪就已开始建立，受人道主义问题和对治疗效果的反思影响，于20世纪中叶经历了去机构化的转变。西方国家面临公共支出的紧缩，更倾向于优化和重新配置现有的精神卫生资源，但在社区服务和资金不足的情况下，一些患者可能无法获得必要的支持。相比之下，中国的精神卫生服务起步较晚，直到20世纪末和21世纪初才开始受到政府的重视，为满足广大人口精神卫生的基本需求，提高服务覆盖率与治疗质量，解决资源分配不均问题是首要任务。

3. 精神卫生医疗需求及市场发展现状

随着社会经济的快速发展，精神卫生领域在中国正受到前所未有的重视，特别是在上海这样的超大型城市中，由于激烈的社会竞争、环境压力、人口老龄化以及人口流动性增加，心理健康服务的需求变得尤为迫切。截至2015年年底，国内重度精神患者、各类精神疾病患者、登记在册的严重精神障碍患者分别超过1 600万人、1.8亿人和429.7万人。截至2017年年底，中国13.9亿人口中精神障碍疾病的患者数量为2.4亿人，患病率高达17.5%，而现有的精神专科医院数量不足以支撑庞大的患病群体。据统计，2008年我国平均每10万人口有13.2张精神科床位；2009年，精神科医师16 756人，每10万人口约有1.26名。与国际平均10万人拥有精神科床位43.6张、精神科医生3.96人的水平相比，我国的精神卫生资源严重不足，甚至低于部分发展中国家。

面对现有医疗服务的可靠性的普遍关切，多数患者更倾向于选择公立医院，而精神专科医院也因其专业性而成为30%患者初次就诊的首选，门诊量的年增长率高达20%，凸显了精神专科医院在精神卫生领域的重要地位，服务需求也在持续扩大。据联合国经济和社会事务部人口司统计推断，到2050年世界上每6个人中就有一人超过65岁(2019年为每11人中有一人超过65岁)，这将大大增加阿尔茨海默症等与年龄相关的心理健康问题的发病率。这一人口趋势凸显了扩大和调整心理健康基础设施以满足老年人日益增长的需求的紧迫性。据世界卫生组织(World Health Organization，WHO)报告称，全球约有5 000万人患有阿尔茨海默症，每年新增病例近1 000万例(世界卫生组织，2021年)，随着人口发展趋势的不断变化，对精神卫生基础设施进行战略投资是具有前瞻性的举措。《中华人民共和国精神卫生法》和《全国精神卫生工作规划(2015—2020年)》等政策的颁布一定程度上加强了精神卫生服务体系，然而服务的质量和可及性方面依然存在缺口，医疗空间、医疗设备，以及人员配置仍存在供需不平(图1-3)，尤其在偏远城市及农村地区，甚至尚未完成精神卫生的基础建设。

同样有数据反映心理治疗的高昂费用，导致52%的患者迟疑于寻求帮助，抑郁症高达72%的复发率也在不断强调除药物治疗外，整合性护理和配套支持服务的发展建设也迫在眉睫。伦敦政治经济学院(LSE)的一份报告估计，投资心理健康设施可以带来可观的经济回报，每投资1美元，就可以在改善健康和提高生产力方面获得高达4美元的回报。精神卫生专科医院在为精神障碍患者提供有针对性的高效治疗方面发挥着举足轻重的作用，可以大大减轻普通医疗系统的总体负担。杭州先略投资咨询有限公司近日更新发布了《2022—2026年精神病医院市场调查研究报告》，主要分析了偏执型精神病、青春型(瓦解型)精神病、紧张型精神病、单纯型精神病等细分产品的市场情况，预测我国精神病医疗行业未来的

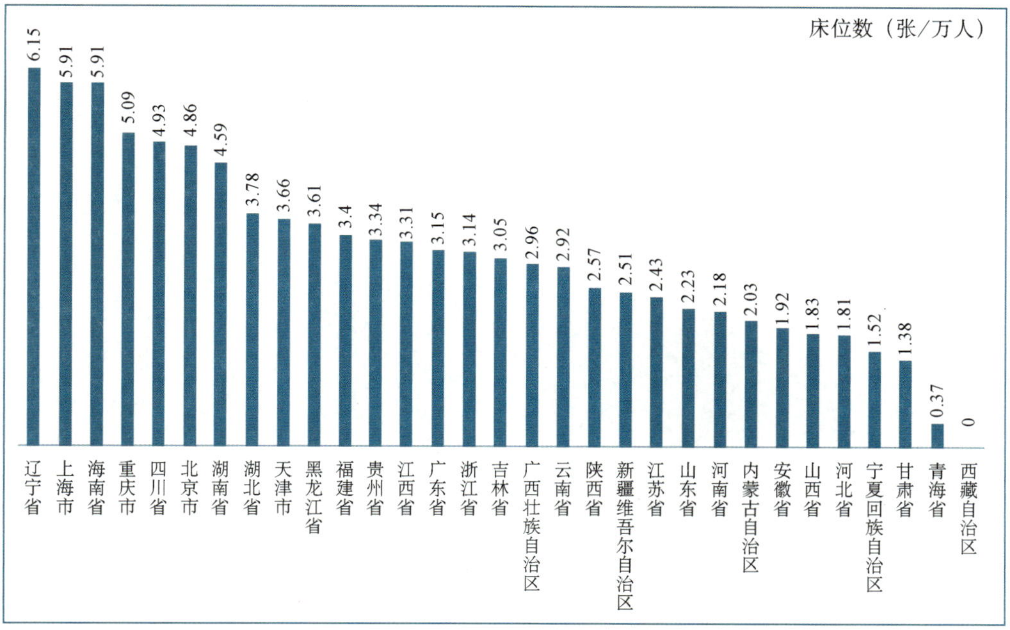

图 1-3　全国精神科开发床位省级区域分布图

发展将呈现快速增长的趋势。有数据显示，2018 年我国精神医疗市场规模在 559 亿元左右，2019 年在 651 亿元左右，2020 年在 756 亿元左右。而预计随着人民精神健康意识的持续加强，中国精神医疗行业将保持约 16%的复合增长率，市场规模有望达到 875 亿元。

总体来看，国内在提升公众对精神健康意识和构建专业化精神卫生服务方面，近些年取得了积极进展。然而，服务的可及性、可负担性、全面性等方面的挑战仍然存在。要有效应对这些挑战，不仅需要加强相关政策支持，更需要从建设初期就能了解精神卫生医疗的特性，引进专业医疗和护理设备，促进行业的良性发展。

1.1.2　中国精神专科医院建设的背景和意义

1. 精神专科医院数量及分布情况

中国精神医疗资源主要集中在东部沿海的发达城市，内陆城市资源较少，在精神医疗床位资源方面，中国精神医疗床位资源位居前三位的城市均为经济发达的大城市（上海、北京、天津），这些城市医疗水平较高，地区居民知识水平也普遍较高，对精神医疗的重视程度高；而精神医疗床位资源最少的三个城市则集中在西部地区（甘肃、青海、西藏），西部地区精神医疗卫生资源质量较低。在精神医师数量方面，中国东部精神卫生医护人员密度最大，西部精神卫生医护人员密度最小。精神医疗资源分布表现出较大的区域差异，资源布局结构不合理，影响精神医疗服务提供的公平与效率。

中国的精神医疗资源主要集中在省级和地市级，基层的薄弱十分明显。基层精神医疗资源水平较低。根据卫生统计年鉴数据，截至 2017 年年底，全国 2 856 个区县中只有 970 个区县有精神科床位，2/3 区县无精神科床位（表 1-1）。基层医疗条件相对较差，对精神卫生的重视程度不够等因素导致了基层精神医疗资源的匮乏。

表 1-1 中国东、中、西部地区精神卫生资源分布情况

区域	精神科床位数/张		精神科专业人员						精神专科医院康复科						
			执业(助理)医师/人			护士/人			机构			人员			
	总数	每万人	每百 km^2	数量	每十万人	每千 km^2	数量	每十万人	每千 km^2	数量	每十万人	机构/每千 km^2	人员/数量	人员/每十万人	人员/每千 km^2
东部	182 170	3.2	17.16	14 656	2.58	13.8	34 286	6.03	32.29	258	0.05	0.24	2 430	0.43	2.29
中部	129 715	3.01	7.77	8 612	2	5.16	22 371	5.2	13.4	138	0.03	0.08	1 189	0.28	0.71
西部	121 205	3.26	1.76	6 855	1.85	1	19 108	5.15	2.78	132	0.04	0.02	1 283	0.35	0.15
合计	433 090	3.15	4.51	30 123	2.19	3.13	75 765	5.51	7.88	528	0.04	0.06	4 902	0.36	0.51

2. 精神专科医院设施及服务能力现状

据2022年中国卫生健康统计年鉴数据显示(表1-2),精神专科医院在医疗服务规模和业务量方面的特点显著,病床使用率高达88.75%,显著高于综合医院和专科医院,床位资源得到了充分利用,然而病床周转次数仅为5.29,远低于其他类型医院,这说明精神病患者往往需要较长的治疗和康复时间,导致床位长时间被占用。精神专科医院的平均住院天数高达55.3天,这突出了治疗的长期性和精神疾病管理的复杂度。面对长住院时间和高病床使用率的现实,精神专科医院需要在提升服务质量和效率方面采取切实措施。医师日均担负的住院床日数量为10.4,远高于其他类型医院,精神卫生专业医师的工作负担较重将直接影响服务质量和患者满意度。因此,精神专科医院迫切需要扩充医疗人力资源,优化工作流程,同时探索更有效的治疗方案和社区支持系统,以提高病床周转率,减轻医师负担,并推动患者的早日康复和社会融合。这些措施将有助于缓解现有的资源压力,提升整体医疗服务的可持续性和效率。

表 1-2 2021年医疗卫生机构床位利用情况与住院服务情况

机构分类	实际开放总床日数(日)	实际占用总床日数(日)	病床周转次数(次)	病床工作日(日)	病床使用率	平均住院日(日)	医师日均负担住院床(床日)
综合医院	1 650 932 101	1 237 279 111	32.69	273.5	74.94%	8.2	2.1
专科医院	470 520 014	1 289 096	16.25	273.9	75.05%	15.7	3.2
精神病医院	220 249 494	195 474 577	5.29	323.9	88.75%	55.3	10.4

数据来源:2022年中国卫生健康统计年鉴

改革开放以来,国内医疗机构诊疗水平不断提高,医疗机构设施环境不断优化完善,人民群众日益增长的就医需求也得到了不断满足,对医疗方面更高层次的需求,就是提升心理健康。随着社会进步发展,人们对心理健康、精神卫生方面的服务需求是递增的。党的二十大报告中在人类健康社会发展方面提到,"要重视心理健康和精神卫生",这意味着在精神卫生医疗服务方面,将会有一个大的推进和发展,也将对精神卫生医疗卫生建设项目有着很大的推动作用。

2022 年，国务院办公厅发布《"十四五"国民健康规划》，随着我国医疗卫生事业从"以疾病治疗为中心"向以"以预防和人民健康为中心"转变，在下一个全新的五年，医疗机构发展的重点不得不跟着时代发展的浪潮与时俱进，作出调整与改变。在指出的"十大关键点"中，在多个关键点上提到了精神卫生、心理健康的相关要求。如在围绕"一老一小"群体全方位医疗需求，发展细分特色专科上提到了儿童心理健康辅导；在持续"强基层"的政策利好上提到了鼓励社会力量在医疗资源薄弱区域和康复、护理、精神卫生等短缺领域设立非营利性医疗机构；康复与精神心理被提升到战略性重要地位，在医政司所重点推进的专科项目中，除了护理、康复外，还新增了心理健康领域，此次规划中亦有多项利好准则直指精神心理。在主要发展指标中，将严重精神障碍管理率作为约束性指标，要达到≥90%。

3. 精神专科医院设置配置与建设标准

1994 年，原国家卫生和计划生育委员会下发《医疗机构基本标准(试行)》(卫医发〔1994〕30 号)，对不同等级的精神专科医院的床位规模、科室设置、人员、房屋和设备等都有明确规定(表 1-3)。

表 1-3　精神专科医院医疗机构设置配置要求(摘要)

内容	一级精神病医院	二级精神病医院	三级精神病医院
床位规模	20～69 张	70～299 张	300 张以上
科室设置	(一) 临床科室：至少设有精神科门诊、精神科病房(男、女病区分设)、预防保健室； (二) 医技科室：至少设有药房、化验室、X 线室、消毒供应室	(一) 临床科室：至少设有精神科(内含急诊室、心理咨询室)、精神科男病区、精神科女病区、工娱疗室，预防保健室； (二) 医技科室：至少设有药房、化验室、X 线室、心电图、脑电图室、消毒供应室、情报资料室、病案室	(一) 临床科室：至少设有精神科门诊(含急诊、心理咨询)，4 个以上精神科病区，男女病区分开，心理测定室、精神医学鉴定室、工娱疗室、康复科； (二) 医技科室：至少设有药剂科、检验科、放射科、心电图室、脑电图室、超声波室、消毒供应室、情报资料室、病案室和 3 个以上的研究室
房屋要求	(一) 每床建筑面积不少于 35 m^2； (二) 病房每床净使用面积不少于 4 m^2； (三) 患者室外活动的场地平均每床不少于 2 m^2； (四) 通风、采光、安全符合精神病医院要求	(一) 每床建筑面积不少于 40 m^2； (二) 病房每床净使用面积不少于 4.5 m^2； (三) 患者室外活动的场地平均每床不少于 3 m^2； (四) 通风、采光、安全符合精神病医院要求	(一) 每床建筑面积不少于 45 m^2； (二) 病房每床净使用面积不少于 5 m^2； (三) 患者室外活动的场地平均每床不少于 5 m^2； (四) 通风、采光、安全符合精神病医院要求

在建设标准方面，住房和城乡建设部、国家发展和改革委员会(以下简称"国家发改委")联合下发的《精神专科医院建设标准》(建标 176—2016)对建设规模、建筑面积指标、建设用地与规划布局提出了相关建设标准，其中针对于 199 床及以下、200～499 床、500 床及以上三类规模建筑面积指标分别为 58 m^2/床、60 m^2/床、62 m^2/床。另外可单列预防保健

用房、科研用房、教学用房和地下车库用房面积。相关单列用房面积标准可以参照《综合医院建设标准》(建标 110—2021)。

全国各地区参照国家标准及各地方标准建设医院建筑。上海地区市级医院建设标准根据的是原上海市卫生局下发的《关于加强本市市级医院基本建设的指导意见》(沪卫规建〔2002〕75 号)的要求,市级医院床均指标应达到 100～120 m^2/床,同时参照《综合医院建设标准》(建标 110—2021)的要求,以下用房可另行计算建筑面积:科研实验室、教学用房、制剂用房和地下车库。市级医院建设项目实际执行过程中,综合医院按照 120 m^2/床,专科医院按照 110 m^2/床执行。

写作组在全国范围内开展了对精神卫生机构建设情况的调研,其中较大规模精神卫生机构情况如表 1-4 所示。研究表明,国内大型精神专科医院在不考虑单列用房剔除的情况下,其综合床均指标差异较大,其中最高为西安市精神卫生中心医院,综合床均为 95.97 m^2/床,最低为温州医科大学附属康宁医院,综合床均为 13.04 m^2/床。整体平均综合床均为 57.68 m^2/床,中位数为 62.50 m^2/床。这些较大规模的省级或市级精神专科医院在不考虑科研、教学、地下车库等单列用房剔除的情况下,大部分还是低于国家相关建设标准,对于其他中小型精神专科医院的条件设施估计更加不容乐观,由此可见,精神卫生专科医院的建设还有很长的路要走。

表 1-4 全国范围较大规模精神卫生机构情况一览表

序号	医院名称	省(自治区和直辖市)	床位数(床)	建筑面积(m^2)	综合床均(m^2/床)
1	北京回龙观医院	北京	1 369	65 000	47.48
2	成都市第四人民医院	四川	1 662	75 000	45.13
3	贵州省第二人民医院	贵州	1 143	78 247	68.46
4	哈尔滨市第一专科医院	黑龙江	1 250	99 000	79.20
5	湖南省脑科医院(湖南省第二人民医院)	湖南	1 601	99 000	61.84
6	湖州市第三人民医院	浙江	1 000	64 000	64.00
7	江苏省常州市德安医院	江苏	1 211	100 000	82.58
8	南京脑科医院	江苏	1 917	131 000	68.34
9	山东省精神卫生中心	山东	1 050	66 995.15	63.80
10	四川省自贡市精神卫生中心	四川	2 490	227 000	91.16
11	温州医科大学附属康宁医院	浙江	1 380	18 000	13.04
12	新疆精神卫生中心	新疆维吾尔自治区	800	50 000	62.50
13	厦门市仙岳医院	福建	1 500	50 000	33.33
14	武汉市精神卫生中心	湖北	950	65 000	68.42
15	宁夏回族自治区宁安医院	宁夏回族自治区	350	25 300	72.29
16	黑龙江省神经精神病医院(黑龙江省第三医院)	黑龙江	2 150	72 600	33.77

（续表）

序号	医院名称	省(自治区和直辖市)	床位数(床)	建筑面积(m^2)	综合床均(m^2/床)
17	上海市精神卫生中心	上海	2 141	113 470	53.00
18	海南省安宁医院	海南	1 270	21 740	17.12
19	杭州市第七人民医院	浙江	1 170	47 000	40.17
20	西安市精神卫生中心	陕西	700	67 180	95.97
21	天津市安定医院	天津	1 580	78 500	49.68
	平均				57.68

备注：床位数和建筑面积源于 2024 年 3 月至 5 月的问卷调查，"综合床均"指标为医院总建筑面积除以床位数。

4. 存在问题及挑战

我国精神专科医院主要针对重症精神病患者进行问诊与治疗，大部分医院对于心理咨询和疏导的服务空间及设备依然不足。在对中国精神专科医院基础建设情况的调查表中，多数医院在部分新改、扩建后，仍旧认为在患者住宿条件、访客公共空间以及医疗设备方面需要改善，此外，在反映各医院面临的主要问题时，人才短缺被频繁提及，占据了反馈问题的主要比例。这一现象指出了当前精神卫生服务在硬件设施和人力资源两大方面的不足，暗示了未来改进方向的重点应该放在提升服务质量和条件的同时，还应加强专业人才的培养和引进。通过这种方式，可以更好地满足社会对精神健康服务的需求，特别是在心理健康普及和精神病治疗领域，提高服务的覆盖面和效率。

2010 年原卫生部印发的《精神专科医院建筑设计方案参考图集》以 150 床、300 床、500 床三种规模给出主要功能单元构成和设计要点作为参考，但在实际医院建设上难以适用。在 2016 年《精神专科医院建设标准》(建标 176—2016)中，强调对精神专科医院投资的必要性和原则等基本要求。由于精神专科医院建设标准和建筑设计规范出台较晚，医院和设计单位尚无时间去磨合和验证，且规范中的内容涵盖范围虽广但不精细，无法达到有针对性的约束力和强有力的指导作用。

针对目前我国精神卫生学科的发展现状，未来精神医学的发展仍有很大的空间。在临床诊疗方面，精神障碍病因复杂、病程漫长，未来应着力研发可用于早期预防、早期识别以及早期干预的新技术，从而有效降低精神障碍的发病率、减缓疾病进程、预防复发。在医疗资源和人才培养方面，尽管我国精神卫生资源取得了较快的发展，但仍与发达国家存在很大的差距，且精神卫生学科专业医护人员素质仍处于较低水平。因此政府相关部门应加大财政投入，改善就医环境，提高精神科医生和护理人员的待遇，从根本上解决精神科医护人才队伍面临的后继乏力问题。在政策法规方面，也缺乏相关政策法规的有效实施，应不断完善其不足，构建完善的精神卫生服务体系。

1.1.3 中国精神专科医院建设现状

2012 年至 2016 年期间，中国综合医院、专科医院和精神病医院的数量变化如图 1-4 所示，其床位数如图 1-5 所示。

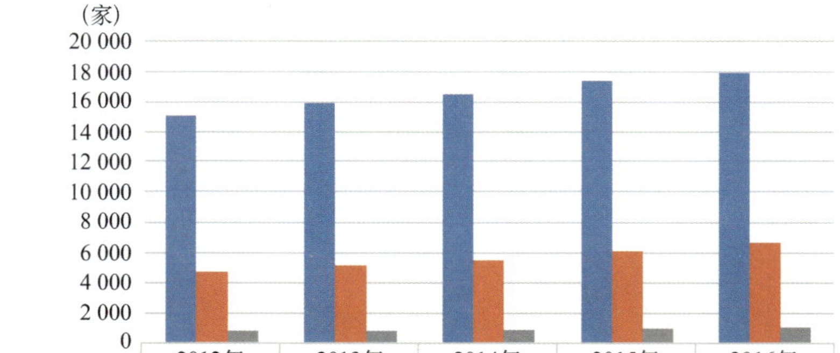

	2012年	2013年	2014年	2015年	2016年
综合医院	15 021	15 887	16 524	17 430	18 020
专科医院	4 665	5 127	5 478	6 023	6 642
精神病医院	728	787	831	920	1 026

图 1-4　2012—2016 年综合医院、专科医院和精神病医院的数量

（数据来源：中国卫生政策研究网站）

小型精神病医院（拥有床位数 0～49 张的机构）的数量减少，而床位数在 100～199 张以及 200～299 张区间的机构数量有所增长，这表明可能存在向更大规模医院的发展趋势。然而即便如此，大型精神病医院（床位数超过 800 张的机构）的数量增长非常有限。这一数据表明，尽管对于精神病治疗的需求不断上升，但能够提供广泛服务和满足更多患者需求的大型医院建设仍远远不足。

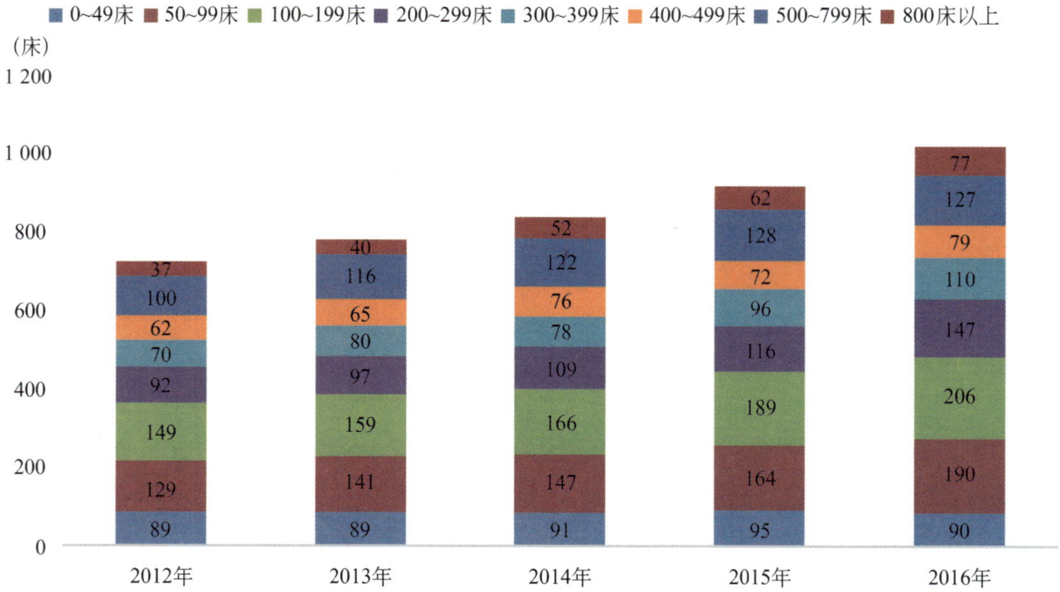

图 1-5　2012—2016 年综合医院、专科医院和精神病医院床位数量

（数据来源：中国卫生政策研究网站）

从图 1-5 中可以明显观察到，相较于综合医院和专科医院的发展速度，精神病医院的床位数增长明显滞后。这表明在医疗资源分配和发展计划中，对于精神病医院的重视程度

和投入可能远远不足，这一现象可能与精神健康领域面临的特殊挑战有关，包括社会对精神疾病的认知偏见、精神卫生专业人才的培养和稀缺，以及精神病医院建设和运营的资金支持等问题。

为更好地了解全国各地精神卫生专科医院的建设发展情况，写作组对全国 200 余家精神卫生专科医院进行了问卷调查，主要包括医院基本情况（医院等级、性质、床位规模、业务情况和存在的发展瓶颈等）、医院基建情况（建筑规模、批复投资、资金来源和开竣工时间等）、建设项目对医院发展的评价相关内容（对学术提升、智慧医院建设、能源设备效率提升方面的影响评价）。通过问卷调查后对相关数据进行分析，为未来在加强和规范精神专科医院建设，提高精神专科医院建设项目决策和工程管理水平方面给出指导性意见，供全国精神专科医院的建设同行参考借鉴。

在写作组调查样本中，数据有效的精神专科医院有 199 家（图 1-6），其中广西、湖北、上海的样本数量位居前三，分别占样本总数的 38.19%、16.58%、6.5%。

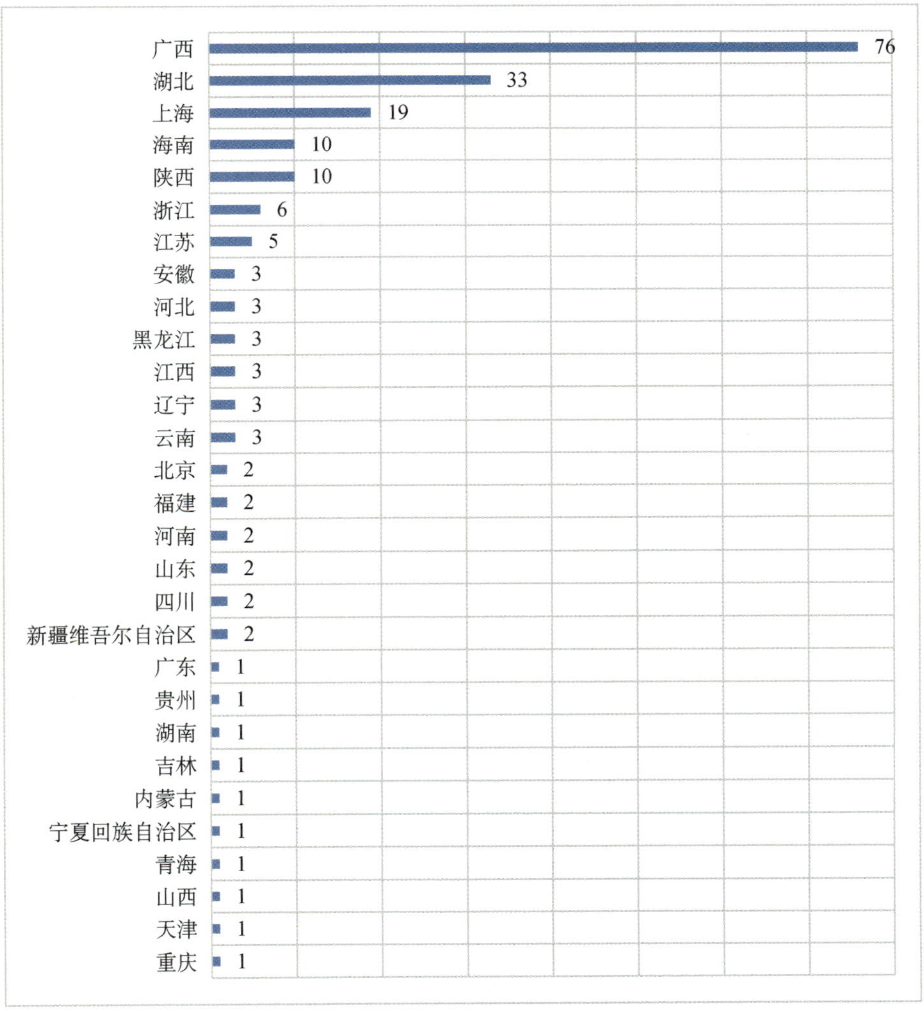

图 1-6　问卷调研医院所在省（自治区和直辖市）分布

从医院等级分类来看(图 1-7),在样本医院中,一级医院 21 家,占比 10.55%;二级医院 102 家,占比 51.26%;三级医院 59 家,占比 29.65%。

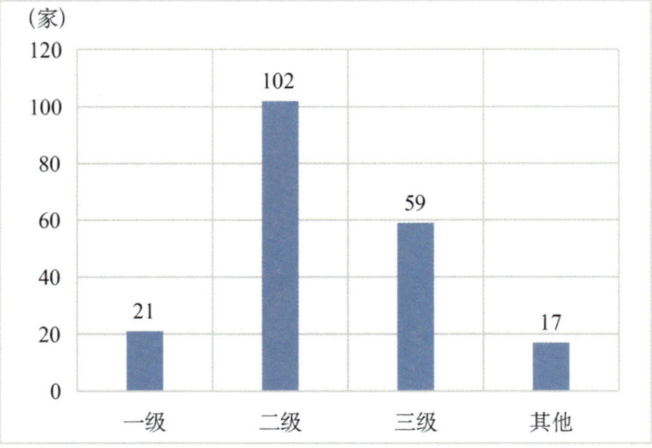

图 1-7 问卷调研医院等级分布

从规模分类来看(图 1-8),在样本医院中,499 床以下的精神卫生专科医院占大多数,有 123 家,占比 63%,500～799 床规模的医院有 27 家,占比 14%,800～1 199 床规模的医院有 24 家,占比 12%,1 200 床以上的医院 20 家,占 10%。

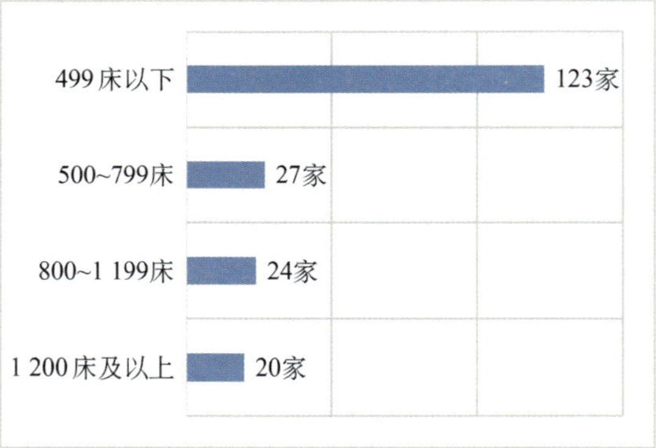

图 1-8 问卷调研医院床位规模分布

关于“医院面临的最大挑战是什么”的问题中(图 1-9),写作组选了 20 家较大规模的省级精神专科医院,其中有 8 家选择“人才短缺”,占比 40%,有 8 家选择“资金不足”,占比 40%,有 3 家选择“政策限制”,占比 15%,有 1 家选择“设备老化”,占比 5%。

关于“您的医院在以下哪些方面需要进一步投资或改进”的问题中(图 1-10),写作组选了 20 家较大规模的省级精神专科医院,其中有 17 家选择“信息技术系统”,占比 85%;有 14 家选择“建筑的功能与美观”,占比 70%;医疗设备、患者住宿条件、患者与访客的公共空间均有医院选择;在“其他”选项中,医院还特别说明了,希望在“人才培养”“患者康复活动空间”“门诊区域”“停车场”等方面能有进一步投资或改进。

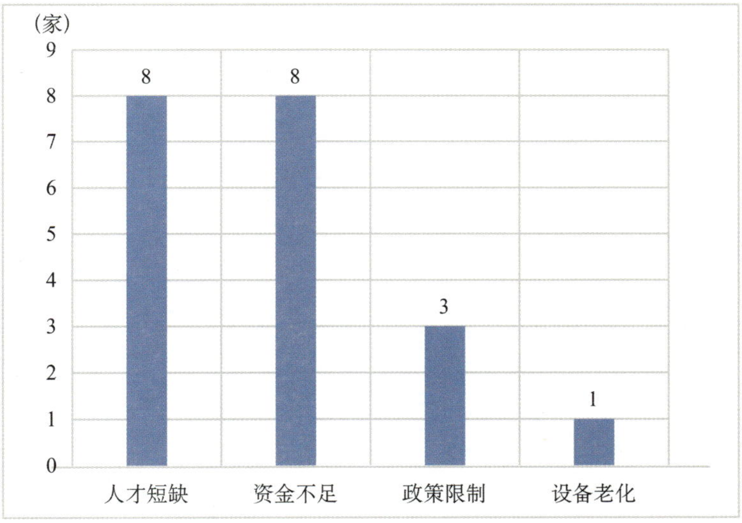

图 1-9　调研问卷中关于“医院面临的最大挑战是什么”问题选项分布

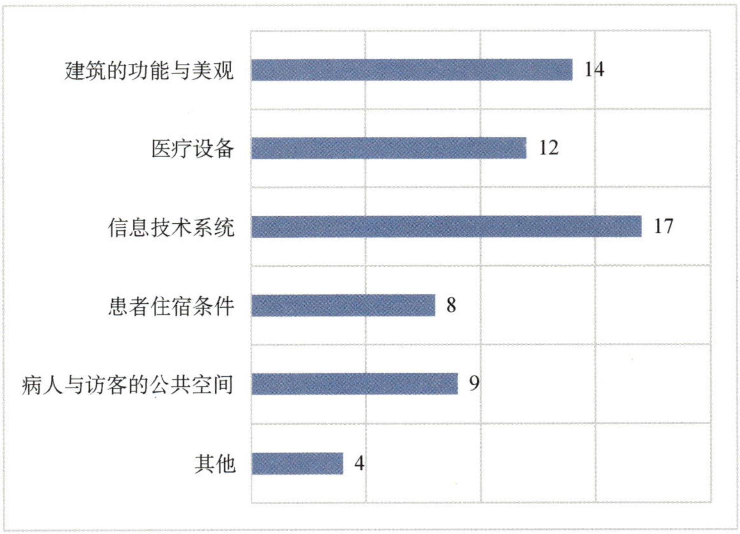

图 1-10　医院进一步投资或改进选项分布(家)

写作组根据 199 家医院问卷调查，对各家医院诊床比进行了测算(图 1-11)，考虑到各省样本分布不均的问题，写作组也对样本医院数量排名前七的省份诊床比情况进行了分析(图 1-12)。可以看到，相比于综合医院建设标准的床均指标及门诊、医技面积按照诊床比 3∶1 的平均水平进行相关指标的确立，精神专科医院的诊床比平均水平远低于综合医院，这体现了精神专科医院的床位需求大、床位占用周期长、门诊量相对少的特点。我国精神卫生医疗机构以中小型规模为主，且多年以来，精神专科医院的数量及医疗资源并没有大幅度增加，使得精神疾病医疗需求无法得到满足的问题日益突出。

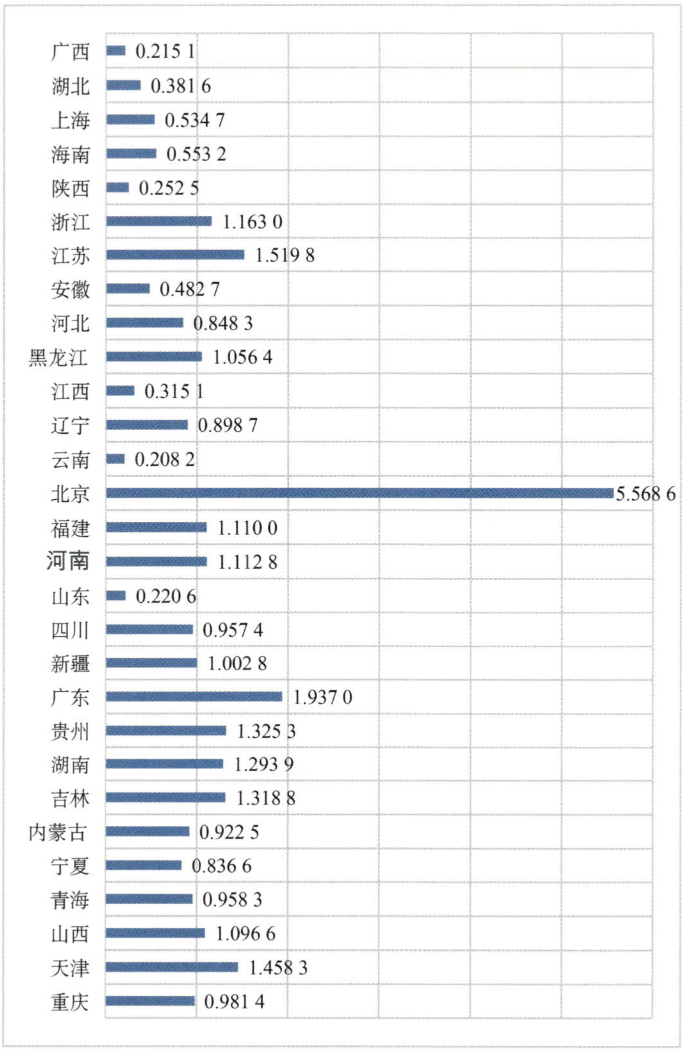
广西 0.215 1
湖北 0.381 6
上海 0.534 7
海南 0.553 2
陕西 0.252 5
浙江 1.163 0
江苏 1.519 8
安徽 0.482 7
河北 0.848 3
黑龙江 1.056 4
江西 0.315 1
辽宁 0.898 7
云南 0.208 2
北京 5.568 6
福建 1.110 0
河南 1.112 8
山东 0.220 6
四川 0.957 4
新疆 1.002 8
广东 1.937 0
贵州 1.325 3
湖南 1.293 9
吉林 1.318 8
内蒙古 0.922 5
宁夏 0.836 6
青海 0.958 3
山西 1.096 6
天津 1.458 3
重庆 0.981 4

图 1-11　问卷调查各省医院平均诊床比统计情况

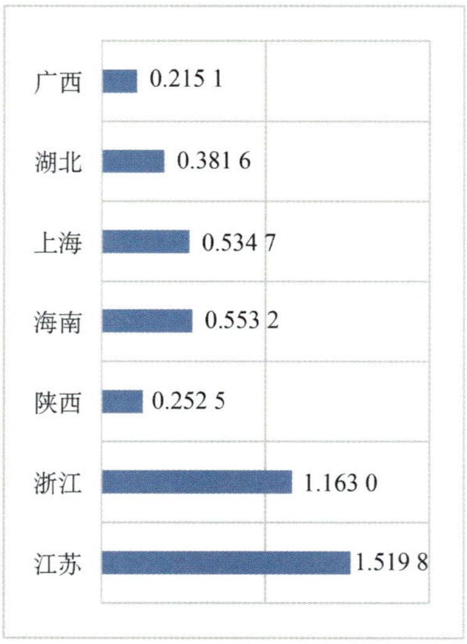

图 1-12　问卷调查各省样本数量前七的诊床比统计情况

从基建规模来看(图 1-13),近 10 年没有基建项目的有 158 家医院,占比达到 79.40%,有基建项目的仅 41 家,且其中 27 个项目都是在 3 万 m^2 以下,规模较小。5 万～10 万及 10 万 m^2 以上规模的基建项目各 4 个。同时,这 41 个基建项目全部是在 2024—2027 年才能建成,可见精神专科医院基本建设的启动速度和体量远远落后于精神卫生医疗市场的发展需求,精神专科医院的建设亟待引起更多关注。

在调查的医院中,有 79.40%的精神病医院近年来没有进行任何改、扩建项目,这意味着绝大多数医院可能仍然通过使用老旧的设施和有限的空间来提供服务。关于建设规模(图 1-14),仅有 20.60%的医院有不同程度的改、扩建,其中 12.56%的医院改、扩建规模较小,在提高医疗服务质量和环境方面,整体进展相对缓慢。具体到改、扩建的规模,2.79%的医院进行了中等规模的改、扩建,仅有 3.72%的医院进行了 5 万 m^2 以上的大规模改、扩

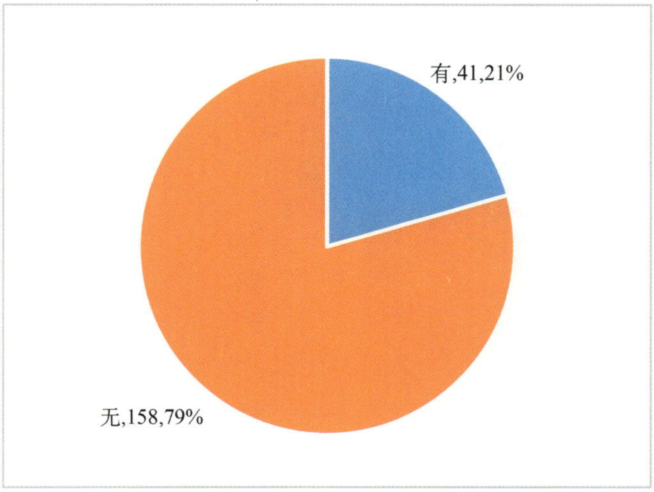

图 1-13　问卷调研医院有无基建项目占比情况

建。尽管许多医院表示存在空间不足和设施老化的问题，但真正投入资源解决这些问题的比例相对较低。这可能指向更深层次的挑战，例如资金分配、政策支持，或者精神健康问题在公共卫生议程中的优先级。此外，也表明对精神健康服务需求的增长与医疗设施改善之间存在显著的不匹配。为了应对日益增长的精神卫生需求，强化医院基础设施建设显得尤为重要。政策制定者、行业决策者以及相关卫生部门需要关注此事，并采取有效措施以确保精神卫生服务的设施和空间能够得到及时的更新和改进。

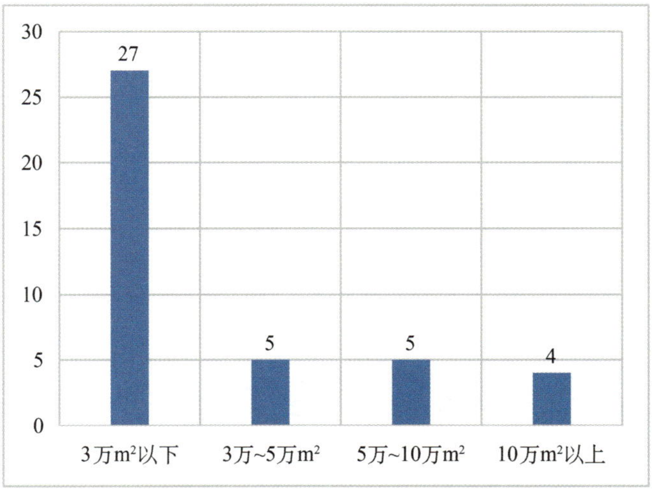

图 1-14　问卷调研医院中有基建项目的建设规模分布

在调查的医院中，41 家医院的基建项目投资规模超过 5 亿元的仅 8 个项目(图 1-15)，占比 19.51%，5 亿元以下投资规模的有 33 个，占比 80.49%。

在调查的医院中，41 家医院的基建项目资金来源(图 1-16)获得了国家、省级、市级的政府投资且不涉及医院自筹的项目有 19 个，占比为 46.34%；另外 22 个项目中均有医院自筹资金，其中有 6 个项目全部由医院自筹，这些医院都分布在三、四线城市。

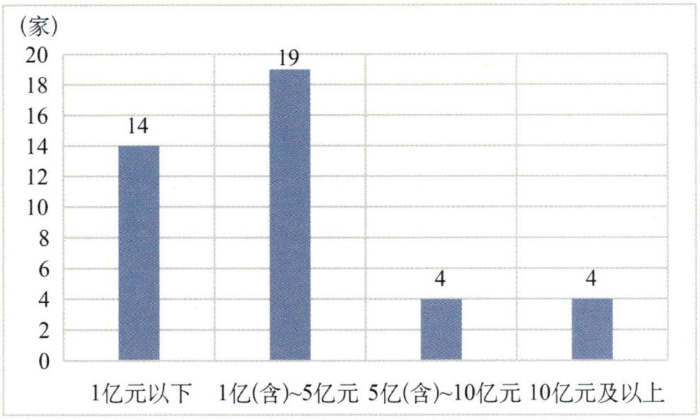

图 1-15　问卷调研医院中有基建项目的建设资金规模情况分布

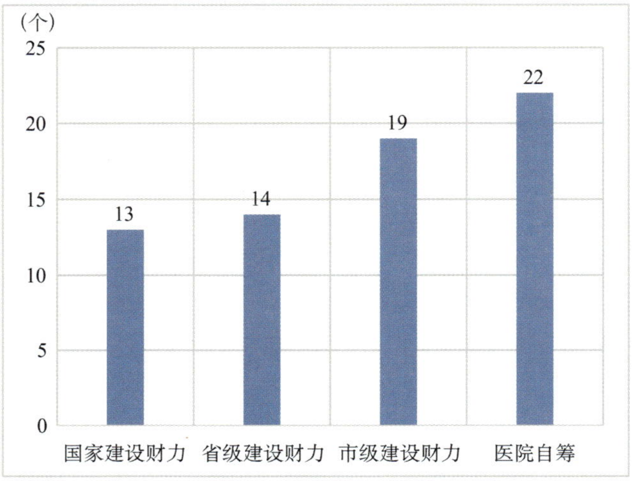

图 1-16　问卷调研医院中有基建项目的建设资金来源情况分布

对于基建项目建成后，对医院发展及运行等方面的影响大部分医院予以了肯定，122 家医院认为基建项目对于医院专业领域提升学术成果的作用明显(图 1-17)，占比 80%；

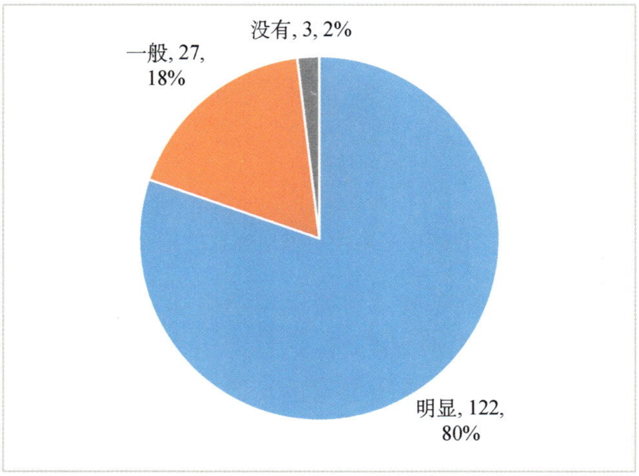

图 1-17　基建项目对于医院专业领域提升学术成果的作用选项分布

118 家医院认为基建项目对医院智能化设施提升工作或设备运行效率、提高医院运行的安全性能的感受度明显(图 1-18)，占比 78%；118 家医院认为基建项目对能源和物资供应在安全、可靠、便捷等方面的性能感受度提升明显(图 1-19)，占比 78%。相关反馈也说明基建项目对医院的发展推动作用明显。

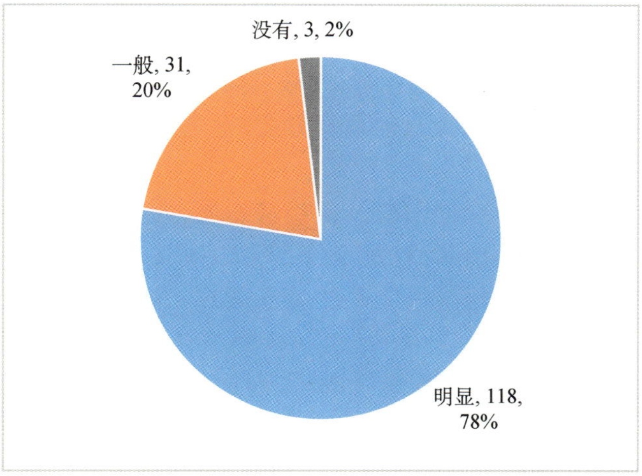

图 1-18　提升工作或设备运行效率及其安全性能的感受度选项分布

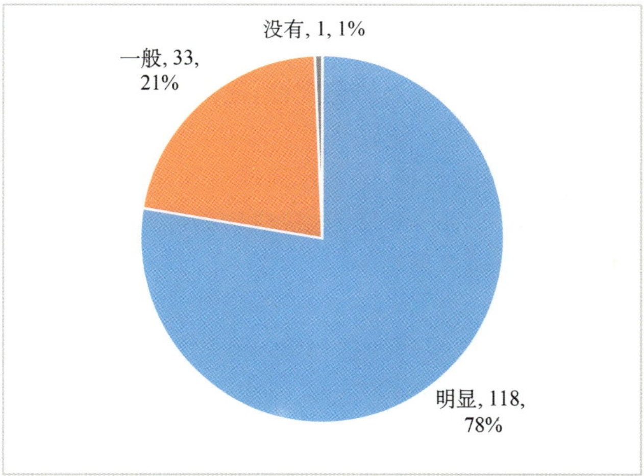

图 1-19　能源和物资供应在安全、可靠、便捷等方面的性能感受度选项分布

1.2　工程建设项目前期策划

1.2.1　项目规划

中华人民共和国成立以来，一共制定了 14 个五年计划或规划，在我国经济社会发展史

上发挥了重要作用。改革开放以前编制实施的五年计划，初步建立了我国国民经济体系；改革开放以来编制实施的五年计划，适应社会主义市场经济发展的要求。为了适应改革开放和市场经济的要求，计划和规划的性质、内容和方法随着经济的发展和改革的进一步深化发生了一些重大的变化，自“十一五”开始，国务院同意把“五年计划”改为“五年规划”。一字之差，反映了一个历史性的变化。国民经济和社会发展“五年规划”主要是对全国重大建设项目、生产力分布和国民经济重要比例关系等作出规划，为国民经济发展远景规定目标和方向，为宏观经济活动提供框架性指导，为政府履行公共服务职责提供依据。因此，以规划引领经济社会发展，是党治国理政的重要方式，是中国特色社会主义发展模式的重要体现。

医疗卫生是社会事业的重要组成部分，是经济发展、人民幸福的重要保障。政府调控卫生事业发展的手段有很多种：法制、规划、政策、标准、准入、监管、信息公开等。

项目的总体规划，还包括了医院医疗规划、建筑规划、空间环境规划。

1. 医疗规划

根据区域国民经济和社会发展五年规划、区域卫生健康发展五年规划、区域精神卫生体系建设发展规划、医院事业发展五年规划，明确医院建设的最高纲领和思路，一切建设活动的最终目标是实现这个规划。主要关注医疗理念、医院定位和医疗规模、功能与部门设置、医疗流程规划及医疗单元等。规划医院规模、床位数量和科室设置，确保满足患者需求和未来发展。制定医疗护理流程和服务标准，确保提供高质量的医疗服务。

2. 建筑规划

特别关注建筑项目与城市建设规划的契合性，建筑项目的技术可操作性与可实施性，同时从医院存量分析增量的可能性。遵循安全、实用、舒适和美观的原则进行建筑设计。选择适合精神病医院建设的技术和材料，确保建筑质量和耐久性。考虑建筑的可维护性和维修方便性。设计隐私保护措施，如病房隔音、视线遮挡等，确保患者隐私。考虑未来的可持续发展，以及和全院功能盘整的合理性等。

3. 空间环境规划

在中观层面，对涉及服务质量、大型设备利用率的部门进行深入策划，统筹考虑服务种类、设备配置、人力台班和工作时间等因素，目的是实现医疗设备配置、人力配置空间利用、工艺流程的最佳结合。设计室内外休闲和康复空间，促进患者身心健康。考虑医院特殊需求，如安全防护、隐私保护和精神康复空间。考虑医院周边的自然环境和景观，利用自然元素如绿化、水景等，创造宁静和宜人的治疗环境。

上海是国内较早开展区域卫生规划编制的地区，2002 年即出台了第一轮的十年区域卫生规划。2011 年年底，原市卫生局启动新一轮规划草案编制。经过一年多的调研、征求意见和论证，2013 年 2 月，《上海市区域卫生规划(2011 年—2020 年)》由市政府正式印发。

自 2006 年起，上海申康医院发展中心(以下简称“申康中心”)作为市政府办医主体，在全国率先构建了涵盖市级医院整体发展规划、专项规划和各院发展规划的战略规划体系。市级医院基本建设规划是申康中心子规划之一，该规划要求：①要以医院总体战略发展规划为前提和依据的子规划，必须与其战略定位、目标策略相匹配；②必须与上海市的城市总体规划、区域卫生规划、医疗机构设置规划等有序衔接；③坚持问题导向，突出重点，着力改善诊疗环境，提升综合服务能力，支撑市级医院功能定位。

“十四五”规划时期，申康中心在 2019 年 9 月组织前期研究，下发《关于开展“十四五”市级医院基本建设项目规划前期研究及编制工作的通知》；2020 年 3—4 月开展专题调研，申康中心分管领导带队到各市级医院基层调研，听取各院“十三五”规划项目实施情况和“十四五”规划项目建设思路，并深入交流讨论；2020 年 5—7 月成果汇总及论证，结合前期调研和研究情况，汇总项目清单；与分管市领导、市发展改革委（以下简称“市发改委”）汇报沟通；并邀请专家对部分项目的必要性和可行性做专题论证；2020 年 8—10 月规划编制成稿，配合市发改委、市卫健委编制本市“十四五”医疗卫生系统基建规划，并报市政府审批。

《上海市级医院基本建设“十四五”规划》项目主要对五大类项目进行了规划：①提升公共卫生综合救治能力建设（共 3 个）；②提升临床服务能级和医疗核心竞争力建设项目（共 10 个）；③提升科技创新策源能力建设项目（共 2 个）；④支持国家战略和本市新城发展战略（共 8 个）；⑤完善基本医疗及科研服务设施建设项目（共 7 个）。上海市精神卫生中心重性精神疾病临床诊疗中心项目（以下简称“上海精卫中心闵行项目”）属于第一类规划项目。

1.2.2　项目策划准备工作

1. 前期准备阶段的工作内容

前期准备阶段实质性工作主要围绕两个内容，一是对方案的研究论证，通过多方参与，使项目方案不断优化、深化，让其更具可行性、合理性、实用性和经济性。二是相关证照的办理，主要目的是为项目开工做准备，如规划许可证、施工许可证等。

方案的研究论证是个循序渐进的过程，作为政府投资项目，其审批的过程其实就是方案从粗到细、从概念到具体的一个过程，最终的目的是在前期尽可能将项目中的问题考虑充分，并提出相关措施确保方案可行、合理、经济。其内容包括项目建议书的编制和审批、可行性研究报告的编制和审批以及项目实施前所必需开展的扩大初步设计方案的编制和审批，以及在此过程中的相关职能部门对方案提出审核意见的工作。

相关证照的办理更侧重于建设项目的行政许可，当然这也是在前期方案研究论证并获得审批部门许可的基础上进行的，除了方案已经具备了一定的深度外，建设单位还应提供相关部门办理手续所要求的资料，例如“规划土地意见书”、符合比例要求的地形图、批准的计划文件、前期已经获得的相关部门意见和相关合同的签订等。

2. 前期准备阶段的参与对象

在前期准备阶段，项目的参建单位会有很多，不同单位在该过程中起到的作用不同，详见表 1-5 所列。

表 1-5　项目前期工作主要参与方及其作用

主要参与方	作用
建设单位或使用单位	对项目提出远景设想、功能要求，在前期咨询过程中为相关单位提供必要的资料
代建单位	根据使用部门要求，提供一定的技术力量、协助建设方推进项目开展前期工作，包括相关咨询报告的协调、招标工作的协调

（续表）

主要参与方	作用
设计单位	收集各种信息与资料，协同建设单位及相关咨询单位，梳理设计方案内部需求和外部要求，不断修正和优化设计方案，确保方案深度能满足不同阶段相关工作的要求，如审批或招标等
咨询单位	根据每个医院功能、工艺流程，在项目前期阶段根据专业需要，为建设方提供专业咨询服务，包括项建书、可研编制单位、日照分析单位和环境影响评价单位等
评估单位	一般受审批部门委托或者相关行业规定，对项目建议书、可行性研究报告等进行评估，一般以组织专家评审方式开展
相关职能部门	对方案的可行性进行相应评估审核（主要包括规划、环保、卫生防疫、人防、绿化、水务及市政配套等）
审批部门	对项目前期各个阶段进行审批[国家发改委或国家卫健委、市、区发改委——立项、可研阶段（有时达到初步设计深度）]

从表 1-5 可见，项目前期参建单位较多，有建设单位、政府部门、设计单位和各类咨询单位等，但是起到推进项目主导作用的还是两个主体，那就是建设单位和政府审批部门，作为项目的发起者，项目建设单位毫无疑问会主动积极地推进项目，但是作为政府投资的项目，政府势必对项目的推进“风向”有着主导作用。

所以在项目前期，建设单位往往会对项目寄予很多期望，如项目建设规模，总希望越大越好；再如项目的建设进度，对于医院来说，提早一天建成投产，就是提早一天产生效益，所以建设进度是很多医院领导层关心的问题；还有项目的品质，医院管理层都希望自己的医院建设项目在老百姓中能树立起高品质的形象。而作为政府，不仅是项目投资主体，也是宏观政策把控的主体，其主要关注项目建设是否依据标准，审批程序是否合法等，因此建设单位的有些诉求往往超越了政府部门审批要求，只有双方的共识达到一个平衡点，才能使得项目顺利推进。一个好的咨询机构应该可以找到兼顾两者的平衡点，让项目既能满足政府审批要求，又可以最大限度满足医院的使用需求。

1.2.3 项目策划实施

目前我国政府投资项目通过对《项目建议书》或《可行性研究报告》的批复，明确对项目立项。有些地区，将上述两个环节作为两个阶段进行审批，有些地区，将上述两个环节合并成一个环节审批，即《可行性研究报告（代项目建议书）》。国家卫健委委属医院项目需要根据 2017 年国家卫健委下发的《委属（管）单位基本建设项目申报文件参考模板》开展总体规划、项目建议书、可行性研究和初步设计等各阶段咨询报告编制工作，国家发改委在 2023 年进一步更新了《政府投资项目可行性研究报告编写通用大纲》，上报到国家发改委审批的建设项目可行性研究报告须按该大纲要求编制。

在上海地区，2018 年，为贯彻落实党中央、国务院关于深化“放管服”改革和优化营商环境的部署要求，由上海市工程建设项目审批制度改革工作领导小组印发《上海市政府投资工程建设项目审批制度改革试点实施细则》，强化工程建设项目前期研究，在正式启动项目审批之前，设置项目储备库和项目实施库等两个前期策划生成环节。市发展改革部门批复项目建议书，明确项目建设主体，项目即转出储备库，转入实施库；转入实施库的项目，建设单位可自行决定开展勘察、设计招标活动，确定勘察、设计单位，深化设计方案，编制可行性研究报告（初步设计深度）等工作。可行性研究报告（初步设计深度）综合评估通过后，即可转出项目实施库，两库的前期策划生成工作完成，项目进入正式审批流程。截至 2024 年，上海地区政府投资医院建设项目基本在可行性研究阶段，达到初步设计深度，同时评审扩初设计及概算投资，作为后续规模控制、投资控制的依据。

1. 项目立项阶段工作

一般建设单位委托具有专业工程咨询资质的单位进行项目建议书编制工作，其中，需要建设单位配合提供相关的项目设想资料，包括项目定位、功能需求、现有用房存在的问题等，来支持项目建议书编制的核心内容。

1）项目建设的必要性

一个项目建设的必要性必须在项目建议书中充分体现，一般有宏观和微观两个层面，宏观层面主要是指项目符合国家或当地的发展规划、行业规划；微观层面主要是指项目是否满足建设单位自身的使用、发展的需求而提出的：第一，须满足自身的使用需求，如现有设施用房不能满足患者使用的需求，或者已经存在安全隐患、距离相关的建设标准还存在差距等；第二，结合医院的发展需求，如何建设好、规划好项目，使医院具备可持续发展的条件。

2）选址的确定

项目建设的用地选择，在项目建议书阶段是最为重要的内容，因为建设用地的不同会带动其他条件的变化，如由于建设基地内地质条件不同、现有建筑情况不同、周边的管线情况不同以及对周边建筑影响不同（包括对周边建筑日照的影响，建设期对周边建筑沉降的影响等），因此在项目建议书阶段确定建设用地是非常重要的。根据不同性质的医院项目，选址需要关注的内容不同，具体如下。

（1）新建项目

新建项目（的定义）是指在医院原有院区以外新征土地来建设项目。

新建项目的选址要关注以下几方面内容。

新征用地原有性质，若非医疗卫生用地，应在项目建议书阶段启动规划控详调整程序，从规划上先将土地性质调整为医疗卫生事业用地，并明确新征用地容积率、绿地率等指标作为后续设计的依据。

摸清新征用地上的建筑物、构筑物、管线、河道及涵洞现状等情况，结合计划签订的土地协议，明确交地条件及涉及的相关费用，这将影响项目投资。

新征用地周边市政配套情况（包括供电、上下水、天然气和通信等），若市政管线未到基地红线，则在项目费用中予以考虑，也可以与供地方协商由其落实到位，在相关书面协议中进行明确。

（2）改、扩建项目

改、扩建项目指现有的医院在已有基础上，对原有医疗建筑、设施条件进行扩充性建设或大规模改造，可以增加医院的医疗用房、改善就医环境、增加医疗设备和满足医院发展的需求。

改、扩建项目的选址要关注以下几方面。

拟建基地上现有建筑物、构筑物、管线等情况；涉及拆除、移位(管线)、搬迁过渡的费用应在项目中考虑完全，避免漏项。

提示：如涉及污水处理站、锅炉房的拆除应提前考虑临时过渡方案及相关管线的搬迁移位；涉及医疗用房的拆迁过渡应考虑安全性；由于医技用房对屏蔽、流线、净化等要求较高，因此应尽量避免医技用房的拆迁过渡等。

当建设项目位于空间较为狭小的院区，应注意建设项目对周边建筑的影响程度，根据相关部门要求要做好事前检测、事中监测，确保周边建筑或管线的安全性。

(3) 迁建项目

迁建项目是指医疗机构由于某种原因搬迁到另一地方而建设的项目。

迁建项目的选址主要关注的内容同“新建项目”。

3) 建设规模的确定

项目建设规模的确定直接影响项目的建设投资，同时也会对相关部门获取的审核意见产生影响，如地方的控制性详细规划指标，若新建规模在现有控制性详细规划指标范围内，则不需要进行控详调整，否则就需要按照当地规划部门要求调整规划控详。因此在前期必须充分论证项目规模体量的合理性。

建设规模的确定源于两个方面：一是项目建成后医院整体建设规模须在建设标准的范围内，二是从医院本身对项目的功能需求考虑来确定规模。

主要参考的建设标准：《综合医院建设标准》、相关专科医院建设标准，如《精神卫生专科医院建设标准》(建标 110—2021)。

根据写作组问卷调查问题“近十年，有新建基建项目，规模在 10 000 m^2 以上的，您认为，该基建项目是否考虑了医院前瞻性发展的需求？”123 家医院表示，基建项目能满足使用需求，但是也有 20 家医院认为在规模上无法满足需求；有 7 家医院认为不能满足功能流程需求；有 2 家医院认为不能满足设备空间需求；47 家医院认为没有考虑前瞻性需求。如图 1-20 所示。

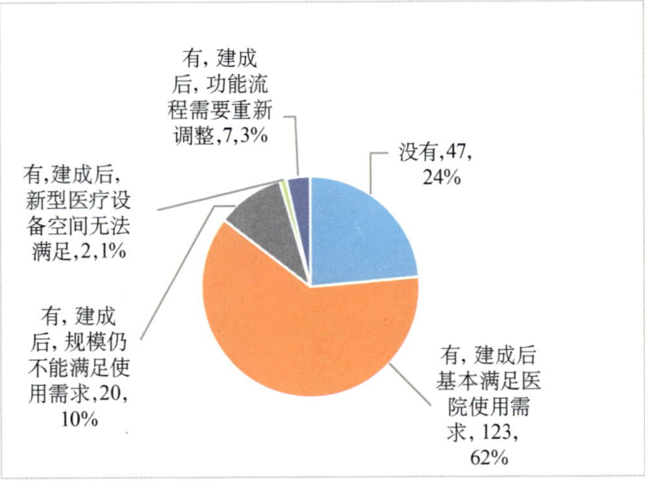

图 1-20 关于医院前瞻性发展需求的问卷调查统计

4）项目建议书阶段审批必备条件

（1）床位批复

床位批复是医院规模确定的基础，目前医院建设规模都必须在有核定床位的条件下进行审核批准，同时核定床位也是医院人员编制的依据，也是测算建筑物内工作的人员数量依据之一。

（2）规划方面的认可

由于在项目建议书阶段，项目尚未立项，因此在此阶段规划部门无法出具正式的方案审核意见文件，在实际操作中项目一般以地方所在区域的规划控详文件作为依据，即若项目建成后规模超出规划控详指标的容积率，则须调整规划控详；若不超出，现有规划控详指标即可作为项目建议书审批的规划方面的依据。但是，对于有些地方采用《可行性研究报告（代项目建议书）》形式进行立项的，根据不同地方建设审批政策，可在可行性研究报告上报前，由上级主管部门出具规划项目成立的相关文件，作为规划部门受理项目方案的依据，规划部门以此对拟上报的可行性研究方案提出相关规划意见，作为《可行性研究报告（代项目建议书）》的审批依据。

（3）土地的落实文件

主要指有新征用地的项目，在立项审批前必须具备关于土地落实的文件。土地落实的文件形式有多种，有土地协议、土地意向协议、涉及土地落实的重要会议纪要等。医院作为政府投资项目，若新征用地，一般是与当地政府部门来签订土地协议，但是由于在项目建议书阶段，项目尚未立项，因此政府部门也会以项目取得立项批复作为前提条件来签订正式的土地协议。实际操作中，用土地意向文件或涉及土地落实的重要会议纪要也可作为项目建议书阶段土地落实的依据，与正式的土地协议主要区别可能是对交地条件及费用等具体问题不会在后两者的文件中明确。

（4）建设方案

在项目建议书阶段，建设方案是编制投资匡算的依据，项目建议书所附方案深度会影响投资估算的准确性，同时在项目建议书评审阶段，发现的问题更加有针对性，专家的意见有助于项目方案在下阶段进行优化。因此建议在条件具备的情况下，对项目建议书的建设方案深度要有一定要求。

2. 可行性研究报告阶段工作

建设项目可行性研究是根据系统论的思想从技术、经济、财务以及环境保护、法律等多个方面，对有关建设方案、技术方案等进行技术经济分析和论证，以确定医院建设项目是否可行，为正确进行投资决策提供科学依据。

医院建设项目可行性研究的任务是根据国民经济中长期规划和地区规划、医疗行业规划的要求，对医院建设项目在技术、工程和经济上是否合理和可行，进行全面分析、论证，作多方案比较，提出评价，为编制和审批设计要求文件提供可靠依据。因此，可行性研究是医院建设项目前期工作的一项重要内容，是项目基本程序的组成部分。

可行性研究阶段的主要成果特征体现为：可行性研究报告较项目建议书的深度更加深，除了体现在方案本身细节内容外，政府投资项目可行性研究报告还需要提供相关政府职能部门的征询意见，如规划、土地、绿化、人防、交通、交警及卫生部门等。

报告中还要交代项目建成后对医院现有资源布局调整的合理性分析，若不是一个新成立的医疗机构项目，应考虑项目建成后对医院现有资源布局调整的方案合理性。可分为新建院区的项目和老院区的改、扩建项目两种情况。

1）新建院区的项目

医院通过新征用地扩大院区范围或区域形成分院的，有时可能会单独为院区新增核定床位，应从医院整体考虑发展规划，如学科的布局、不同院区针对的服务人群类型不同发展定位是否会有所不同等，使得总体规划方案具有可持续性。

在此次写作组问卷调研的医院建设项目中，仅有2家为新建院区在建项目，分别为成都市脑科学医院及重庆市精神卫生中心。在调研部分医院的过程中，写作组也发现，随着城市的发展，越来越多的超大型城市建立城市副中心，将人口、资源向外辐射，这样也导致了医疗资源向外辐射，其中在副中心建设分院就是一个重要的举措。因此在分院建设项目上，就需要统筹考虑与总部学科、资源布局的合理性，以及兼顾城市副中心人口以及产业规划对医院学科、功能布局的需求。

2）老院区的改、扩建项目

医院在现有院区内新建一个或若干个单体的项目，此类项目应更加注重新、老建筑之间的功能布局，如何通过资源布局调整使得全院医疗流线合理。在精神专科医院的调研中，写作组发现，随着精神专科在亚专科上细分，在很多大型的精神卫生专科医院中也形成了以各类医学中心的特色诊疗模式，如普遍设置的儿童青少年医学中心、中西医学科医学中心、睡眠医学中心、成瘾医学中心和正念静观医学中心等。特色医学中心也将促使院区的医疗流程再造，根据不同精神疾病患者的就诊需求，按模块、按区域、按不同诊疗方案的功能需求进行诊疗空间的设置，因此在项目改、扩建时，还应兼顾医院诊疗模式转变所带来的不同需求。

在上海地区，政府投资项目的可行性研究报告要达到初步设计深度，因此在可行性研究报告中，以立项批复投资估算为基础比较概算整体指标，对明显超出或减少的项对比细目提出相关修改建议；报告编制单位也会对专业单位造价进行审核，避免部分子项重复计算以及工程量的计算错误。整体把握原则即项目概算在用足立项批复投资的基础上，考虑初步设计方案、建设条件以及规范实施产生的变化导致的增量，并做好超立项投资分析。

3）可行性研究报告审批必备条件

获得相关部门审核意见（包括规划、土地、绿化、人防、交通、交警、卫生、消防、轨交、安监及市政配套等部门）。

可行性研究阶段专项评估工作如下。

（1）节能评估报告

为提高能源利用效率、促进产业结构调整、优化能源结构，2006年12月12日，国家发改委下发了《关于加强固定资产投资项目节能评估和审查工作的通知》（发改投资〔2006〕2787号），其中强调了从2007年1月1日起，报送国家发改委审批、核准的项目可行性研究报告和项目申请报告必须按要求编写节能篇章，否则国家发改委将不予受理。

2010 年 9 月，国家发改委 6 号令正式发布《固定资产投资项目节能评估和审查暂行办法》，该办法第四条规定：固定资产投资项目节能评估文件及其审查意见、节能登记表及其登记备案意见，作为项目审批、核准或开工建设的前置性条件以及项目设计、施工和竣工验收的重要依据。

根据文件要求，可行性研究阶段医疗建设项目都全面开展节能评估文件的评审，其作为可行性研究报告批复的前置条件。节能评估报告一般由发改部门的环资处审批，在可行性研究批复前获得节能审查相关批复。

(2) 社会稳定风险评估

随着公民的法治观念、维权意识日益增强，社会稳定问题已经成为政府关注的重点。在国家发改委最新版的可行性研究报告编写大纲中也提到了“项目风险管控方案”，要识别项目存在的各种潜在风险因素，包括市场需求、要素保障、关键技术、供应链、融资环境、建设运营、财务盈利性、生态环境和经济社会等领域的风险，并分析评价风险发生的可能性及其危害程度，提出规避重大和较大风险的对策措施及应急预案，即“风险管控方案”和“风险应急预案”，建立健全投资项目风险管控机制。

2011 年 9 月，上海市发改委和上海市维护社会稳定工作领导小组办公室联合下发《关于印发〈上海市重点建设项目社会稳定风险评估报告编制指南〉和〈上海市重点建设项目社会稳定风险评估报告评价指南〉的通知》，其中明确对易发生社会不稳定问题的重点领域建设项目，涉及土地与房屋征收的建设项目和在项目规划、环评公示阶段发生社会不稳定问题的建设项目，在居民密集区建设且与周边群众生产、生活具有一定影响的建设项目以及经前期预研判断可能引发社会不稳定问题的其他建设项目的指导意见。精神卫生中心属于社会事业建设项目中易发生社会不稳定问题的重点领域建设项目，因此在对精神卫生中心建设项目上，要特别开展社会稳定风险性评估报告。

指导意见可作为咨询机构在开展社会稳定风险评估工作中进行参考。在多年的实际操作过程中，可以发现咨询机构如何把握好维稳工作的尺度也非常重要，作为社会稳定风险评估的咨询机构不能单纯为了项目审批通过而做风险调研，对重要的风险源进行掩盖，那就违背了做风险评估的初衷；但是调研又不能激发原本的社会稳定风险矛盾，让项目推进受到阻碍。咨询机构应站在较为中立的立场对项目的风险进行梳理，让建设单位理解此项工作的意义，得到建设单位和项目所在政府部门的支持，更多地站在群众角度思考问题，减少社会矛盾的激化，在项目前期就能预见可能发生的风险以及发生风险的概率大小、影响程度，并制订好相关的措施来规避风险、控制风险，让医院项目真正成为顺应民意、受百姓欢迎的公益性项目。

社会稳定风险评估报告的评审也是可行性研究报告批复的前置条件，需要注意的是咨询机构在评估报告中应客观反映调研过程中发现的潜在社会稳定风险源，并提出应对风险的合理措施建议，不应为了项目“可批”而刻意隐瞒，只有在风险发生前做好充分的预案才有助于项目顺利推进。

1.3 国内精神专科医院建设项目案例

写作组实地调研了国内东、西、南、北、中部不同地区精神专科医院，包括上海市精神卫生中心、成都市第四人民医院、深圳市康宁医院、苏州市广济医院及北京回龙观医院，就现状问题、相关建设项目情况进行了解，梳理各医院设计亮点、建设管理亮点（表1-6）。

表1-6 国内五个不同地区精神专科医院建设项目案例

医院 内容	上海市精神卫生中心	成都市第四人民医院	深圳市康宁医院	苏州市广济医院	北京回龙观医院
新建项目名称	重性精神疾病临床诊疗中心项目	脑科学医院	坪山院区项目	新院区项目	科研教学康复楼建设工程
项目所在院区用地规模	78 313 m^2 （118 亩）	81 000 m^2 （121 亩）	96 000 m^2 （144 亩）	86 000 m^2 （129 亩）	147 642 m^2 （222 亩）
床位	1 260 个	1 450 个	800 个	1 200 个	1 369 个
功能定位	发挥国家精神疾病医学中心的引领辐射作用，瞄准精神和心理领域国际前沿、尖端技术，加强科研攻关，提升国际影响力和话语权；增强心理健康信息化、智慧化服务水平，强化医防一体的公共精神卫生服务能力。探索精神专科医院高质量发展的“上海经验”和新标杆。力争成为全国精神医学高端人才集聚地、临床诊疗新技术策源地、专业指南与相关模式的中国方案贡献者。综合管理、临床服务和学科建设达到国际一流水准	全国一流、国际同步的脑科学医院，“大专科+小综合”医疗模式，集医疗、预防、科教和康复等为一体的三级甲等专科医院	深圳市老年及重性精神障碍患者救治康复中心，设有急性干预科、精神康复科、老年精神科和司法鉴定科等部门。为市民提供全生命周期、高品质、多样化精神和心理卫生服务	打造心理调适减压治疗中心、睡眠医学中心、康复中心、物理治疗中心；采取药物治疗与心理治疗相结合，辅以多种形式康复训练，全力提高临床科研服务水平	集预防、诊疗、康复、科学研究、教学与人才培养及精神/心理健康促进为一体的，全国知名的三级甲等精神卫生专科医院。主要承担北京市京北地区居民精神/心理健康相关疾病疑难重症救治及“回天地区”居民精神专科医疗服务等功能；结合广大民众心理健康需求，强化老年、儿童精神/心理健康疾病诊疗能力等，不断拓展服务的内涵与外延，向京津冀地区乃至全国辐射

（续表）

医院 内容	上海市精神卫生中心	成都市第四人民医院	深圳市康宁医院	苏州市广济医院	北京回龙观医院
新建项目规模	73 904 m^2	211 692.64 m^2	133 600 m^2	156 000 m^2	34 446.19 m^2
其中地上	60 606.5 m^2	126 661.97 m^2	107 820 m2	107 745 m^2	18 699.95 m^2
地下	13 297.5 m^2	85 030.67 m^2	25 780 m^2	48 255 m^2	15 746.24 m^2
开工时间	2023 年 1 月	2024 年 10 月	2014 年(奠基)	2014 年	2019 年 11 月
计划竣工/实际竣工时间	2025 年竣工	2026 年竣工	2018 年启用	2017 年启用	2024 年 12 月竣工

1.3.1　上海市精神卫生中心

1. 医院历史沿革及项目建设背景

上海市精神卫生中心是上海的第一家精神病医院——普慈疗养院，于 1935 年在闵行开建，院区内有十栋优秀历史保护建筑，至今运行了约 90 年，这些楼到现在还在作为病房功能沿用。

从建设角度，在医院发展当中有这么几个阶段：1935 年开建。1958 年，在徐汇区宛平南路 600 号开设总院，位于闵行的普慈疗养院成了分院，但是这两家是独立的场所，直到 1995 年才合并运行。第二波的建设周期是在“十五”阶段，2006 年在徐汇院区、2008 年在闵行院区，建成了一批医疗用房：徐汇院区的 1、2、4、6 号楼，闵行院区的 A、B、C、D、E 楼，这些病房建设在当时实现了比较大的跨越。但是，随后的三个五年计划中，上海市精神卫生中心没有新的医疗用房建设，直到“十四五”时期进入新一轮的建设阶段。两个院区未来会逐步地有比较多的改、扩建项目。此外，精神专科医院在未来，尤其在新冠疫情以后人们心理问题的矛盾逐渐凸显的背景下，会有一个大的发展。

上海作为中国经济社会发展最迅速的特大型城市，面临着因激烈竞争、环境压力、老龄化、家庭结构变化以及人口迁徙等所带来的较其他地区更为严峻的精神卫生形势。据上海市卫生健康委数据，截至 2019 年，上海市民精神卫生基本知识的知晓率稳步增加，从 2011 年的 71.0%逐步提高至今年的 76.7%；对精神疾病患者持负面态度的比例由 2011 年的 43.3%降到 39.1%。这样的成绩不仅显示了上海在精神卫生领域取得的成功，也从侧面体现出上海市民对于精神心理健康的需求是迫切的。《“健康中国 2030”规划纲要》提出：“健康是促进人的全面发展的必然要求，是经济社会发展的基础条件”，“加强心理健康服务体系建设和规范化管理”，“提高突发事件心理危机的干预能力和水平”。

2020 年是“十四五”开局之年，新冠疫情却突如其来。2020 年 4 月 8 日上海市出台了《关于完善重大疫情防控体制机制、健全公共卫生应急管理体系的若干意见》，提出“到 2025 年，重大疫情和突发公共卫生事件的应对能力达到国际一流水准，成为全球公共卫生最安全城市之一”。在后疫情时代，精神健康问题日渐凸显，需更加注重精神卫生体系的建设。上海市精神卫生中心是上海市唯一一个收治精神病伴传染病的医院，拥有全国最大的精神障碍伴肺结核或病毒性肝炎的传染科诊区，作为国家区域性精神卫生中心，立足上海、服务长三角、辐射全国。上海市精神卫生中心在新冠肺炎疫情期间发挥的作用，让社会各界更加认识到在重大公共卫生应急事件中心理预防、干预的重要性。

医院于 2022 年获批国家精神疾病医学中心主体医院、国家区域医疗中心输出医院，并入选上海市公立医院高质量发展试点单位。2023 年获批国家精神医学专业质控中心（筹），在所有专科医院当中，既是医学中心，又是质控中心，目前在上海是唯一的“双中心”医院。

2. 项目前期规划和立项

2020 年年初，上海申康医院发展中心组织开展市级医院“十四五”基建规划调研，上海市精神卫生中心基于医院自身发展规划，提出了“十四五”规划发展目标及基建项目设想。

2021 年，上海市精神卫生中心重性精神疾病临床诊疗中心正式纳入市级医院“十四五”规划建设项目（图 1-21）。2022 年 8 月 16 日上海市精神卫生中心重性精神疾病临床诊疗中心正式获得上海市发改委立项批复。建设规模 73 904 m^2，总投资 8.8 亿元。而就在项目立项批复前的 2022 年 7 月 4 日，国家卫生健康委公布 2020 年度全国医院考核评价结果，医院取得精神专科类全国排名第一的成绩，标志着医院医疗服务能力、医疗服务质量、满意度及运营效率等综合能力迈上新台阶；同年 7 月 29 日，《国家卫生健康委关于设置国家精神疾病医学中心的通知》明确，在上海市和湖南省分别以上海市精神卫生中心、中南大学湘雅二医院为主体设置国家精神疾病医学中心，共同构成国家精神疾病医学中心，形成优势互补的模式，建立多中心协同工作机制，落实相应职责任务，带动全国精神疾病领域的建设与发展。因此，重性精神疾病临床诊疗中心无疑将对标国家医学中心建设的标准，承载国家医学中心担负的职能与使命。

2022 年 12 月 2 日，项目取得市发改委可行性研究阶段（初步设计深度）批复，建设规模 73 643 m^2，总投资 8.8 亿元，由市级建设财力全额限额安排。

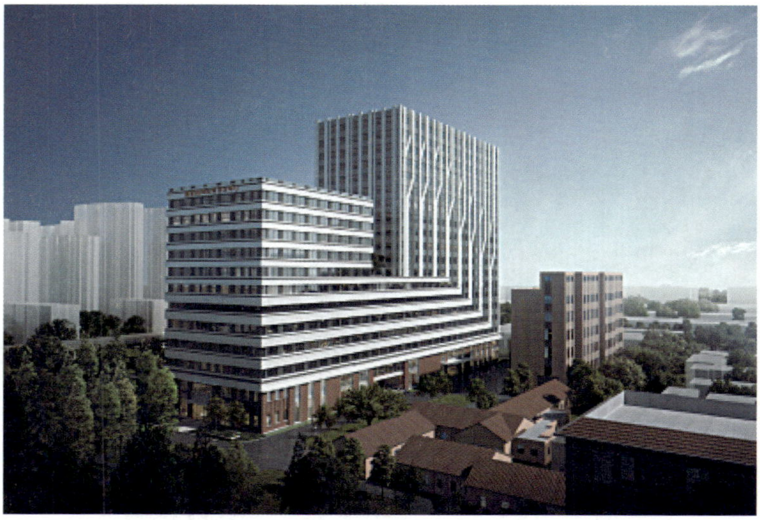

图 1-21 上海市精神卫生中心重性精神疾病临床诊疗中心项目方案效果图

3. 项目建设前期调查研究

上海精卫中心闵行项目建设前期调查研究，主要关注点包括：历史文物保护（以下简称“文保”）建筑保护措施评估、古树保护措施评估、老院区管线搬迁调整和能源设施的提前施工、对院区精神疾病患者环境的保护措施。

1）历史文保建筑保护措施评估

上海精卫中心闵行项目位于闵行院区，该院区总体呈长方形，用地形状完整，基地含市级文物保护单位（上海普慈疗养院旧址），包括原门诊楼、原教堂、三病房、四病房、五病房、六病房、七病房、八病房、九病房和十病房十栋文物本体建筑（图 1-22）。新项目建设内容包括诊疗中心大楼、后勤楼及能源中心三个单体，其中，诊疗中心大楼和能源中心均位于文保建筑群南侧、后勤楼位于文保建筑群西侧。在整个项目中，仅有后勤楼属于文保建筑建设控制区域，距离最近文保建筑 44 m，该单体建筑面积约 260 m^2，建筑高度 3.65 m，地上一层，无地下室。

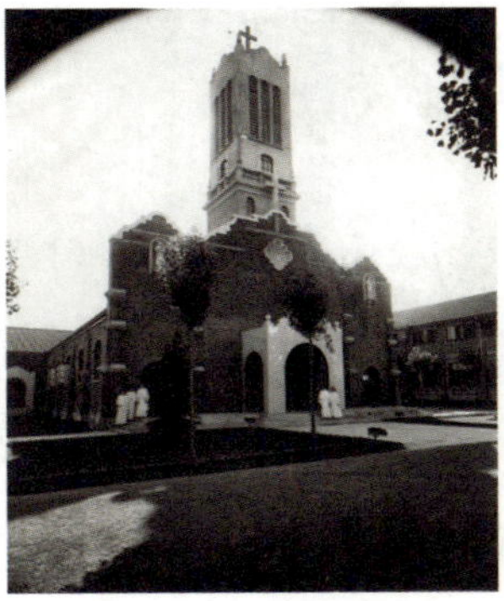

(a) 院内教堂钟楼

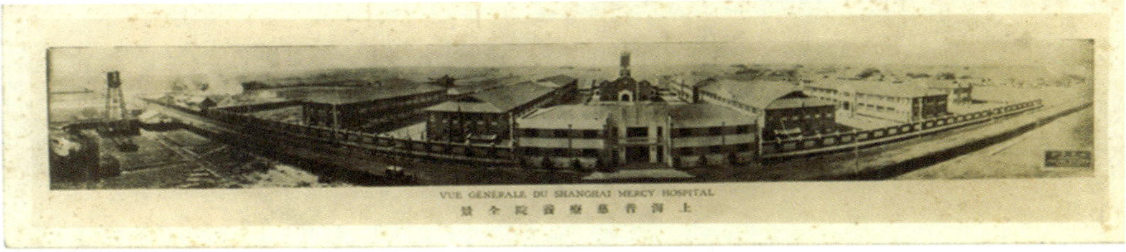

(b) 院区全景

图 1-22　上海普慈疗养院 1935 年建成后照片

在制订建设项目对文保建筑的保护方案中，要结合文保建筑的现状（图 1-23），包括结构、材料、装饰等，进行必要的考古挖掘和资料整理。研究分析新建项目与医院现有建筑及文保建筑的关系（图 1-24）。根据评估结果，制订具体的保护方案，包括修复、加固、搬迁或其他保护措施。例如，新建项目中后勤楼单体的外立面效果要考虑与文保建筑外立面效果的呼应（图 1-25），后勤楼的建设选址考虑相对隐蔽，相对文物整体范围，视野影响小；通过各角度视线分析（图 1-26），对文物建筑整体效果基本无视线干扰，确保新建项目对文保区域的影响降低到最小，并且考虑采用景观遮挡措施（图 1-27），使后勤用房尽可能地减少对文物保护建筑的影响，从而达到不影响文保风貌区域的整体呈现效果。

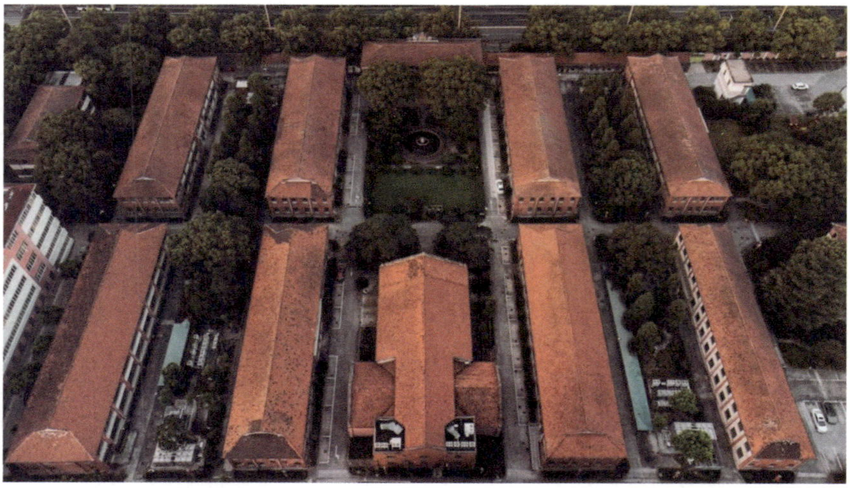

（a）航拍实景

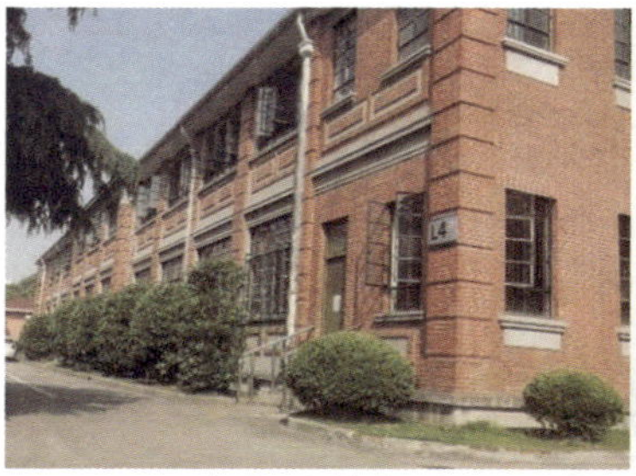

（b）建筑立面

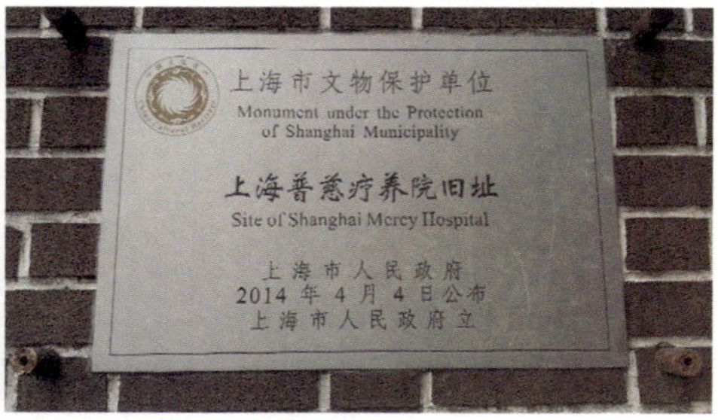
上海市文物保护单位
Monument under the Protection
of Shanghai Municipality
上海普慈疗养院旧址
Site of Shanghai Mercy Hospital
上海市人民政府
2014 年 4 月 4 日公布
上海市人民政府立

（c）文保铭牌

图 1-23　上海市精神卫生中心闵行院区内原普慈疗养院建筑现状

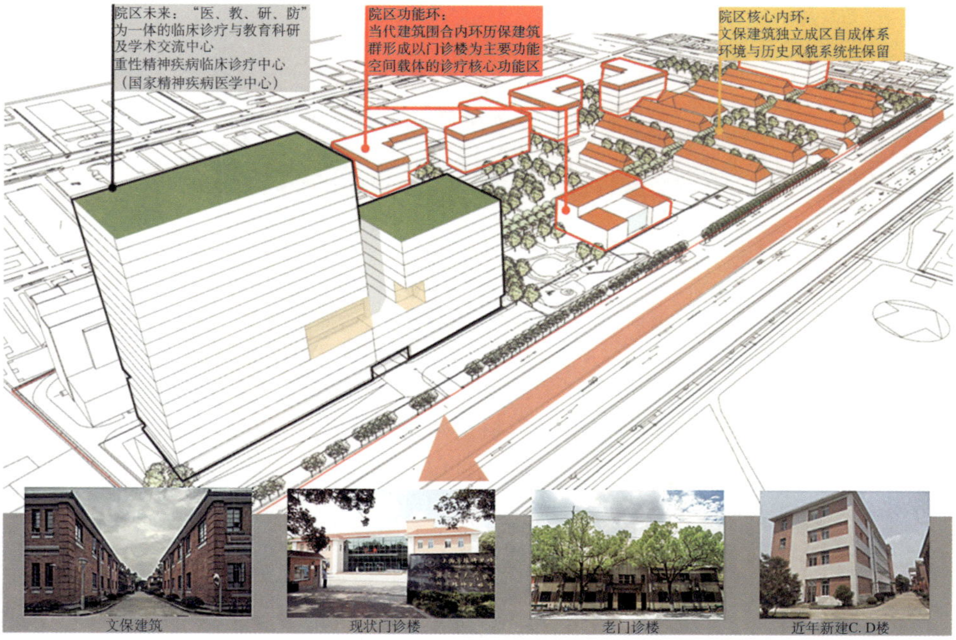

图 1-24　新建项目与医院现有建筑及文保建筑关系分析

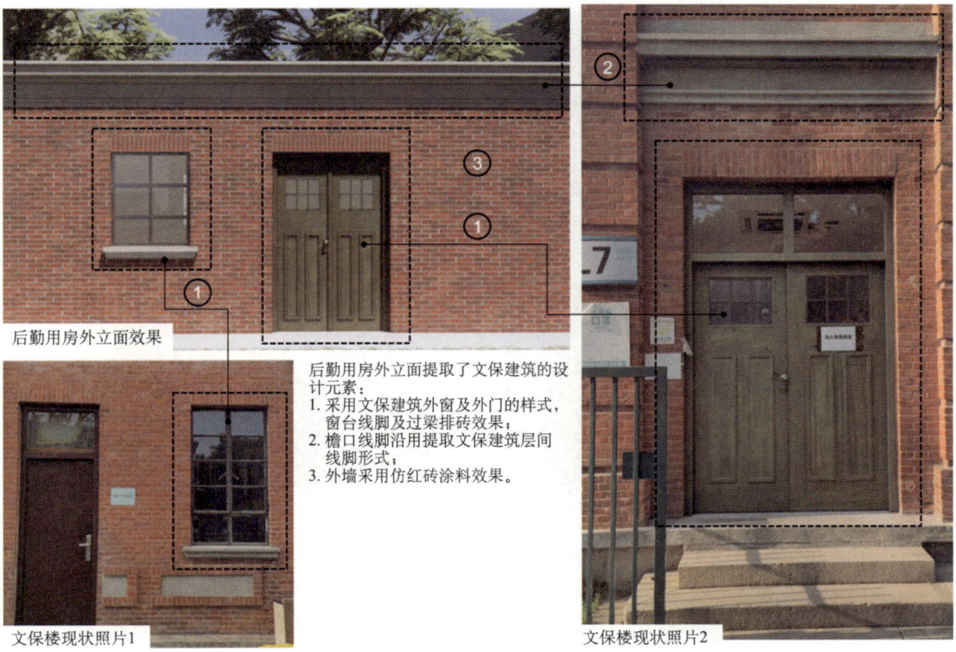

图 1-25　建筑外立面效果的呼应性分析

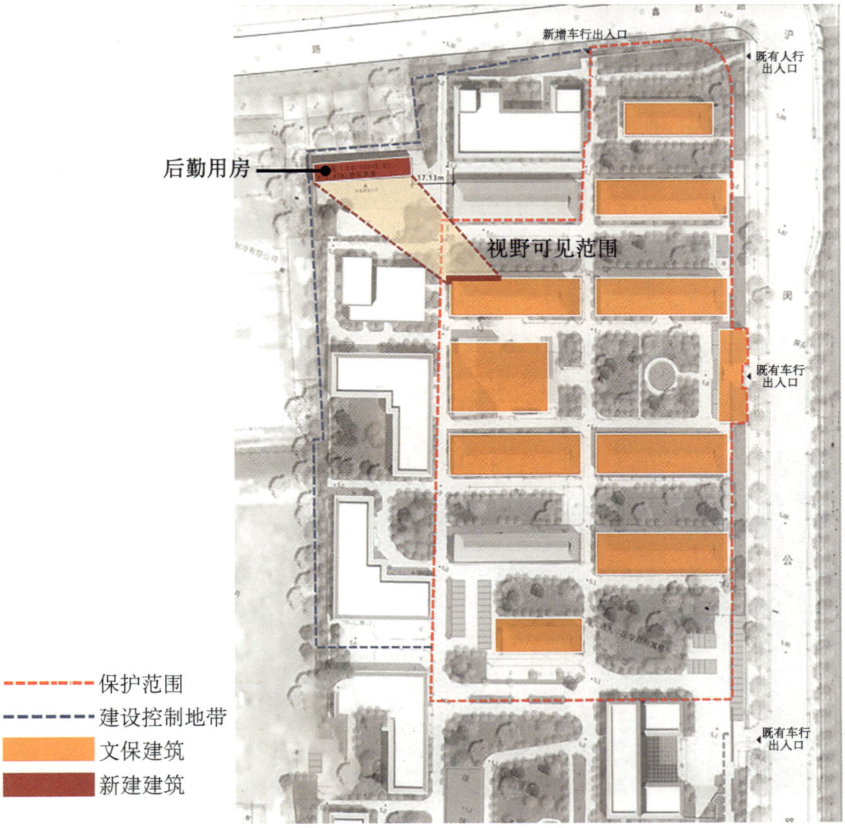

图 1-26　视线效果分析

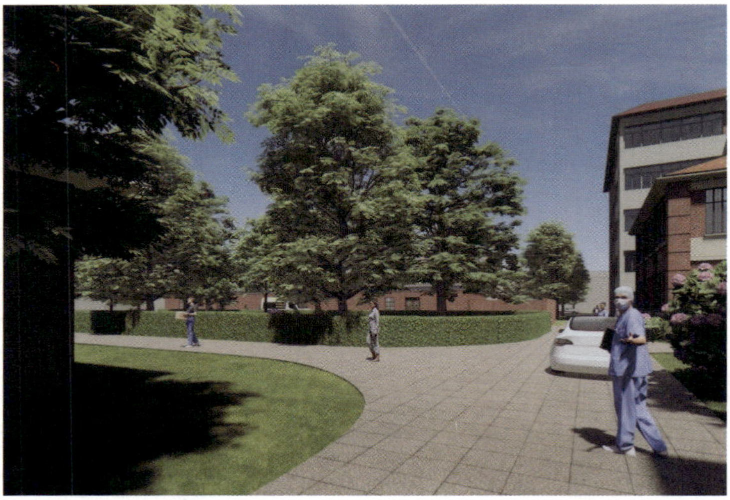

图 1-27　景观遮挡措施

2）古树保护措施评估

古树名木是指树龄有重要经济、历史价值或纪念意义的树木。我国对古树名木分 5 个等级，可根据其年龄、形态、历史、文化和地理等因素确定，分别为国家一级古树名木和市/县级一级古树名木以及二级古树名木、三级古树名木、名木。古树名木位于医院院区内的情况不在少数，以上海为例，在华东医院、瑞金医院、上海市精神卫生中心等多家医院院区都有列入市级古树名木目录的树种。古树作为活的文物，历来备受社会各界的关注，作为建设单位，要确保这些宝贵的文化遗产得到妥善保护和传承。

一旦项目涉及古树名木的保护，建设单位应委托有资质的园林绿化公司制订对树木的保护方案，根据当地的建设审批流程，应报送相关部门（一般有特定的古树名木保护工程办公室，非常规绿化部门）评审、审批。

上海市精神卫生中心建设项目基地西侧、距离建设项目地下室外轮廓约 12.6 m 处有一棵古广玉兰为上海市二级保护古树，树龄达 80 年（图 1-28）。其胸径 68 cm，树高 20 m，蓬形东西向 16 m，南北向 14 m，现状标高＋5.000 m。

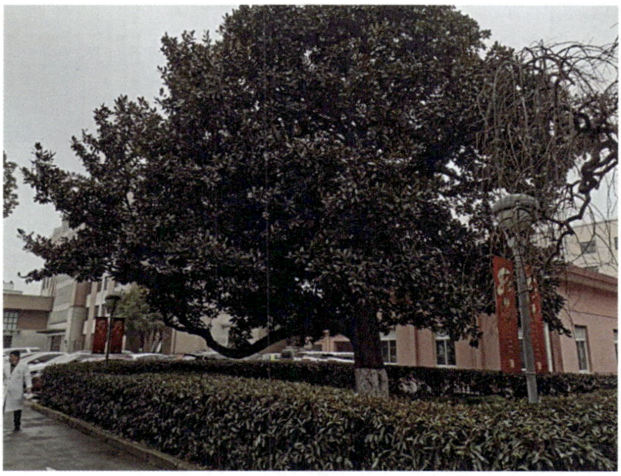

图 1-28　古广玉兰实景

在制订古树保护方案时，专业单位会对古树进行健康评估，包括树龄、树种、生长状况、病虫害情况等。根据古树的健康状况，制订相应的保护方案，如修剪枯枝、治理病虫害、改善生长环境等。实施保护措施，并定期监测古树的生长情况，调整保护策略。在建设项目实施过程中，上海市精神卫生中心建设项目对古树的保护主要考虑两个方面：一是基坑开挖变形对古树的影响。考虑古树距离基坑较近，且基坑挖深较深，基坑开挖产生侧向变形可能对古树产生不利影响，设计除采用灌注桩＋两道钢筋混凝土支撑外，在古树区域采用双轴搅拌桩加固，其中第一道支撑底到坑底搅拌桩水泥掺量 7%，坑底以下 4 m 水泥掺量 13%。通过以上加强措施来控制基坑变形，以达到保护古树的目的。二是施工产生的水泥浆液对古树的影响。本基坑设置三轴搅拌桩作为止水帷幕，施工时，水泥浆液有可能会渗入古树根系区域并对古树造成危害。施工保护方案设计(图 1-29)拟在古树外围搭设 U 形的钢板隔离桩，通过隔离桩阻止施工产生的水泥浆液渗入古树区域，以达到保护古树的目的。

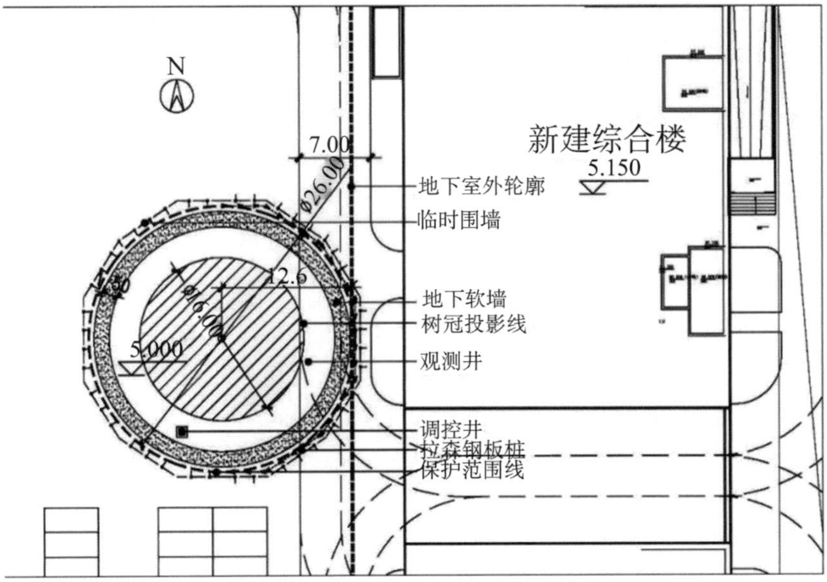

图 1-29　古树保护施工平面图

3）老院区管线的搬迁调整和能源设施的提前施工

在项目启动阶段，就需要详细规划管线的搬迁工作。这包括评估现有管线的状况、布局和需求，以及确定新项目建成后的管线布局。需要提醒的是，一些市政配套管线穿越项目基地的，往往可能不在医院掌控范围内。在上海市精神卫生中心建设项目上就遇到了中国联通信息管线穿越建设基地，在可行性研究审批后才暴露出该情况。因此管线的排摸要提前，尽可能纳入项目审批投资中。

此外，对管线搬迁过程中可能出现的风险进行评估，包括施工安全、影响正常医疗秩序的风险等。制订详细的施工方案，包括施工时间、施工步骤、人员配置和材料准备等。与医院管理层、患者及家属、相关部门等沟通协调，确保施工顺利进行，可考虑在新建项目施工前进行管线改造，使得对医院运营的影响最小化。

对于没有大型新建项目的老院区来说，若启动一个较大规模的基建项目，往往伴随着能源设施需扩容的问题，而能源设施的改、扩建实施节点对医院运行以及新建项目都会产生影响，一般有以下两种情况，一是能源设施作为新建项目的建设内容，一并立项实施；二是能源设施作为新建项目的配套建设内容提前立项实施。前者的好处是，作为一个项目，相关的审批流程跟着新建项目走，但是劣势是，开工后，先要进行能源设施改造，确保医院新老能源无缝切换后，再实施新建楼宇建设。而后者将能源设施的改、扩建先进行立项，往往由于体量规模小，审批快，在新建大项目的前期审批阶段，能源设施的审批及施工可以提前完成，不影响核心新建大楼的工程进度。上海市精神卫生中心根据医院场地、能源、审批部门工作等实际情况进行研判，选择能源设施作为新建项目的配套建设内容提前立项实施，确保了项目顺利实施。

4）对院区精神疾病患者环境的保护措施

在精神专科医院项目实施中，对院区内精神疾病患者环境的保护措施是非常重要的，这不仅关系到患者的安全和康复，也涉及医院的社会责任和形象。

对于项目实施期，在项目前期阶段，上海市精神卫生中心医院保卫科等相关处室应提前介入，了解项目建设方案的实施范围、施工时间、工艺做法等，对可能影响患者就医、康复等的风险因素进行梳理，做好相关的应对措施及应急预案；实施期也要建立相关的工作互通机制，及时掌握如夜间施工等影响风险，采取相关措施。

对于项目运行期，上海市精神卫生中心相关职能部门对于精神病患者的环境保护提出的主要考虑因素包括如下：

（1）采用隐私性强的设施，如单间病房、隔音窗户等，减少患者之间的相互干扰。

（2）设计安静、舒适的病房环境，考虑适当的采光和通风。

（3）提供适宜的温度和湿度，确保患者舒适度。

（4）利用自然元素，如绿化景观、水景等，创造宁静和宜人的治疗环境。

（5）设计专门的康复区域，包括户外活动区、健身区、艺术治疗室等，促进患者的身心康复。

（6）考虑患者的行为特点，在设计中避免尖锐物品、易碎物品等，降低意外伤害的风险。

（7）提供心理咨询和心理治疗服务，保护患者的心理健康。

（8）设立心理支持小组，为患者和家属提供心理支持和教育。

1.3.2 成都市脑科学医院

1. 项目前期阶段情况概述

成都市脑科学医院建设单位为成都市第四人民医院（以下简称“成都四院”），该院是成都市唯一一家集医疗、教学、科研、预防、康复、心理咨询及心理治疗于一体的大专科、小综合大型三级甲等专科医院。2016 年，成都四院与电子科技大学合作共建脑科学研究院，致力于脑机制研究与脑成像分析，大大提升了精神医学的基础研究水平；2017 年，成都四院由市委编办批准成为“电子科技大学成都脑科学研究院临床医院”。

成都四院原有营门口和九江两个院区，总占地面积 5.35 万 m^2，建筑面积 7.50 万 m^2（其中营门口院区 4.02 万 m^2），编制床位 958 张，开放床位 1 658 张，2021 年病床使用率为 99%。年收治住院患者近 1.5 万人次，年门诊服务量逾 50 万人次，年急诊院前急救 2 600 余人次。由于成都四院存在建筑面积严重不足、建筑布局欠合理等问题，其规模与国内、省内先进的脑科疾病医疗中心均存在较大差距，目前医院已完全不能满足脑科疾病防控和群众的就医需求，抵御突发公共卫生事件能力严重不足，与城市功能定位不匹配，存在明显短板。成都四院营门口院区现址所在区域是优化城市空间形态的重要区域，在原址及周边区域已不具备改、扩建条件。

2021 年 5 月，根据成都市人民政府《研究“十四五”期间重大公共卫生补短板项目专题会议纪要》(成府阅〔2021〕51 号)，“十四五”期间实施补齐城市卫生健康服务体系短板项目，重点推进该项目建设，有利于提升城市应急能力、医疗处置能力，提高成都市人均公共医疗资源占有量，增进市民健康福祉。根据《成都市“十四五”卫生健康发展规划》，“在东部新区建设成都市精神卫生中心分院，将成都市精神卫生中心建成全国一流的国家中心城市精神卫生中心”。后期项目名称明确为成都市脑科学医院(电子科技大学成都脑科学研究院临床医院)项目(图 1-30)，项目建设地址由东部新区调整至大邑县。根据成都市政府相关会议要求，明确提出要扎实推进医院能力建设，进一步集聚优质资源、引育专业人才，提升医疗技术、科研转化、医疗教学等能力水平。要突出发展特色，立足精神医学、心理医学等学科优势，加快构建国内一流、国际先进的现代化大专科综合医院。

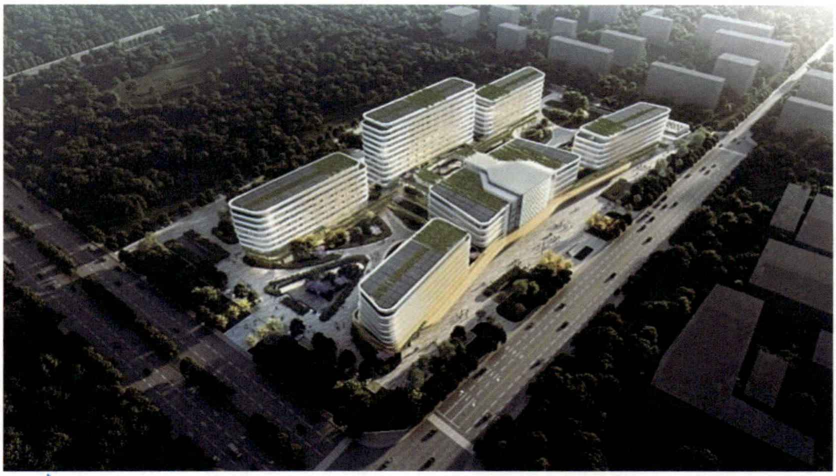

图 1-30　成都市脑科学医院效果图

2. 项目概况

成都市脑科学医院建设项目设置床位 1 450 张，规划用地约 121.50 亩，项目总建筑面积 211 692.64 m^2。

该项目定位为全国一流、国际同步的脑科学医院，以“大专科、小综合”，集医疗、预防、科教和康复等为一体的三级甲等专科医院。该项目建设投资约 19 亿元(不含土地费)，由政府财力、地方政府专项债、医院共同筹措解决。

2022 年 6 月份该项目启动，2022 年 9 月取得大邑县规划和自然资源局规划条件批复，2022 年 12 月取得建议书批复，2023 年 1 月完成可研批复，同年 3 月完成设计招标，5 月完成代建招标，8 月完成总包招标，10 月建设开工。2023 年 10 月开工后，批复建设工期 24 个月，计划 2025 年 10 月完工。

该项目由成都医疗健康投资集团有限公司代建，是市属国企成都兴城投资集团有限公司全资组建的医疗健康领域专业化公司。

3. 建设亮点

1）大体量项目的管理策略

（1）科学编制任务计划：针对 29 万 m^2 的建设规模，该项目组科学编制任务计划，合理安排各个施工阶段的任务。该项目从 2023 年 1 月进行可行性研究报告，3 月完成设计招标，5 月确定代理方案，8 月施工总承包招标，10 月正式开工。每个阶段都有明确的时间节点和目标，确保该项目按计划推进。

（2）总包与分包协调：该项目采用总包与分包相结合的管理模式。总包单位负责整体协调，分包单位负责具体施工环节。各个分包单位在施工过程中保持紧密合作，确保各项工作无缝衔接，避免因协调不当导致的工期延误。

（3）多层次管理机制：该项目设置了多层次的管理机制，包括项目组、专班领导小组和现场管理团队。项目组负责总体策划和统筹安排，专班领导小组负责决策和监督，现场管理团队负责具体实施和问题解决。多层次的管理机制确保了各项工作有序进行。

2）人性化设计

（1）考虑精神合并症患者就医需求：与成都四院营口门院区和九江院区不同，该项目位于大邑县城区东北侧，距离成都市中心城区约 50 km（图 1-31），对于有内科、外科方面就诊需求的精神病患者，医院考虑在院区内设置内科、外科诊疗设施用房，包括检查功能用房、净化手术室等，与周边综合医院合作，一旦有患者需要综合医院专科医生前来会诊或开展手术等需求，在硬件上能满足患者的诊疗需求，包括手术室、重症监护病房（Intensive Care Unit，ICU）、CT、MRI、高压氧舱和感染科病房（平战结合）等。这样的模式，在硬件上虽然增加了投入，但是节约了精神专科医院在综合内外科设置的人力成本，同时也方便了精神合并症患者的就医需求。

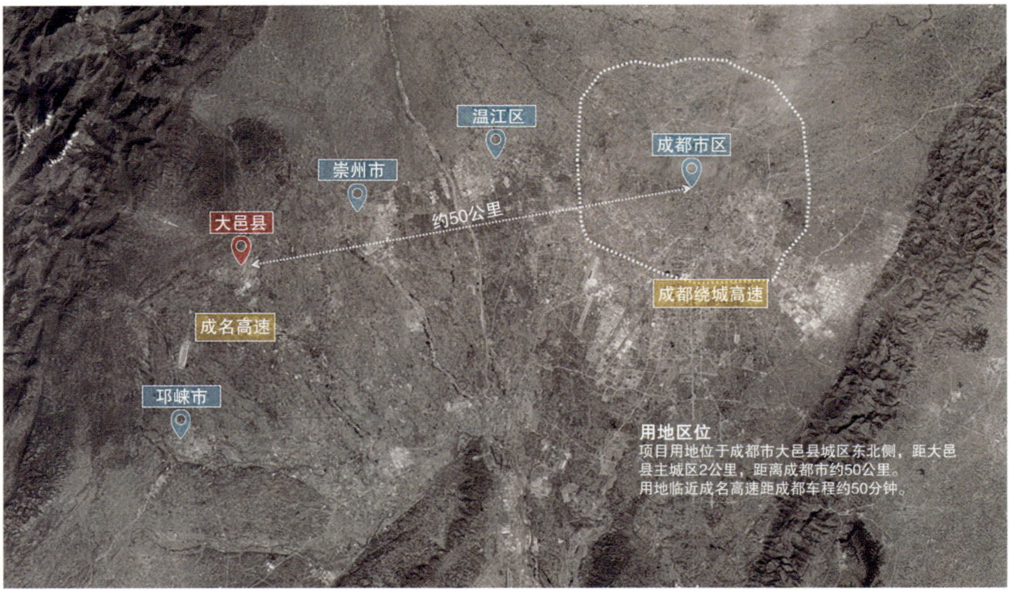

图 1-31　成都市脑科学医院区位情况

（2）病房层，根据各科室需求进行个性化设置：该院区设置三幢住院大楼，每幢住院大楼的护理单位床位数根据收治病种的特点有所区分(图 1-32),如康复病房大楼(46 床/单元)、综合病房大楼(70 床/单元)、精神专科病房大楼(43～46 床/单元),病房大多以 3～4 人间为主。护理单元充分考虑了精神疾病病区设置的特点,设置开放的患者公共活动区及活动平台,对于病房区域设置门禁管控,确保患者的安全。

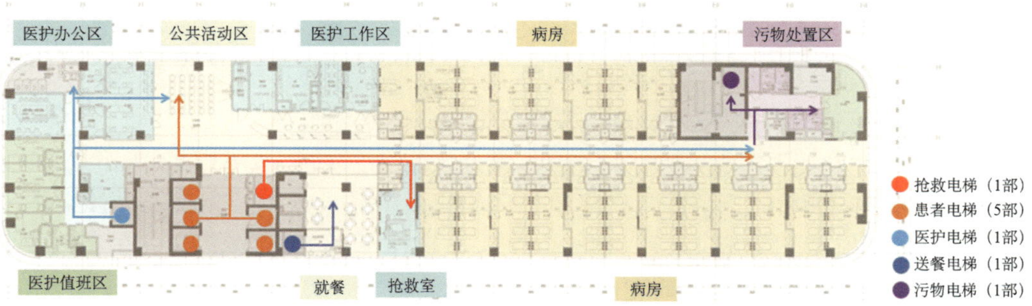

图 1-32　分区明确的护理单元(以综合病区为例)

(3) 装修设计侧重安全和实用性:与其他医院装修设计重点院感安全、形象不同,精神专科医院的装修设计要充分考虑精神疾病患者的特点,如在门窗专项研究中,该项目采用外窗上部开启,确保病房内侧不具备攀爬条件,同时外窗还采用了栅栏纱窗强化玻璃等材质,确保患者的安全性。在室内空间上,一些墙体采用软包等材料。

(4) 合理的功能布局与分区:医院分为开放区域、分时管控区域和严格控制区域,避免不同区域患者的交叉感染。根据门诊患者和住院患者的医技检查需求,方案合理布局,将不同患者流线分开,如超声影像都设置 2 套,分别位于门诊区域和住院楼下方区域。

3) 进度管理

(1) 要考虑当地气候条件对进度的影响:成都位于四川盆地西部,在 11—12 月份当地多雾霾天气,特别是在寒冷的冬季,出现的概率最高,且更加严重。因此当地环保部门在冬天雾霾天气出现时,会协同经信委、建委等部门协同动作,启动临时应急临时管控。对建设工程而言,成都市建委督促在建工地严格按照建设工地扬尘治理“六必须、六不准”要求。“六必须”分别是“必须湿法作业、必须打围作业、必须硬化场地、必须设置冲洗设施设备、必须配齐保洁人员、必须定时清扫施工现场”;“六不准”分别是“不准车辆带泥出门、不准运渣车辆超载(冒顶装载撒漏建筑垃圾)、不准高空抛撒建渣、不准场地积水、不准现场堆放未覆盖的裸土、不准现场焚烧废弃物”。由当地环保局督查组进行督促检查。

在脑科学医院项目上,也由于天气原因整个出土耽误一个多月时间,但是整个进度由于项目管理团队的提前谋划,并没有受到影响。

(2) 专班机制,及时解决推进中的各项问题:2023 年 9 月,为加快推动项目建设,切实做好全过程管理工作,医院决定成立项目专班,建立相关工作制度,包括每月至少一次专班会议,听取项目进展情况,集体决策项目重要事项,统筹安排部署具体工作;建立工作汇报制度,对于重点工作或需医院领导集体决定的事宜,遵循医院“三重一大”决策制度,经专班领导小组组长同意后提请决策执行;严格工程变更管理,项目工程变更(增加或减少)按照医院《基建科工程变更管理制度》和项目管理相关规定进行审批,遵循先批准、再变更、后实施原则；项目资料实行专卷管理，项目合同由专班工作组填写“合同审签表”，按照医院合同审批流程登记盖章归档，项目工程资料归档工作与项目建设进程同步，并做到分类保存、编目清晰、标识明确和装订整齐；项目资金由代理业主实行专账管理，项目实施进度达到合同约定支付条件，按照代理业主合同及合同补充协议相关规定执行；强化责任担当凝聚工作合理，专班成员按照职能分工积极主动开展工作，做好详细共享。

职工代表小组讨论涉及职工利益的有关事项，向全体职工负责并报告工作；听取项目工作报告，监督项目建设工作；广泛听取职工意见，及时提出项目工作建议。职工代表小组还可以协助和支持医院做好项目工作，发挥纽带和群体监督作用。

(3) 以设计管理为抓手，确保图纸质量，满足实施进度要求：该项目 2023 年 3 月完成设计招标，在设计中标后的三个月内代建单位牵头积极推进设计单位施工图设计工作，确保施工招标阶段施工图质量，为后续施工招标质量打下基础。代建单位在组织架构上(图 1-33)，由技术组对设计图纸进行专项把控，也提高了图纸管理的质量和效率。

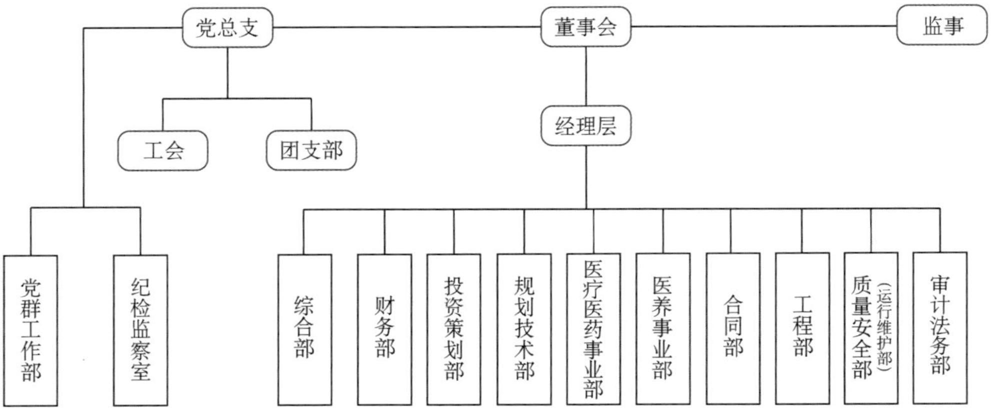

图 1-33　代建单位组织架构

(4) 施工单位内部划分标段，全力推进项目：该项目计划施工周期为 2 年，对于体量 21 万 m^2 的医院建筑施工时间非常紧张。施工单位根据场地条件、单体情况，在项目实施过程中内部以单体为单位划分为若干个标段，现场施工人员达到 1 000 多名。

(5) 提前运维谋划：

① 运维与基建同步规划：在基建初期，项目组就将运维工作纳入整体规划。医院分管信息的院长提前介入，负责信息化系统的规划与建设，确保信息化系统与基建同步推进。设备采购和安装也提前纳入计划，确保基建完成后能够迅速投入使用。

② 详细的设备调试与验收计划：项目制订了详细的设备调试和验收计划，确保各项设备在基建完成后能够迅速投入使用。例如，基建完成后的水、电、气等系列工程的验收和调试，以及医疗设备的安装和调试，确保各项工作按照计划进行。

③ 全面的人员培训与储备：为确保运维工作的顺利进行，项目组提前进行了人员培训和储备。特别是对于医疗和后勤等关键部门的人员，项目组与医院管理团队共同制订了详细的培训计划，确保各项工作能够顺利衔接。同时，项目组与政府和相关部门协调，确保人员编制和资金的及时到位，为运维工作的顺利开展提供保障。

1.3.3　深圳市康宁医院

1. 项目概况

深圳市康宁医院始建于 1982 年，2007 年医院加挂深圳市精神卫生中心铭牌，目前有罗湖和坪山两个院区，罗湖院区占地面积 1.5 万 m^2，建筑面积 3.5 万 m^2，病床 320 张；坪山院区占地 9.6 万 m^2，建筑面积 13.3 万 m^2，病床 1 010 张，该项目的设计目标为打造亚洲最雅致的学术型研究型专科医院，是深圳市唯一一家集医疗、教学、科研、预防及康复于一体的三级甲等精神专科医院，承担全市心理精神卫生防治和康复技术指导任务。

2010 年以来，医院连续名列复旦大学医院管理研究所中国最佳专科排行榜精神专科医院前十位；2017 年荣膺第五届全国文明单位；2018 年通过精神专科医院三级甲等医院评审。

深圳市康宁医院坪山院区（图 1-34）是市重大民生工程项目之一，建安概算批复 7.84 亿元，加上配套设备、信息化、开办费共约 13.2 亿元。建设规模为病床 800 张，共有 3 栋建筑群，分别为诊疗中心（地下一层，地上十四层）、康复中心（地上八层）、行政中心（地下局部二层，地上七层）。

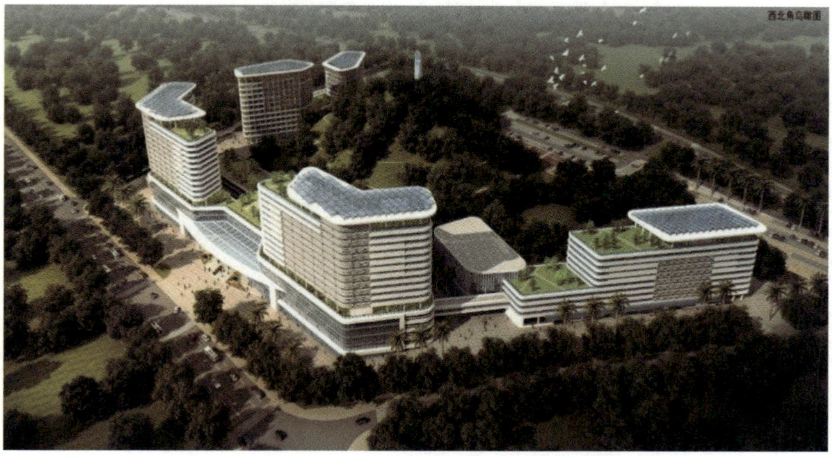

图 1-34　深圳市康宁医院坪山院区效果图

深圳市“十一五”发展总体规划中提出要加强专科医院建设。在此背景下，新建 800 张病床的坪山院区主要建设进展节点为：

2007 年 12 月——坪山院区项目获得发改委立项批复；2009 年 10 月——可研报告批复；2010 年 7 月——初步设计；2014 年 12 月——坪山院区开工奠基；2018 年 12 月——坪山院区开始试营业；2019 年 04 月——病区及人员正式搬迁，坪山院区投入使用。

2. 项目建设亮点

1）合理的医疗单元设置

（1）目标：优化人力资源配置，提升医疗处置效率。

（2）措施：在医疗单元设置方面，考虑不同科室的功能需求和工作流程，合理规划每个医疗单元的位置和布局（图 1-35）。通过精细化管理和优化资源配置，确保每个单元能够高效运作，减少不必要的人力浪费。在医院的急诊科、ICU、手术室等重要部门，设置便捷的医疗通道和信息化管理系统，以提升医疗处置的响应速度和精准度。

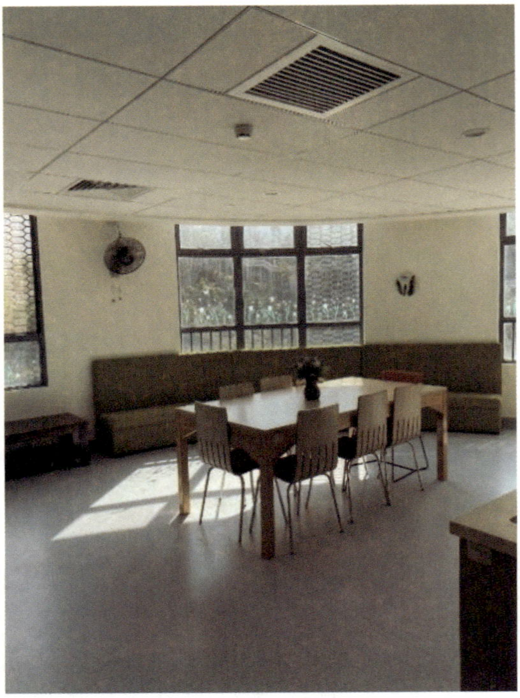

图 1-35　深圳市康宁医院坪山院区患者活动空间

2）康复训练与绿化活动场地

（1）目标：提供充足的康复训练空间和室外绿化活动区域，促进患者身心康复。

（2）措施：设计中充分考虑康复训练的需求，设置专业的康复训练室和设施（图 1-36），并配备经验丰富的康复治疗师。同时，规划足够的室外绿化活动场地，为患者提供一个放松身心的自然环境。通过科学的康复训练和适当的户外活动，帮助患者更好地恢复健康。

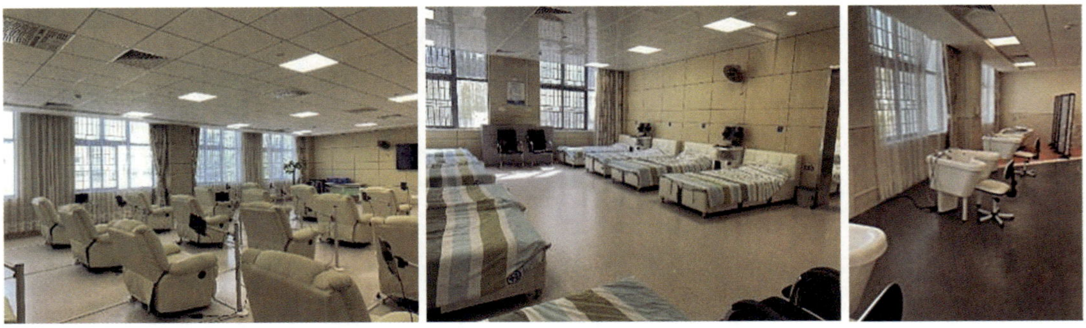

图 1-36　深圳市康宁医院坪山院区康复区设施

3）就诊合理分区与感染控制

（1）目标：防止院内交叉感染，确保患者和医护人员的安全。

（2）措施：在医院的设计中，严格区分传染病区和普通病区，避免交叉感染。例如，设置独立的传染病诊区、隔离病房，并配置专用的医疗设备和通风系统。同时，制订严格的感染控制措施，定期对医疗设备和环境进行消毒，确保医院内的卫生和安全。

4）建筑空间的灵活性和可调整性

（1）目标：为未来发展预留改建和调整的余地，提升医院的适应性。

（2）措施：在医院建筑设计中，注重空间的灵活性和可调整性。例如，采用模块化设计，方便未来的扩建和改造；预留适当的空置区域，以应对未来可能的功能变化；设置可移动的隔墙和家具，以便根据需要调整空间布局。

5）消防及疏散设计

（1）目标：确保医院建筑的消防安全，保障患者和工作人员的生命财产安全。

（2）措施：采用高标准的消防设计，设置多处应急出口和消防设施，确保在发生火灾等紧急情况时，人员能够迅速、安全地疏散。例如，在医院的各个楼层和主要通道上，设置明确的消防指示标志和应急照明系统；定期进行消防演练，提升全体人员的应急反应能力。

6）重点仪器及特殊设计要求

（1）目标：满足 ICU、MRI、PECT 等重点仪器的特殊需求，确保其正常运行。

（2）措施：在医院设计中，充分考虑重点仪器的空间、电力及运输流线需求。例如，设置独立的仪器室和专用的电力供应系统；设计合理的运输通道，方便仪器的安装和维护；提前规划仪器的吊装和移动路径，确保其在搬运过程中的安全性。

7）根据气候特点的设计调整

（1）目标：适应当地气候条件，提升医院建筑的舒适性和安全性。

（2）措施：根据深圳市的气候特点，在设计中采取相应的措施。例如，考虑南方多台风的特点，采用抗风设计和材料；设置充足的通风和采光系统，确保室内空气流通和光照充足；在建筑外墙和屋顶上设置隔热层，以降低夏季的室内温度。

8）流线设计

（1）目标：优化人流和物流流线，避免交叉干扰，提升工作效率。

（2）措施：在医院的流线设计中，严格区分人流和物流，确保各自的通行路径不交叉。例如，设置独立的门诊患者流线、住院患者流线和医护人员流线，确保不同人员之间的流线互不干扰；在物流流线方面，洁净物品和医疗垃圾、生活垃圾的流线分开设计，避免污染和交叉感染。护士站的布局要方便对患者的监管，避免视线死角。例如，将护士站设置在病区的中心位置，确保对各个病房的全面观察；设计合理的动线，缩短护士的行走距离，提升护理工作的效率；配置现代化的信息管理系统，方便护士对患者信息的实时掌握和处理。

9）连廊设计

（1）目标：提供完整的连廊系统，便于全院联系和通行，提升医院的整体功能性和舒适性。

（2）措施：在院区内设置遮阳、防风、防雨的连廊系统，确保各个建筑之间的联系和通行。例如，在连廊设计中，采用防滑地面材料和适当的排水系统，确保在雨天的通行安全；设置合理的照明和指示标志，方便在夜间和紧急情况下的使用；考虑到深圳的气候特点，设置遮阳设施，提升夏季的舒适性。

10）人性化设计及节能环保

（1）目标：提升病患及工作人员的体验，推动节能环保，建设绿色医院。

（2）措施。

① 独立卫生间：在病房内设置独立卫生间，确保病患的隐私和便利性；病房卫生间洗手台镜面材质全部采用不锈钢镜面，抗冲击防破碎；突出器具如隐藏式喷淋水龙头铝板天花暗装，防止患者吊挂。

② 无障碍通道：设置系统性设计的无障碍通道，方便行动不便的患者和工作人员通行。

③ 防攀爬网：如图 1-37 所示，在医院外窗设置防攀爬网，防止患者攀爬出窗外，确保患者安全。这一设计考虑了精神疾病患者可能出现的高风险行为，体现了人性化和安全性的结合。

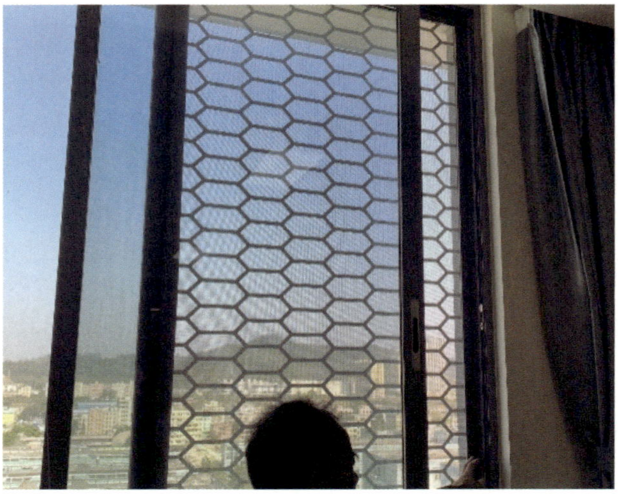

图 1-37 深圳市康宁医院坪山院区外窗防攀爬设计

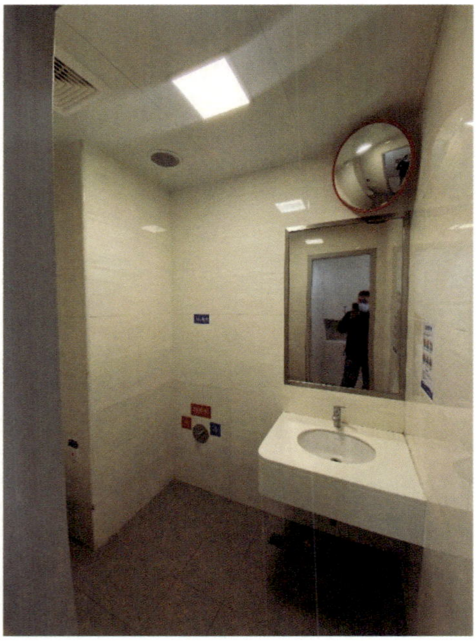

图 1-38 深圳市康宁医院坪山院区卫生间设置透视镜

④ 卫生间透视镜：在卫生间设置透视镜（图 1-38），方便医护人员随时观察患者动态，及时处理突发状况，保障患者的安全和隐私。这种设计既保护了患者的隐私，又确保了医护人员能够实时掌握患者情况，预防意外发生。

⑤ 色彩搭配：在建筑内外的色彩设计上，注意开放性和艺术性，提升患者和工作人员的心理舒适度。例如，采用暖色调和自然元素，营造舒适、愉悦的环境。

⑥ 绿色建筑设计：充分利用自然通风和日照采光，减少能源消耗；设置雨水回收系统，节约水资源；推广数字化、智能化管理系统，提升医院的管理效率和环保水平。

3. 项目建设改进建议

1）康复用房面积及室外活动空间设置

精神专科医院核心治疗的主要手段就是康复治疗，大部分患者每天都要集体前往康复中心治疗。在患者组织方面，每个科每天组织适合康复的 20～30 名患者编为一个班组，因此，康复用房的面积要稍大，需满足 30 人左右及放置康复设备的空间面积，且房间采光、通风良好，避免低楼层靠山或者房间距离支护结构过近影响采光、通风。

有研究证明，精神疾病患者长期接触阳光、空气、绿色植物有助于疾病康复。考虑长期住院患者没有外出活动，无太阳光照，设计时应充分考虑无障碍、可封闭的地面活动场所、建筑屋顶露台、楼层架空平台及楼层阳台等一切可以利用的条件，为患者创造经常接触自然的且安全的空间环境。

2）消声隔振防噪声设计

建筑平面布局和空间功能安排合理，减少相邻空间的噪声干扰以及外界噪声对室内的影响，提升患者就医治疗、住院环境质量。医院噪声来源主要为内部的交通噪声，水泵、排风机、冷冻机和空压机等公用设备噪声，另外还有少量的风机噪声，如空调系统噪声和排风系统噪声。空调、通风设备选择低噪声产品，并在送风、回风、新风管上加消声器，空调机房设防火隔声门、吸声顶棚，机组做隔震处理，其他各类水泵进、出口管道设避震喉和弹性吊架，设备的进出口及管道的连接处采用软连接头以减少震动的传递。

3）污水处理工程

医院污水处理的方案应结合区域条件及污水排放要求，并充分考虑床位扩展等满负荷运载情况，污水处理能力应尽可能按最大值设计预留冗余，避免出现污水处理站被暴雨淹没、污水排放超过设计处理量的情况。

1.3.4　苏州市广济医院

1. 项目概况

苏州市广济医院是一家具有 90 多年历史的精神专科医院，也是苏州市唯一一家三级甲等精神专科医院，除了在精神障碍的诊断治疗方面外，还承担了大量的精神疾病预防、干预、康复、宣传及教育为一体的精神卫生服务，医院承担了国家重性精神疾病防治、苏州市心理援助热线、建设全国样板的精神疾病社区康复站、创建国家精神卫生综合管理示范区等工作。苏州市广济医院设计为度假村形式的精神心理卫生中心（图 1-39）。

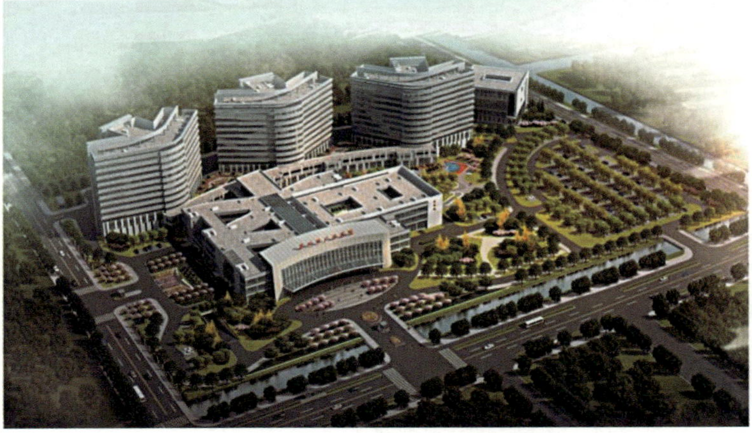

图 1-39　苏州市广济医院效果图

2. 项目特点

1）基本医疗区

苏州市广济医院设置了三栋住院楼，分别为心理病区、精神病区和老年认知病区。这种分区设置的意义在于针对不同类型的患者提供专门化的治疗和护理，确保医疗服务的专业性和高效性。

（1）心理病区：专门收治心理障碍患者，提供心理治疗、行为矫正和药物治疗等服务。设立独立的心理病区，可以集中医疗资源和专业人员，针对心理疾病进行系统化治疗，提高治疗效果。

（2）精神病区：收治各种精神疾病患者，如抑郁症、双相情感障碍和精神分裂症等。精神病区配备了高水平的精神科医生和护理人员，提供综合性的治疗方案，包括药物治疗、心理治疗和康复训练。苏州市广济医院儿童康复室（图 1-40）的设计非常有特色，类似儿童乐园的建设风格，利于加快康复。苏州市广济医院护理单元设计（图 1-41），将护理单元的标准层呈东南、西南两翼布局，医护工作用房插入其间，凸出的护士站能看得见所有病室的门及大、小活动室，尽可能减少“盲点”。

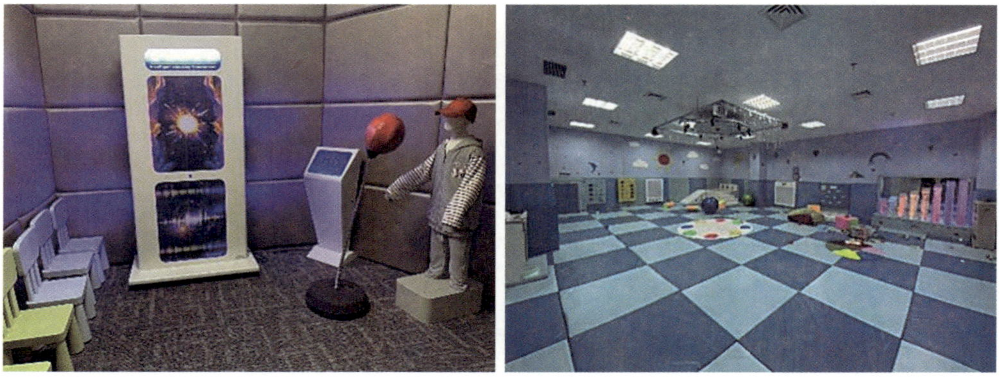

图 1-40　苏州市广济医院儿童康复室

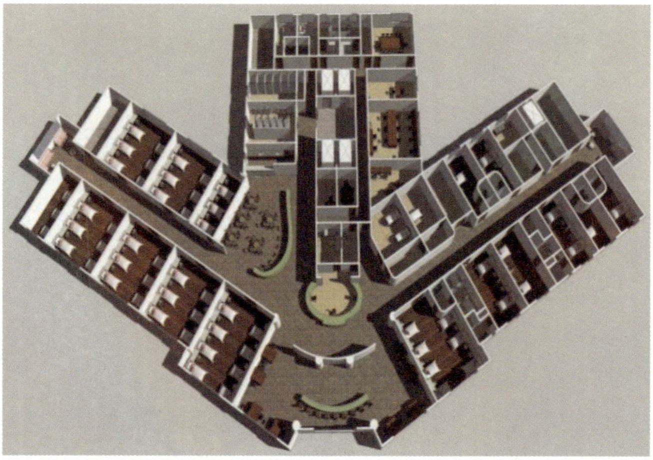

图 1-41　苏州市广济医院护理单元设计

(3) 老年认知病区:病区活动室(图 1-42)专门为患有老年痴呆症和其他认知障碍的老年患者提供服务。老年认知病区设置了专门的护理团队,配备了适应老年患者需求的设施和环境,提供专业的护理和康复服务,提升老年患者的生活质量。

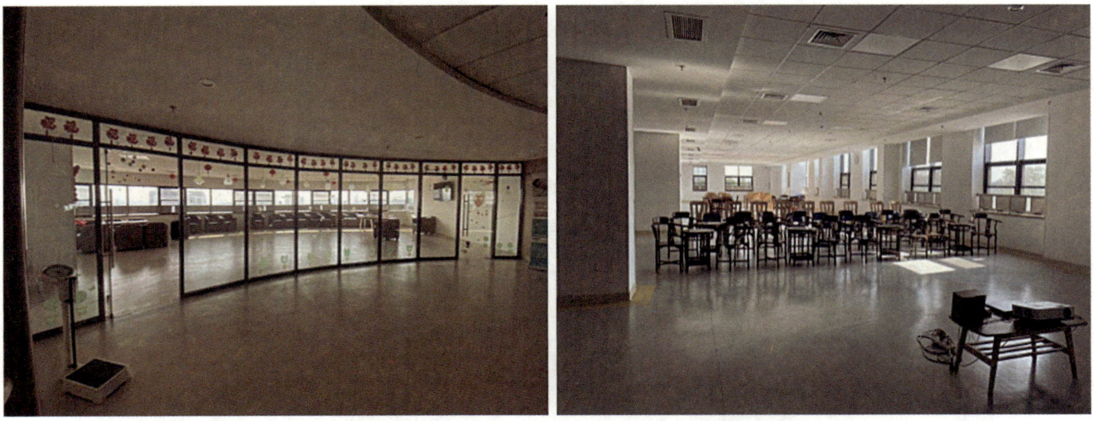

图 1-42　苏州市广济医院患者病区活动室

2) 室内外活动场所

(1) 职业功能康复:设立职业功能康复室,通过职业训练和技能培训,帮助患者恢复工作能力,提高其社会适应能力。这一设置不仅有助于患者康复,还能增强其自信心和生活能力。

(2) 技能培训室:提供各种技能培训课程,如手工艺、烹饪和计算机操作等,帮助患者掌握新技能,增强自我价值感。

(3) 心理辅导:设立心理辅导室,提供个体和团体心理辅导,帮助患者解决心理问题,提升心理健康水平。

(4) 睡眠检测:设立睡眠检测室,通过专业设备监测患者的睡眠状况,诊断和治疗睡眠障碍,改善患者的睡眠质量。

(5) 模拟商业街和咖啡厅:模拟商业街和咖啡厅的设置,营造一个接近现实生活的环境,帮助患者在康复过程中逐渐适应社会生活。这种度假村模式的设计有助于减轻患者的压力和焦虑,提升其生活质量。

3) 后勤生活设施

(1) 中央厨房:设立中央厨房,提供高质量的餐饮服务,确保患者和工作人员的营养需求。中央厨房集中管理,能够提高餐饮服务的效率和质量,确保食品安全。

(2) 宿舍:提供舒适的员工宿舍,确保医护人员的生活便利,提高其工作积极性和效率。宿舍的设置与医疗业务用房相对分离,既方便管理,又确保了医护人员的休息质量。

(3) 会议中心:设立会议中心,方便医院内部的培训、会议和学术交流,提升医院的管理水平和学术氛围。

4) 安全设施与人性化融合设计

苏州市广济医院在建筑设计中还开发了建筑专利成果,包括安全门、门楼、适于老年痴呆患者活动的活动区和安全窗等。如图 1-43 所示,苏州市广济医院外窗防攀爬设计,既保证了建筑活动空间的采光、通风等优良生活需求功能,又考虑了安全措施,通过建筑专利的具体做法，可以看出苏州市广济医院在精神专科医院建设中注重安全、功能和人性化的结合，充分考虑了患者的特殊需求，体现了现代医院建筑设计的先进理念和高标准要求。这些创新设计不仅提升了医院的整体服务水平，也为患者提供了一个安全、舒适的治疗和康复环境。

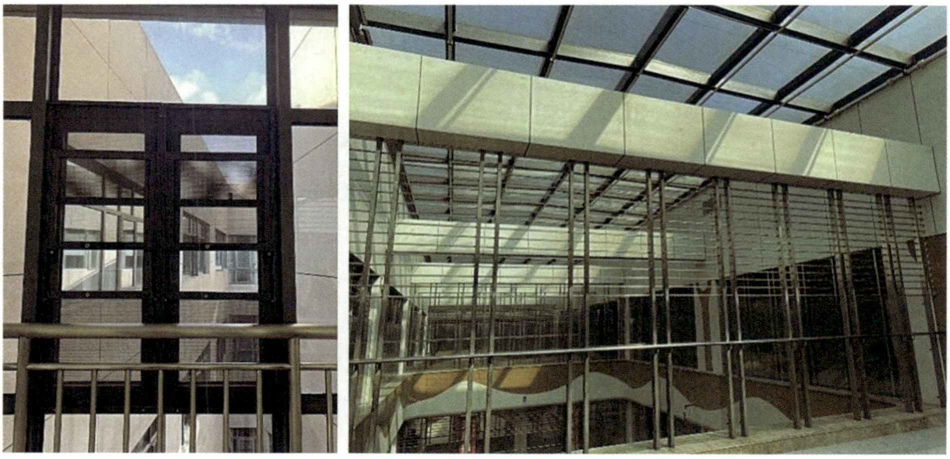

图 1-43　苏州市广济医院外窗防攀爬设计

1.3.5　北京回龙观医院

1. 项目概况

北京回龙观医院是北京市卫生健康委、北京市医院管理中心直属的精神卫生专科医疗机构。如图 1-44 所示，医院占地面积 14.7 万 m^2，总建筑面积超过 10 万 m^2，编制床位 1 369 张，职工 1 100 余人；配有西门子顶级 Prisma3.0T 磁共振、脑磁图、事件相关电位、质

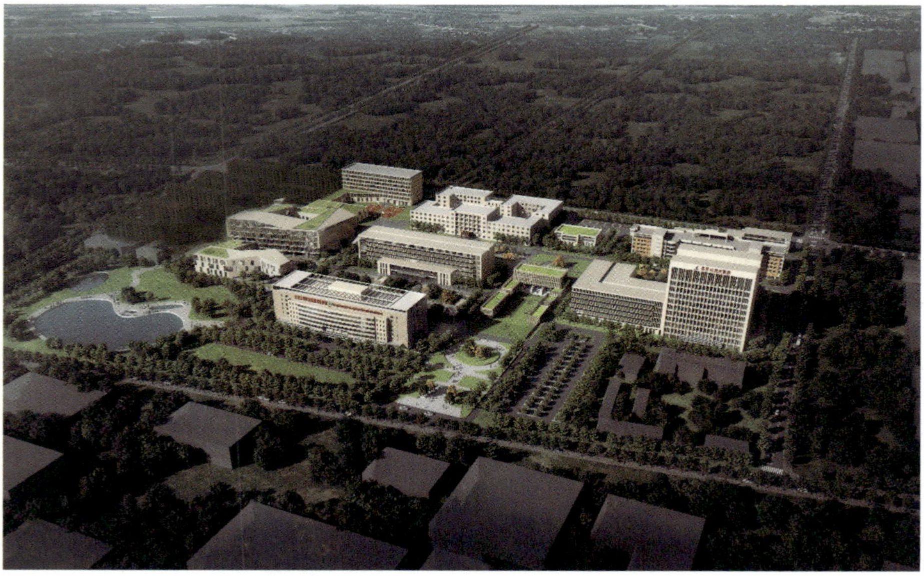

图 1-44　北京回龙观医院总体规划效果图

谱仪、GE64 排全身螺旋 CT、红外线热功能成像仪、生化免疫流水线以及血液分析流水线等大型医疗设备。是全国单体规模最大的公立三级甲等精神卫生专科医疗机构之一。

该院是北京大学回龙观临床医学院，北京心理危机研究与干预中心，世界卫生组织心理危机预防研究与培训合作中心；是首批国家精神病临床重点专科单位，首批国家级精神科住院医师规范化培训基地，国家药物临床试验机构，北京市示范性研究型病房建设单位、国家中医药管理局“十二五”神志病重点专科建设单位；是中国音乐治疗学会、中国心理卫生协会残疾人心理卫生分会和中国康复协会精神残疾康复专业委员会的主任委员单位。

医院位于北京市昌平区回龙观，始建于 1958 年，自 1986 年起独立建院。医院始终秉承“把患者服务好、把学科发展好、把人才培养好、把职工保障好、把医院建设好”的宗旨，坚定“打造一所国内领先、国际知名的现代化精神卫生专业机构”的目标，以强劲的生命力和蓬勃的创造力快速发展，成为一所综合实力卓越、亚专科齐备、学科特色鲜明并享誉国内外的精神卫生专业机构。

2. 组织成员

为确保北京回龙观医院科研教学康复楼工程各项工作有序推进，医院成立了建设工程项目领导小组(以下简称“领导小组”)。领导小组下设专职筹备组，并设立了八个兼职工作组：规划督办工作组、行政办公工作组、科研教学康复工作组、感染控制工作组、医疗护理信息工作组、财务绩效工作组、后勤保障工作组和纪检审计工作组。

各工作组在领导小组统一协调下开展建设工程前期筹备、后续建设及开业组织等工作，以保障医院建设工作圆满完成。

小组组员包括：规划建设处、院办公室、党委办公室、纪检监察办公室、疾病预防控制与感染管理处、财务处、审计处、医学工程处、科技处、医务处、护理部、教育处、精神医学研究中心、药物临床试验机构、康复科、心理危机研究与干预中心、总务处、保卫处、宣传中心、信息中心、药学部等部门负责人。

3. 功能定位

北京回龙观医院定位为一家集预防、诊疗、康复、科学研究、教学与人才培养为一体和全国知名的三甲精神专科医院。主要承担京北地区居民精神/心理健康相关疾病疑难重症救治及“回天地区”居民精神专科基本医疗服务等功能，强化老年、儿童精神/心理健康疾病诊疗能力。

建设科研教学康复楼，着重解决医院的科研、教学、预防保健功能及康复功能的需求，主要开展精神疾病创新性药物的开发；建立神经调控中心，进行精神疾病非药物治疗新技术的开发和推广；建立住院医师培训、互联网远程教学和远程治疗中心，通过信息化与互联网技术不断拓展北京以外地区精神疾病人员就医途径的辐射能力，降低外省市患者进京就诊比例；做强北京心理危机研究与干预热线，优化提升社会服务能力。推进精神、心理康复新技术开发，以满足儿童、青少年及老年患者精神/心理诊疗及康复需求。

4. 项目亮点

1）打造标志性建筑

该项目结合建筑在医院未来发展中的定位和意义，通过学科和医院位置的符号化抽象表述，将建筑技术与艺术进行结合，打造具有雕塑感的特色建筑造型。

北京回龙观科研教学康复楼（图1-45）通过由低到高、由东向西回旋上升的立体效果，既象征了医院和学科发展的茁壮生命力，又呼应了医院开放创新、力争上游的办院和研究精神。不仅将脑部沟回和回龙盘旋向上的形态意向属性转化为建筑自身的语言和符号，也将简洁现代的建筑立面效果结合中式院落的内部空间意向并入建筑形体中，体现了医院开放包容、内外兼修的科学研究态度。

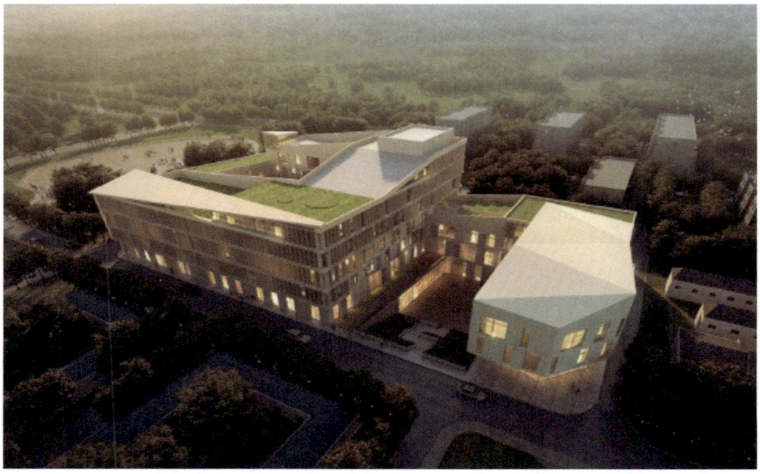

图1-45　北京回龙观科研教学康复楼

2）营造人性化与安全化立体空间

机构面对的人群不仅包括接受诊疗的患者、家属和照料者，也包括在院工作的医护等工作人员。该类人群长期面临巨大的精神压力，对外界反馈相对敏感，具有压迫性、刺激性、单调性及幽闭性的空间和环境易对其产生不良情绪影响。该项目设计下沉式广场（图1-46），为病患和医护人员提供优质的活动空间，据此对建筑的室内外空间形式和环境进行柔化和温和的形态、色彩处理，增强了安全保护措施的可靠性和全面性。

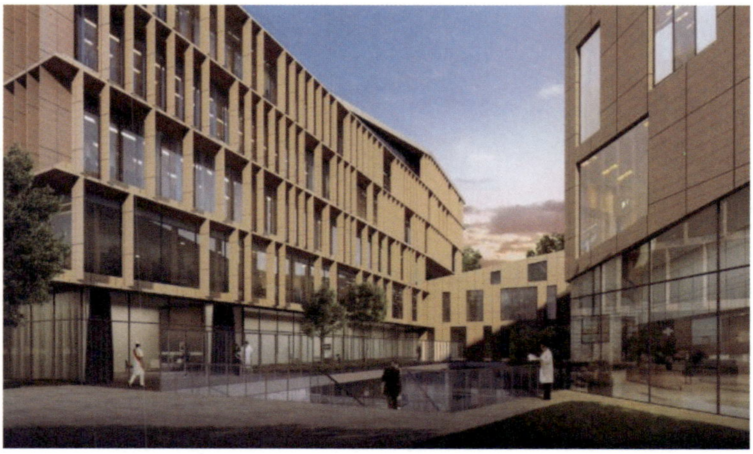

图1-46　下沉式广场效果图

3）地域性

根据北京的政策要求和气候特点，将建造和运行的全生命周期纳入设计考量范围。该项目地上部分采用装配式钢结构，充分利用浅层地热能、太阳能等新型清洁能源，结合绿色建筑和节能技术，通过被动式设计，不仅对投资和运行成本进行综合考虑，同时在最大程度上实现了建筑节能。

4）规划触媒

根据总体规划需求，为解决现有各类流线均完全依赖地面交通交叉严重的弊病，支撑远期地下人流、物流通道的建立，该项目预留出对接远期地下通道的条件（图 1-47）。

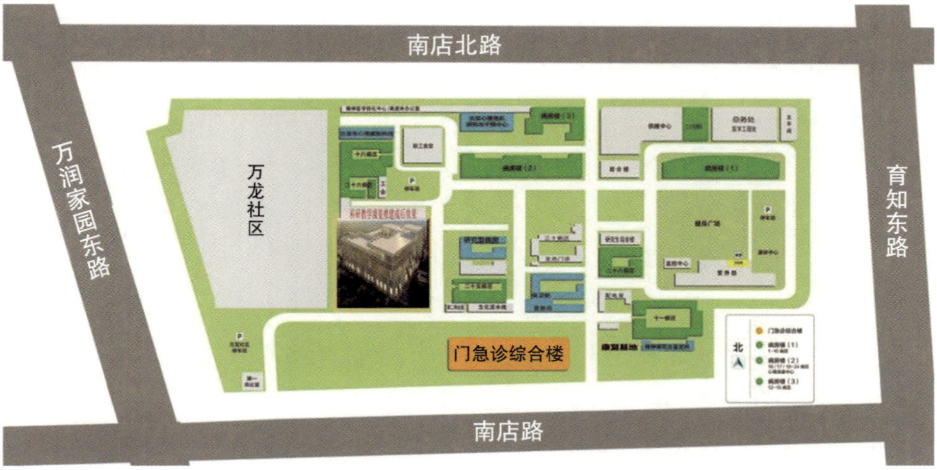

图 1-47　科研教学康复楼项目建成后院区平面布局

5. 打造特色医学中心

在回龙观医院的总体规划中，特别保留了两处具有北京四合院建筑特色的平房，其建于 20 世纪 50—80 年代，每个院落建筑面积约 600 m^2。与普通医疗建筑不同，四合院院落更具有私密性，针对特殊的精神疾病的治疗和康复有着更好的环境条件。在北京回龙观医院特别将四合院院落打造成了正念静观医学中心和睡眠医疗中心。

1）正念静观医学中心

（1）背景介绍：北京回龙观医院正念静观医学中心（以下简称“中心”）成立于 2023 年，是全国首家以静观干预为特色的医学中心。静观，亦称正念（Mindfulness），在情感障碍、心理减重、心理减压等精神卫生领域有着广泛的应用价值。中心的成立标志着国内在静观临床研究和应用方面的一个重要里程碑。

（2）建设理念：中心采用住院式静观干预模式（Inpatient Mindfulness-Based Therapy，IMBT），结合静观治疗、药物和心理治疗等多种手段，旨在通过静观生态系统的建设，为患者提供一个心灵舒缓和放松的环境。IMBT 对改善焦虑、抑郁、强迫、睡眠障碍和躯体化症状有显著效果，并有助于患者探索内心、改善认知偏差，培育心理弹性和自我慈悲。

（3）设计与布局：选址于具有老北京四合院特色的平房院落，整体设计注重保留传统建筑风貌，同时提升空间的私密性和功能性。正念静观医学中心平面布局如图 1-48 所示，其包括北侧的治疗区和南侧环绕庭院的病房区，各功能区域设计如下。

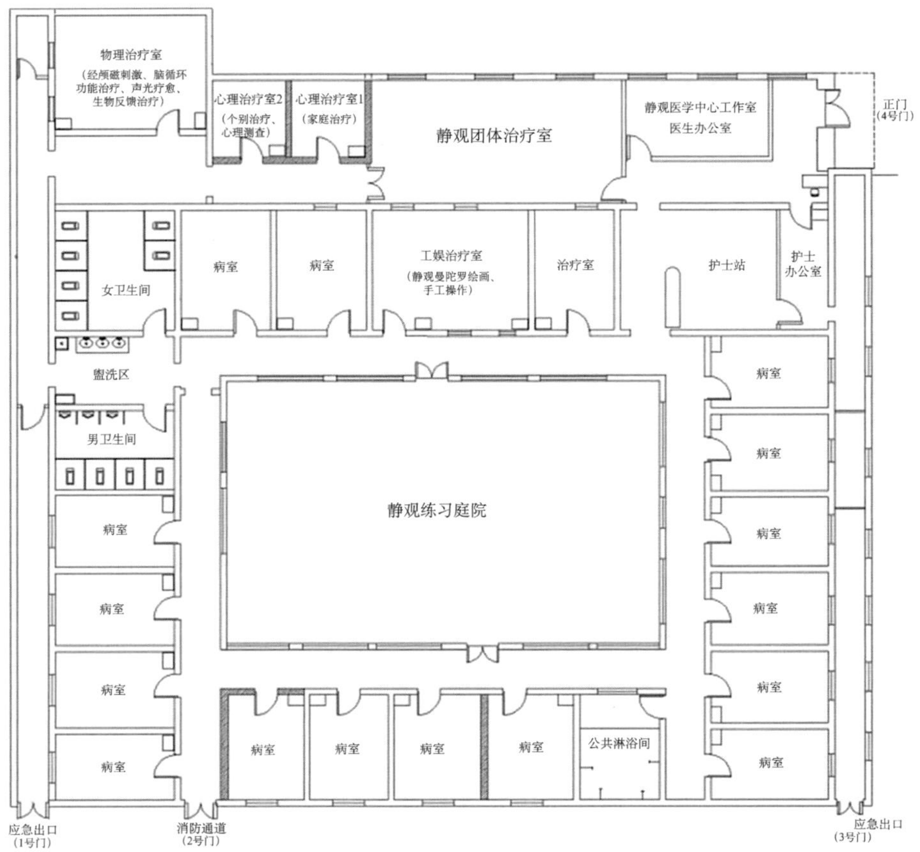

图 1-48 正念静观医学中心平面布局

正门：设于东北角，配有玻璃外门斗，具有挡风、保温、避雨和隔音等功能。

标志墙：正对正门，设有“回医静观医学”标志墙，展示中心的品牌形象。

护士站和医生办公室：开放式护士站和医生办公室，提供便于医护患三方开放交流的空间。

静观团体治疗室：面积约 40 m^2，铺设实木地板，配有空调和柔和的照明，适合静观练习。

心理治疗室：用于个别和家庭治疗，采用加厚隔音墙以保证私密性。

物理治疗室：配置声光疗愈系统、静观 VR 系统、生物反馈和经颅磁刺激等设备。

静观练习庭院：约 100 m^2，铺设塑木地板，布置花箱和座椅，适合静观八段锦、静观步行等活动。

（4）治疗效果与患者体验：中心的治疗活动不仅疗愈了患者的身心，还丰富了他们的住院生活，增加了获得感。对于症状较重、自我改变动力不足的患者，医护团队以接纳、不强求的态度进行“温柔的坚持”治疗。其开放的治疗空间，供患者在非治疗时段自由活动，满足了个体化需求。北京回龙观医院正念静观医学中心通过科学设计和静观理念的融入，为患者提供了一个舒适、疗愈的环境。中心不仅在物理治疗方面取得了显著成效，还通过人文关怀和日常交流，帮助患者实现心灵的康复。

2）睡眠医学中心

（1）中心简介

睡眠中心住院病房位于院区内一座具有老北京传统特色的四合院内，东、南、西、北房间由游廊相接，私密性强，使得接受睡眠治疗的患者既能保持开放式的联系，又能各自拥有私密、释放的空间。院落宽绰疏朗，四面房屋各自独立，但又有游廊连接彼此，为治疗者提供了起居的便利。相对封闭式的住宅确保了四合院具有很强的私密性，关起门来自成天地，为接受睡眠治疗的患者提供了宁静、安全、典雅的环境，晨起即可以听到悦耳的鸟鸣，晚上又可以在院落内抬头仰望浩瀚的夜空，促使患者的情绪在有意无意间得到舒缓与享受。院落形制规整和中心对称的布局，充分彰显了中国传统文化的天圆地方、万物合一，是中国传统文化的典型体现。天圆地方的理念反映了人对宇宙和自然的认知与理解，强调了秩序、平衡与和谐，寓意着万物归一、协调共生。患者身在其中不仅身心得到美的享受，还享受着丰富的文化内涵和社会意义，促使患者有意无意间接受着对家族团结、社会稳定的向往。

睡眠医学中心平面布局如图 1-49 所示，其设有床位 22 张、标准化睡眠监测室 4 间，以及心理评估与治疗室、团体治疗室、物理治疗室等。配置多导睡眠监测仪、体动记录仪等多种睡眠监测设备及物理治疗仪器。患者在这里拥有着获得国际注册多导睡眠技师职业认证（RPSGT）的睡眠技师、心理治疗师及临床经验丰富的睡眠医护团队精心的、专业的诊治服务。

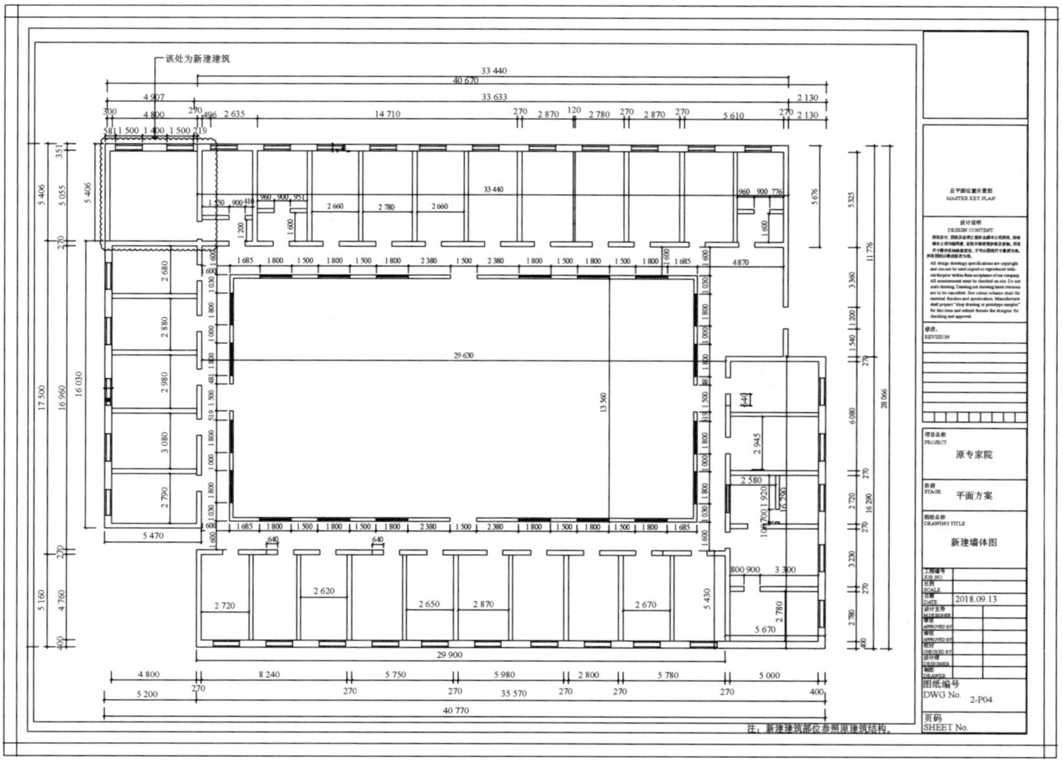

图 1-49　睡眠医学中心平面布局

睡眠门诊年门诊量 12 000 余人次，睡眠病房年收治患者 600 余人次。住院期间采用药物治疗、心理治疗及物理治疗等综合性治疗模式，在个体化用药治疗的同时，结合刺激控制、放松训练和睡眠健康教育等失眠认知行为治疗，联合经颅微电流刺激治疗、重复经颅磁刺激治疗、耳迷走神经刺激治疗、光照治疗、脑电生物反馈治疗和睡眠监测下记忆再激活等物理治疗，以促进睡眠障碍患者的全面康复。

（2）患者体验与评价

睡眠医学中心以其专业精湛的医疗服务、温馨舒适的治疗环境和全方位的治疗手段赢得了广大患者的高度赞誉和业界的广泛认可。四合院式的住院病房设计不仅保留了传统文化的韵味，也为患者营造了一个宁静放松的康复环境，有助于缓解紧张情绪，为治疗睡眠障碍奠定了良好的心理基础。

睡眠中心提供的多导睡眠监测和个性化评估非常专业和细致，让他们对自己的睡眠问题有了更深刻的理解。从心理疗法到药物治疗，到物理补充治疗，再到个性化治疗方案让每一位患者都能找到最适合自己的治疗路径。特别是失眠认知行为治疗（CBT-I），使患者通过学习刺激控制技巧、放松训练等，有效改善了睡眠质量、提高了睡眠效率，减少了对助眠药物的依赖。多种神经调控技术的应用，为患者提供了更多非药物治疗的选择，减少了治疗过程中的不适感，许多患者反馈这些疗法对改善睡眠有着显著的效果。睡眠健康教育课程和出院后的跟踪指导，让患者感到睡眠中心不仅仅关注短期治疗效果，更重视患者的长期康复和生活质量的提升。

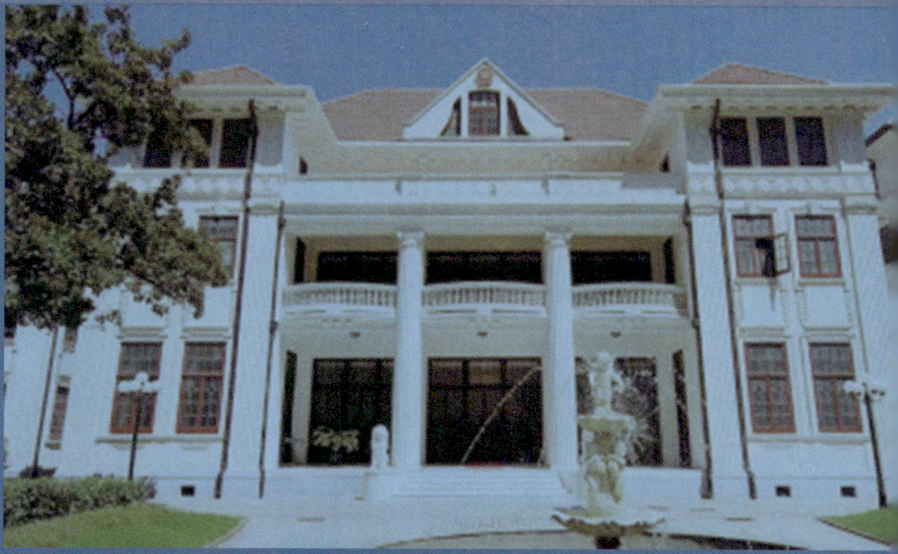

Chapter Two

第 2 章

工程项目建设管理

2.1 项目建设管理模式

在“十五”规划以前，长期以来，我国政府投资项目的管理模式单一，在医院建设项目方面普遍实行的是医院自建、自用、非专业的高度分散的管理模式，这使得投资主体与建设单位之间缺乏有效的约束机制，操作不规范，难以制止投资“超”、工期“拖”、质量“差”的现象。若要提高卫生建设项目管理绩效，业主方的项目管理是主导，它的组织能力、管理能力、协调能力和控制能力是项目成败的关键，但是大多数医院业主对基本建设程序系统、对工程项目管理经验和专业知识技能的了解都是缺乏的。

在“十五”规划以前，国内医院建设项目管理模式主要包括建设单位统揽模式和基建处模式。

1. 建设单位统揽模式

这一模式主要在建国初期的一些医院使用。在那个时期，设计和施工的力量都十分薄弱和分散，各医院则实行自行组织设计、施工，自主招募工人和购置施工机械、材料、设备的建设管理模式。各医院根据自身需求自行完成前期论证工作，并就此向行政管理部门申请财政投资，如上海交大医学院附属新华医院初期建设就属于这种模式。而这种模式的最大弊端是缺少约束性机制。

2. 基建处模式

这一模式指国有机构(包括国家机关、政党组织、社会团体、事业单位等)内部设立专门的基建处，负责该单位的建设项目。各医院基建处通过各种招标自行选择工程的设计、材料、设备供应、施工、安装及监理等单位，并分别与之签订合同。基建处负责全过程建设管理，通过各类合同管理达到项目管理的目的。该模式的优点包括：快速灵活，针对性强，能迅速满足各国有机构的项目需求。但主要缺陷包括：①易导致超支；②权力集中，易滋生腐败；③机构庞大，管理成本很高；④分散管理，专业化水平低。

“十五”规划以后，随着我国投融资体制改革的不断深入，政府投资项目建设也从“投资、建设、管理、使用”一体化的形式向“投资、建设、管理、使用”四分开的模式转化。2004 年 7 月，《国务院关于投资体制改革的决定》指出，“对非经营性政府投资项目加快推行‘代建制’，即通过招标等方式，选择专业的项目管理单位负责建设实施，严格控制项目投资、质量和工期，竣工验收后移交给使用单位”。其主要宗旨是为了解决在我国现有行政管理体制下，行政机关直接管理国家投资建设项目所形成的“投资、建设、管理、使用”四权合一的模式存在的问题。

另外，随着工程建设管理行业的发展，更多的项目管理单位涌现，也让建设单位可以根据自己的需求，在代建制的模式上能选择委托第三方单位进行项目管理，或者全过程咨询管理。其中“上海市级医院代建管理模式”是非常典型的医院代建管理模式。

2.1.1　上海市级医院代建管理模式

上海市级医院建设取得的丰硕成果离不开上海市政府在市级医院治理层面管办分离等一系列的改革，离不开在医院建设项目管理模式上的革新，更离不开医院建设项目业主方组织模式的创新。

经过对多年实践经验的总结，目前上海市级医院建设项目均聘请专业工程管理公司作为代建单位，由代建单位和医院成立联合办公室作为业主对项目进行管理。该模式充分发挥代建单位在项目建设及投资控制方面的特长，发挥医院在需求管理和资源禀赋方面的优势，切实地提高了医院建设项目的管理水平，提高了投资的社会效益与经济效益。

1. 上海市代建制管理模式发展的历程

上海市在政府投资建设项目方面试行代建制管理模式始于 2001 年，当时是在上海市建设交通系统做了试点，重点包括：

(1) 调整政府有关投资管理职能。将包括水务局、市政局、绿化局、环卫局、交通局及住宅局在内的一批政府局的有关投资管理的职能移交给政府性投资公司。

(2) 完善政府性投资公司职能。政府对公共项目投资的职能，主要通过投资公司的运作加以履行，政府对公共项目的管理，主要通过投资公司和社会中介组织(工程管理公司)行使。

(3) 培育与发展一批专业工程管理公司。承担政府直接项目的技术储备、项目投资、工程管理的企业，原则上均应该通过公开竞争比选后择优确定。

在改革后的体制中，投资公司被赋予了更大的责任，确立了投资主体的地位。由其负责实施的工程项目可采取“总承包”和“代建制”两种建设管理模式。在采用代建制管理模式下的政府投资建设项目中，专业工程管理公司作为业主的代表，接受业主委托，对工程建设项目进行专业化管理。

2. 上海市级医院建设项目代建制模式

在上海市政府启动政府投资工程管理体制改革的大背景下，为了积极探索卫生基本建设管理的新模式、新机制，满足人民群众健康需求的功能齐全、结构合理的卫生体系，全面提升和改善医疗服务的软、硬环境，促进卫生事业与经济社会的同步发展，上海市卫生局根据国务院关于建筑业管理体制改革的精神和上海市计划发展委员会关于建设项目实行代建制管理模式的要求，以及市卫生局机构改革后部分基建管理职能下移的需要，经请示上海市机构编制委员会同意，于 2001 年 5 月建立上海市卫生基建管理中心(以下简称“卫建中心”)，以加强政府对卫生基建投资资金的统一规划和全过程投资控制管理。2021 年 4 月，“上海市卫生基建管理中心”变更为“上海申康医疗卫生建设工程公共服务中心”(以下简称“卫建服务中心”)，并且作为上海申康医院发展中心直属单位，承担市级医院相关医疗卫生基本建设、大修改造等项目实施过程中进度、质量、安全和投控等的管理职能。

2002 年 3 月，上海申康投资有限公司(以下简称“申康投资公司”)正式成立，标志上海社会事业投融资改革试点的正式启动，希望通过申康投资公司从投融资体制改革入手，一方面吸引更多的社会资金来发展卫生事业，另一方面加强对医疗行业国有资产的控制和管理。同年 7 月，上海申康卫生基建管理有限公司(以下简称“申康卫建”)正式成立，主要负责卫生系统基建项目前期咨询工作;项目勘察、设计、施工、监理以及采购的招投标工作;项目的投资、进度、质量控制和合同管理工作;组织竣工验收、后评估、分析及资产移交工作。该公司是卫建服务中心 100%控股单位,并与申康卫建公司形成“两块牌子、一套班子”。

2005 年 5 月,上海申康医院发展中心(以下简称“申康中心”)正式成立(图 2-1),标志着上海市级公立医疗机构“管办分离”改革工作正式启动。申康中心是市政府设立的国有非营利性事业法人,行使政府出资举办公立医院职能,既是市级医院国有资产投资、管理、运营的责任主体,又是政府办医的责任主体。

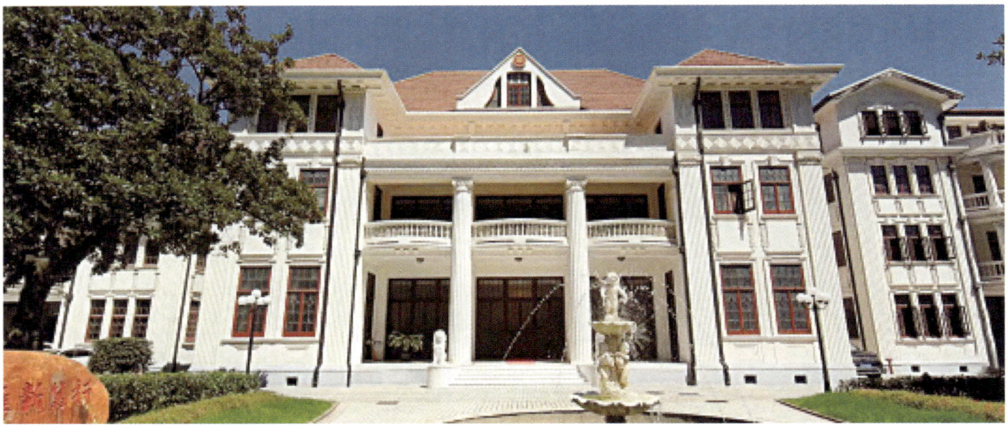

图 2-1 申康中心办公所在地

申康中心(申康投资公司)承担投资举办市级公立医疗机构的职能,对市级公立医疗机构的国有资产实施监督管理,申康中心下属 26 家医院及共建托管 11 家单位(图 2-2)。同时根据市政府的要求,坚持正确的办医方向,进一步提高市级医疗机构的整体水平,为患者提供质优、价廉的医疗服务;申康卫建则属于代建制三级管理模式中的第三层级——专业工程管理公司,以代建制管理模式,承担所有上海市级医院的基本建设项目,行使上海市级医院基本建设的工程管理职能。

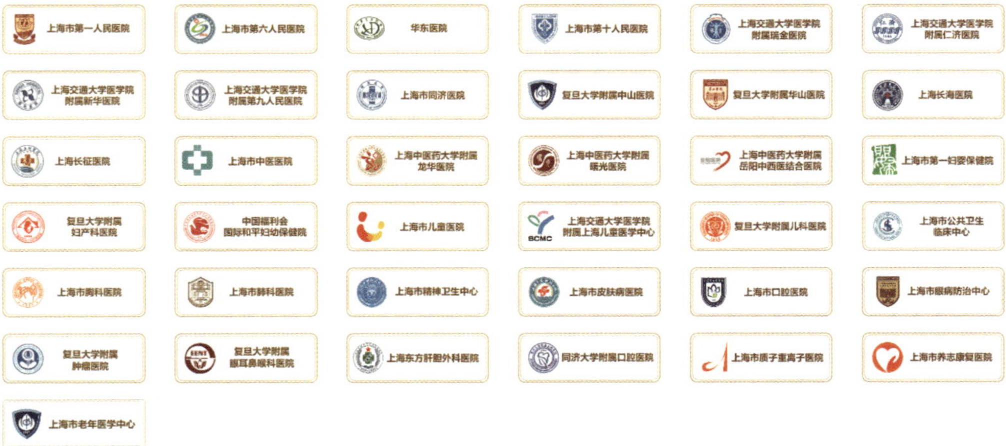
上海市第一人民医院
上海市第六人民医院
华东医院
上海市第十人民医院
上海交通大学医学院附属瑞金医院
上海交通大学医学院附属仁济医院
上海交通大学医学院附属新华医院
上海交通大学医学院附属第九人民医院
上海市同济医院
复旦大学附属中山医院
复旦大学附属华山医院
上海长海医院
上海长征医院
上海市中医医院
上海中医药大学附属龙华医院
上海中医药大学附属曙光医院
上海中医药大学附属岳阳中西医结合医院
上海市第一妇婴保健院
复旦大学附属妇产科医院
中国福利会国际和平妇幼保健院
上海市儿童医院
SCMC
上海交通大学医学院附属上海儿童医学中心
复旦大学附属儿科医院
上海市公共卫生临床中心
上海市胸科医院
上海市肺科医院
上海市精神卫生中心
上海市皮肤病医院
上海市口腔医院
上海市眼病防治中心
复旦大学附属肿瘤医院
复旦大学附属眼耳鼻喉科医院
上海东方肝胆外科医院
同济大学附属口腔医院
上海市质子重离子医院
上海市养志康复医院
上海市老年医学中心

图 2-2 申康中心监督管理的下属医院及单位

3. 上海市级医院建设项目代建制模式优势

1）合作代建，优势互补

由于医院建设项目功能需求不一、系统复杂，按照完全代建模式来实施，最终建成的项目难免满足不了医院的使用需求，从而会导致医院在新建项目上进行拆改，造成政府投资浪费。合作代建能够让代建单位和建设单位相互合作、发挥各自专长，过程中职责分工明确，继而形成合力，最终实现代建项目的投资、进度、质量和安全目标。

2）合作代建是适合医院建设项目的模式

申康卫建的合作代建是在申康中心领导下，结合工程项目具体情况，由申康卫建和建设单位共同实施。申康卫建派出基本建设的专业技术人员，充分发挥专业管理的特长；医院则发挥熟悉医疗业务的特点，对设施的功能配置、建设标准、周边配套特色等提出使用需求。双方优势互补，既有分工、又有合作，大大提高了工作效率。筹建办严格按照基本建设程序进行项目全过程管理，始终协作配合，努力让双方满意。它的主要任务是按照批准的概算、规模和标准，严格规范建设程序，达到建设项目顺利实施并有效控制投资的目的。

申康卫建以制度建设为抓手，提供了从规划咨询、项目建议书、可行性研究方案设计，到施工管理、竣工验收、工程财务监管和项目建成交付使用等环节的"一条龙"全过程项目管理服务，建立了一整套规范化、专业化的管理模式。实践证明，合作代建管理是控制医院建设规模、建造工期、投资指标的行之有效方法之一，切实提高投资的社会效益和经济效益。

合作代建模式下，工程项目筹建领导办公室由申康卫建和医院共同组建，其组织架构如图 2-3 所示，双方提名筹建办主任各一名，并上报申康中心批准。筹建办是工程项目建设期间的实施部门，筹建办主任是工程项目合作代建的共同责任人。

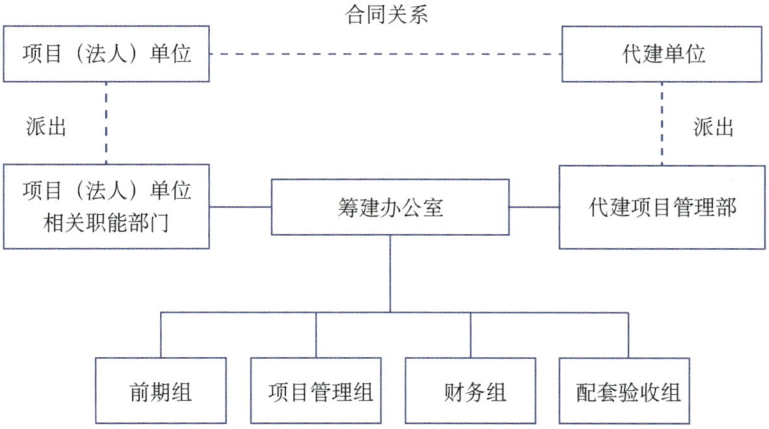

图 2-3　筹建办公室组织架构图

与其他系统的代建制往往是完全代建制相比，申康卫建采取"合作代建"的优势在于它是由建设单位跟代建单位成立双组长制，这样能保证医院的需求得到最大程度的落实。在工程管理上，申康卫建更熟悉、更专业，但在医疗流程功能上医院自己有决定权，确保建成后医院能马上投入使用。申康卫建合作代建最大的优势，不是绝对说"我来做"，而是"合作"，由于有了这样的模式，即使在医院管理者不懂工程建设的情况下，也能建好项目。

3）合作代建模式补上了医院基建管理人员的短板

上海市级医院从 2001 年开始后勤改革，医院不再新进后勤管理人员，导致后勤基建管理断层比较明显。在一些大的建设项目上，医院人才紧缺，往往没有能力去承担基建项目管理。特别是一些基建项目少的医院，即便做过一个基建项目，但是往往做第二个基建项目已时隔四五年甚至更久，相关的政策要求已经有了很多变化，而专业代建单位一直在该领域开展相关业务，对政策的理解、执行无疑比建设单位更加熟悉，通过合作代建，可以补医院在基建管理人员方面的短板，帮助医院更快推进项目。

2.1.2 代建管理现状问题

在本书的问卷调研中，涉及有 41 家精神卫生专科医院有基建项目（图 2-4），其中 39％的项目是由基建处自行管理，32％委托第三方项目管理，29％实行代建制。

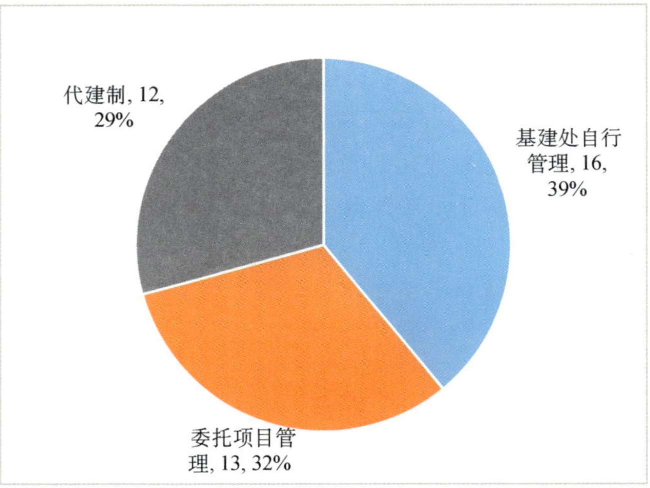

图 2-4 问卷调查医院项目管理模式分布情况

在问卷调查“哪家单位所发挥的作用最契合本项目的服务要求”问题中，各单位的分布情况如图 2-5 所示，大部分被调研医院选择了医院，而在 25 家委托项目管理和实行代建制的项目中，这个选题有 9 家单位没有选择代建单位，说明第三方的项目管理单位在涉及的服务项目中并没有发挥应有的专业作用，或没有得到医院在项目管理上的认可。

另外，有 20 家医院选择了“设计单位”、18 家医院选择了“监理单位”，21 家医院选择了“施工总包”、2 家医院选择了“BIM 单位”，也说明了建筑信息模型（Building Information Modeling，BIM）应用技术在精神专科医院建设项目上应用不普及或者水平参差不齐，没有得到建设单位的认同。只有三家医院没有选择“医院”，选择了“其他”“设计单位”“施工总包”，也说明了一些医院基建管理人才欠缺，更多要依靠外部参建单位来进行项目推进。

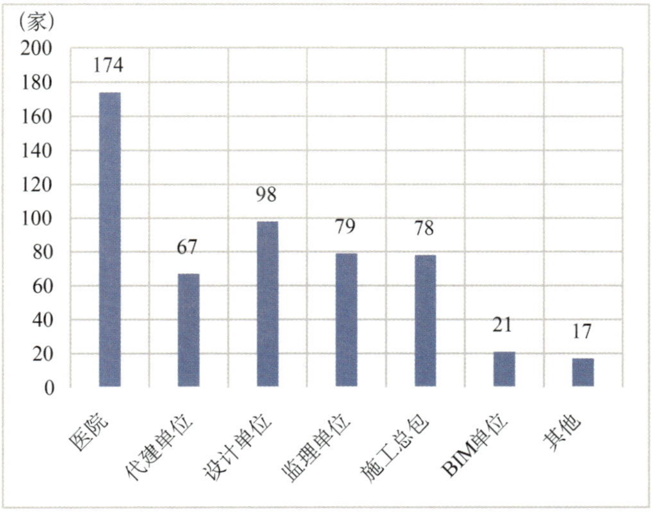

图 2-5　最契合项目服务要求的单位调查分布情况

2.2 招标管理

招投标是保证建设项目质量的重要环节。如果招投标过程出现质量问题，那么该建设项目的质量就难以保证。医院项目的招标一般有三十几项，涉及设计、监理、施工总承包、各专业工程和专业系统分包招标，建筑设备、材料的采购，招标工作量很大，招投标的质量管理对施工质量具有重要作用。招标管理需要在招标代理机构的选择、关键单位的招标方面予以关注。

2.2.1　招标代理机构的选择

招标代理机构的选择直接影响招标工作质量。往往一个大型基建项目的全过程招标代理费超过 100 万元以上，这样就需要在项目立项阶段早期去开展全过程招标代理的招标，这个招标时间，需要和建设单位计划的设计招标时间结合考虑，以便一旦具备设计招标条件，招标代理单位身份明确可以马上启动设计招标。在这个阶段，招标工作按照医院相关制度执行。

以上海市级医院基本建设项目为例，绝大多数的招标代理工作通过公开招标，由申康卫建公司承接。申康卫建具有住房和城乡建设部工程招标代理机构甲级资质，政府采购代理机构甲级资格证书，中央投资项目招标代理机构乙级资格证书，长期从事医院建设项目的招标代理业务，具有丰富招投标经验，保证了招投标阶段的工作质量。从业 23 年以来，申康卫建承担的招标采购代理项目规模达 580 多万 m^2，完成中标金额逾 550 亿元，项目涉及市、区卫生局所属各类医疗机构，并获得 2016—2017 年度全国先进招标代理企业、2014 年度全国招标代理诚信先进单位，并多次获得上海市先进招标代理企业称号。

医院建筑属于技术复杂、专业性强的公共建筑，申康卫建所开展的招标代理工作，最大的特点就是依托申康卫建承接的医院建设项目全过程咨询业务，即前期咨询、招标代理、造价咨询和项目管理，其招标代理工作服务于整个项目管理进度、质量、安全和投控上的要求。在招标阶段，不仅严格按照国家、地方的相关招投标政策开展招标代理工作，为建设单位选出优质的中标单位，另外在招投标工作启动前，精心为建设单位开展招标策划工作。招标策划作为整个招投标活动的顶层设计，不仅决定了招投标活动的成败，更对项目高效推进起着至关重要的作用。因此应高度重视医院建设项目的招标策划工作。申康卫建根据不同项目需求或同一项目不同阶段，侧重收集项目招标需求的重难点、不同招采方式的风险分析以及应对措施。以项目建议书批复、可行性研究报告批复、开工、±0.00、结构封顶及竣工等重要节点为核心，分阶段编制相应的招标策划分部方案，并结合各类工程、服务、材料设备的拟进场计划，科学拟定勘察设计、监理服务、施工承包和材料设备等各项招标采购的顺序和分阶段步骤，合理划分标段、合同段，选用适宜的招标方式。

2.2.2 做好关键单位的招标

在医院建设项目的招投标过程中重点关注对项目质量具有较大影响的关键单位的招标选择工作。

1. 设计单位的招标

在选择医院建设项目设计单位时，不应过多考虑设计服务费用。除审核设计单位的资质、规模、获奖等情况外，更要注重设计单位是否有类似医院项目设计的经验或者类似规模的公共建筑的设计经历，以及拟投入项目人员的经验、业绩和能力是否能满足医院项目的设计要求。

立项之前完成招标策划总体方案，为项目按计划推进打下扎实基础。在全国范围内，大部分设计招标都要在可行性研究报告批复后才会启动；2017 年发布的《上海市建设工程招标投标管理办法》第八条规定："招标人可以自行决定开始招标活动，并自行承担因项目各种条件发生变化而导致招标失败的风险。"其配套的《上海市建设工程招标投标管理办法实施细则》规定："设计招标或者设计勘察合并招标可以在工程报建前启动。"大部分市级医院都会采用在工程项目项目建议书批复前，且建设规模基本满足土地规划控制性指标等条件的情况下，启动设计勘察一体化招标，这样既有利于减少设计招投标时间对整体项目推进的进度影响，也有利于勘察单位尽早进场，为后续设计提供质量保障以更好地对项目投资进行控制，更有利于整体设计进度的有效推进并为前期咨询报告如项目建议书提供具有一定深度的设计图纸，以符合各类投资估算的编制要求。

上海精卫中心闵行项目于 2021 年 2 月 1 日至 3 月 10 日完成设计勘察一体化招标，而该项目于 2022 年 8 月才取得立项批复。这样的操作可以带来以下益处。

1）有利于整合资源、提高效率

设计勘察一体化招标可以将设计和勘察工作整合在一起，由同一个单位（或联合体）承担，这样可以减少设计和勘察之间的协调沟通成本，提高工作效率。

2）有利于提高设计质量

设计勘察一体化招标可以让勘察单位提前参与项目中，了解项目的实际情况，为设计提供更为科学合理的勘察报告，从而提高整体设计质量。

3）有利于控制成本

设计勘察一体化招标可以促使设计单位和勘察单位对项目的成本估算更为精准，提出更加经济合理的设计方案，从而控制项目成本。

4）有利于缩短项目周期

在 2022 年 8 月 16 日项目建议书获得批准时，勘察设计单位发包工作已经完成，相关工作已经开展。设计勘察一体化招标可以让设计和勘察工作同时进行，缩短项目周期，提高项目的建设进度。设计勘察招标工作的提前，大大有利于设计单位配合深化工作的积极性，为提高整个项目设计工作的质量打下了坚实基础。

2. 施工监理的招标

施工监理对项目现场的安全、质量、工程进度和工程作业等进行监督和管理，监理单位的管理能力直接影响工程质量。在监理单位招标中，注重拟派总监及监理小组成员的资历和业绩的审查以及对监理大纲的质量。通常施工监理招标应安排在施工总承包招标之前完成，使得施工监理人员参与施工总承包招标策划，并且将施工监理所将实施的特殊管理要求在施工总承包招标文件中进行体现，以利于施工过程的高效有序推进。

3. 施工总承包的招标

由于施工涉及的资金巨大，施工总承包招标是工程招投标中最受关注，也是竞争最激烈的标段。施工总承包单位是工程建设项目实体质量的直接形成者，选择一家技术及管理能力强，并具有类似医院建设项目施工经验的施工单位，对保证医院建设项目的质量具有至关重要的意义。在施工总承包招标中，需综合考虑投标单位的工程量清单和投标报价等商务标内容以及施工组织设计等技术标内容。对进度、质量、造价和安全等方面的管理控制会受到不利天气、政策变化、材料涨价和人员素质等因素的影响，因此，招标时要预见可能出现的各种问题，并有针对性地设定合理的招标条款。

在施工总承包招标策划中，招标代理单位应结合当地的招投标政策法规，重点对发包模式、划分专业分包范围、暂估价专业工程的设置、是否设置资格预审办法和评标办法等进行策划，并且制订建设项目施工总承包招标流程（图 2-6），以利于规范化执行。

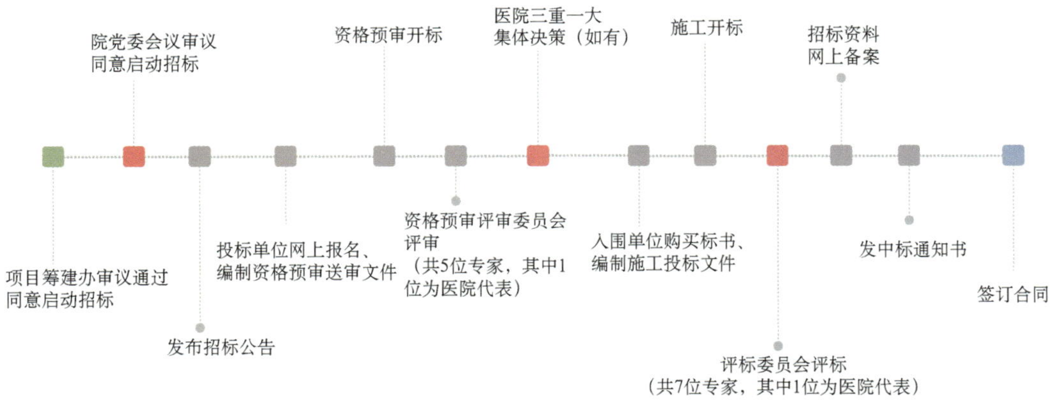

图 2-6　某医院建设项目施工总承包招标流程图

要充分发挥招标代理单位的专业优势，利用当前招投标政策法规，根据项目管理对招标的进度要求、质量要求做好标前策划工作，特别是施工总承包的招标策划，会对项目进度及后续项目管理的投控影响很大，从而也体现了施工总承包招标策划的重要性。

在上海精卫中心闵行项目上，招标代理单位根据项目进度要求，结合施工图纸进度情况，采用了桩基先行施工的招标方案。政策依据如下：

根据《建筑工程质量管理条例》第五十五条，对于建设单位将建设工程肢解发包的，责令改正，处工程合同价款百分之零点五以上百分之一以下的罚款；对全部或者部分使用国有资金的项目，则可以暂停项目执行或者暂停资金拨付。根据《上海市建设工程招标投标管理办法实施细则》第四条，招标标段应当依据工程项目特点，在保证项目完整性、连续性的前提下，按照有利于项目实施管理、保证进度质量的原则合理划分，结构上不可分割或者整体性较强的工程不得拆分标段。施工招标标段应当具备独立施工条件，同一基坑内，建筑物或者构筑物的主体结构施工招标不得拆分标段（桩基工程除外）。

桩基工程 C01 招标于 2022 年 12 月 7 日上网启动，为项目 2022 年开工奠定了基础。

合理划分施工标段，及时确定桩基工程施工单位，确保工程的顺利进行。让医院有更多的时间进行项目前期准备工作，包括施工图纸的设计、施工方案的制订等，这样可以提高工程的质量、经济和安全性。最重要的是，桩基采用地基基础专业施工单位施工可以让医院更好地控制工程进度和质量，确保工程按计划完成。但是这样的划分施工标段对建设单位来说也有不利因素，就是桩基施工单位和后续总承包施工单位若不是同一家，可能会存在施工质量扯皮的风险因素。

4. 分包单位的招标

医院项目具有专业工程涉及面广，技术要求复杂，参建单位多等特点，例如某医院项目据统计共涉及专业分包单位二十余家，一般医院建设项目会涵盖包括净化手术室、放射屏蔽、医用气体、消防、弱电、VRV 空调、绿化、室外总体、外幕墙、35 kV 变电、精装修、桩基、土方挖运、围护工程、防水及保温等多个可进行专业分包的工程内容，这些分包单位在施工总承包招标时就须考虑哪些专业分包单位要进行二次招标，通常考虑的因素包括本身设计院对于专业工程的设计能力、建设单位在施工总承包招标的时候是否需求明确等。分包单位最迟的招标时间要结合施工现场的实施进度进行倒推，从而确定招标用设计图纸的时间以及医院需求明确的最晚时间。因此专业分包工程的招标与管理也成了项目质量管理的重点内容。

以弱电工程为例，弱电工程是现代化医院建设项目中的核心组成部分，也是各医院建设智慧医院必不可少的重要内容。弱电工程复杂、与其他专业工程交叉面多，在招标前期，筹建办及招标代理单位应充分理解建设单位的招标内容、招标需求、招标边界等，从平面功能布局、选材、设备选型、预留发展空间和配置要求等多方面征求建设单位及专家意见，形成设计任务书。并做好与施工总承包、消防、医用气体乃至医院开办界面等十余项工程之间的界面划分（表 2-1），从招标源头避免各专业分包单位之间由于界面不清而导致的扯皮推诿现象。

表 2-1　在招标文件中的技术规格书中，明确专项工程与其他专业分包的施工界面示意表

序号	系统	弱电	总包	机电安装	消防	电梯	装饰	幕墙	净化	屏蔽	……	院开办	信息科
一	综合布线系统												
1	综合布线设备材料（面板、模块、网线、光缆、配线架和理线器等）供应、安装及调试	√											
2	电梯随行电缆，轿厢 AP 所需的网线和电源线的供应与安装					√							
二	计算机网络系统												√
三	无线对讲系统												
1	无线对讲设备材料供应、安装及调试	√											
四	有线电视系统												
1	有线电视设备材料（放大器、分支器、射频电缆等）供应、安装及调试	√											
2	红线外至机房的信号接入链路及设备												
五	公共广播系统												
1	公共广播设备材料（喇叭、功放、主机和布线等）供应、安装及调试	√											
2	当发生火灾时，消防提供强切信号至公共广播设备的供应与施工				√								
六	电梯五方通话布线系统												
1	电梯五方对讲设备及控制柜至轿厢调试					√							
2	电梯机房或电梯控制柜到消控中心之间通信线缆的材料供应及施工	√											

（续表）

序号	系统	弱电	总包	机电安装	消防	电梯	装饰	幕墙	净化	屏蔽	……	院开办	信息科
3	电梯机房或电梯控制柜到消控中心之间通信线缆配管的供应及施工			√									
七	信息导引与发布系统												√
八	智慧物流网络系统	√											
1	智慧物流网络材料（网线、光缆、交换机、配线架等）供应、安装及调试	√											
2	智慧物流网络与医院网络或者往外连接互联网										√		
九	多媒体会议系统											√	
	……												√
二十八	后勤数字化集成平台系统												
3	净化区域的弱电系统设备、线缆的供应、安装及调试								√				
4	屏蔽区域的弱电系统设备、线缆的供应、安装及调试									√			
5	实验室区域的弱电系统设备、线缆的供应、安装及调试												

5. 财务监理的招标

各地对财务监理的工作要求不尽相同，有些地方称为“投资监理”“跟踪审计”等，对此类第三方投控管理单位的要求也有较大差别。有些地区的跟踪审计单位，其职责仅对合同内容、支付流转等工作进行审核，但不承担对概算报审、招标等工作的“事前审核”，这更多是依靠建设单位本身进行把控，如此难免在专业度上会有所欠缺。在上海，政府投资项目的财务监理工作范围是从项目的可行性研究报告获得批复后至通过政府审计及竣工财务决算期间，负责全过程的造价审核与咨询、资金监控、财务管理和投资控制（含工程价款结算审核）工作，协助建设单位合理、合法使用建设资金，并提出科学合理的投资建议，以达成节约资金、控制成本的目标。因此，招标文件中要明确提出对财务监理单位、人员资质和相关业绩的要求，明确财务监理的工作范围、职责和目标，并重点审查投标人财务监理方案的完整性、可操作性和针对性。

医院基建项目的财务监理招标要根据各地财政部门的要求开展，一般以可行性研究报告批复为准，但是往往在快速推进的项目上，可研批复后才启动财务监理招标很有可能会造成项目概算等不到财务监理进场就要进行上报审批，这对项目投控管理来说是不利的。建设单位或筹建办都希望尽早启动财务监理招标，从而使得选定的财务监理机构的工作能够覆盖项目设计、招投标、施工、审计和决算直至资产移交等全过程，发挥其作为专业机构对项目投资的监控作用和对投资效率的提升作用。在财务监理招标中要重点考虑合理设定财务监理机构的资质和资格条件、拟派财务监理小组专业人员的资历要求、明确划分财务监理的工作职责界面、报价方式、考核办法及评标办法等内容。

2.2.3　基于政策前沿信息做好招标策划

招投标工作是一项政策性很强的工作，国家、地方相关招投标、政府采购等相关政策要求经常性更新，作为专业的招标代理单位，不仅要做好招投标相关的操作流程，确保流程上合规合法，而且要充分了解建设单位的招标需求、进度需求、项目管理的投控要求等内容，在招标前会同建设单位做好招标策划，根据当前的政策法规，从招标方式的选择、招标条款的设定、合同条款的设定等方面给出专业意见，确保招标的最终质量。

往往招标代理单位掌握了国家、地方招投标政策改革的第一手信息，因此要充分调动招标代理单位熟悉政策的专业优势，为项目的推进出谋划策。

2023 年年中，上海为持续推进本市建设工程招标投标制度改革，优化建设工程招标投标领域营商环境，促进建设工程招投标市场公开、公平、公正、有序竞争，规范建设工程招标投标活动，依据《中华人民共和国招标投标法》《中华人民共和国招标投标法实施条例》《上海市建设工程招标投标管理办法》《上海市公共资源交易管理办法》等相关法律、法规和规章规定，市住房城乡建设管理委拟出台新一轮《建设工程招标投标管理办法》。作为长期从事医院建设项目招标代理的主力单位，申康卫建也受邀参加政策酝酿阶段市级部门组织的各类座谈会，积极与招投标主管部门保持沟通，掌握最新政策导向动态进展。虽然最终的政策执行细则没有明确，但是新政要在 2024 年 1 月 1 日开始实行的时间节点是明确的。2024 年上海招标制度发生了一些改革变化（图 2-7），其中红色字体为新政调整内容。因此申康卫建积极推动具备条件的项目抓紧启动招标工作，避免新政出台后，影响相关招标工作的质量。

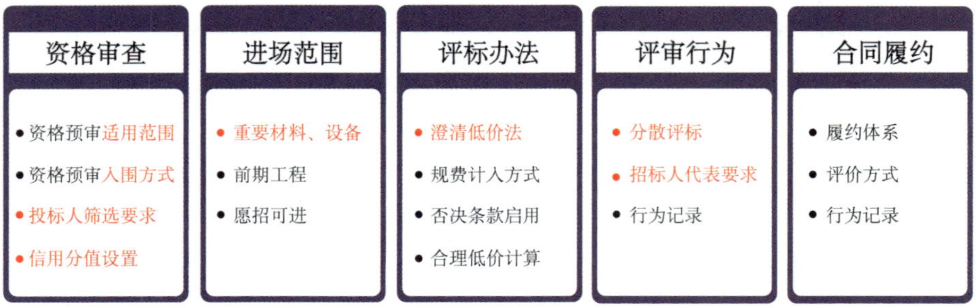

图 2-7　2024 年上海招标制度改革变化涉及的内容

在上海精卫中心闵行项目招标工作的全过程中，涉及招标工作 25 项，时间跨度从 2021 年 2 月的设计勘察招标到最后一个完成 2024 年 5 月的红线外市政进水招标，耗时长达 3 年多(图 2-8)，其中设计勘察、施工监理、桩基施工、施工总承包和弱电工程进入上海市统一的建设工程招标投标交易场所进行公开招标。在得知招投标有新政正在酝酿出台，2023 年下半年，申康卫建招标代理团队会同项目部就积极推动尚未开展招标的弱电、物流、燃气和变配电等工程在年内完成招标工作；对于不需要“进场招标”的空气源热泵和红线外市政进水招标因不受新政影响，则根据相关设计图纸等进程稳步推进招标工作实施。整个项目的招标工作在进度、质量上都得以确保。

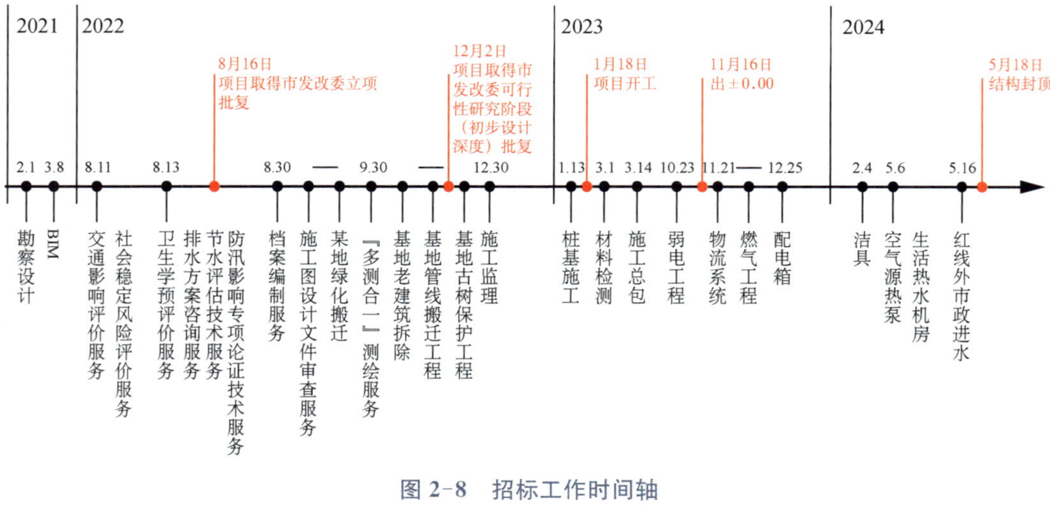

图 2-8　招标工作时间轴

2.2.4　基于招标电子化规范招投标程序

2013 年 2 月 4 日，国家发展和改革委员会公布《电子招标投标办法》。2017 年，国家发展改革委、工业和信息化部、住房城乡建设部、交通运输部、水利部、商务部共同制定了《“互联网+”招标采购行动方案(2017—2019 年)》，大力发展电子化招标采购，促进招标采购与互联网深度融合，提高招标采购效率和透明度，降低交易成本，充分发挥信用信息和交易大数据在行政监督和行业发展中的作用，推动政府职能转变，助力供给侧结构性改革。推进电子化招投标实为“互联网+”在招投标领域的落地手段，其主要目的就是助力招投标的新业态尽快发展成为新常态。推行电子招标投标，是中央惩防体系规划、工程专项治理，以及《中华人民共和国招标投标法实施条例》明确要求的一项重要任务，对于提高采购透明度、节约资源和交易成本、促进政府职能转变具有非常重要的意义，特别是在利用技术手段解决弄虚作假、暗箱操作、串通投标和限制排斥潜在投标人等招标投标领域突出问题方面，有着独特优势。为推动电子招标投标长远健康发展，全国各地在 2011 年至 2014 年都先后出台了电子化招标投标实施细则，经过十多年的电子招标投标的推广，在全国大部分省份，电子招投标已经非常成熟，也成为业内一种主流且成规模的状态。上海市根据《中华人民共和国电子签名法》《关于本市房屋建筑和市政工程施工项目推行电子招标投标的通知》，通过全过程电子招投标管理增加了项目招投标的透明度，防止腐败行为的发生。通过电子招投标数据的可实时监控和分析，方便了政府部门和社会公众对该项目招投标活动的监督。招投标程序更高效、更规范。以上海市精神卫生中心重性精神疾病临床诊疗中心综合楼为例，其施工监理和施工招标采用全过程电子招标。行政监督部门通过上海市建设工程招标投标行政监督平台对电子招标投标活动进行监督。

电子招标不仅是招标代理单位适应行业数字化转型的重大探索，也是作为国有招标代理企业落实巡视整改意见的重要举措，通过电子招标，可以有效加强招投标环节的廉政风险防控，助力开展投标单位的诚信查询和关联查询，减少人为因素对招投标工作过程的影响。通过有序开展服务、货物和施工等各类型项目的电子招投标，同步建立健全配套管理办法和保障措施，可为招标人提供更加透明、规范、公正、高效的招标服务。

2.3 设计管理

医院建筑是复杂系统的公共建筑，不仅要 24 h 运行，而且从功能流线、绿色节能来看，是能耗最大、功能与部门最繁多、流程最繁杂、专业系统与设备最繁多、环境安全要求最高、发展与改、扩建要求最灵活、运行成本最高的公共建筑分支之一。医院建筑关系到公众的生老病死，对环境有更高的要求。因此使医院建筑在整体的环境中合理地定位，与相关系统形成良性互动。

建设工程投资 80%的影响因素在设计阶段决定，可见医院建筑设计管理工作在医院工程项目管理中的重要性。做好设计管理也是工程施工阶段有序管理的重要条件和保障。只有在施工之前规划出合理的设计方案，才能够保证施工过程的顺利开展，提高医疗建筑工程建设的质量，因此设计管理是医院建设管理的重中之重。

医院建设的专业性和复杂性使得设计管理的责任愈发重大，优秀的设计图纸是顺利施工的保障，也是优质工程的前提，成功的设计管理能够梳理整个项目的内容，有利于实现项目的国家或区域定位，有利于满足使用部门的需求，并展示医疗建筑美学，同时对进度、质量、投资控制也有重要意义。

从建设单位的角度，做好医院建筑设计管理既是控制投资的需要，也是保证施工过程顺利开展的前提条件，更是提高医疗建筑工程建设质量、确保医疗建筑功能实现、促进医院建设发展的必要内容。本节将从全过程设计管理、限额设计、图纸管理三个方面以上海精卫中心闵行项目为例介绍设计管理要点。

2.3.1 全过程设计管理

设计管理应覆盖建设项目的全过程，包括总体规划阶段、方案设计阶段、初步设计阶段、施工图阶段、施工过程阶段和竣工验收阶段。目前，设计管理工作一般由代建单位承担，实行医院自管的项目，也有医院专门配备力量承担设计管理工作，也有一些地区会委托设计监理单位来具体落实设计管理工作。

1. 规划阶段

项目的总体规划设计，除了要满足前述 1.2.1 章节所提到的行业、行政条线的上位规划，落实到具体规划设计方案，其还要满足与城市区域规划的匹配度、与城市交通的衔接顺畅度、建筑主形态对城市立面的贡献度。在尺度适宜度上，要满足建筑体量对街区的影响度、开放空间对城市的贡献度、对适老性和儿童友好型的表达度。对于处于风貌保护区的院区或历史悠久的院区，保存着大量优秀历史建筑或者体现当地建筑特色的老建筑，在进行医院总体建设规划时需要对这些建筑进行加固、保护。但是这又与医院提高必要的硬件水平，急需拓展建筑空间的现状会产生一定冲突，需要医院做好规划论证，引导医院的合理发展。

在项目规划阶段需要注意的是，医院可以委托专业公司开展总体规划设计方案，但是往往和后续的正式设计单位及项目管理单位信息脱节，或者是后续设计单位及项目管理单位对规划设计这块工作认知不充分，导致全过程设计管理会缺失规划设计管理阶段的工作，需要建设单位做好信息充分传递的工作，发挥规划设计阶段管理效益的最大化。

2. 方案设计阶段

从方案设计阶段开始，设计管理的工作将结合具体项目进行落实，体现在对具体方案的功能布局、流线，是否满足政府相关职能部门对方案的各项要求。对于建设单位或者代建单位要做的是：①进行需求调研；②对标建设标准、规范确认方案是否具有可行性和合理性，找到与医院需求之间的平衡点，明确设计任务书，在此环节，可以通过开展医疗工艺策划明确设计需求；③依靠专业技术对设计方案进行把关审查，确保方案图纸深度、完整性满足后续审批部门要求；④根据最终审批或相关部门征询意见，对设计单位明确必须在初步设计阶段调整的相关内容。

在上述工作内容中，①和②是难点，在第一项上，需求调研工作量大，周期长，由于大部分精神专科医院管理者缺乏建设项目管理经验，因此在顶层设计上领导经常会面临“还没想好”“管理层意见还需进一步统一”的问题，这样自上而下，具体科室需求调研的效果也会打折。在调研过程中，调研单位往往先从目前面临的问题着手，先掌握通过建设项目要解决的当前问题，对于新建和改、扩建项目的建设目标及更高层面的提升，如是否要调整诊疗模式？是否采用最新的建设理念？有时需要从其他同类医院建设经验，给予医院本身建设项目一些参考借鉴。在第二项上，通过第三方机构寻找平衡医院需求及建设标准的设计任务要求对于精神专科医院来说难度很大。由于精神专科医院的功能需求不同于其他综合医院或者专科医院，因此目前国内尚没有精神专科医院通过开展医疗工艺策划明确医院功能需求的案例。上海精卫中心闵行项目突破传统，委托一家以专注于医院建设项目 BIM 咨询的第三方单位对上海市精神卫生中心的现状进行调查，并结合该项目建设国家医学中心的定位，对需求进行分析，梳理出设计任务书。

在方案设计阶段第三、第四项工作任务中，主要依托建设单位或者代建单位、可行性研究报告编制单位等专业力量，侧重技术性审核把关，图纸的深度和完整度影响了前期投资上报的准确性，同时也决定了政府批复项目建设投资依据的充分性。锁定批复投资对应的方案建设内容，有助于后续在初步设计审批中形成投资对比，为初步设计评审、审批提供依据。

3. 初步设计阶段

初步设计阶段形成的概算，是整个项目投资控制的目标，因此在开展初步设计工作时，是在基本功能、系统需求明确的情况下，必须按照初步设计的深度要求，完善各专业设计图纸，包括医疗专项设计图纸，如净化工程、医用气体工程、弱电工程等，否则就会面临“开天窗”的设计内容而无法获得概算对应费用的批复。对设计单位的难度在于，往往很多医疗专项设计单位不具备专业设计能力，需要通过自己的分包设计单位进行落实。而在初步设计阶段，很可能建设单位的需求也还没有确定，这样就存在后续需求变更导致的超概风险。

初步设计阶段的设计管理工作，相比方案设计阶段的设计管理，更加体现专业性，在这个阶段，图纸量大、机电专业等图纸都会出具，往往建设单位不具备这方面的专业人才，需要依赖代建单位或其他专业机构进行把关。该阶段的设计管理工作侧重于对初步设计图纸质量的把控，除了设计单位出具的图纸深度和完整性内容，还要特别注意专项设计图纸质量，对于设计总承包能力较弱的，可能在与专项设计信息沟通中存在不对称，就需要有专业团队加强对图纸审核以及强化相关协调工作。

由于概算书是整个项目投资控制的目标，在条件允许的情况下，要尽可能落实财务监理单位，参与到初步设计文件及概算编制审核工作，建设单位、代建单位协同财务监理单位共同开展设计管理相关工作，由财务监理对项目总投资切块、分解，明确专项设计和设计总包的相关界面，有利于指导设计单位在初步设计阶段进一步落实限额设计工作，避免各系统、各专项无序提升建设标准导致总概算超估算较多后，再不断调整，造成在初步设计阶段工作的反复。

在上海精卫中心闵行项目上，由于上海的审批制度改革，初步设计在可行性研究阶段同步完成，因此对建设单位或项目组设计管理要求更加高。在 2022 年 8 月前，还在等待最终立项批复的阶段，项目组就未雨绸缪开始抓初步设计管理工作，一方面积极落实医院对功能、系统需求的稳定性，另一方面代建单位、可行性研究报告编制单位协同医院对设计单位的初步设计深度、概算编制深度、限额设计等要求进行交底，通过项目例会不断加强设计单位的响应意识，同时对一些外围政府职能部门提出的、可能在该项目中难以满足规范要求的相关问题，如人防急救医院、停车位配建、装配式等问题，建设单位会同代建单位积极牵头协调，尽早明确方案方向，为设计单位及时出具初步设计创造了有利条件。与此同时，财务监理于 2022 年 10 月招标完成进场后，立即展开工作，对照立项批复投资和上海市市级医院造价标准进行概算编制指导。除此之外，财务监理还要结合其建议的施工招标策略，提出概算咨询意见，为其后续最终项目于 2022 年 12 月取得可行性研究报告(初步设计深度)批复，概算批复比立项批复减少 573 万元，仅核减 0.65%。

4. 施工图设计阶段

施工图设计阶段设计管理工作的重点就是配合施工总承包招标，以及满足施工图审图要求，取得审图合格证，确保设计进度和设计质量能满足整体项目的推进要求。施工招标往往是决定项目何时开工的重要节点，医院建设项目作为民生项目，除了建设单位，还有上级主管部门乃至市、区两级领导都会高度关注开工时间。施工图审图在项目高速推进的情况下，可以与施工招标工作并行开展，但是对设计单位的质量提出了更高的要求，即不能有颠覆性修改，否则会影响施工招标工程量清单的相关内容。

在施工图设计阶段，对设计单位的难度在于时间紧，既要满足施工图进度节点要求，又要满足施工图质量要求，很难两全。这就要求项目全过程设计管理策划要积极落实，即在方案设计阶段、初步设计阶段，就要为施工图设计阶段工作进行谋划。

在施工图设计进度管理上，应在整个项目管理策划中，尽早明确前期各个关键节点的时间计划，而不是到什么阶段明确什么阶段的要求。不同阶段的设计工作要进行前后设计工序的合理搭接，如在等待立项审批阶段，就要组织梳理可研阶段设计需要明确问题，并在此基础上，组织设计单位尽早进入下一阶段设计工作，而非等立项批复后再启动下阶段设计工作。同理，在可行性研究阶段要组织协调初步设计阶段工作，尽早明确不同阶段设计出图节点，也有助于设计单位安排好人员力量、协调各方资源，确保如期提交设计成果。

在施工图设计质量管理上，除了关键取决于设计单位本身的专业能力外，还应在组织管理措施上予以考虑。一般情况下施工图设计质量问题往往会在实施阶段才会暴露出来，产生的不利影响体现在发生相关工程量变更、施工招标漏项导致结算依据发生问题等。对于设计质量管理措施要多管齐下，最为主动的管理举措，就是在设计工作的源头——设计招标文件，如通过付款节点的约束及相关奖惩措施，来调动设计单位确保设计质量的工作积极性(详见 2.3.2 章节相关内容)。另外，施工图设计质量也离不开专业的项目管理策划工作来助推，如在概算阶段，结合施工招标策略明确哪些专项是否进入施工总承包招标，对于要纳入施工总承包招标的专项工作，医院提前明确专项设计的相关设计需求以及设计总包在施工图阶段落实专项设计单位同步进行，确保施工招标图纸专项图纸能最终满足施工招标要求(其他设计质量措施详见 2.4 章节相关内容)。此外，施工图审图单位的尽早明确，如在初步设计阶段就能介入图纸的审核，也能一定程度上提高施工图设计图纸质量。

利用科技手段，提高施工图设计质量。施工图设计质量决定了工程的质量。如果图纸存在错漏，施工单位按照图纸施工必然会产生错误、返工等情况，造成额外经济损失和工期损失。因此，在上海精卫中心闵行项目上，对于成就高质量的图纸，除了设计院内部对图纸审核，建设单位委托审图单位对图纸审核之外，项目部还组织了代建、监理、总包对图纸进行联审，组织了设计单位对总包单位进行图纸交底。并且，还通过聘请第三方 BIM 咨询单位运用 BIM 手段，以及 VR(虚拟现实)技术来对设计图纸进行进一步的复核。

对于常规项目，在图纸会审及设计交底之后，施工单位即按照施工图纸进行施工。但该项目所有的机电工程，均是在施工图的基础上，按照 BIM 建模校核、深化后才进行现场施工。通过 BIM 模拟技术来检查管线的碰撞，并综合一次机电和二次机电的图纸，对管线和点位进行优化，得出各个区域的净高报告，与装饰图纸的标高要求进行核对，以满足装饰效果对净高的要求。对于地下室非吊顶装饰区域的机电工程，BIM 技术能够提前模拟管线完成后的效果，通过各种优化措施将各类管线的标准化、队列化、层次化，提升了综合管线的展示效果，并且减少了施工过程当中的整改、返工等情况。利用 VR 技术可以捕捉现场已经完成的各类管线的空间位置，通过与 BIM 对比，来复核各类的管线的空间位置是否正确。VR 技术结合 BIM 技术，通过图层管理还能展示出未被施工的管线，以及装饰完成后的效果，以指导现场施工。

5. 项目实施阶段

项目实施阶段，是设计管理工作量最大、也最为复杂的阶段，其管理重点是设计进度管理及设计变更管理。

1）设计进度管理工作

实施阶段的设计出图进度，要结合施工单位的总体进度计划及相关专项、设备材料的招标计划确定，作为建设单位或代建单位，要整合各方提交的进度计划表，对于需要二次招标的专项设计图纸，需要厘清图纸计划—招标计划—设备生产、进场计划（若有）—施工计划的关系；对于不需要二次招标的设计图纸，要厘清图纸计划—设备生产、进场计划（若有）—施工计划的关系。需要注意，不同专业、专项的图纸可能会有关联影响，如物流方案图纸的调整，特别是管道井较大的物流系统，方案的调整可能会影响建筑平面功能布局；智能车库方案对地下室结构管线预埋等影响，需要建设单位或代建单位统筹协调。若图纸不及时到位，可能会造成关键线路上的工序施工单位窝工情况出现，连带后续一系列的索赔纠纷。由此可见，实施阶段设计管理特点是专业多、交叉多，除了建筑、结构专业外，还涉及弱电、净化、屏蔽、轨道物流、室内装修和室外总体等。

在设计过程中，项目部负责定期收集、分析和评价设计单位的设计进度报告，对设计单位的设计计划执行情况进行核查，并提出核查报告。当设计进度严重偏离控制目标时，项目部应对产生偏差的原因进行调查，督促设计单位提出整改措施。

2）设计技术管理

在实施阶段，会出现各类技术问题，设计技术管理工作体现在项目部对设计技术问题的组织协调。项目部一般会通过图纸会审、设计交底及建立设计专题例会制度开展技术管理。

（1）图纸会审

图纸会审是指工程各参建单位在收到设计单位提交的施工图设计后，对图纸进行全面细致的熟悉与考核，审查出施工图中存在的问题及不合理情况并提交设计单位进行处理的一项重要活动。

图纸会审由筹建办组织，设计单位、施工单位、监理单位和建设单位参加。图纸会审的重点为：设计是否符合规范；设计体系的安全性、适用性、经济性是否满足要求；有无重大错漏和各专业之间的矛盾。最终的图纸会审记录由施工单位整理，所有参与单位会签，盖章。

通过图纸会审，可以使各参建单位特别是施工单位熟悉设计图纸、领会设计意图、掌握医院建设项目的特点及难点，找出需要解决的技术难题并拟定解决方案，从而在正式施工之前规避隐患。

(2) 设计交底

设计交底是在施工图完成并经审图合格后，设计单位在将设计文件交付施工单位时，按法律规定的义务就施工图设计文件向施工单位和施工监理单位作出详细的说明，其目的是使施工单位和监理单位正确贯彻设计意图，加深其对设计文件特点、难点等的理解，掌握关键过程部位的质量要求，确保工程质量。

设计交底由项目部组织，设计单位、施工单位、监理单位和建设单位参加。

(3) 设计专题例会制度

通过设计专题例会制度及工作联系单制度来协调设计上的技术问题。在不同阶段，针对要解决的技术问题，由项目组组织设计专题例会，由设计单位、施工单位、监理单位和建设单位参加。

作为建设单位往往缺乏专业技术人员，此时发挥代建单位的专业特长显得特别重要。一个技术方案的提出，往往由设计单位或者施工单位提出，这些意向方案是否适用于该项目，是否经济可行，需要通过论证、实际案例调研来进行验证，依托代建单位的专业背景，可以给到建设单位专业意见。如，医院外立面材料的选用，有些设计院、施工单位推崇保温一体板，有些设计院则反对使用保温一体板，代建单位可以发挥平台作用，在承接的项目中，开展以课题、调研等形式的工作，从不同技术方案的实用性、经济性、实际效果反馈进行评价，给到建设单位比较中立、客观的意见，供建设单位参考。

3) 设计变更管理

现场的设计变更管理要协同财务监理工作，可能会涉及技术方案调整、工程量的变更、不可抗力因素导致的变更等，项目部一般都会制订相关的变更管理流程(详见 2.3.2 章节)。作为建设单位、代建单位，设计变更管理的难点是在变更实施前切实根据变更管理流程，这要求设计单位能根据变更管理审批流程的要求在实施变更前的一定时间段提出设计变更需求，但是往往在项目现场做不到，导致为了赶进度，不得不边实施、边论证、边走审批流程。

另外，在项目现场，各参建单位对变更管理流程化意识不强，认为只有涉及投资变化才要走变更流程，实际上，在最终结算工作中由于前面没说清楚，后面各方各执一词，会引起不必要的争议或纠纷。

在上海精卫中心闵行项目上，项目部要求涉及的任何变更，无论是否影响投资、结算，都要求财务监理出具意见，作为后续工程结算依据。

2.3.2 限额设计

限额设计是对医院项目总投资额度的控制，它要求设计在满足医院功能需求的前提下，尽可能控制投资成本，这有助于在项目初期就设定好预算，并在后续的设计、施工等阶段中严格控制成本，避免因设计导致的工程造价增项。而通过限额设计，也可以促使设计团队更加严谨地进行多方案比较，从而选择出既满足功能需求又经济合理的最优方案，有助于优化资源配置，提高资金的使用效率。

1. 基于实际功能需求制订合理的经济技术指标及投资规模

作为政府投资的医院项目，按照技术指标及造价的限额进行满足需求的设计，主要包含两个阶段内容，一是在立项及可行性研究阶段做好充分的需求调研分析，制订合理的建设指标，既要满足医院的发展需要，也反对功能的过分铺张浪费；二是在初步设计和概算阶段，保证投资指标的准确性，这需要建设单位决策层深度参与可研编制，提前明确项目的需求、定位和建设标准，尽量减少后期功能变更；同时医院项目通常建设规模大、涉及专项多、系统配置和功能复杂，需同步提前推进各类专项深化工作，避免漏项，减少估算内容等。限额设计需尊重"二八定理"，即项目定位和设计阶段决定项目全生命周期内80%的费用，而前期策划和初步设计阶段决定工程总投资的80%，后期施工图及工程管理职能只占工程总投资的20%；因此，在方案及初步设计阶段的优化和投资控制，设备系统选型提前确定等工作尤为重要。

1）医疗项目限额设计的全过程控制体系

（1）方案设计——估算阶段

① 完成一级流程设计，制订合理的技术指标。

② 梳理各类专项设计，避免漏项，如物流、冷库、屏蔽、停机坪和净化等。

③ 调研参考类似医院，并做好差异化分析，尽量参考同类型、同等级的案例，避免出现生搬硬套。

④ 进行必要的多方案比较。

⑤ 对规范、政策更新等要求的把控及预估。

（2）初步设计——概算阶段

① 完成二级流程设计，并对后续调整内容做好预判。

② 各专业确定主要技术措施及标准。

③ 合理优化设计，确定最合适该项目的系统方案。

（3）施工图设计——预算阶段

① 完成专项深化及三级流程设计，尽量减少暂估价内容。

② 做好工程量清单与概算间项及量的复核。

③ 完成各类二次结构设计，确认不同专项间的界面，避免漏项。

2）充分考虑各专项设计的合理性和经济性

通过对"十四五"新建几家医院项目的调查及分析总结，并与诊疗中心项目进行比较，综合性医院项目建设的分项投资比例较为一致，而精神专科医院由于功能具有一定的特殊性，分项投资比例稍有不同，见表2-2。

表2-2　不同类型医院分项投资比例对比

类型	建安造价占比		备注
	诊疗中心	综合医院	
基坑	6.41%	6%～8%	
结构	36.49%	35%	

（续表）

类型	建安造价占比		备注
	诊疗中心	综合医院	
建筑和装饰	24.39%	20%	含外幕墙
水	3.24%	2%～3%	
暖	7.08%	6%～8%	
强电	5.16%	5%～6%	
弱电智能化	4.56%	3%～4%	
消防	3.29%	2%～3%	
景观	0.69%	0.5%～1%	
其他	6%～8%	10%～12%	含净化、医气、屏蔽和物流系统等
人防	0.91%	1%～2%	
合计	100.00%	100%	

通过对表 2-2 的对比分析，由于精神专科医院中对患者的管理和保护要求较高，如住院患者出入口设置双道门，内部所有门采用钢质门，吊顶不得采用装配式，设置 360°无死角监控等，因此建筑及弱电分项费用比例较常规医院高；同时，所有外窗均考虑三层夹胶玻璃及开启扇防护设计，幕墙费用也较常规医院有所提高；而精神专科医院对医技功能需求相对简单，医疗专项费用比例降低很多。

3）建立设计投资控制管理方案与措施

（1）将限额设计贯穿于设计全过程，控制工程投资。以业主方确定的投资限额为基础，通过有效的方案技术经济分析，对设计方案进行论证、研究，并采用标准化与模块化设计，严格控制设计变更，建立有效的奖惩制度等措施进行投资控制，确保完成限额设计指标。

（2）严格控制设计变更，对涉及规模、投资的设计变更及时向业主方申报；建立变更审核出图流程并按此严格执行。

（3）尽量选用当地材料进行设计，以确保对材料质量和可维护性的把控，同时节约运输成本。

（4）在材料和设备选型确定时要考虑市场的普适性，避免出现参数的品牌指向性。

上海精卫中心闵行项目筹建办为推动落实限额设计，在体制建设、阶段性重点管控、合同保障等方面做了大量工作，取得了较好的限额设计效果。在开工后，严格控制各项变更签证的程序，各项费用控制在概算批复之内。

① 成立限额设计工作小组。项目筹建办牵头设计院、招标代理、财务监理成立限额设计工作小组，由筹建办主任领导下的项目经理全面牵头设计单位负责限额设计工作，定期检查限额设计工作的执行情况，并对重大方案调整及时组织研究和汇报；组织设计单位的技术人员按照上阶段审定的估算或概算进行限额设计，督促并检查设计单位提交资料的准确性，确保不重复、不漏项、不扩大。

② 严格控制“2＋1”阶段的限额设计。“2”是指初步（方案）设计和施工图设计两个阶段

实施限额设计，在绘制方案和施工图同步编制概算、预算清单，并根据清单与批复概算对比，相应地对图纸进行优化。“1”是指清单编制阶段，招标代理单位在清单编制时对设计单位编制的施工图预算进行复核，将超过额度的分部分项工程反馈设计院，设计院逐一进行对照分析，查找问题原因，对应调整设计图纸或在预算内进行单项/多项平衡，确保施工图预算以及依据招标清单得到的投标限价在批复概算范围内。

其中可行性研究（初步设计深度）应按照审定的立项阶段批复的投资估算进行限额设计；施工图设计应按照可行性研究（初步设计深度）审定的设计概算进行限额设计，其中要求概算编制单位要根据批复的概算明细进一步完善概算书，在财务监理的指导下，结合施工招标的投控策略意见融合到概算书的调整工作中，设计单位要依据招标清单对施工图深度要求进行优化。

③ 限额设计与设计费支付挂钩。在设计单位签订设计合同时就明确限额设计的重要性，并将符合限额设计的施工图预算与设计费的支付挂钩，以提供满足限额设计的施工图预算作为第二笔或第三笔设计费的支付前置条件。

④ 严格控制施工过程中的变更，规范审批程序。根据筹建办主任要求，在项目过程中的任何变更，无论是否引起投资情况的变化，财务监理都要出具相关审核意见，作为今后结算依据。

⑤ 按限额设计要求完成的施工图提交使用方审核同意后，原则上不作变更。设计院不得直接将图纸发放施工单位，所有图纸须经筹建办资料员签发后才具备正式效力，并统一发到各个参建单位，确保图纸各方信息对称。

⑥ 加强施工过程中的设计变更和施工单位要求索赔的监督与控制力度，对变更和索赔的程序进行交底宣贯，严格控制施工过程中的变更及相应发生的费用。设计单位及施工单位提出的变更程序分别如图 2-9 和图 2-10 所示。

⑦ 建设单位根据实际需要提出变更要求，需建立设计变更审核制度。建设单位提出的变更要求和理由，经设计单位审核技术可行性、施工监理单位审核工期、财务监理单位进行造价分析后，由经项目筹建办批准后方可实施。对于超过 10 万元的重大变更，尚需医院三重一大会议讨论通过、申康卫建评审通过、申康中心备案后方可实施，流程详见图 2-11。

2. 建筑专业限额设计

1）室外总体控制

合理地确定竖向标高，考虑利用场地自身的坡度进行竖向设计，合理确定首层绝对标高，减少土方开挖及平整工程量，做好土方平衡方案。

合理布置室外综合管线，避免变配电间等机房与末端使用功能区域距离过长。

消防车道、消防登高场地等尽量不设在地下室轮廓范围内，如必要时尽可能在一跨地库柱网内，以减少影响范围。

2）建筑平面布局

合理布置地下室设备机房区，考虑设备覆盖范围，减少管线排布距离。

充分了解需求，提前确定平面布局；当有不确定性时，应尽量减少分隔墙设置。

优化房间布局，提前固化竖向交通及设备用房等必要功能；部分平面调整可能性较大时，应先减少分隔墙设置。

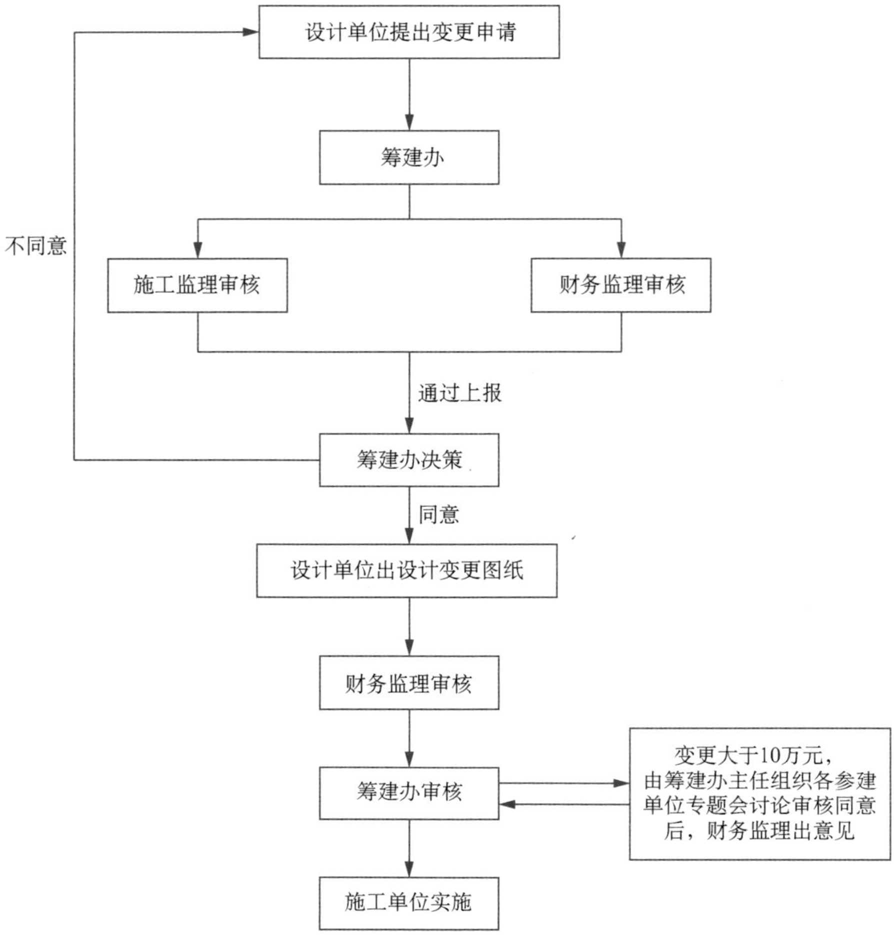

图 2-9 设计单位提出的变更管理程序

充分了解各类功能的面积及尺寸需求，合理设计结构柱网。

各类设备用房尽量保证竖向位置一致，减少管线转换，尤其是强弱电间设置。

合理设置房间面积，减少暗房间设置，降低机电设计标准及负荷需求。

将大型医疗设备等荷载较大功能设在首层，降低结构成本。

控制医疗专项标准，避免出现过度设计；如净化范围及等级控制，室内材料分级控制。

3）建筑层高及净高控制

医院项目功能较多，对层高和净高各有不同的需求，合理地设计层高对项目限额设计有重要影响。以上海地区为例，据初步测算，地下室层高每减少 10 cm，可节约土建成本至少约 100 元/m^2，地上部分层高每减少 10 cm，可节约土建成本至少约 60 元/m^2；减小地下室层高也可有效降低围护成本及土方开挖量，且在地下室设计中应避免电梯基坑、集水井等局部落地处靠外墙设计，减小围护深度。

由于医院项目在地下室设置大型医疗设备较多，对地下一层的层高要求较高，布局时应对这些机房按集中设置原则，且尽量避开室外覆土所作用的区域，必要时可通过地下一层局部降板或错层设计处理，减少整体增加层高而导致其余空间层高浪费；局部区域考虑

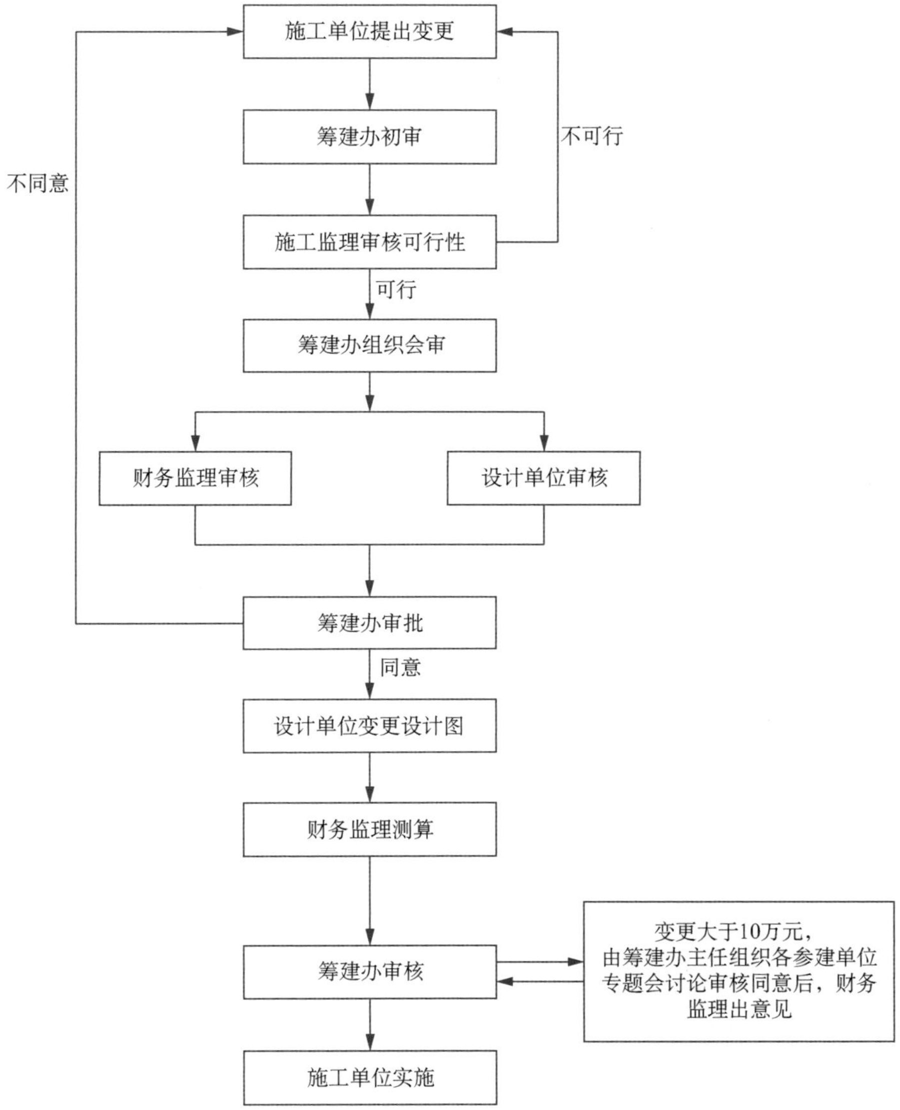

图 2-10　施工单位提出的变更管理程序

单向上翻结构梁，可有效增加室内净高；同时在平面布局中应合理布置冷冻机房、变电所等管线较多机房，分散设置，增加地下室设备集中区走廊宽度，解决室内净高问题。

地上部分净高主要受设备管线影响较大，因此机房位置显得尤为重要；应将机房进行均质化布局，避免暖通风管过于集中叠加；电气机房、楼电梯前室等应避开其他管线主要路由；当室内净高紧张时，空调、通风等可考虑采用竖向系统，减少横管设置。

4）内装、立面及细部节点控制

内装时按不同区域划分不同档次，保证重点区域品质。

装饰材料的选择需对照控制价格标准，分区域分档次设计，并考虑好同样效果的不同材料选择可能性，避免一味追求高标准低性价比材料。

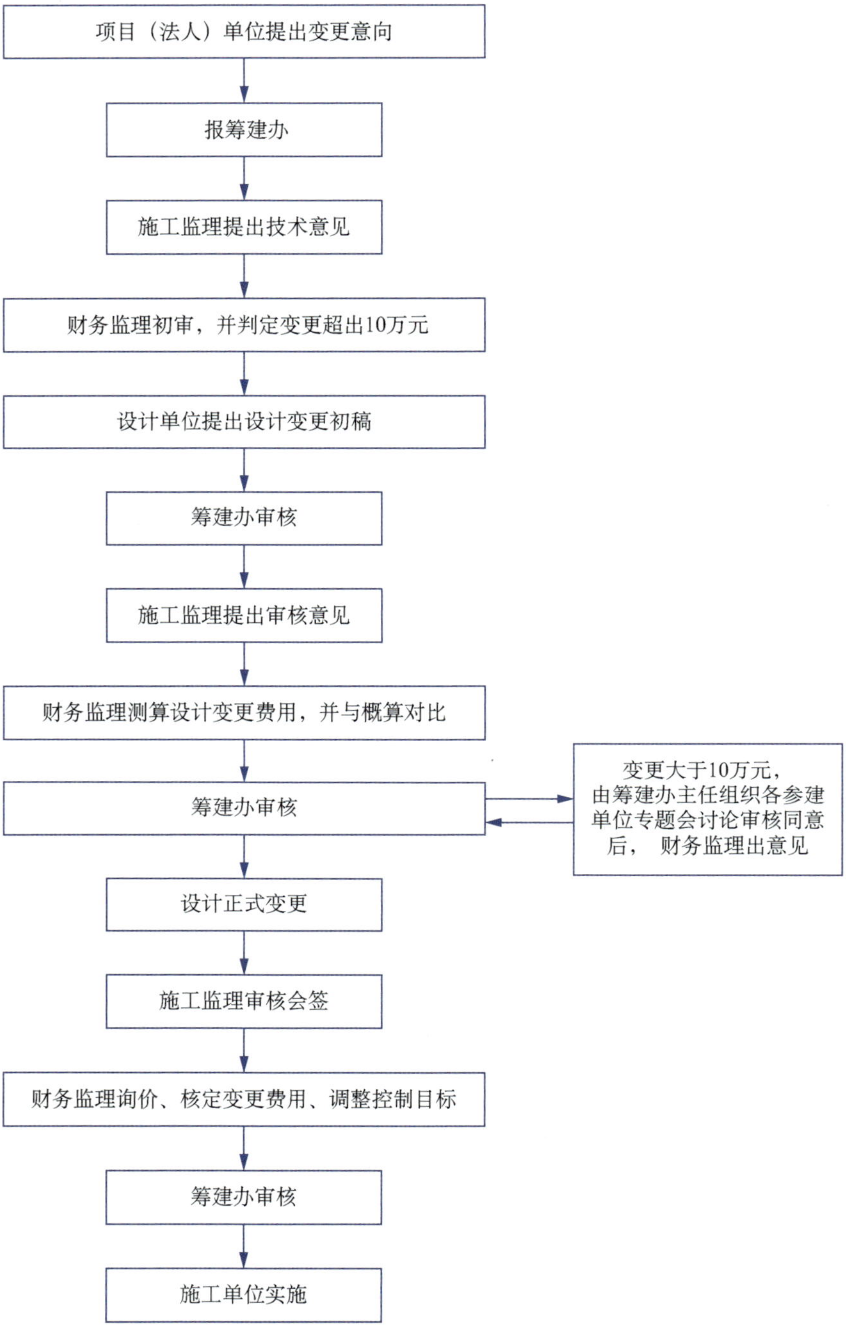

图 2-11　建设单位提出的变更管理程序

控制建筑造型，以功能为出发点，不刻意追求造型的独特性，合理运用结构形式，减少悬挑、大跨度空间。

优化幕墙构造节点、控制材料规格，避免使用大量非常规尺度或异形板材。

遵循城市肌理，选用合适的立面形式；控制幕墙比及窗墙比，减少玻璃窗面积可有效降低外立面造价，也避免运维过程中能耗过大。

不过度追求高端或新型材料，以本土化及常规材料为主；在底部近人尺度考虑细节处理，而塔楼上部遵循简洁、大方原则，减少异形元素的设计。

5）建筑构造措施的精细化控制

对同一种类型的功能房间，可采取不同的构造措施标准，避免无差别设置，在满足规范条件下进行精细化设计，如地上空调机房设置防水层及吸音板，而在地下室的底板则可根据实际情况取消。

复核构造做法，优化构造层厚度，并根据实际情况通过对构造层位置的调整，简化构造措施。

6）结构专业限额设计

该项目为限额设计项目，是按照投资及造价的限额进行满足技术要求的设计，施工图设计时，结构按照方案扩初阶段的造价限额达到设计技术要求。

在整个设计过程中，设计人员与造价工程师密切配合，做到技术与经济的统一。从项目方案阶段开始，项目筹建办就不断传递限额设计要求，并形成良好的工作机制，促使结构设计人员在设计初期便以限额设计为出发点，设计过程中不断强化设计人员的控制工程造价意识，优化设计。设计人员做出多方案初步设计成果后，及时交予造价工程师继续价格核对与对比，向设计人员提供有关信息及合理建议，达到动态控制投资的目的。

在该项目实际设计中，设计人员不断优化模型，调整结构构件布置合理性，提高建筑整体抗震性能，减少项目整体用钢量及减隔震黏滞阻尼器数量，最终确定的结构设计方案，相比方案阶段节省了上千吨用钢量，黏滞阻尼器数量由156套优化至122套，且仍满足结构附加阻尼比设计要求。

7）桩基方案

项目前期确定基础形式时，进行了多方面桩基比选工作。

根据项目情况，综合楼拟采用桩基基础形式，对于高强度预应力混凝土管桩、混凝土灌注桩两种桩型选择进行对比，选择合适方案。桩基施工影响具体如下。

（1）预应力管桩通过施工设备打入或压入地基内所需深度，在沉桩过程中，周围土体受到桩体的挤压作用，会导致短期内空隙水压力上升，使土体隆起并向侧向挤压，可能对影响范围内已有建筑物及道路产生变形、破坏等影响。

（2）混凝土灌注桩一般采用干作业法或泥浆护壁法成孔，成孔与成桩过程中对周围桩间土一般没有挤压作用，因此桩基施工正常不会危及周围相邻建筑物及道路安全。

8）桩基施工难度

预应力管桩适用于地基土为软土、塑性土、粉土和细砂等，不易穿透较厚的砂土等硬夹层。钻孔灌注桩适用于各种砂性土、黏性土，也适用于碎石、卵石类土层及岩层。

预应力灌桩工期较短、桩身质量稳定，钻孔灌注桩施工设备简单、受场地影响较小，但施工周期较长。

根据地勘报告，本工程⑦层土为砂质粉土，密实状态，静力触探 P_s 平均值为12 MPa。以⑦层为桩基持力层时，随桩端进入⑦层深度的增加，沉桩阻力迅速增加，一般配备合适的沉桩设备并提高桩身强度后，沉桩施工进入1～2 m可行，但沉桩仍有较大阻力。

9）桩型造价

如表 2-3 所示，预应力管桩相比钻孔灌注桩，造价上有较大优势。

预应力管桩承载力相比钻孔灌注桩有一定优势，在设计承载力接近情况下，700 mm 直径管桩桩长约 33 m，700 mm 直径灌注桩桩长约 38 m。

700 mm 直径钻孔灌注桩单价约 600 元/m（按 1 500 元/m^3 考虑），700 mm 直径预应力管桩单价约 380 元/m，800 mm 直径预应力管桩单价约 460 元/m。

表 2-3　桩型选择技术经济指标对比一览表

内容	钻孔灌注桩（700 mm 直径）	钻孔灌注桩（700 mm 直径后注浆）	PHC 管桩（600 mm 直径）	PHC 管桩（700 mm 直径）
桩基持力层	⑦层	⑦层	⑦层	⑦层
土层适应性	砂性土、黏性土，碎石、卵石类土层及岩层	砂性土、黏性土，碎石、卵石类土层及岩层	软土、塑性土、粉土、细砂	软土、塑性土、粉土、细砂
沉桩难度	低	低	高	高
对周边建筑、道路影响	低	低	高	高
桩间距要求	2.1 m（3 d）	2.1 m（3 d）	2.1 m（3.5 d）	2.45 m（3.5 d）
单桩承载力(kN)	2 800	3 600	2 800	3 600
桩数	505 根	336 根	505 根	336 根
桩长	43 m	43 m	38 m	38 m
桩单米造价	500 元（按 1 200 元/m^3 计算）	600 元（按 1 500 元/m^3 计算）	280 元	380 元
预估总造价	1 100 万元	864 万元	537 万元	485 万元

备注：表中数据均按照地勘 G4 孔点考虑。

桩型预估造价中 PHC 管桩相较一般钻孔灌注桩优势明显，但考虑到场地周边已有建筑、古树、道路及管线问题，为确保周边建筑安全，减少对场地东侧主干道影响，防止 PHC 管桩挤土效应造成附近主干道裂缝、拱起等问题影响交通，仍建议优先考虑钻孔灌注桩。

为减少造价差异，可采用钻孔灌注桩后注浆技术，提高钻孔灌注桩单桩承载力，减少桩数，减少钻孔灌注桩与 PHC 管桩造价差异。

项目桩持力层为 7 层粉砂层，7 层粉砂贯入度较高，PHC 管桩进入较为困难，一般满足持力层深度即可，钻孔灌注桩无此限值，可提高灌注桩桩长，增大桩长径比，提高桩基利用效率。

10）上部结构方案

为满足国家预制配装率要求，结合建筑平面图布置，结构可选择钢结构形式或预制混凝土结构形式（PC 结构）。项目前期根据专业预制公司提供的报告显示，该项目若采用 PC 结构形式，考虑合适的预制梁、柱、板比例，预计建筑预制率约为 31.46%，不满足当地 40%

的预制率要求。专业公司提供装配式预制率的降低率可行性分析说明，预计装配式预制率的降低率不超过 5%，无法满足预制率要求。采用钢框架-波纹钢板墙结构则梁板柱构件均为预制构件，可满足当地预制装配率要求。

同时对两种结构形式参考以往类似工程经验，两种结构的经济性差别分别存在于地面部分及基础部分。地面部分造价占总造价约为 50%，钢结构体系在此基础上增加约 10%造价；桩基础部分造价占总造价约为 10%，钢结构体系在此基础上节省近 20%造价，由此可得结论，钢结构造价高于 PC 造价约 3%。采用钢框架结构方案可减少混凝土湿作业量，自重减少 50%。在结构可行性均满足要求的情况下，预制混凝土结构成本有一定的优势，钢结构在空间利用上、施工难度及工期等方面更具优势。考虑到最新《基于保持建筑正常使用功能的抗震技术导则》影响，两种结构形式造价差异预计将进一步缩小。

综合上述说明，钢结构方案在预制率要求上优势极大，且考虑《基于保持建筑正常使用功能的抗震技术导则》实行影响，钢结构与 PC 结构的造价差异进一步缩小，设计采用钢结构-波纹钢板墙结构形式。

2.3.3　图纸管理

图纸管理，体现在图纸档案管理的规范性上。一个工程的图纸虽然根据阶段分仅为方案设计阶段、初步设计阶段、施工图阶段和竣工图阶段，但是在实际过程中，各种版本的图纸非常多，以施工图为例，有施工招标用的施工图、有审图通过后的施工图、有施工单位进场后完善的施工图、有第 N 版施工图预算对应的施工图、有变更签证后的施工图……因此对于不同阶段、不同应用场景下的图纸要有明确的标注，更加重要的是，要确保各参建单位手中的图纸版本信息对称，避免点对点提交图纸，如设计单位直接提供图纸给施工单位，会导致建设单位、代建单位、施工监理单位和财务监理单位某一版图纸缺失，影响变更、结算等工作。作为项目部，要统一好档案资料的出口，规范文件资料分发、流转的相关制度，能够提高工程项目的质量和效率，降低无效成本，并促进各个部门/单位之间的信息共享，提高项目的协作效率。

针对图纸管理，上海精卫中心闵行项目部从出图计划管理、图纸收发管理、图纸答疑管理、图纸变更管理等建立了有效的图纸管理机制，避免了图纸影响施工、图纸制约施工的现象。

2.4　质量管理

对于工程建设而言，通过工程建设过程所形成的工程项目，应满足用户所需要的功能和实用价值，且符合设计要求、规定、规范和工程合同规定的质量标准，这是建设工程项目管理的主要控制目标之一。建设工程项目的质量控制，需要参建各方建立和运行工程项目质量控制体系，落实项目各参与方的质量责任，通过项目实施过程各个环节质量控制的职能活动，有效预防和正确处理可能发生的工程质量事故，实现建设工程项目的质量目标。

由于医院建筑功能复杂，涉及面广、专业系统及设备较多，客观上决定了医院建设项目工程质量管理与控制的难度相比一般项目更大。在医院代建项目中，项目部根据项目情况，共同讨论确定项目质量目标，例如质量验收一次合格率达到100%和主体结构工程优良，争创或确保地方优质工程，如北京"长城杯"、上海"白玉兰"奖、天津"海河杯"，争创或确保国家优质工程如"鲁班奖""詹天佑奖"。为了实现这一目标，要求明确职责、建章立制、完善体系、强化事前控制、把握关键工序、加强过程控制和进行持续改进。

项目部在确定项目质量目标基础上，落实各项质量保证措施，形成了项目部、施工监理单位、勘察单位、设计单位、施工单位及材料设备供应单位的多层次质量保证体系，通过加强监督各参建单位质量控制措施的执行，保证各项措施落实到位。

同时在建设项目实施过程中，项目部注重全面质量管理(图2-12)，贯彻全过程管理、参与各方管理、全员管理等原则。在强调施工阶段的质量控制基础上，将医院建设项目的招投标、设计、施工前准备、施工和竣工验收等纳入质量管理体系中进行衔接和协调，全过程保证其项目质量。招投标、设计的质量管理详见2.2和2.3章节，本节重点阐述施工前准备和施工期间的质量管理。

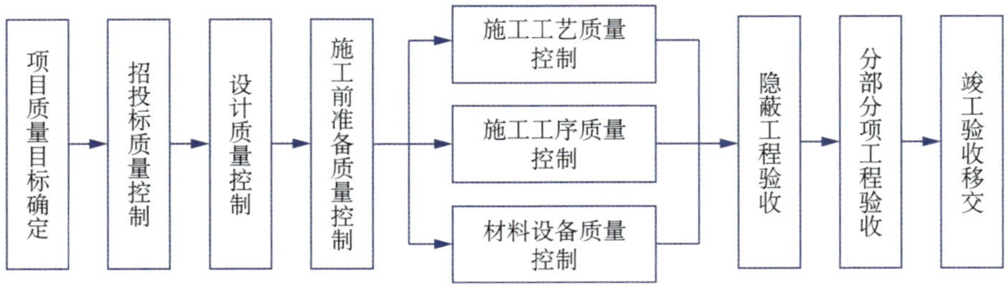

图 2-12 医院建设项目全过程质量控制图

2.4.1 施工前准备阶段的质量管理

施工准备是指在施工正式开始之前，为保证施工正常进行而事先必须做好的各项工作，其根本任务是为正式施工创造必需的技术、物资、人力和组织等条件，以使得施工能够更好地进行。无论是整个建设工程项目，还是其中一个单位工程，甚至是分部、分项工程，都需要进行施工准备工作。施工准备的具体工作包括证照办理、技术准备、现场准备、物资准备和组织准备等。

施工前准备阶段的质量控制，着眼于事前质量控制，在各工程对象正式施工活动开始前，对各项准备工作及影响质量的各因素进行控制，在此过程中项目部重点管理以下影响项目质量的关键点。

1. 建立健全质量管理体系

项目部结合医院项目工程特点，利用项目管理实施规划里的质量控制章节落实参建各方的质量责任，督促各方建立和运行工程项目质量控制体系。筹建办要求施工单位建立健全各项质量保证体系，确保人员到位，以及要求监理单位严格按照监理规范、监理合同，建立健全质量管理体系和相应的奖惩制度，加强监理人员到位，为顺利开展施工质量控制工作起到指导作用。

2. 审查施工组织设计

施工组织设计是用来指导施工项目全过程各项活动的技术、经济和组织的综合性文件，是施工技术与施工项目管理有机结合的产物，它是施工活动有序、高效、科学合理地进行的保证。

在施工组织设计质量审查中，要求施工单位所拟定的施工方法重点要突出，技术要先进，成本要合理，实用且利于操作，充分发挥机械作业的多样性和先进性。要对关键工程的重要工序或分项工程等均应制订详细具体的施工方案。对项目施工组织设计质量审查控制的标准有三条：①有明确的针对性；②内容的完整性；③具有可操作性。做到先审批，后实施。

项目部根据“施工组织设计（专项施工方案）检查记录表”，组织监理单位、施工单位、设计单位及项目部专业工程师，对项目所涉及的各项施工组织设计、专项施工方案进行识别，督促施工单位编制施工组织设计或专项施工方案，督促设计单位、监理单位完成相应的审核工作。

3. 场地准备

筹建办组织并完成三通一平工作，提供施工用水、用电和进出场地的道路，完成红线范围内的土地平整，为工程开工做好充分准备。建立测量控制网点，组织施工单位按照总平面图要求布置测量点设置永久性的坐标桩及水平桩，组成测量控制网。修建大型临时设施，包括各种附属加工厂、仓库、食堂、宿舍、厕所、办公室以及公用设施等。

4. 工程开工令

监理单位的监理工程师对承包商的开工准备情况及各项开工条件进行审查，在满足下列前提条件后，由总监发开工令：

（1）施工图已审查完毕。

（2）施工组织设计或施工方案已审批。

（3）施工图纸已会审。

（4）现场“三通一平”及临时设施等已能满足施工需要。

（5）主要材料、施工机械设备已落实（或有所计划）。

（6）已办理施工许可证。

（7）工程基线、标高已复核。

（8）其他地方性的规定等。

2.4.2 施工阶段的质量管理

在医院建设项目的质量管理过程中，施工阶段是整个医院建设项目质量管理最重要的环节。施工过程质量控制是指在施工过程中对实际投入的生产要素质量及施工技术活动的实施状态和结果所进行的控制，即事中质量控制。

从工程进入施工阶段开始，项目部的工作重点就是进行施工过程的宏观控制，抓程序、抓管理，切实发挥施工单位、监理单位的职责，建立项目质量保证体系，重点控制关键环节及薄弱环节，并对施工单位采取质量奖罚制度，提倡提高工序检查验收的一次验收合格率，定期组织施工监理及各施工方参加工程质量联检，加强质量监督管理，确保结构使用和安全需要，确保项目质量目标的实现。施工过程质量控制工作程序流程如图 2-13 所示。

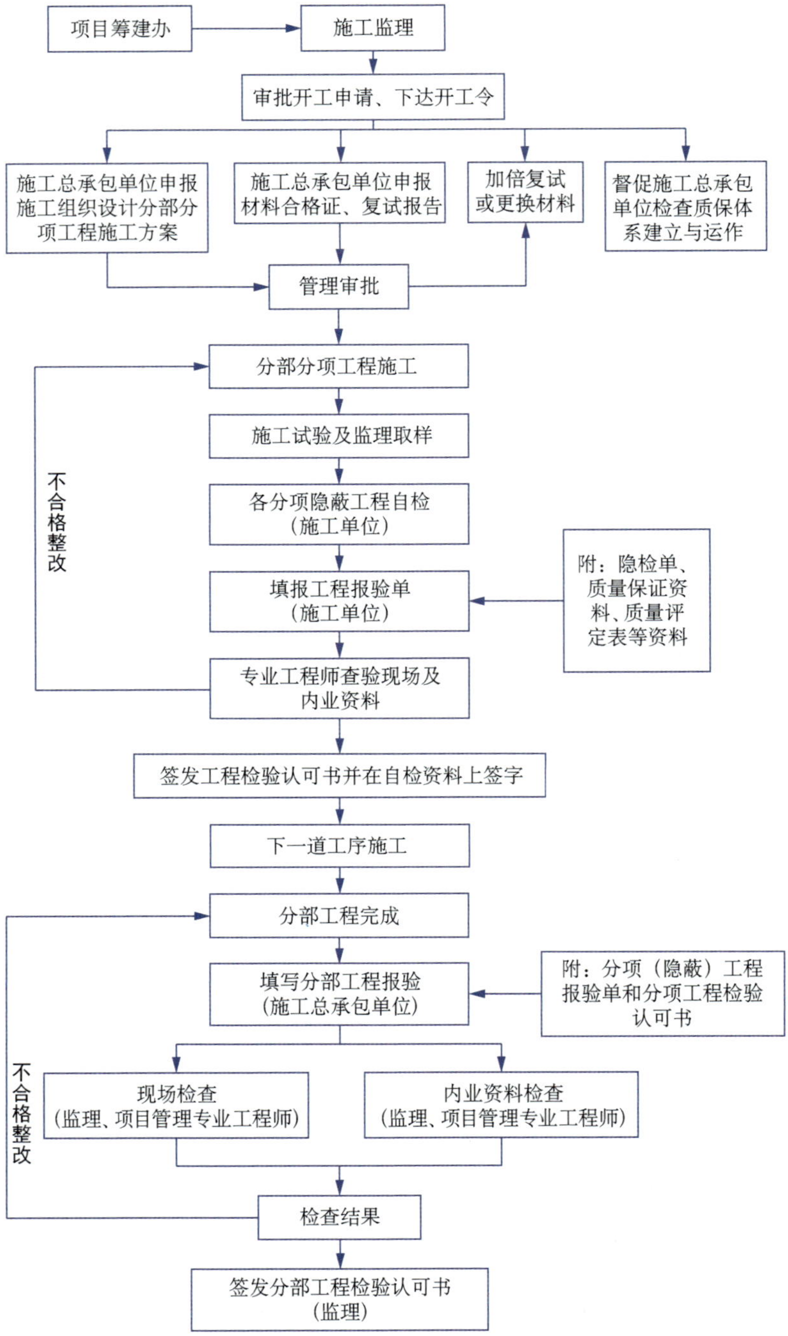

图 2-13　施工阶段质量控制流程图

1. 施工阶段质量控制关键点

1）工程材料质量控制

物资材料要符合国家技术质量标准，不得使用假冒产品及材料。所购材料必须有合格证件、质量检验报告、厂家名称和有效使用日期。筹建办督促施工监理做好材料进出场的检查登记工作，把好数量关、质量关、单据关，拒收凭证不全、手续不整、数量不符及质量不合格的材料。筹建办在进行例行工地检查时发现，某厂家进场材料资料不全，并在经监理催交后仍无法提供情况下，要求立即退场。

对于进场的物料，包括甲方供应的物料以及施工过程中的半成品，如钢材、水泥、钢筋连接接头、混凝土、砂浆及预制构件等，按规范、标准和设计的要求，根据对质量的影响程度和使用部位的重要程度，在使用前采用抽样检查等形式进行取样复试。筹建办督促监理工程师定期检查施工单位质检员的工作，要求按规范规定取样复试，经报验后方可使用，以保证工程质量。

上海市精神卫生中心重性临床精神疾病诊疗中心项目从设计阶段的材料设备选用，招标阶段的材料设备品牌范围设定，以及施工阶段材料的封样、材料的进场检查、见证送样和日常抽查等，做到了材料的严格把关。

在设计阶段，设计单位会收集上海市近期建设的各个医院所选用的材料，根据该项目的特点，选择经济、适用并相对先进的材料，比如给水管的材质、消防水管的材质、空气源热泵型号的选择等。在总包招标的时候，会在合同中约定主要材料的品牌范围，通过品牌约束，来保证材料的质量。总包单位进场后，筹建办会要求总包上报所其选定材料的品牌、规格、型号等信息，由设计、工程监理、财务监理、代建和院方共同确认。对于涉及效果类的装饰材料，还应进行封小样、封实样，设计单位负责人在样品上签字的手续。

监理单位负责对总包进场的材料进行检查，检查材料的合格证、检测报告、生产厂家、品牌、规格型号、表观质量及尺寸等信息，必要时应依法进行见证取样。代建单位和医院也会定期对现场使用的材料进行抽检。

2）施工技术交底

技术交底目的是使参加施工的项目经理、工程技术人员、作业班组明确所担负的施工任务或作业项目的特点及技术要求、质量标准、安全措施，以便更好地组织施工。筹建办督促施工单位严格设计交底制度，严格按照施工图进行施工，严格按施工规范进行施工。当出现重大施工难点时，筹建办组织施工单位与设计单位、医院、监理单位共同商讨相应措施，以确保工程施工质量。

3）施工工序控制

工程的施工过程，是由一系列项目关联、相互制约的工序所构成。工序质量控制的对象是影响工序质量的因素，其重点内容包括：设置工序质量控制点、严格遵守工艺规程、控制工序活动条件的质量以及及时检查工序活动效果的质量。项目部督促施工监理对关键工序实行全过程的跟踪，加强检查力度，在发现有不符合规范和设计要求的质量问题时，及时向施工单位提出口头或书面整改通知，要求施工单位整改，并检查整改结果。

（1）桩基工程施工质量控制

在上海市精神卫生中心医院重性精神疾病临床诊疗中心项目的桩基施工阶段，项目部要求监理单位安排专业人员对整个桩基施工实行跟踪，钻孔灌注桩施工时对每道工序设置质量控制点，对每根桩的桩位、成孔深度、泥浆比重及沉渣厚度进行检查，钢筋笼下放隐蔽验收，对混凝土浇灌进行检查，以保证整个桩基工程施工质量(图 2-14)。作为监理机构主要落实做好了以下几方面的工作：

① 预先学习图纸，提出问题清单，参加施工图的图纸会审和设计交底，配合勘察施工影响范围内的建(构)筑物、地下管线和公共设施等情况，梳理和分析调查资料，督促办理绿卡，采取措施，及时清除障碍物。

② 审查施工单位申报的主要施工机械及其配套设备的技术性能资料和安装检测检验资料。

③ 审查桩基施工单位的企业资质和各类人员资格资料。

④ 审批桩基工程的和项目前期施工各类专项施工方案。

⑤ 审查桩基、混凝土、钢筋和水泥等原材料的质保资料及复试报告。

⑥ 检查施工前的相关安全、技术、质量交底和环境保护落实等资料。

⑦ 复核测量轴线、水准点、桩位，检查轴线和水准点的设置及保护情况。

⑧ 检查对邻近建筑物、地下管线、架空线的情况是否与实际相符以及相应的保护措施。

⑨ 检查桩位下障碍物的清除、处理完成情况，施工场地必须已平整、硬化，注意硬地强度和厚度应满足施工要求。

⑩ 用于工程上的材料，经过监理的审批同意后才可使用，钢筋的规格、级别、型号和数量符合设计要求，有出厂质量证明书和试验报告，并按规定进行见证取样，复试合格后方可用于工程；预制桩和钢筋笼焊接用焊条根据母材的材质合理选用，并有出厂质量证明书。

⑪ 钢筋笼焊接接头按焊接及验收规范规定进行工艺和实际焊接情况的取样复试，确保合格后，才能用于工程施工。

⑫ 对进场的商品混凝土，检查供应商资格，确认其材料配合比单，强度、抗渗等级等指标必须符合设计要求。

⑬ 施工用各类机器设备进场进行了严格检查验收，确保经检测、验收合格的设备方能使用。

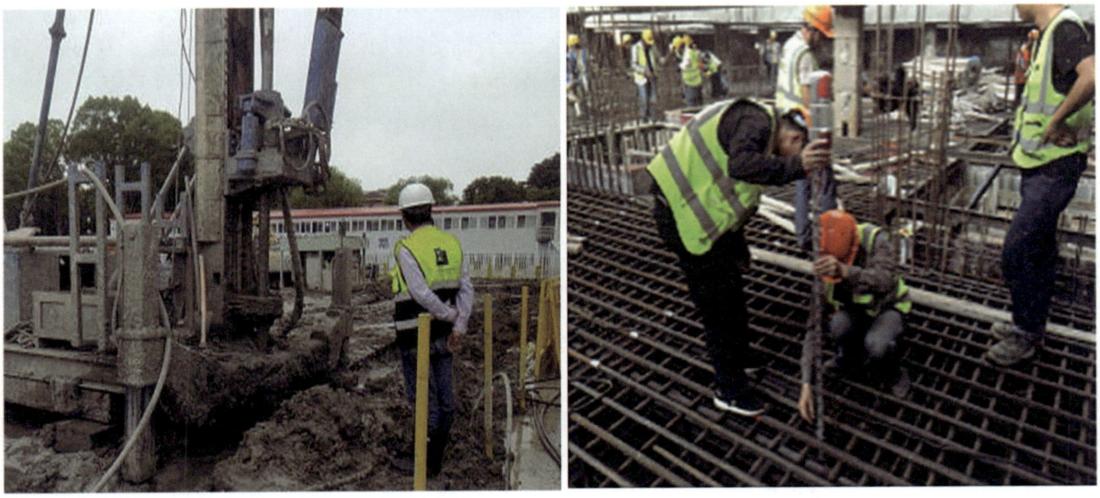

图 2-14　上海市精神卫生中心医院重性精神疾病临床诊疗中心项目桩基及混凝土结构质量控制

(2) 钢结构质量控制

随着国家、地方积极倡导建筑绿色化发展体系和技术路线，装配式建筑在公共建筑中的应用越来越广，因此钢结构技术在医院建筑中的应用也较为普遍。如图 2-15 所示，对于钢结构质量控制，要督促监理单位做到以下几个方面：

① 监理人员要认真熟悉施工图纸，理解设计意图。

② 督促落实钢结构深化图纸的确认，确保通过审图，符合规范要求。

③ 督促严格按专家评审通过的“钢结构施工专项方案”执行，落实钢结构的吊装、固接、焊接要点和技术质量控制、试件复核、检查验收措施。

④ 督促钢结构安装单位、施工人员及安、质监检人员必须具有相应的资质资格，符合国家有关规定。

⑤ 督促进入现场的施工机械应通过检测，保持良好的完好率，同时应具有相应的安全操作、保险、控制设施和性能。

⑥ 钢结构安装、施焊人员应持证上岗，做好安全技术交底和工艺检测，现场有符合要求的紧固、焊接位置和保证质量的作业条件。

⑦ 钢结构构件及钢结构附件等进入现场后，必须按到货批次进行必要的检测检验，做好记录。

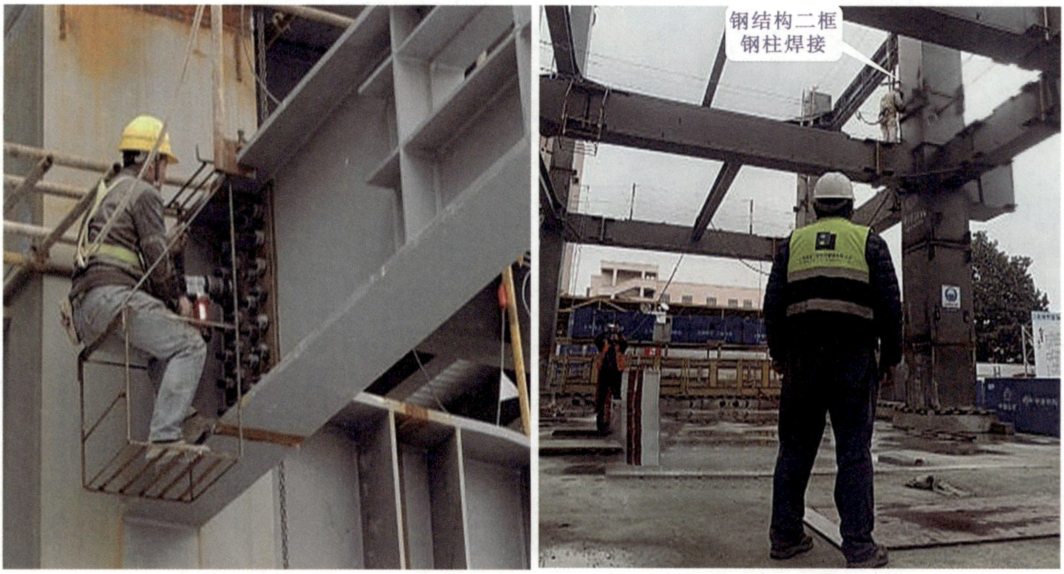

图 2-15　上海市精神卫生中心医院重性精神疾病临床诊疗中心项目钢结构施工质量控制

注意施工期间对钢筋桁架组合楼承板的施工质量和荷载控制（图 2-16），施工前，楼承板施工详图应经原设计单位确认，明确可不加设临时支撑的最大板跨间距或需加设临时支撑的设置要求，严格按专项施工方案要求做好临时支撑设置的技术交底工作。设置临时支撑的部位在混凝土浇筑前组织对临时支撑的检查验收，严禁在楼承板上随意增加施工荷载。要优化浇筑布料顺序，布料时应从支承梁中心线处向两侧散开，减少集中荷载，严格控制混凝土出料口高度，不得对组合楼承板造成冲击并且防止混凝土产生离析。严禁使用料斗直接倾倒。

好的材料加好的工艺，才能铸就好的工程。在选用好的材料之后，也需要对工序进行

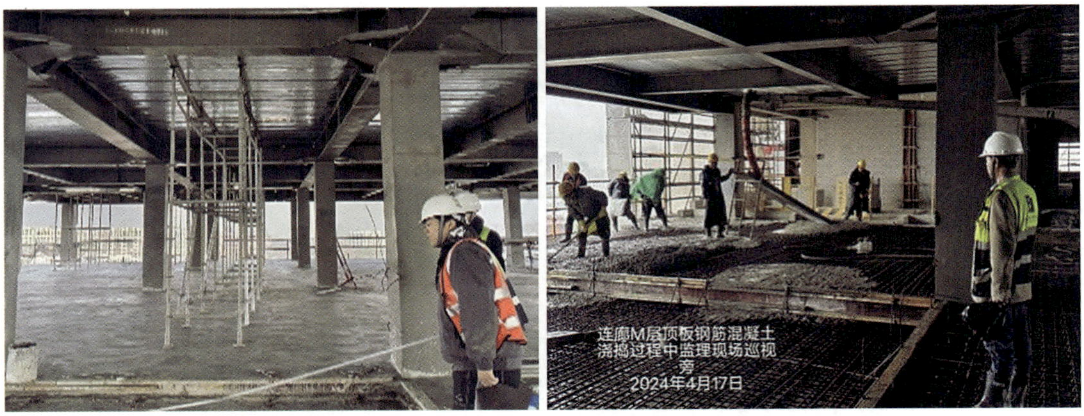
连廊M层顶板钢筋混凝土
浇捣过程中监理现场巡视
旁
2024年4月17日

图 2-16　上海市精神卫生中心医院重性精神疾病临床诊疗中心项目楼板浇筑质量控制

打样、评审，如桩头处理样板、防水施工样板、钢筋绑扎样板、砌筑施工样板、抹灰施工样板、机电安装样板、门窗样板、幕墙样板及精装修样板段，等等。

除了工序质量有保障之外，工序交接工作也是质量管理的重要内容之一。工序交接是施工作业活动中一种必要的技术停顿、作业方式的转换及作业活动效果的中间确认，上道工序必须满足下道工序的施工条件和要求。项目部督促监理单位加强工序交接验收控制，实行验收签证制，真正做到上道工序未经验收签字，下道工序不得进行施工。

对于隐蔽工程或主体结构的工序样板，由监理单位和代建单位进行评审。涉及效果类的样板段，除设计进行初步评审之外，业主单位还要进行二次评审，确保展示出的效果满足建设单位的需求。其中，监理单位和代建单位主要对评审工艺工序的合理性提出建议，设计单位和建设单位要对样板段的效果和功能提出意见。

4）工程变更控制

由于施工过程中往往会发生没有预料到的新情况，而导致各种意想不到的变更，主要是工程设计引起的变更、外界因素引起的变更、施工原因引起的变更和医院提出新的要求引起的变更。尽管变更是不可避免的，但质量控制的关键是如何对变更进行有效的控制。控制好变更必须有一套规范的变更管理过程，在发生变更时遵循规范的变更程序来管理变更，筹建办根据变更提出者不同而设定的流程进行变更。

通常对发生的变更，需要识别是否在既定的项目范围之内。如果是，那么就需要评估变更所造成的影响，以及如何应对的措施，受影响的各方都应该清楚明晰自己所受的影响；如果变更是在项目范围之外，那么就需要与施工单位进行谈判，看是否增加费用，还是放弃变更。

5）隐蔽工程验收

隐蔽工程验收是在检查对象被覆盖之前对其质量进行的最后一道检查验收，是质量控制的一个关键过程。隐蔽工程验收完毕，施工单位按照有关技术规程、规范、施工图纸进行自检，合格后报施工监理验收。筹建办督促施工监理及时对隐蔽工程，如基础工程、埋地工艺管线工程、非标制作工程等的检查验收。

6）分部分项验收

对施工单位已完成的检验分部分项工程，筹建办督促施工单位按设计要求和规范标准进行自查、自检，符合要求后向监理单位报验。同时监理单位按相应的质量验收标准和办法进行检查验收，各个分部分项验收需具备不同的条件（表 2-4），对在筹建办参与的验收中发现的例如钢筋绑扎不符合规范要求等质量问题，要求监理单位督促施工单位按设计及规范要求进行整改，整改好后须复查。

表 2-4　分部分项验收内容及条件

<table>
<tr><th>阶段</th><th>分部分项验收内容</th><th>应具备的条件</th></tr>
<tr><td rowspan="3">基础</td><td>桩基工程验收
（基坑开挖完成）</td><td>1. 桩基础应变检测报告；
2. 分部分项质量验收证明；
3. 监理评估报告；
4. 桩基础竣工资料（含桩位偏差表）；
5. 施工图（盖审图章）；
6. 其他</td></tr>
<tr><td>+0.00 以下结构工程</td><td rowspan="2">1. 工程施工资料；
2. 分部分项质量验收证明；
3. 监理评估报告；
4. 其他</td></tr>
<tr><td>（人防工程结构验收）</td></tr>
<tr><td rowspan="4">结构</td><td>结构验收（含二结构）</td><td rowspan="4">1. 施工图（盖审图章）；
2. 工程施工资料；
3. 分部分项质量验收证明；
4. 监理评估报告；
5. 其他</td></tr>
<tr><td>玻璃幕墙结构验收</td></tr>
<tr><td>石材幕墙结构验收</td></tr>
<tr><td>钢结构验收</td></tr>
<tr><td>装饰</td><td>吊顶内安装工程隐蔽验收</td><td>1. 施工图（盖审图章）；
2. 工程施工资料；
3. 分部分项质量验收证明；
4. 监理评估报告；
5. 其他</td></tr>
</table>

7）成品保护

在施工过程中，某些部位会先行完工，而其他部位还在施工。这种情况下，施工单位必须负责对已完成部分采取妥善的措施予以保护，以免因成品缺乏保护或保护不善造成损伤或污染，影响工程质量。筹建办督促施工单位做好成品保护工作，做到对成品保护有措施、有检查。

2. 筹建办的质量控制任务

对施工中的关键、需确认过程，由项目经理协助医院审核质量计划（监理规划、细则和施工方案、细则等）并监督检查监理和施工质量控制情况。

对日常施工，筹建办坚持采用现场巡视、抽查等方法监督检查施工管理质量。经常检查使用“日常检查记录表”（表 2-5）进行记录，季度检查使用“建设项目质量检查记录”（表 2-6）进行记录及质量评价。

表 2-5 日常检查记录表

检查时间			
检查内容			
被检查对象			
检查记录：			
被检查者意见		签章：	日期：
整改情况			

检查人：

表 2-6 建设项目质量检查记录

工程名称						
建设单位			设计单位			
监理单位			施工单位			
序号		项目	抽查质量状况	质量评价		
				好	一般	差
1	建筑与结构	主体结构外观				
2		主体结构尺寸、位置				
3		主体结构垂直度、标高				
4		室外墙面				
5		变形缝				
6		水落管、屋面				
7		室内墙面				
8		室内顶棚				
9		室内地面				
10		楼梯、踏步、护栏				
11		门窗				
12		雨罩、台阶、坡道、散水				
13		其他				
1	给排水与供暖	管道接口、坡度、支架				
2		卫生器具、支架、阀门				
3		检查口、扫除口、地漏				
4		散热器、支架				
5		其他				

（续表）

序号		项目	抽查质量状况	质量评价		
				好	一般	差
1	通风与空调	风管、支架				
2		风口、风阀				
3		风机、空调设备				
4		阀门、支架				
5		水泵、冷却塔				
6		绝热				
7		其他				
1	建筑电气	配电箱、盘、板、接线盒				
2		设备器具、开关、插座				
3		防雷、接地、防火				
4		其他				
1	建筑智能化	机房设备安装及布局				
2		现场设备安装				
3		其他				
1	医用气体	气源、管道、终端设备接驳				
2		气源压力标准				
3		液氧站				
4		设备机房				
5		其他				
1	机房工程	冷冻机房				
2		锅炉房				
3		配电房				
4		弱电机房、消控中心、安保中心				
5		水泵房				
6		其他机房				
1	室外总体	绿化				
2		道路				
3		标识				
4		其他				

（续表）

<table>
<tr><td rowspan="2" colspan="2">序号</td><td rowspan="2">项目</td><td rowspan="2">抽查质量状况</td><td colspan="3">质量评价</td></tr>
<tr><td>好</td><td>一般</td><td>差</td></tr>
<tr><td>1</td><td rowspan="4">资料</td><td>建设单位批准文件、重要会议纪要、过程记录和验收文件等</td><td></td><td></td><td></td><td></td></tr>
<tr><td>2</td><td>监理单位资料</td><td></td><td></td><td></td><td></td></tr>
<tr><td>3</td><td>施工单位资料</td><td></td><td></td><td></td><td></td></tr>
<tr><td>4</td><td>其他资料</td><td></td><td></td><td></td><td></td></tr>
<tr><td colspan="3">观感质量综合评价</td><td colspan="4"></td></tr>
<tr><td colspan="7">结论：

施工单位项目负责人：　　　　　　　　　　总监理工程师：
年　月　日　　　　　　　　　　年　月　日</td></tr>
<tr><td colspan="7">检查人员：

年　月　日</td></tr>
</table>

注：1 对质量评价为差的项目应进行返修。
2 观感质量检查的原始记录应作为本表附件。

对隐蔽工程、重要单项工程，筹建办采用组织和参与验收的方式监督控制工程质量。

对分部、分项工程，在施工单位组织对已完成的分部、分项工程进行质量评定并经施工监理按照规定程序办理验收手续后，由监理确认，项目经理（或筹建办技术代表）负责审核，可抽查分部、分项工程质量评定的准确性。

对工程质量事故，筹建办在质量事故发生后应及时组织和参与分析质量事故产生的原因；审核提出处理的技术措施和制订方案的要求，检查处理措施的效果并形成《会议纪要》。并按照会议通过的整治方案或技术处理措施督促施工监理进行跟踪监督，对最后的处理结果形成书面记录。

对施工管理不合格品的控制执行“不合格品控制程序”。

2.4.3 竣工验收阶段的质量管理

竣工验收是全面考核建设工作，检查是否符合设计要求和工程质量的重要环节，对促进建设项目及时运营，发挥投资效果，总结建设经验有重要作用。工程的竣工验收是全面检验工程建设是否符合设计要求和施工质量的重要环节，也是检查代建单位及其承包商合同履行情况的重要考核标准。竣工验收阶段应认真做好以下建设项目竣工验收移交工作。

1. 医院建设项目在组织开展试运行前验收工作应具备的条件

（1）施工单位完成工程设计和合同约定的各项内容。施工单位在工程完工后对工程质量进行检查，确认工程质量符合有关法律、法规和工程建设强制性标准，符合设计文件及合同要求，并提出工程竣工报告。工程竣工报告必须经项目经理和施工单位负责人审核签字。

（2）监理单位对工程进行质量评估，具有完整的监理资料，并提出工程质量评估报告。工程质量评估报告必须经总监理工程师和监理单位负责人审核签字。

（3）勘察、设计单位对勘察、设计文件及施工过程中由设计单位签署的设计变更通知书进行检查，并提出质量检查报告。质量检查报告必须经该项目勘察、设计负责人和勘察、设计单位负责人审核签字。

（4）具有完整的技术档案和施工管理资料，工程使用的主要建筑材料、建筑构配件和设备的进场试验报告，以及施工单位签署的工程质量保修书。

（5）建筑各系统联动调试合格。

（6）获得消防、环保等部门出具的准许使用文件。各用房取得室内空气环境质量检测合格文件。

（7）建设行政主管部门及其委托的工程质量监督机构等有关部门责令整改的问题全部整改完毕。

2. 验收参加单位及人员

工程完工，医院在收到施工单位的工程质量竣工报告和勘察、设计单位的工程质量检查报告以及监理单位的工程质量评估报告后，负责组织实施试运行前的验收工作。参加试运行前验收工作的单位及人员包括：

（1）质量监督单位：项目所属安质监站监督工程师、项目监督员。

（2）建设单位：医院主要领导，医疗、行政、后勤和设备等相关部门负责人。

（3）代建单位：项目负责人，项目经理。

（4）监理单位：项目总监理工程师，总监代表及各专业监理工程师。

（5）设计单位：项目负责人，建筑设计负责人，结构设计负责人、水电安装设计负责人。

（6）勘察单位：项目负责人，勘察负责人。

（7）施工单位：企业技术（质量）负责人，项目经理，项目技术（质量）负责人，各分包项目经理。

3. 验收程序

1）书面汇报

（1）建设单位：对整个工程建设进行小结，确认已完成工程设计和合同约定的各项内容。

（2）施工（总包）单位：汇报整个工程建设情况，确认工程质量符合法律、法规和工程建设强制性标准，建设内容符合设计文件及合同要求。

（3）监理单位：汇报工程质量评估情况，提供完整的监理资料。

（4）设计单位：汇报工程是否完成设计约定的全部内容。

2）现场及资料查看

参加试运行前验收的人员分为土建、安装和资料三个组，利用“建设项目竣工试运行检查记录表”进行现场及资料查看。

(1) 土建组查看内容

项目的工程质量应符合国家和地方有关法律、法规和工程建设强制性标准,符合设计文件的验收要求。院区总体施工已完成,院区道路应与城市道路贯通。

(2) 安装组查看内容

项目应完成变配电系统、空调系统、锅炉系统、压力管道及污水处理系统等的联动调试,并验收合格。

医用气体的气源、管道、终端设备须接驳正确。

水、电、气、通信等市政配套工程应安装到位,并通过调试、验收。

安防系统须安装到位,通过内部调试验收,且正常运行。

(3) 资料组查看内容

质量验收:主要分部工程验收材料,包括桩基工程、地下结构工程、主体结构工程、装饰装修工程、给排水工程、电气工程以及通风和空调工程等。质量监督机构出具的质检报告。

消防验收:相关建筑消防设计检测报告、相关建筑消防验收意见书。

环保验收:室内环境质量检查报告、试生产许可证。

卫生验收:放射用房取得放射防护预先评价报告、效果评价报告。

道路交通验收:公安机关出具的建筑工程交通设计验收通知书。

防雷验收:上海市建筑项目防雷工程检测报告、项目的防雷工程竣工验收意见。

电梯验收:电梯监督检验报告、电梯工程质量验收证明书。

锅炉验收:锅炉产品质量证明书、安装监督检验证书、压力表检定证书和特种设备使用登记证。

空调验收:通风与空调机组调试记录、通风与空调检测报告。

净化区域验收:中心供应室、手术室、ICU 等净化检测报告。

各种压力容器、低温液体储罐验收:特种设备取得使用登记证。

建筑节能备案:建筑节能计算报告书、建筑节能能效测评报告。

绿化备案:上海市园林绿化工程质量监督报告。

民防工程竣工验收备案。

建筑系统联动调试报告。

3) 验收结论

参会各方对验收内容进行讨论总结,根据项目质量及程序是否符合相关法律法规的规定,选择以下结论之一为最终意见。项目工程已通过各项开业试运行必备的消防、室内环境、环保和防雷等专项验收,该项目满足开业试运行的基本要求;或是项目工程不满足开业试运行的基本要求,并说明原因。

4. 工程项目移交

在医院建设项目竣工验收合格后,方可进行工程项目的移交。项目部将验收合格后的项目向医院和相关部门移交,包括总资产移交(含消防系统、人防工程及大型设备等)、工程竣工现状移交、房门钥匙移交及工程竣工图纸移交等。工程项目的移交由医院主管副院长主持,筹建办、总务部门、保卫部门及使用部门共同参与,可以在院纪委和审计部门的监督下进行。工程项目移交记录单应注明每个项目验收移交的责任人，经项目部、总务部门及使用部门签字盖章后，作为工程项目验收移交的依据。

2.5 安全管理

安全是建设项目一切活动的基础，是建设项目一切活动的前提，是不可超越的先决条件。安全管理是指管理者对安全生产进行的计划、组织、指挥、协调和控制的一系列活动，其根本目的是保护广大劳动者和设备的安全，防止伤亡事故和设备事故的危害，保护国家/集体和个人财产不受损失，保证生产和建设的正常进行。

随着全国各地对安全生产工作的高度重视，无论是施工单位还是监理单位都在安全质量监督站的要求和指导下，形成了一套完整的安全管理工作机制及相关制度。

2.5.1 "4+1"安全质量管控体系

为深入贯彻习近平总书记关于安全生产的重要论述和重要指示精神，坚持人民至上、生命至上、安全第一、预防为主、综合治理的方针，促进医疗机构平稳有序运行与高质量发展，本着从安全出发，科学构建医疗机构风险管理体系，从源头上防范化解上海精卫中心闵行项目在建设过程中的重大安全风险，在申康中心的领导下和医院的支持下，以申康卫建为核心形成了多方位、多层面的安全生产管理体系，即"4+1"安全质量管控体系（图 2-17），实现了项目—部门—公司—行业全覆盖。

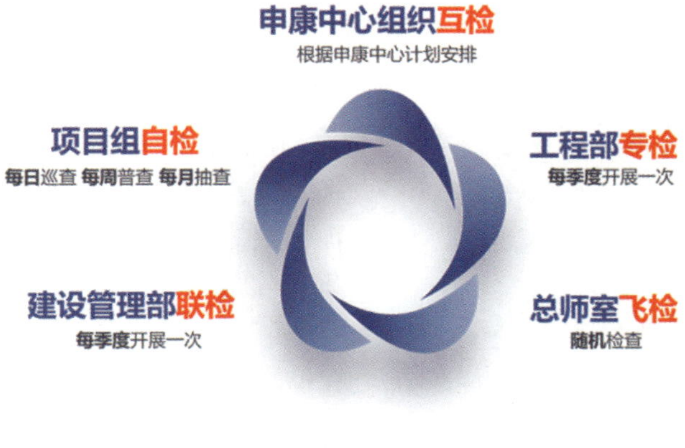
申康中心组织互检
根据申康中心计划安排
项目组自检
每日巡查 每周普查 每月抽查
工程部专检
每季度开展一次
建设管理部联检
每季度开展一次
总师室飞检
随机检查

图 2-17　"4+1"安全质量管控体系

"4+1"安全质量管控体系中的"4"，是指项目自检（项目层面的联合检查及项目经理例行检查）、工程事业部部门专检、总师室飞行检查、卫建服务中心和外部专业专家团队组织的联建联检；"1"为申康中心组织的医院互检。

1. 项目自检

项目自检是项目安全管理的第一道防线，主要包括项目各参建方联合检查及代建项目经理例行检查。

参建各方联合检查是指每周定期由筹建办项目经理携同监理单位召集工地现场总包、专业分包单位安全员、生产经理进行工地安全生产联合安全检查，参加检查人员包括医院基建部方代表、代建项目经理、代建专业工程师、施工总监、安全专监、总包安全主管、安全员和专业分包安全员。检查分为两个部分：工地现场联合检查和总结评讲会。工地现场联合检查到的问题区分责任单位，能整改的立即整改，不能立即整改的进行记录。评讲会主要针对现场检查出的未能立即整改的安全问题和比较突出的安全问题进行总结点评，出现的问题落实到单位，指定整改责任人，并限定整改时间。同时对上期联合检查提出的问题进行回顾，避免同一问题反复出现。

代建项目经理每周例行巡检工地不少于 3 次，对于发现的安全问题及时反馈给总包项目经理、安全主管，并委托监理单位对问题的整改落实情况进行跟进，做到对工地安全生产的动态掌控，使致心中有底。

同时，现场项目监理机构也是日常安全质量检查的主力军。在工程开工前，全面调查了解工程施工及周边环境情况，学习设计图纸，掌握危大工程范围，熟悉所监理工程项目的安全生产特点，有针对性地编制施工安全监督方案，并且组织所有项目参建方一起组织学习、交底，要求施工总承包单位于开工前，审查核验下列主要内容并报监理审批：

(1) 核实施工单位安全生产管理体系建立情况。

(2) 督促施工现场项目管理机构组建方案、安全生产管理制度执行。

(3) 审核所有施工单位企业资质、安全生产许可证以及项目经理、专职安全管理人员和特种作业人员等的资格证书。

(4) 督促落实施工组织设计、专项施工方案文件、危大工程清单和应急救援预案。

(5) 督促所有施工人员的健康管理和实名制登记、保险管理、农民工工资发放等落实情况。

(6) 施工单位的安全生产实施计划，安全措施费落实情况等。

在危险性较大的分部分项工程施工前，项目监理机构应审查施工单位提交的专项施工方案，需组织专家评审的必须执行二次审批程序，并编制相对应的专项监理实施细则。

在工程实施阶段，监理机构主要做好以下列施工安全监督工作：

(1) 根据工程进度，跟踪核查施工单位专项方案的报审、执行情况。

(2) 巡视检查施工组织设计、专项施工方案的实施情况，核查安全防护、文明施工措施费用的计划和使用情况。

(3) 督促施工单位开展安全生产自查工作情况，参加建设单位组织的安全生产交底和专项检查。

(4) 定期审查并核准施工单位现场安全生产标准化达标工地的考核评分。

(5) 检查各类建筑起重机械和升降机等设施安装、使用、升级和拆除等全过程管理情况，包括机械检测、人员资格、在场监护及重大危险源旁站(图 2-18)等。

(6) 按照规定，检查项目危大工程和防高坠、密闭空间、消防安全和临电临设等施工条件验收、过程验收情况。

(7) 督促基坑变形、环境保护、视频监控等项目监测监控措施落实和监控平台闭合情况。

（8）督促项目夜间、节假日等特殊时期施工安全秩序维护和避免扰民情况。

（9）督促现场监控巡屏情况，认真执行监理报告、评定制度。

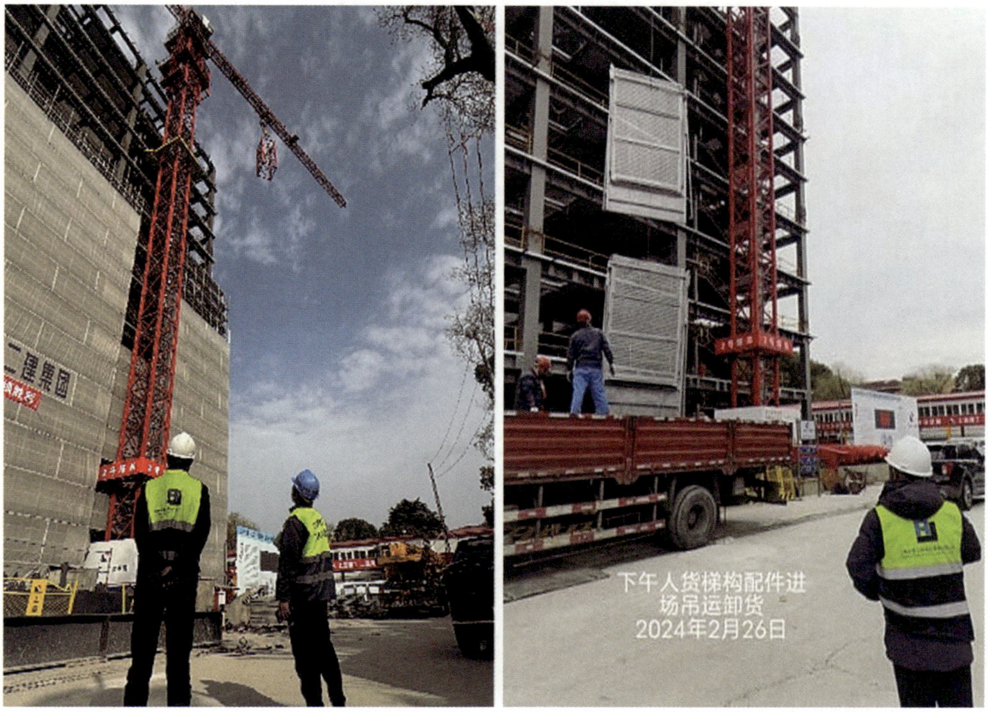
下午人货梯构配件进
场吊运卸货
2024年2月26日

图 2-18　重大危险源监理旁站

2. 部门专检

作为申康卫建现场管理的责任部门，申康卫建工程事业部每个季度组织一次对所有上海市级医院代建项目的安全质量专项检查活动，由工程事业部主任或副主任带队，每次检查不少于 10 位专家参与，分为安全检查小组、土建小组、机电小组和资料检查小组，对各个在建项目的安全生产情况进行全面、系统、细致的检查，检查情况如表 2-7 所示。检查出的问题汇总后，向各参建单位通报说明，解释原因，并开具整改通知单，最后进行综合打分。

每季度检查工作结束后，申康卫建工程事业部会依照各个项目的得分进行排名，在项目经理月度会议时通报，并将排名结果通报各总包单位及其上级公司。

表 2-7　申康卫建安全质量检查问题数量一览(单位:条)

序号	项目	安全问题			土建装饰问题			机电安装问题			资料问题			合计		
		第一轮	第二轮	第三轮	第一轮	第二轮	第三轮	第一轮	第二轮	第三轮	第一轮	第二轮	第三轮	第一轮	第二轮	第三轮
1	A	4	竣工		12	竣工		9	竣工		3	竣工		28	/	
2	B	8			14			9			1			32		
3	C	8	10	10	12	11	9	2	7	9	2	1	2	24	29	30

（续表）

序号	项目	安全问题			土建装饰问题			机电安装问题			资料问题			合计		
		第一轮	第二轮	第三轮	第一轮	第二轮	第三轮	第一轮	第二轮	第三轮	第一轮	第二轮	第三轮	第一轮	第二轮	第三轮
4	D	5	0	竣工	14	20	竣工	18	9	竣工	1	1	竣工	38	30	/
5	E	5	7	4	15	11	18	13	8	8	2	2	0	35	28	30
6	F	8	5	11	11	6	6	2	2	9	2	3	2	23	16	28
7	G	10	7	9	8	8	10	7	7	8	2	1	2	27	23	29
8	H	7	9	14	9	5	9	7	2	3	2	2	3	25	18	29
9	I	6	4	8	8	9	9	9	9	8	1	1	1	24	23	26
10	……	7	12	17	10	12	10	8	9	16	3	4	1	28	37	44
11		10	16	11	4	7	10	8	9	14	1	1	1	23	33	36
12		19	15	10	11	9	10	2	8	10	4	3	2	36	35	32
13		6	5	7	8	6	16	0	0	0	2	2	2	16	13	25
14		12	9	9	9	6	5	1	0	3	2	3	4	24	18	21
15		11	16	6	7	11	10	1	3	3	4	2	2	23	32	21
16		9	15	12	4	12	11	0	0	0	3	2	4	16	29	27
17		6	11	10	12	11	10	1	0	2	2	3	2	21	25	24
18		/		9	/		2	/		0	/		2	/		13
19		/		10	/		4	/		0	/		1	/		15
合计		141	141	157	168	144	149	97	73	93	37	31	31	443	389	430

综合四个季度的评估成绩进行年度综合排名。对于排名靠后的总包，由申康卫建公司分管领导出面约谈该总包公司分管工程的领导、项目经理，并对该公司的履约情况作出负面评价，报申康医院发展中心备案。

对于综合排名靠后的项目，代建单位也会通过绩效管理的手段，加强项目经理对于安全管理的重视，调动项目经理对于安全管理的积极性。

3. 公司飞检

作为申康卫建的技术支撑部门，总师室承担着安全管理飞行检查任务。每个季度对申康卫建公司代建的市级医疗建设项目进行全覆盖的“飞行检查”，检查有两个目的，一是检查项目的参建各方主要管理人员到岗情况和履职情况，管住人。二是检查项目的安全生产情况，管住物。并通过“飞行检查”的形式，了解项目安全管理最真实的信息，并指出现场安全管理存在的漏洞、点明现场安全措施存在的不足，为项目安全生产出谋划策、查缺补漏。

4. 联建联检

2022 年，为更好推进各在建项目的安全质量管理做深做细，申康卫建号召组织集结施工单位和施工监理单位的专业技术力量开展“联建联检”专项小组检查(图 2-19)，探索构建“超前管理、抓早抓细”的全新管理模式，得到了这些参建单位领导的支持，由申康卫建、施工企业和施工监理企业生产技术负责人组成的“联建联检”专项小组，形成了一支高素质的现场安全管理的专家团队，深入现场，通过利用小组成员单位上层的资源来解决项目上遇到的重难点问题，推动项目安全、健康发展。

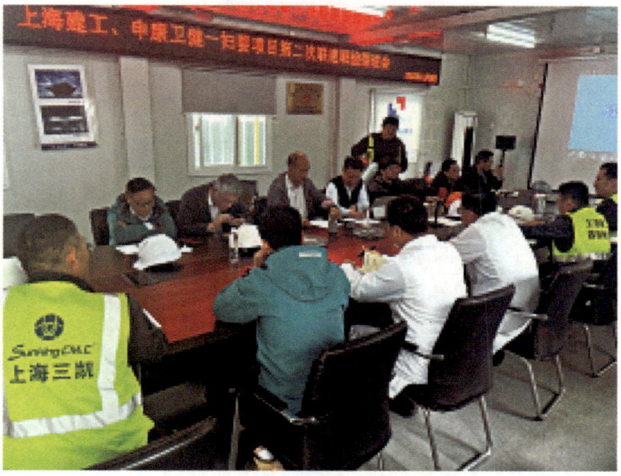

图 2-19 “联检联建”专家组在现场进行安全质量检查

5. 医院互检

作为市级医院建设项目的上级主管部门，申康中心高度重视项目现场安全管理工作，从 2022 年开始，申康中心层面组织的各市级医院基建分管院长、基建处处长到各在建项目交流学习，相互检查、提建议，让医院基建管理者更加直观感受其他工地成功的做法，看到自己项目工地的不足，从而从建设单位管理的角度上提高安全管理工作质量。

通过“4+1”安全质量管控体系建设，以申康卫建为信息中枢，给各个项目部传递最新的安全管理工作要求，宣传横向兄弟单位建设项目成功的安全管理经验做法，对于不同层级检查出来的重复安全管理问题，督促项目部予以重视，通过安全管理大数据分析，来指导各项目部如何更好地开展安全管理工作。

2.5.2 双维度风险源管控体系

2022 年，申康卫建开始起草《施工现场危险源辨识格式化清单》，针对安全管理、高处作业、临时设施、施工用电、施工防火、化学品存储运输、检修施工及试压作业等 32 个方面存在的危险源风险因素、产生原因、可能导致的事故、对应的管控措施进行了梳理，建立了以施工阶段维度、危险源维度网格化分布的双维度风险源管控体系(图 2-20)。在酝酿文件过程中，还邀请了相关安全生产专家进行评估，合理分类，最终形成了六大施工阶段(施工准备阶段、地基基础施工阶段、主体结构施工阶段、装饰装修施工阶段、机电安装施工阶段和室外总体施工阶段)、五大安全要素(环境、人员、管理、设备和材料)共计 916 条风险源。该清单依托信息化平台，指导项目现场管理人员，对于不同阶段的风险源应关注哪些，通过日常的安全检查，记录风险源发生的频次、部位，统计横向项目各类风险源发生的情况，用实时数据来引导项目管理人员对于安全管理的关注重点。通过信息化手段(图 2-21)，让双维度风险源管控体系和“4+1”安全质量管控体系进行联动，数据赋能安全管理工作。

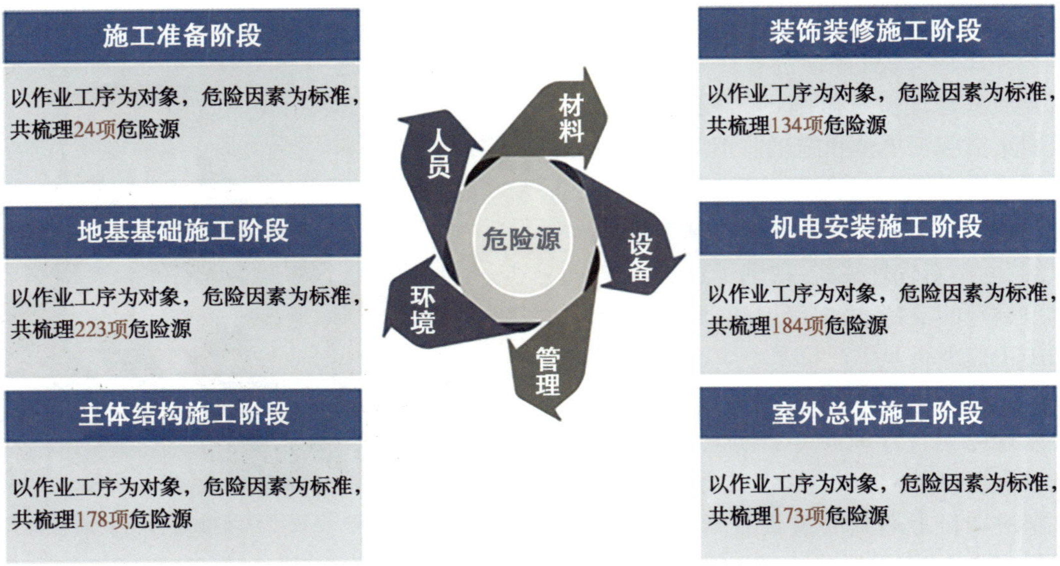

图 2-20　双维度风险源管控体系

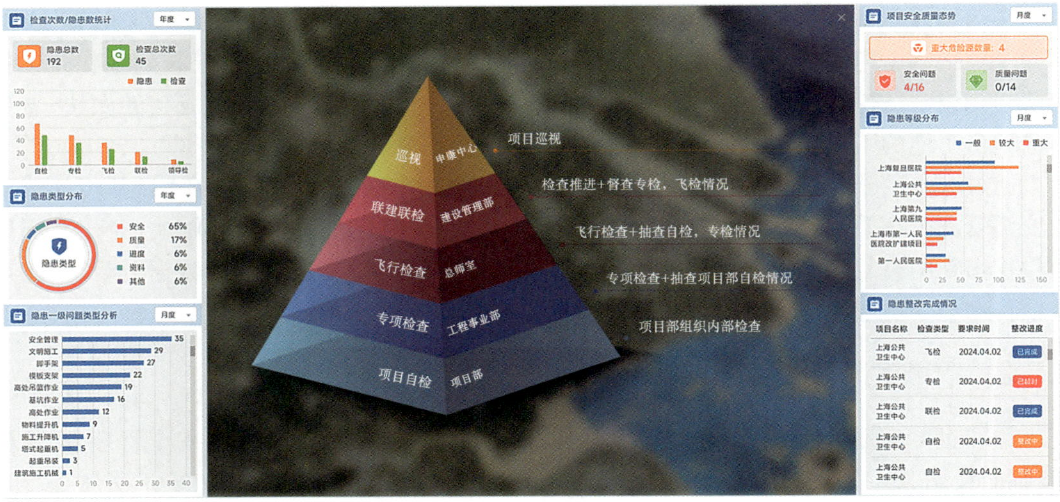

图 2-21　信息化综合管控平台截屏

2.6 投资控制管理

随着国务院《“健康中国 2030”规划纲要》的发布，精神心理健康被提升到战略性重要地位。精神专科医院基本建设与综合医院或普通专科医院有所不同，虽然同为医疗机构，但由于所服务对象的特殊性，其基本功能与综合医院或普通专科医院也有所区别。从接诊、治疗、康复到医学研究，精神专科医院在总体规划布局上，在各种功能分区、流线系统、交通系统上都有自己的特性，随之而来的，对于精神专科医院基本建设项目的投资控制，也有自身的特点、重点和难点。本节将从“上海市精神卫生中心重性精神疾病临床诊疗中心财务监理”的工作视角，对精神专科医院基本建设研究与实践之全过程投资管控方面从理论结合案例两个方面，提供投资管控的操作规范、规程，突出精神专科成本管控的侧重点。

2.6.1　全过程造价控制产生的背景和重要意义

西方国家对政府投资项目的管理采用的是采购制度，政府作为项目管理人在严格的采购规制和高度透明的法律监督下履行职能，其基本原则是“公平、透明、经济和效率”。在我国传统的政府投资项目中，政府部门以组织者、管理者和经营者三重身份完全参与公共项目的投资、建设、管理和运营等整个阶段中，形成了一种投入成本大、产出效率低和资源能耗高的公共项目供给模式。在这种模式下，政府投资部门、政府管理部门和建设单位之间存在严重的职责不清、职能不明的现象。政府投资部门承担了建设过程中的风险，但缺乏对建设单位的有效监管；建设单位作为项目业主拥有建设和管理的权力，但不承担风险，致使大量的业主不规范行为和“三超”现象的产生。在我国计划经济时代，建设工程项目造价控制主要通过“预算”和“决算”两个环节来控制。在市场经济的条件下，这种“一头一尾”的简单方法，不能适应投资方对工程造价控制的要求。比如：①投资膨胀严重，“三超”现象相当普遍；②事前、事中无控制，事后结算争议频繁；③投资方的团队专业性不足，对投控效益的影响性显著；④过程中各项工程费用支出的合法性、合理性和真实性都容易产生疑问。

根据抽样调查，在“九五”期间国家投入的公共投资基建项目中，有 85%以上的项目超概算，39%的项目未能达到设计生产能力，37%的项目投入运营后处于亏损局面。政府推行“代建制”，其主要目的就是要打破现行政府投资体制中“投资、建设、监管、使用”四位一体的模式，以求有效地解决长期困扰管理层的“三超”现象。

投资控制是代建制项目管理工作的主线，应贯穿于项目整个建设周期和各个方面。为了改变“三超”现象，越来越多的代建单位从组织结构、制度建设、经济技术、合同和信息管理多个方面采取多种有效措施，将过去被动性的、事后审核为主的投资控制方式转变为前瞻性、主动性的事前投资控制方式，梳理了建设各阶段的投资控制风险点，设置了对应的投资控制措施，提高国有资金的使用效率，体现资金使用价值，确保工程总投资不突破国家相关部门批准的总概算。

2.6.2　财务监理工作目标及指导思想

“上海市精神卫生中心重性精神疾病临床诊疗中心财务监理服务”是市财力投资的重大项目，其建设费用由市财政出资，财政对资金项目的使用要求严格，尤其对项目建设过程中的程序性和规范性要求非常严格，同时更加注重项目的品质和社会效益。

1. 财务监理工作目标

确保资金专户管理，通过对项目投资的跟踪控制，达到实际投资支出控制在投资支出预算范围，确保项目的总投资费用不超过概算的目标，最终服务的各项内容符合国家审计要求。

(1) 成本控制有效。即总概算不能突破，控制好分项概算，参与项目建设过程优化设计，降低工程成本。

(2) 程序执行规范。控制好工程按设定的项目程序运行：前期程序规范；概算执行规范；招标和采购程序规范；合同签订程序规范；设计变更、现场签证管理程序规范。即项目建设不超范围、不超规模、不超标准。

(3) 资金监控准确。协助编制准确的资金计划；严格控制项目总成本，保证进度款审核准确；保证合同价款审核准确。

(4) 财务管理有序。会计科目设置正确；费用支付符合规定；建设资金无挤占、挪用、滞留等情况。

(5) 咨询服务到位。协助上海市财政局、上海申康医院发展中心、上海市精神卫生中心，起到预判、预警、及时专报作用；协调配合上海申康卫生基建管理有限公司、工程监理、设计单位的工作，严格各项制度。最终达到质量、进度、成本三大目标的顺利实施，并对项目绩效作出准确评价。

(6) 财务监理报告及时。按照工作计划，及时提交委托人满意的各项报告，主要包括：项目动态分析报告、超投资专题报告、工程结算审核报告、财务决算审核报告、财务监理工作年度小结报告及财务监理工作总结报告等。

2. 财务监理工作指导思想

(1) 贯穿财务监理工作的核心。在项目建设过程中，以批复概算为基础，以合理确定概算为前提，有效预控和动态控制项目投资。前期阶段已经发生一些费用，经财务监理审核，对批复的概算进行拆分、分析并制订投控目标值，确定项目的目标成本。根据投控目标值落实施工图限额设计管理，并在扩初、开工等重大节点根据项目进展情况进行调整，及时动态进行预算执行偏差分析；在施工图设计阶段、施工阶段、竣工决算阶段和总结阶段，通过全过程的资金监控、财务管理、投资控制等工作，把建设工程造价控制在批准的限额以内，并随时纠正发生的偏差，以保证项目财务监理目标的实现。

(2) 贯穿全过程的财务监理工作体系。按照“事前、事中、事后”的全过程控制方法，结合“动态的、全方位、全过程”控制目标，按照“服务”和“监督”原则，建立项目财务监理体系，开展财务监理工作。

依据有关法律、法规和建设行政主管部门的有关规定，通过对建设项目各阶段工程投资的预估、预判、预警和程序性建设，实施以工程投资预控和动态控制为核心的项目管理，实现对整个建设项目工程投资的有效控制与调整，缩小投资偏差，控制投资风险，协助上海市财政局、上海申康医院发展中心、上海市精神卫生中心进行建设投资的合理筹措与投入，确保实现工程投资的控制目标。

(3) 财务监理的有关法律依据和工作依据。①《中华人民共和国民法典》；②《中华人民共和国会计法》；③《中华人民共和国建筑法》；④《中华人民共和国招标投标法》；⑤《关于切实加强政府投资项目代建制财政财务管理有关问题的指导意见》；⑥关于解释《基本建设财务管理规定》执行中有关问题；⑦《基本建设财务规则》；⑧《上海市财政性基本建设项目财政财务监督管理暂行办法》；⑨上海市财政局《关于对本市地方建设项目工程价款财务结算有关问题的通知》；⑩《建设工程工程量清单计价规范》(GB 50500—2013)；⑪《建设工程价款结算暂行办法》；⑫《建设工程施工发包与承包计价管理办法》，以及国家和市政府颁布的其他法律、法规、政策和规定。

2.6.3 精神专科医院建设各阶段投资控制要点

精神专科医院建设投资控制要点(图 2-22)包括概算阶段、招标阶段、施工阶段和竣工阶段等四个阶段的投资控制点。

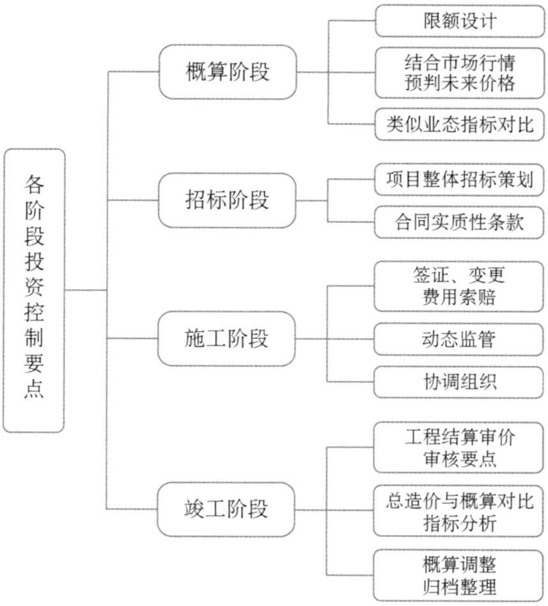

图 2-22　各阶段投资控制要点

1. 概算阶段控制要点

1) 要点概述

批复概算是设计阶段限额设计控制投资目标值，也是后续招标、合同签订和全过程造价控制的依据。本阶段应对批复概算进行切块分解，把概算分解到各分项、各专业或系统，编制概算分解和分项造价控制目标报告。

2) 具体实施方案

协助项目单位对设计概算进行审核，提出对设计的技术经济分析和优化建议。将该项目批复概算与分析测算价进行对比，重点分析在概算含量上是否存在深化量差、价格上是否存在概算定额与市场价格的价差；土建与安装工程单项概算的平衡调剂，并参照医院专项工程指标及类似业态工程项目准确测算该项目概算指标，上海市对标案例造价指标对比情况如表 2-8 所示。

表 2-8 上海市对标案例造价指标对比情况

指标内容		项目名称						备注
		精神卫生中心（该项目）		某院医疗科研综合大楼（样本项目 1）		某院临床诊疗中心（样本项目 2）		
建安造价		万元	指标元/m^2	万元	指标元/m^2	万元	指标元/m^2	
其中	桩基工程	2 381	323	2 510	230	2 905	280	该项目：地下两层 样本项目 1：地下三层 样本项目 2：地下三层
	围护工程	4 885	663	12 035	1 102	9 454	910	
	结构与建筑工程	35 549	4 827	52 526	4 808	41 282	3 971	含外立面及屋面
	机电安装	22 043	2 993	34 351	3 145	29 562	2 845	—
	装修工程	10 818	1 469	13 321	1 220	10 034	965	—
	屏蔽及净化工程	1 867	254	3 209	294	7 893	760	屏蔽、手术、净化区域等特殊工程
	室外总体	1 363	186	2 699	247	982	94	—
建筑面积单方造价		78 906	10 715	120 651	11 046	102 112	9 825	—
造价属性		概算	—	概算	—	概算	—	—

备注：上海精卫中心闵行项目（该项目）概况：新建总建筑面积为 73 643 m^2，主要有 A 楼栋 18 层＋M 层，建筑物高度 79.95 m，B 楼栋 11 层＋M 层，建筑物高度 52 m。

a. 桩基工程：地下两层，直径 500 mm 预制方桩＋直径 700 mm 转孔灌注桩（后压浆）。

b. 围护工程：主体基坑采用 ϕ900～1 100 mm 钻孔灌注桩＋两道水平混凝土支撑的围护形式。

c. 结构与建筑工程：项目主楼为钢框架＋中心支撑结构体系，用钢含量指标 185 kg/m^2；外立面框架式金属幕墙（面层铝单板、陶板）及节能外门窗。

d. 装饰工程：重点区域需设置如内门采用钢质门且设置安全夹胶玻璃观察窗，表面采用塑面贴合、护理单元采用双道门、走道采用双扶手、诊疗区域及活动区采用索板等安全防护措施。

通过对标分析发现如下情况。

（1）基坑围护工程。该项目主楼为钢框架＋中心支撑结构体系，地下两层。在概算分解阶段，我们从价值工程（功能/价格比）的角度提出优化建议，如：

① 优化止水帷幕。原设计采用超长三轴水泥土搅拌桩作止水帷幕，桩长 43 m。根据抽水试验报告计算复核，建议优化后采用常规三轴水泥土搅拌桩作止水帷幕，桩长 23.4 m。

② 优化普遍区域围护桩桩长桩径。原设计普遍区域围护采用 ϕ1 000、桩长 26 m 和 ϕ1 100、桩长 27 m 钻孔灌注桩，建议优化采用 ϕ950、桩长 24 m 和 27 m 钻孔灌注桩，经设计院测算满足荷载要求。

③ 结合邻近建筑基础资料（桩基础），建议取消西侧型钢斜换撑措施。

④ 优化疏干井、坑内降压井数量。原设计疏干井 38 口、建议优化后为 33 口；原设计坑内降压井 16 口，建议优化为 10 口等。最终设计响应调整至施工图，使有限的资金获得最大投资效益。

(2) 医院的智能化系统和其他普通建筑智能化系统相比，不仅包含了普通建筑常规的智能化系统，还涵盖了医院特有的系统，如：候诊排队叫号系统、护理呼应信号系统、远程会诊系统、物联网人员定位系统和医警对接平台系统等，且由于该项目是为精神疾病患者诊疗，安防监控系统有很大的特殊性，相比一般医院的摄像机数量增加约 50%，摄像机均宜采用防爆半球形式吸顶安装。对精神疾病患者及医护人员通行出入口管理系统的要求也比普通医院设置的门禁数量多，且多为双向门禁，确保患者及医护人员基本人身安全。我们根据精神专科医院的特殊性、特异性，在概算分解阶段对这块费用作了充分考虑，确保最后造价控制在概算范围内。

(3) 2021 年起国家大力推动公立医院高质量发展，打造智慧型医院，物流系统作为一个关键性的成本改善板块越来越引起我们的重视。基于医院不同功能的需求，组合搭配不同的物流系统，所涉及的造价也有所差距，在概算阶段，造价师摸排了市面上常用的物流系统的特点及造价(表 2-9)，并考虑该院实际功能需求，采用综合物流系统，即气动物流系统＋轨道物流系统，确保批复概算在合理范围内。

表 2-9　常用的物流系统的特点及造价比较

特点 \ 名称	气动物流(PTS)	轨道物流	中型箱式物流	物流机器人(AGV)
速度	5～8 m/s	一般 0.6 m/s，最快 1.2 m/s	水平传输：0.5～1.0 m/s；垂直运输：1.5～3.0 m/s	运行速度偏慢
载重	≤5 kg	≤30 kg	30～50 kg	≤500 kg
优点	速度快、噪声、小运输距离长	可运输较重的物品	箱体较大，传输效能高可占到医院洁净物资传输的 90% 左右	医院所有的物资，运输过程中无需人工辅助
缺点	运输量少，每次运输重量不超过 5 kg，需要人工将物资装、拆到传输瓶	速度慢、小车容积限制、传输效能相对较低	安装空间条件要求较高，施工难度较大，速度慢，容易拥堵	造价高、运行速度偏慢、运行路线会与行人混流，占用医院电梯，日间运输效率偏低
适用范围	小型物流	中型物流	中型物流	大型物流
运输物品	零星药品、检验标本、小耗材、急用小件物品	输液药剂、各种药品、批量检验标本、小型物品	医院绝大部分的洁净物资	医院所有的物资
参考造价	30 万～40 万元/站	40 万～50 万元/站	40 万～60 万元/站	30 万～80 万元/站
本项目服务范围	生物样本库、药房、检验科、手术室、一次性物品库、GCP、ICU、标准病房的护士站	药房、门诊、检验科、手术室、康复中心、病区	无	无

（续表）

特点＼名称	气动物流(PTS)	轨道物流	中型箱式物流	物流机器人(AGV)
本项目概算阶段站点数	23 站	27 站	无	无
本项目概算阶段单站造价	35 万元/站	33 万元/站	无	无

2. 招标阶段控制要点

1）要点概述

本阶段应根据上阶段的概算分解报告，提出施工图设计的投资限额目标，并作为工程勘察、设计、施工、监理、其他服务类和材料设备等招标采购、合同审核的造价控制目标。本阶段重点关注发包方式是否合法、合规；关注合同主要条款是否与招标文件约定的合同主要条款一致，是否变更了实质性内容(合同结算方式、支付条款、各自权利义务等)，对照批复文件的建设内容，审核招标范围的界面划分是否清晰，避免漏招、重招现象。

2）具体实施方案

根据医疗建筑特点，充分考虑工期、设计进度、招标条款、施工技术要求、造价风险、医疗工艺要求及院方需要建设时序等因素，合理划分标段及界面，开展合同条款的规划，重点锁定二次招标的专业工程暂估价及材料暂估价。

(1) 常规医院的招标策划中电力配套工程、自来水配套工程、消防工程、人防工程、医用气体、弱电工程、燃气工程、净化工程及屏蔽工程等作为专业分包进行二次招标，但在该项目招标阶段，策划主线以设计深度超前为亮点，除弱电工程和燃气工程列入专业工程暂估价外，以上其余安装工程图纸深度已满足招标要求一并列入总承包招标范围内。如此既有利于提高设计院的管理能效，减少工程建设成本，又避免了因市场行业垄断等因素造成暂估价超限额的不确定性。同时节约了招标时间也为项目进度提前打下坚实的基础。

(2) 参建单位共同编审招标文件。院方、代建、财务监理、设计院全程参与各总分包、材料等招采工作，对招标文件、合同编制的完整性、针对性、合规性等方面提出建议。

① 常规财务监理项目对招标清单及限价是审核责任，该项目实行与招标代理单位“背靠背”编制招标清单及限价，共同查漏补缺，大大减少清单缺项、漏项、量差，以及对特殊工艺和材料的市场价格把控。

② 清单项目特征描述要准确、完整，共同编审可以发挥咨询公司的经验，将因施工工艺会引起的工序增加、深化量差和新颁布的行业相关法规、政策、标准及规范等引起的费用增加等因素均合理加入清单描述中，并针对项目特征描述中是否存在施工工艺漏项及清单内容重复计价等问题进行梳理，大大减少承包单位的二次索赔。

如，在“灌注桩”项目特征描述中，混凝土应详细注明为“水下混凝土”、是否包含“填孔”；土方外运清单项目特征应补充“土方外运及处置费用(考虑区渣土办规定)”的相关描述；钻孔灌注桩项目特征应根据图纸设计说明补充“利用导管灌注混凝土，超灌高度不小于桩长的 3%，混凝土充盈系数 1.0～1.2，包括泥浆场地内固化，废土外运及处置，空钻、孔内填渣及桩预留长度等所有费用”的相关描述;钢结构项目特征应补充“根据设计方案自行深化节点,并据此报价;含高强螺栓、栓钉、角钢和加劲板等设计及施工规范要求的一切费用等相关描述”;电气清单中风机、风机盘管检查接线已单独列项,而暖通清单中风机及风机盘管清单特征描述已包含此项内容,避免重复应删除电气分部中的检查接线清单等。

③ 对招标图纸暂时无法确定选定的材料设备作“暂估价”处理,做到不明确的施工范围不空项。

④ 标段划分时遵循以下原则:根据工程项目的特点,考虑工程的整体性、专业性;有利于工程建设组织和管理,各标段界面清晰;有利于工程衔接和相关工程的配合;有利于系统集成和接口兼容;有利于场平布置,临时设施、过渡工程和辅助工程的合理配置。

⑤ 应特别关注以下界面划分:医疗设备的安装与综合机电施工;洁净区域各系统切分与综合机电施工;精装修施工与总包建筑施工等。

通过共同编审充分发挥各参建单位的专业特长,保证工程量清单的完整性和准确性,为后续造价控制把控好关键的一环。

(3) 财务监理单位全程参与跟踪评标、定标工作,及时出具不平衡报价分析报告;协助院方挑选施工实力强大的承包商,以及政采工程招标和比选工作。对专业分包主要审核招标文件中的合同条款,尤其对合同费用、工期、质量等方面,落实专业分包的限额设计工作和优化设计工作。

(4) 合同条件的咨询建议。招标文件中合同条款要约的实质性内容指合同标的、数量、质量、价款或者报酬(合同价款应明确税率、税金)、履行期限、履行地点和方式、违约责任和解决争议方法等。加强审核施工总、分包合同的合理性,重点包含总包和分包界面划分的合理性;每个合同中暂估单价、措施费的合理性;与计划进度的匹配性;付款的合理性以及可操作性;结算原则的统一性。

① 当存在报价不明确的建议合同条款时,投标报价应满足分部分项工程量清单项目特征描述和招标图纸及相应技术规范要求,凡分部分项工程量清单项目特征描述、招标图纸及相应技术规范、质量评奖要求等均视作包含在相应的综合单价中;发包方有权按澄清文件需要调整的部分予以修正,经财务监理审核后按双方确认的修正价作为结算价。

② 采用工程量清单计价的工程,应在招标文件或合同样本中明确风险内容及范围,不得采用无限风险、所有风险或类似语句规定计价中的风险内容及范围,如暗浜(已探明)、地下障碍物(地下 2 m 内)等。

③ 关于暂定材料价中明确含安装费用的报价中重复报价(人工和机械费用)部分,结算时发包方有权修正,经财务监理审核予以核减。

④ 以资金效益最大化保障项目进度,依据《建设工程价款结算暂行办法》中第十二条,工程预付款结算应符合下列规定:包工包料工程的预付款按合同约定拨付,原则上预付比例不低于合同金额的 10%,不高于合同金额的 30%,对重大工程项目,按年度工程计划逐年预付。且建议逐年预付工程款,合同条款中要约定具体的支付时间。

⑤ 如变更引起的新增单价,建议用合同条款增加说明:“信息价计取采用投标时折扣率或下浮率时,明确折扣率或下浮率为投标总价/招标限价。”变更费用计取中,对投标文件中工料机单价不一致或同一单位工程中费率不一致的,应约定按最低组价计算。同一项目综

合单价不一致的,应约定按最低单价计算。

⑥ 如不平衡报价,建议补充相应条款。如,单价明显偏高报价(超招标限价或投标平均单价 20%以上,签订合同时可列表):项目工程量增加超过合同工程量 15%的部分,费用按修正价(招标限价或投标平均单价)进行结算;工程量减少,按原合同价进行结算;若发生变更或签证,变更或签证工程量均按照修正价(招标限价或投标平均单价)进行结算。单价明显偏低报价(超招标限价或投标平均单价 20%以上,签订合同时可列表):项目工程量减少超过合同工程量 15%的部分,费用扣减按修正价(招标限价或投标平均单价)进行结算;工程量增加,按原合同价进行结算;若发生变更或签证,变更费用扣减部分按修正价(招标限价或投标平均单价)进行结算。

(5) 审核建设项目的前期费用,参照国家、省市或行业标准收费,结合所在地区的市场竞争行情、技术难度、工况复杂情况综合考虑编制合理的工程建设其他费用的招标控制价及招标文件,给予建设性意见。

① 目前市场化是趋势,相关收费文件仅作为参考,尤其是设计费,过程中尽可能按照总概算为基数进行统算,而不是按专业划分(道路工程、桥梁工程、排水工程、附属工程等)计算。

② 设计、监理等服务采用公开招标方式确定的项目,费用结算按招投标文件中的报价方式进行结算。

③ 涉及分标段进行招标的项目,各标段限价计算时,不能用单个标段的投资额作为基数进行计费,而应该以批复建安费用(或总投资)为基数进行计算,再按各标段投资额占比进行分摊。

④ 加强设计合同中限额设计、优化设计的奖罚条款,财务监理在动态过程中对超出设计限额的情况及时出具书面处理意见。

3. 施工阶段控制要点

1) 要点概述

本阶段根据施工承包合同价、进度计划编制各承包合同的明细工程款现金流量表和工程用款计划书。根据工程变化,不断进行动态调整。制订工程变更管理办法、材料设备批价管理办法和管理流程等,包括设计变更、技术核定单、现场签证和费用索赔管理,材料、设备、服务等核价管理等,详细分析变更对造价的影响,严格控制工程变更,进行动态分析和预警,采用多层控制机制,确保造价控制目标的实现。

2) 具体实施方案

(1) 设计变更、工程签证管理。

(2) 开工前完成总承包投标文件不平衡报价分析报告,针对价格偏高的单价比对招标图进行梳理,根据“二八法则”梳理造价占比影响大的清单项目,分析价格偏高的原因,同时在设计院出具正式施工图以及设计变更的时候,针对价格偏高的单价进行审核,判断是否有工程量大幅增加的风险,从而保证设计变更的合理性。

(3) 动态监控管理。在概算目标值内签订施工合同,在施工周期过程中须不断采集实际值,实施动态监控。其中包括不间断收集,如,设计变更或工程签证、技术核定单、图纸会审交底等;政府出台对设计、施工及验收规范的新政策、法规,或新要求“光伏工程”;通胀或市场需求变化引起的物料价格的变化等，加强对费用预估准确性和合理性，审查是否存在不平衡综合单价的变更，判断是否有工程量大幅增加的风险，新增内容及时预测是否会引起超概发生。

(4) 提高变更流程的执行效率，由代建单位牵头定反馈时限、定落实人员、定审批步骤及流程(图 2-23)，参建单位严格执行。开工前期与参建单位召开变更交底专题会，现场同步做好事前、事中、事后的影像资料留据，手续签字规范、签署内容完整，对于签证的审核按准确实算原则、实事求是原则、及时处理原则和增减平衡原则处置。注意避免因施工单位责任和合同责任范围内的费用向业主转嫁。

(5) 严格督促按照批准的设计规模、设计标准进行工程建设，配合业主对重大设计修改参与技术经济比较；对于提高建设标准、扩大规模的设计修改，参与工程成本比较、分析，及时提供变更成本预测算建议。

① 相较于常规医院，精神专科医院的卫生洁具、物流系统、安全防范系统存在一定差异，结合实际需求及总进度计划做好提前进度预判，及时收集相关类型项目设备及主材资料，对不同档次产品技术参数、价格区间、后期维护保养便捷性等专题分析，既要坚守原则控制在概算批复内，同时满足专项医疗的使用需要，多方案组合供设计院决策。

② 在部分市场价差比较大的专项招标前做好各种拟选品牌的充分询价，如电梯系统应进行整体的设备询价；卫生洁具的国产品牌和合资品牌价格差异较大，应根据院方的实际使用要求进行多个价格组合的询价以供遴选，以保证洁具的品牌质量，采购价格控制在概算范围内。

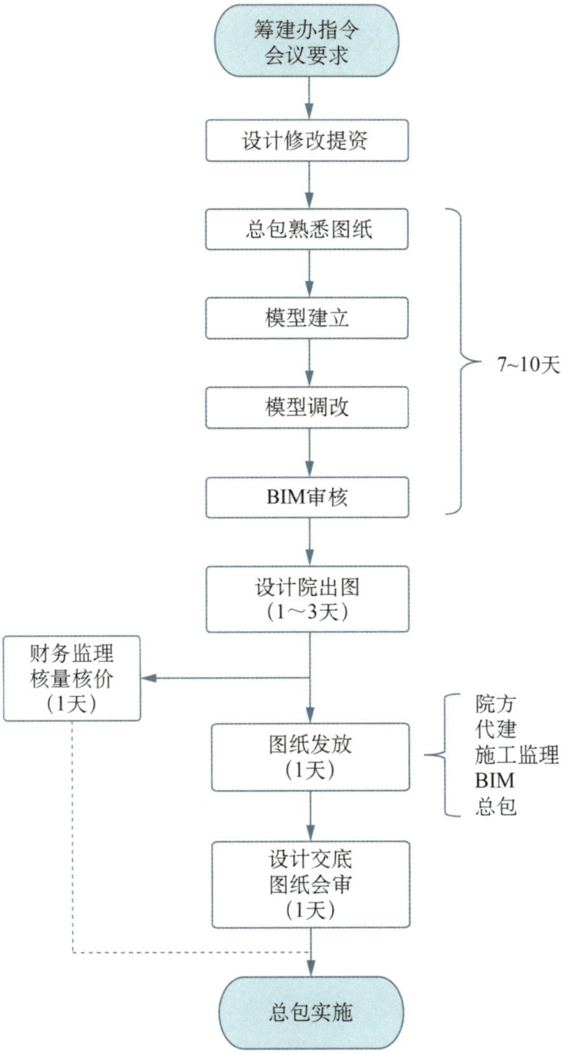

图 2-23　变更审批流程图

③ 在物流系统招标前，收集其他类似项目的报价资料，通过比对相似内容单价，比对相似系统指标，同时通过同类型设备的市场询价等多种手段最终得到合理的参考价格。

因该项目系统构成、功能划分和工艺流程繁多，医疗指标、空间指标、技术指标及相关工艺条件等要求须提前确定，该项目全过程以 BIM 技术应用辅助设计实施，以 BIM 为信息载体，多方信息采集、应用、共享与沟通，大大减少后期因医疗工艺调整导致设计变更和工程拆改，提高运行管理效率和减少资金损失浪费率。

进度款审核应严格按合同条款或形象进度审核，避免出现“一刀切”现象，更禁止进度滞后、支付超前的情况发生。为避免这类现象发生，投控人员每次审核进度款时要及时做好支付台账，在首次审核进度或合同签订后的第一时间把有关付款节点及方式的条款摘抄录入台账中。

4. 竣工阶段控制要点

1）要点概述

竣工结算是控制投资的最后阶段，必须保持投资控制全部工作的连续性。加强竣工结算审核，重点包括工程量计算准确性、材料价格调整、变更单价调整和甲供材料调整等。

2）具体实施方案

按合同约定及时审查施工单位递交的分部分项或整体工程价款结算，并提供审查结果书面报告（含三算工作底稿，有概预算工作底稿、汇总表、明细表等报告必需附件）。

重点关注竣工结算审核的准确性。

审核竣工资料是否客观、准确，资料和工程实际是否相符合，竣工结算合同计价原则是否被严格执行，目标考核条款（奖罚条款）是否履行，二类费用合同结算原则是否仍按约定执行等，督促项目公司及时完成结算程序，并提供财务数据分析方面的资料。

① 审价准备。参与拟订工程结算方案与实施程序，督促、组织施工单位及时送审工程竣工结算。收集有关工程费用的资料、签证、核价依据。

② 协助建设单位做好竣工清算工作（包括甲供材料、设备价款，施工用水用电等费用的清算）。

③ 处理遗留的工程变更及索赔事项的评估、计算、谈判工作。

④ 评估承包人执行合约的情况，扣减承包人未完成和不符合合同要求的部分。

⑤ 回顾总结投资控制全过程工作，撰写全过程造价咨询总结报告和技术经济指标分析报告。

⑥ 整理项目所有合同文件，编制合同清单，协助建设单位归档。

⑦ 竣工结算的控制重点为竣工结算文件必须齐全无缺，手续完整，装订成册，符合工程竣工文件归档的规定，内容应翔实完整，符合财政关于决算的要求。

3）工程竣工结算

结算之前需核实界面划分情况，特别是综合机电与各医疗系统安装工程、精装修与安装总包工程，确保工程量不漏算、不重复。重点审核结算资料与现场实际情况的一致性，隐蔽工程在实施过程中要保留痕迹及影像资料。

4）施工类结算审核要点

（1）土（石）方工程

原始场地标高是否是现场测量并形成测量报告；测量报告是否经施工监理审核且建设单位确认；

土方外运是否有处置证明（上海市）；

土方回填厚度是否按照计算规则扣减，土方外运工程量是否扣减场内回填土；

原始地面标高测量的时间点；

明浜、暗浜、地下障碍物等内容与招标图纸、勘察报告核对，工作内容增加或合同价款调整的依据是否充分，责任是否明确。

(2) 地基处理与边坡支护工程

注意水泥搅拌桩的水泥掺入量是否与合同一致，间距、截面积是否有变化；空搅部分如掺水泥，招标时是否已约定包含在综合单价内。

降水台班注意台班的定义是 8 h 还是 24 h；如按小时考虑，有水就降，无水则不降；合同约定的使用周期是否包干。

降水台班数量审核须有详细记录资料。

降水方案变化是否有方案评审。

水泥搅拌桩套打，结合招标文件及合同确定重复部分的工程量是否扣除等。

(3) 桩基工程

严格执行清单编制说明中关于桩长计算规则，超设计标高部分长度计算规则；

是否结合桩基施工记录，一桩一勘报告、地勘报告、编制说明进行比对审核；

是否存在桩间挖土扣除桩的体积的情况；

超出合同约定高度的破桩费用计价(检查相关合同约定，费用承担或已包含在清单综合单价内等是否明确)，钻孔灌注桩的桩顶超灌混凝土按合同约定扣除或增加。

(4) 保温、隔热、防腐工程

保温计算是否按保温实贴面积计算，并按规定扣除门窗洞口及面积$>0.3\ m^2$ 的梁、孔洞所占面积；

天地墙是否按图施工到位；

窗边收口部位是否按图施工。

(5) 油漆、涂料工程

地面天棚等腻子涂料是否与精装修单位范围重叠；

地库侧墙、水电井、电梯机房等易混或易漏位置是否与总包施工涂料范围重叠；

确认腻子、涂料涂布率(分缝漆涂布率)等资料文件的真实性，与合同约定差异。

(6) 钢结构工程

构件高度、间距、壁厚、规格是否与图纸要求一致；

埋件位置、间距、壁厚、规格是否与图纸要求一致；

构件进场材料检测报告中型号、规格、材质是否与图纸要求一致；

防腐油漆、防火涂料的材料品牌规格、施工方法、厚度是否与图纸要求一致；

钢结构吊装方式是否与合同清单描述一致，是否需要调整单价；

钢结构深化设计后是否产生工程量增加，是否与合同清单描述包干内容一致。

(7) 幕墙工程

幕墙形式、尺寸规格是否与图纸要求一致；

幕墙按照展开面积还是投影面积计算，是否与合同清单计算规则一致；

幕墙与结构连接钢架是否需要单独计算费用，是否与合同清单描述包干内容一致；

型材品牌、格式、表面处理方式是否与合同要求一致；

玻璃品牌、规格是否与合同要求一致；

幕墙背板、塞缝、防水是否按合同要求施工，是否与总包界面冲突。

(8) 总包安装工程

管井内电缆图纸设计为预分支电缆，需确认与现场实际是否一致；

甲供材的管件耗量参考合同约定计算，如果合同没有约定参照定额含量，根据竣工图(或者工程量确认单)要与供货单及领料单作对比；

消防泵房、生活泵内双电源切换箱、潜水泵、潜水泵控制箱是否为自来水配套设施，避免重复计算；

防火封堵是否按要求施工；

抗震支架的深化数量是否与现场做的一致，避免重复计算(各专业间可能存在共用支架情况，需注意)。

(9) 消防工程

消防设备的型号规格、品牌是否与合同要求一致，需有现场照片及建设单位确认资料证实；

现场管道是否保温，保温材料及厚度是否与合同约定一致；

隔离模块、输入模块、输出模块等是否按图纸实施全部设施，需要现场进一步核对；

第三方消防检测报告中主要数量与竣工图是否一致。

(10) 智能化工程

智能化设备的型号规格、品牌是否与合同要求一致，需有现场照片及甲方确认资料证实；

设备移交清单与竣工图中设备数量、型号是否一致；

确认清单光纤接头是否单列清单，在光纤安装中是否也包含；

确认摄像机在一起的是否为共用立杆、围墙边摄像机是否安装在围墙上；

调试费是否合理，是否符合规范要求及合同约定；

若牵涉提供软件等非常规内容，需提供详细产品规格、功能描述。

(11) 空调及通风工程

设备的型号规格、品牌是否与合同要求一致，需有现场照片及甲方确认资料证实；

现场管道、风管是否保温，保温材质及厚度是否与合同约定一致；

风管拆改，风管的拆除安装是否重复计算制作费；

防雨百叶、百叶风口与其他单位是否重复；

空调动力电源线从哪个配电箱接入，室外机的位置，室外机的数量与图纸是否一致。

2.6.4 数字化和标准化赋能全过程造价咨询

1. 数字化技术在造价咨询过程中的作用

数字化技术能够对数据进行精准的收集、总结和分析，减少了人为的干扰和误差，并且提供更为全面和精准的数据分析结果，大大提升了传统造价咨询的工作效率。

在该项目中，应用企业资源计划(Enterprise Resource Planning, ERP)项目管理系统及造价云平台数据分析系统，将设计阶段概算、招标阶段控制价、施工阶段施工图预算等各阶段的数据及时录入到系统中，自动计算、比对、分析，为项目从设计到竣工的全过程及成本管理提供了更加准确、详细的信息。此外，云平台系统还可实现数据的实时可视化，让数据不再局限于报表、纸质文件上，实现了数据和图表的可视化联动。

2. 标准化能有效促进造价咨询智力活动高质量发展

标准指南、标准化文本、标准表式使投资控制工作在运转过程中更加紧致有序，反映的造价咨询内容全面详尽且重点突出，数据逻辑清晰且直观有效。

(1) 财务监理标准化报告文本包含如下内容：

① 实施细则。

② 控制目标专报(概算深度)。

③ 控制目标专报(施工图预算深度)。

④ 财务监理月报。

⑤ 施工图预算审核报告。

⑥ 资金计划(月度、年度)。

⑦ 请款报告。

⑧ 专题报告(动态投资分析报告、投资风险报告等)。

⑨ 项目结算审核报告。

⑩ 项目竣工财务决算报告。

⑪ 项目总结报告。

(2) 财务监理标准化表式包含如下内容：

① 建设工程合同支付台账。

② 建设工程非合同支付台账。

③ 项目概算执行情况对比分析明细表。

④ 工程变更签证汇总表。

⑤ 材料设备批价汇总表。

⑥ 项目资金使用计划表。

⑦ 资金平衡表。

2.6.5　点面式资金及财务管理

该项目按照申康要求及项目各阶段的差异化，施行“三段式”财务管理以覆盖整个项目，包括项目前期阶段、施工阶段及竣工结算至审计阶段项目财务管理及资金监控。目标为加强投资控制，使投资资金得以统筹安排，提高资金使用效益及年度资金执行率。

资金监管“由面到点”：项目前期阶段，财务监理根据项目筹建办提供的前期资料结合该项目的实际情况编制整个项目资金需求使用计划。施工阶段，协助医院及代建单位，根据实际建设工程形象进度和资金需求，编制年度资金计划并出具审核报告，报市发改委审核。市发改委审核下达年度资金计划后，根据上海申康医院发展中心颁布的《市级医院基本建设项目财力资金管理办法(试行)》，财务监理协助医院及代建单位，根据建设工程年度形象进度、相关合同约定以及历年建设财力执行情况等因素，编制年度资金计划，填写《市级医院建设项目财力资金申请表》，并根据上述资料出具审核报告。每月根据施工总承包单位提供的总承包及各专业、红线外市政配套等月度形象进度，并结合建设单位对该项目总施工进度计划的要求，合同约定的付款进度，预计资金需求情况，协助医院编制月度资金计划并进行审核，出具月度资金用款审核报告，确保建设资金“专款专用”，严格按照概算执行。年度资金执行率超95%以上，大大提高该项目资金使用效益。

财务管理“由点及面”：项目前期阶段，财务监理协助医院及代建单位按照基本建设财务管理的规定正确设置会计科目，建立健全的体现项目特色的基本建设财务管理制度和内部控制制度。施工阶段，每月对项目收支及相关财务报表进行核对并进行投资执行情况分析，出具“市级医院建设项目投资执行情况分析报告”，每年进行投资完成情况分析，及时根据项目实际进度动态修正资金需求计划。

2.7 进度管理

医院建设周期一般需要4～5年，包括规划立项、方案审批、设计、招标、施工和验收等阶段，建设周期比较长。医院建设项目进度管理贯穿项目建议、可行性研究、设计及施工等全过程，涉及建设单位、代建单位、设计单位、施工单位、材料设备供应单位及行政主管部门等，这些单位在进度管理中具有密切的联系，同时在不同阶段又承担着不同的任务。

同时由于医院建设事关解决医疗资源缺乏和患者看病难等突出问题，是与社会民生息息相关的医疗公益工程，尽可能缩短建设周期及控制好建设项目各阶段的进度意义重大，备受当地政府部门及人民群众的广泛关注。

因此医院建设项目进度管理有着相当大的难度，是整个医院建设过程中的重要环节，进度目标的实现对项目建设的效益至关重要，并对质量和投资产生积极的影响。

在项目实施阶段，项目进度管理是项目管理的一个重要方面，它与项目投资管理、项目质量管理、项目安全管理等同为项目管理的重要组成部分，是保证项目如期完成或合理安排资源供应、节约工程成本的重要措施之一。项目进度管理，是指采用科学的方法确定进度目标，编制合理、经济的进度计划和资源供应计划，然后在该计划的执行过程中进行进度控制，在与质量、费用目标协调的基础上，实现进度目标，保证项目按时完成。

2.7.1 进度控制计划的确定

项目进度计划是表达项目中各项工作的开展顺序、开始和完成的时间及相互衔接关系的计划。进度计划是进度控制和管理的依据。制订进度计划的目的是控制项目工期。项目部根据项目建设期间的所有项目管理任务(图2-24)编制总体进度计划，并根据项目实际进展情况逐层分解，分别编制项目子系统进度规划和项目子系统中的单项工程进度计划等，逐层确定项目工程进度目标，由不同深度的计划构成进度计划系统。高层次计划是低层次计划的指导和依据，低层次计划是高层次计划的细化和支撑，低层次计划必须保证高层次计划的实现。

1. 一级进度计划

医院的建设周期一般需要5年，其中前期及设计阶段一般在2年左右，建造实施阶段一般在 3 年至 3 年半。为实现项目的建设周期目标，制订科学合理的进度管理计划是关键。一级进度计划是指项目总体进度计划，作为进度控制基准，是后续进度管理的指导性文件。

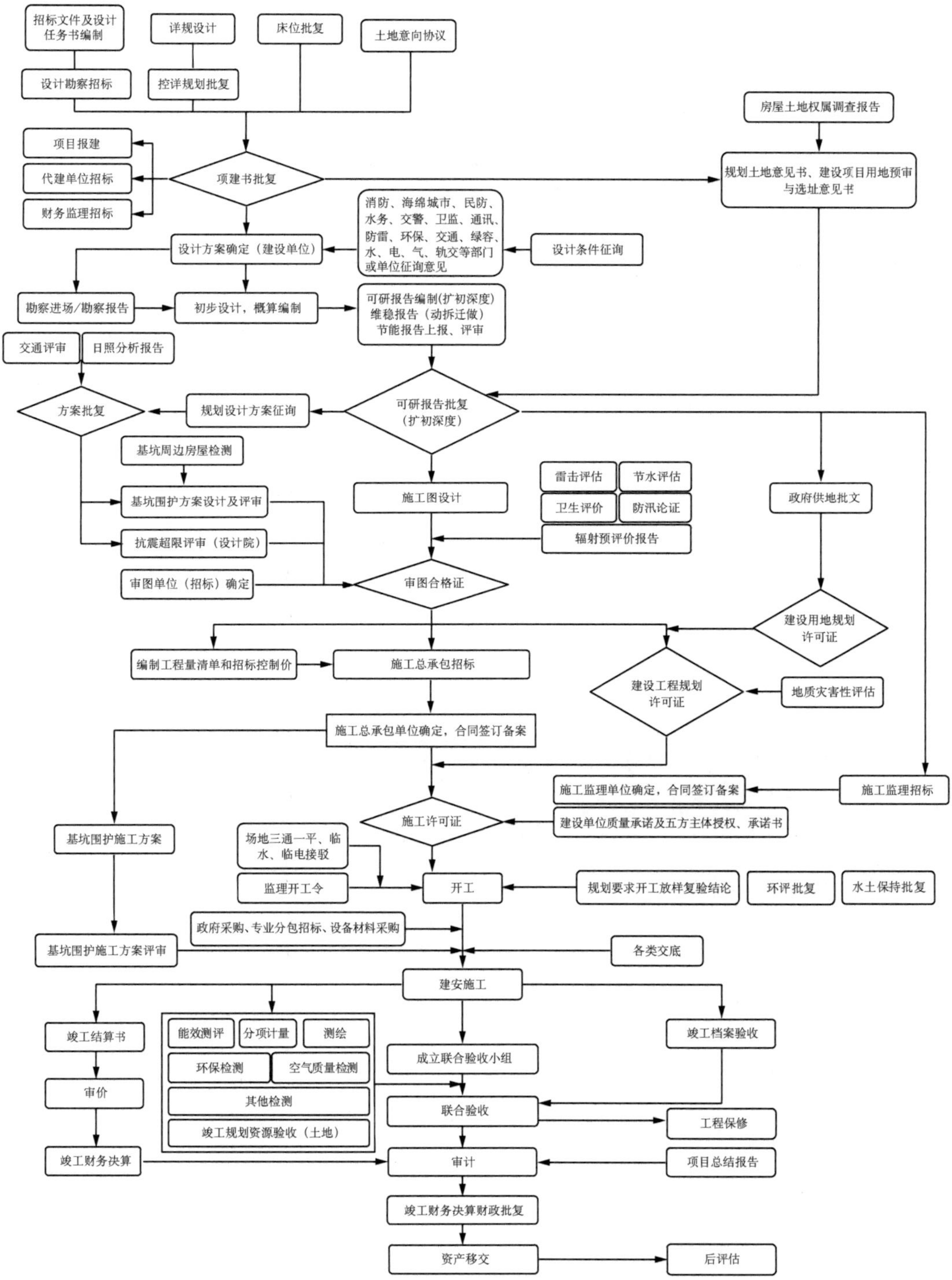

图 2-24　上海市级医院建设项目常规审批及管理程序图

在明确工作流程、工序流程之后，项目部都会对每个节点的工作制订计划目标，为了便于建设单位及上级领导或相关委办局了解每个节点之间的关系，现在的进度计划表单已经不仅仅局限于“横道图”形式，通过表单的细分处理，可以让不同条线的工作关系、责任单位表达得更加清楚。例如某项目前期进度计划图如图 2-25 所示，通过不同颜色表达是否为关键工作，每项工作任务明确到“天”，确保最终计划目标实现。进一步地，根据不同条线梳理相关工作或审批内容(图 2-26)，明确对口部门或责任单位，让人一目了然。

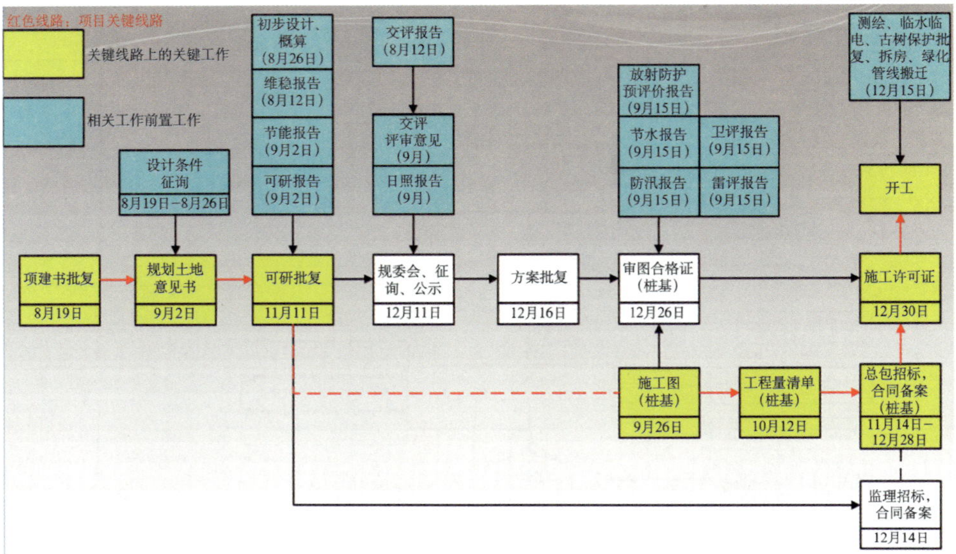

图 2-25 某项目前期进度计划图

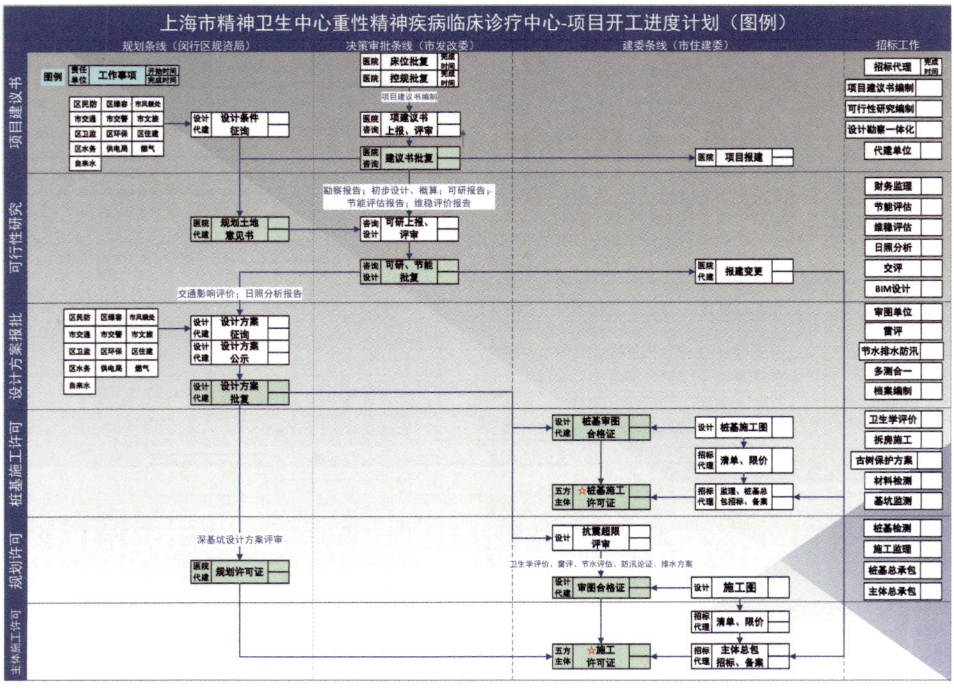

图 2-26 梳理相关工作或审批内容

2. 二级进度计划

二级进度计划是工程建设的总体控制和协调依据，承担控制性的功能。其内容包括项目前期计划、项目施工计划、项目招标计划、项目专业分包招标计划、项目竣工验收计划及甲供设备材料进场计划。

二级进度计划是在项目总体进度计划的基础上编制的，建设进度总体上满足一级进度关键控制节点和里程碑进度要求，在其基础上完善和细化各子系统的工作活动。与一级进度计划不同的是，在二级进度计划中明确指出建设项目中的关键线路及各活动之间的逻辑关系，可操作性更强。

在上海政府投资项目规划方案审批环节（图 2-27）中，从启动准备上报设计方案资料开始，涉及 5 个阶段，17 个征询部门，25 项相关工作，并且包括从可研批复到设计方案批复过程中相关二级进度计划内容。若不把每项工作排细，会导致设计方案批复无法在一级进度计划下完成目标。

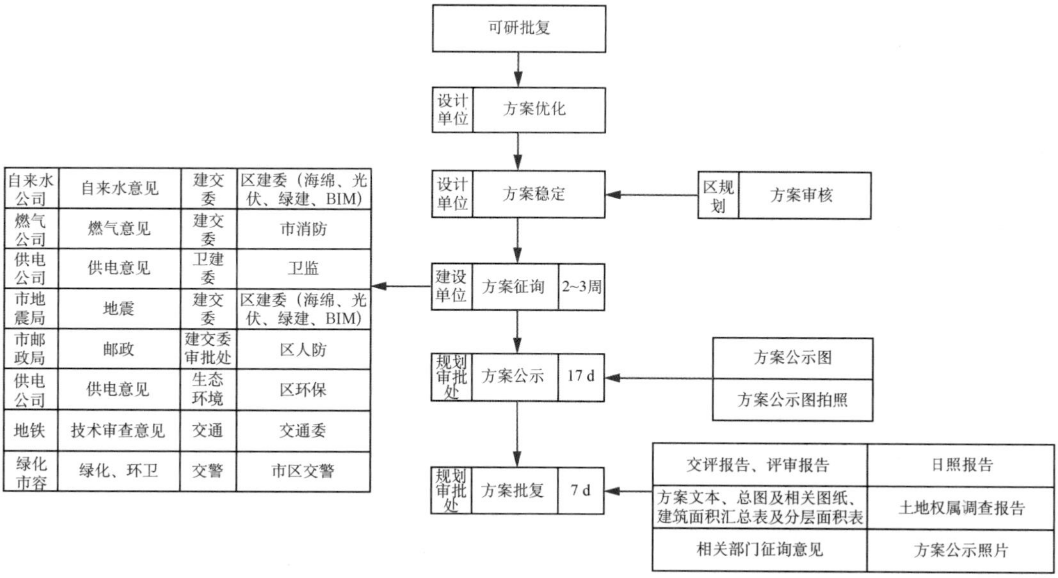

图 2-27　上海政府投资项目规划方案审批环节

3. 三级进度计划

三级进度计划是根据二级进度计划中各项活动的专业特点进一步地细化，按照该活动的开始和完成时间要求，将该活动分解为更细分的工作，是工作人员实施该活动的具体指导，其深度必须满足具备指导实际工作的作用。如表 2-10 所列为某市级医院项目施工招标计划，其中将施工招标活动根据流程进行分解，确定各项工作的时间，具备实施性和可操作性。

表 2-10　某市级医院项目施工招标计划

程序	内容	计划日期	备注
可研批文		2022. 12. 5	报建变更

（续表）

程序	内容	计划日期	备注
招标登记	上海市建设工程交易服务中心网站	2022.12.6	—
发布资格预审信息	上海市建设工程交易服务中心网站	2022.12.6—2022.12.11	—
报名	上海市建设工程交易服务中心网站	2022.12.7—2022.12.11	—
投标人提出问题的截止时间		2022.12.12	9:00
发补充资格预审文件(如有)	上海市建设工程交易服务中心网站	2022.12.12	17:00
资格预审开标会议	上海市建设工程交易服务中心网站	2022.12.19	10:00
抽取资格预审专家	上海市建设工程交易服务中心网站	2022.12.19	专家4名，业主1名
资格预审评标会议	小木桥路683号2楼A区评标室	2022.12.20	14:00（招标人、纪委参加）
医院“三重一大”会议决议	医院/招标人	2022.12.23	书面报送同级或上级纪委监委
发售招标文件	上海市建设工程交易服务中心网站	2022.12.24—2022.12.28	—
投标人提出问题的截止时间		2022.12.29	—
发补充招标文件(如有)	上海市建设工程交易服务中心网站	2022.12.30	12.31—1.2(元旦)
开标会议	上海市建设工程交易服务中心网站	2023.1.5	10:00
抽取专家	上海市建设工程交易服务中心网站	2023.1.5	专家6名，业主1名
评标会议	小木桥路683号2楼A区评标室	2023.1.6	14:00（招标人、纪委参加）
中标候选人公示	上海市建设工程交易服务中心网站	2023.1.7—1.9	支付交易服务费后下载中标通知书盖章
中标结果公示	上海市建设工程交易服务中心网站	2023.1.10	—
中标通知书盖章	上海市建设工程交易服务中心网站	2023.1.10	须医院电子盖章
施工招标备案	上海市建设工程交易服务中心网站	2023.1.11	须医院电子盖章

（续表）

程序	内容	计划日期	备注
施工合同签订		2023. 1. 12	需院方配合
施工合同备案	上海市建设工程交易服务中心网站	2023. 1. 13	需院方配合

灰色底纹：已完成事项。黄色底纹：关键节点。蓝色底纹：需院方配合事项。

总体来说，三级进度计划管理是以实现总体进度为目标，控制关键线路为关键，从而做到对计划全过程实施有效的控制，确保进度目标的实现。

除上述三级进度计划体系外，整个建设项目的进度管理仍需要编制及控制各类不同的分进度计划，包括：

（1）按阶段分，包括年度、季度、月度等进度计划，控制各参与单位按计划完成本阶段工作。

（2）按专业分，包括土建、钢结构、机电、幕墙、电梯和二次装修等专项工程计划，控制各专业施工单位按计划完成各项工作。

（3）按工程部位分，包括地下室、塔楼低区、塔楼高区和裙房等区域性进度计划，控制各区域施工单位按计划完成各项工作。

（4）按业务分，包括规划设计进度计划、招标采购进度计划、成本控制计划、深化设计计划、施工进度计划和调试验收计划，控制各参与单位按计划完成各项工作。

2.7.2　进度管理的具体措施

在整个医院建设项目中，项目部对进度控制的任务是控制整个项目实施阶段的进度，包括控制建设准备阶段、施工阶段及竣工阶段等工作进度。在这些阶段，项目部的进度管理主要工作内容如下。

1. 建设准备阶段

（1）根据建设项目决策时确定的建设项目工期总目标，审核建设项目总进度计划。

（2）审核里程碑控制计划进度。

（3）审核准备阶段详细工作计划并控制其执行。

（4）制订招标进度计划并控制其执行。

2. 施工阶段

（1）监督施工单位科学管理，制订合理的进度计划，制订合理的网络控制计划，每月向医院汇报项目进展情况。复核总分包单位分别编制的各项单体工程施工进度计划之间是否相协调，专业分工与计划衔接是否明确合理。

（2）资金供应满足进度需要的安排。

（3）复核施工组织设计及关键施工路线的进度安排，并提出合理建议。

（4）督促施工单位在冬、雨季施工前编制详细的雨季施工方案，做好事先准备和预防措施，并对材料和特殊设备进行妥善保管。

（5）组织相关人员全面检查施工现场的准备工作，做好基坑临时排水设施、临电设施、机械设备等准备工作。检查施工现场的排水设施，疏通各种排水渠道，清理排水口，保证雨天排水畅通。

(6) 会同施工监理监督施工单位根据结构施工位置划分不同的施工流水段，合理安排劳动力，实现立体交叉施工。

(7) 要求施工单位定期更新进度计划。施工单位根据工程进展的实际情况，按合同要求定期编制更新进度计划。更新进度计划，就是以施工监理审查、统一的施工总进度为基础，以报告日为截止日期，将现场的实际情况反映在施工总进度上的进度计划。它能动态地反映施工进度情况，能预测今后实施中的可能走向和趋势。这种定期更新的进度计划，经同意和确认后可作为记录进度，并将成为这段时间的进度评价，也是工期延误评价的基础。

(8) 工期延误处理。分析工期延误的原因和责任，若为施工单位原因，责令其采取一切措施保证工程按原进度计划完工；若为非施工单位原因并导致关键节点延误，将会同医院、施工监理及施工单位共同协商调整进度计划。

3. 竣工阶段

(1) 审核各项竣工验收工作详细进度计划并控制其执行。

(2) 审核建设项目交付运行管理进度计划并控制其执行。

2.7.3 医院项目进度管理的关键点

1. 报批进度管理

医院建设项目的报批内容比一般公共建筑多，而且随着各地优化营商环境，简化审批流程等一系列措施阶段性调整，因此前期进度管理要根据政策要求不断去梳理，前期报批工作的推进不力，直接影响项目开工时间，而且前期报批工作若有疏漏，该征询的部门没有征询，该取得的批复没有批复，还会影响竣工验收，甚至在审计时会出现问题。

由于越来越多的地方实行政府投资项目绩效考核，其中也包括了对工期进度的考核，一旦项目立项，就意味着要抓紧开工建设，这要求建设单位或项目管理单位都要将前期整体进度管理精细化，梳理清楚发改委、土地、规划、建设和招标五大条线工作计划，确保关键线路工作按照计划严格推进，如期开工。

2. 设计进度管理

详见 2.3.1 章节。

3. 招标进度管理

除了前期阶段的招标工作影响开工计划，实施阶段招标采购计划的编制要与工程总进度计划相结合，根据总进度计划中各专业施工进场时间推算合理的单项招标启动时间。其中医院五大专业系统(医用纯水、洁净工程、医用气体、物流传输和污水处理)招标的启动时间需重点考虑。五大专业系统涉及医院的使用功能，平面布局和流程往往需要三至五轮反复的论证过程。

开工前招标内容一般为设计单位、勘察单位、财务监理、施工监理和施工总承包等；基础施工阶段招标内容一般为电梯、弱电、幕墙施工招标；主体施工阶段招标内容一般为洁净(手术室结构层施工前完成招标)、气体、纯水及物流等专业系统和二次装饰、空调设备等招标；室内外装饰阶段一般为景观绿化、室外配套、发电机组和变配电设备等招标内容；室外施工阶段主要完成污水处理、标识标牌的招标。最终什么阶段招什么标，要根据当地的招投标政策，通过项目管理单位、招标代理单位、财务监理单位积极落实招标策划，结合图纸情况来提高每一项招标工作质量。

项目部对一切可预见性工作做到未雨绸缪、提前管理。在施工图出图阶段，为了确保桩位图的准确性，提前对项目污水处理站、电梯、锅炉和冷冻机等进行公开招标。特别是污水处理站的提前招标，进行深化设计，减少地下室结构的改动，为后续施工创造了极为有利的条件。政府采购的电梯、冷冻机等，较早地确定了技术参数，为设计施工一次完成提供了条件。在总包进场后对玻璃幕墙、弱电等专业分包提前招标，避免施工滞后，设计变更导致资金浪费。

4. 施工阶段进度管理

施工阶段的进度管理是全过程中进度管理的难点，项目部需要考虑的事项及协调的参建方较多，在该过程中对以下几个方面作重点考虑。

(1) 医院项目专业分包多，将专业分包的进度纳入总包进度计划体系，各项工作配合开展。详见 2.2.2 章节专业分包招标内容。

(2) 材料进场不及时，会造成工程延误。筹建办要求订货方提前确定送货时间，供应商严格按计划时间送货到现场，供应时间准确。

(3) 医院工程有大量的医疗设备，对结构、进场路线、吊装口和装修等均有特殊要求。筹建办根据施工进度计划编制医疗设备的预留、预埋计划和进场计划。

(4) 项目部定期检查施工现场进度的实际完成情况，在上、下道工序交接过程中及时组织人员对上道进行验收，保证下道工序的正常施工，促进了施工进度的及时完成，同时对施工进度滞后的工序及时提醒总包单位，采取有效措施抢回拖延的工期。

(5) 督促带动监理单位提高对进度管理的质量。作为监理单位，要使工程建设实际进度符合项目总进度控制计划要求，保持均衡推进，同时也要防止盲目抢工期而可能造成不必要的安全、质量隐患。

① 总进度计划的编制要包括所有参建单位的工作计划安排，涉及设计出图计划、建设审批计划、临时设施配套计划、招投标计划、施工总进度计划、专业施工计划、材料设备供应计划、公用设施配套计划、检测调试计划及分阶段验收计划等。

② 施工阶段计划要审核不同专业、工种的进度计划实施方案，抓住关键节点、关键工作，保持合理工作时间，掌握施工节奏。

③ 动态控制施工计划执行情况，随时进行计划值与实际值比较分析，提出改进调整措施，落实纠偏或者优化措施，以保证工程按期推进至项目竣工。

④ 在施工组织计划编制时，要考虑医院建筑复杂的多方面因素，包括参建各方人、机、料供应，深化设计的确认，关键线路的变更等因素，甚至涉及业主、设计、承包商、供应商以及工程合同的具体职责关系和执行情况，要有充分的应急预案，一定不能掉以轻心。

5. 沟通管理

沟通交流工作贯穿于项目始终，在项目前期阶段尤为重要，一个项目若沟通不到位，导致的结果往往是工作反复，影响进度。因此它是确保项目顺利推进的重要途径之一，主要体现在以下几个方面。

1）前期阶段

（1）建设单位内部的沟通交流

作为项目的发起者，从项目酝酿开始，建设单位首先做好内部沟通，梳理项目建设的必要性，基于医院发展总体规划，按照医院建设标准来确定医院的定位、功能、规模等内容，当内部沟通基本一致时，项目的概念雏形也就形成了。

此后，随着项目推进的深入，建设单位内部沟通交流的内容大到重要决策、小到方案细节，如内部沟通产生矛盾，医院领导层应做好协调、权衡利弊、明确意见或要求，作为与外部单位有效开展工作的依据。

（2）建设单位和政府部门的沟通交流

作为在项目推进过程中起主导作用的两个对象，建设单位和政府部门的沟通交流尤为重要。沟通的主要目的是让政府部门了解建设单位的需求及项目推进存在的问题，同时也要让建设单位了解政府职能部门对项目审批的要求及对方案提出的要求。其中政府部门包括卫生行政主管部门（医院上级单位）、发改委和建设委（项目审批部门）及规划、环保等各类职能部门（对方案提出审核意见）。

（3）建设单位和咨询单位的沟通交流

咨询单位是包括设计单位在内的各类为建设单位服务的机构，其为建设项目提供技术咨询。作为咨询单位，通过与建设单位的沟通交流，明确受托范围内工作的咨询目的、充分了解建设单位的需求和方案建设意图，以便出具符合要求的咨询成果，作为相关部门审批的依据。

2）实施阶段

实施阶段，项目上的沟通对象主要集中在医院、代建单位、设计单位、施工监理、施工总承包及各专业分包单位。据不完全统计，现场最高峰时期，不同的专业队伍会达到 20 个左右。因此在实施阶段，会体现出参建单位多、交叉工作面多，特别是对于设计方案、相关技术参数、材料设备选型等方面经常需要进行沟通。而随着信息技术的发展，项目现场的沟通不仅仅局限于开会，而会通过电子邮件、微信、微信群、BIM 平台以及纸质文件进行传递，图纸也会有电子 CAD 图纸、蓝图、白图等各种资料交汇；不同参建单位的沟通习惯也会各有不同，有第一时间反馈问题的，也有拖拉反馈问题的。因此在项目推进过程中，需要建立一定的沟通制度机制，制订规范的流程来有效控制推进节奏，规范项目管理程序，促进项目各参建单位间规范、快速沟通，避免因沟通不畅、回复不及时造成工期滞后风险，提高管理效能。

2025 年，上海市精神卫生中心（闵行院区）建院 90 周年。为向上海市精神卫生中心（闵行院区）90 周年献礼，项目须在 2025 年 6 月底完成竣工验收。该项目地下 2 层、地上 18 层，于 2023 年 3 月底桩基开工，要求于 2025 年 6 月底竣工验收，总工期 25 个月（含 2 个春节），相较正常工期提前了至少 6 个月。紧张的工期要求，给项目的进度管理带来了较大的挑战。为应对工期的挑战，在项目的实施过程中，总包、监理、筹建办不断地对进度进行跟踪、优化，主要措施包括提前策划、工序穿插、针对性抢工等，形成以下进度管理亮点。

（1）前期挂图作战，任务细分，明确各方责任

前期阶段，往往很多医院建设项目有明确的开工目标，但是没有细化到一定程度的工

作计划，缺乏每项工作的责任人，会导致计划无法最终实现。前期项目推进的特点就是对外沟通联系多，多为政府审批部门，相关参建单位，上级主管部门、建设单位内部多部门等。因此要建立一定的沟通机制，避免信息不对称。挂图作战，进度任务细分、明确责任单位，明确关键路线的时间节点，重点跟踪第三方评价单位提交成果的关键节点. 依托第三方解决与审批部门的专业技术问题对接。

(2) BIM 技术助力新质生产力

在项目实施前，运用 BIM 技术对现场桩基施工、围护施工情况进行 4D 模拟，测算在紧张有序的施工情况下，场地所能容纳的桩机数量，并排定静压桩机、钻孔灌注桩机、三轴搅拌桩机和高压旋喷桩机的陆续进出场时间和行进路线，动态模拟各阶段的临时道路布置，进行 4D 模拟，施工预演。借助 BIM 技术，做到施工机器梳理足够、机器进场时间合适、窝工时间最少及工期安排最优。

(3) 开工即决战，起步即冲刺

2023 年 9 月，上海精卫中心闵行项目大底板浇筑完成，精准管理让进度节点比计划提前约一个月。正式开工后，对桩基工程进行挂图作战，每天在作战图上记录当天完成的桩基数量，密切跟踪，保证每日指标按时完成，及时分析偏差、及时跟踪处理。桩基施工实行三班制，人停机不歇，施工工作面 24 h 内不闲置。桩基工程合同工期 85 d，实际工期 55 d，较合同工期提前了 30 d，避开了梅雨季节，保证大底板提前浇筑完成(图 2-28)，为后续工作打下坚实基础，开了个好头。

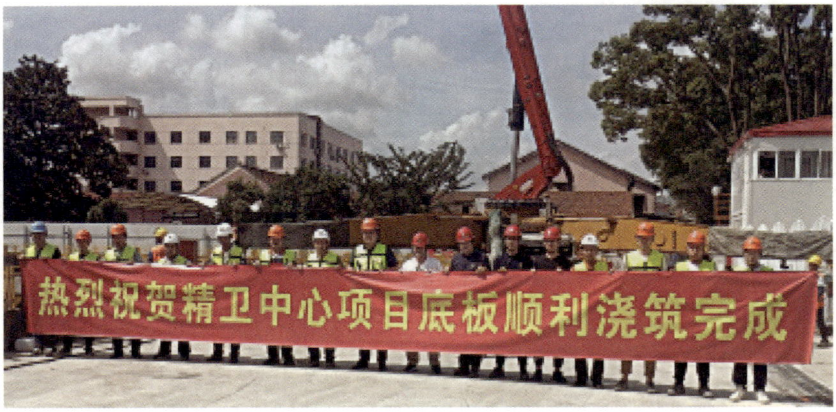

图 2-28　大底板提前浇筑完成庆祝实景

(4) 打通堵点、解决难点

土方外运是工程建设中的难点，容易发生的堵点，叠加中央环保督察以及闵行区渣土车辆改革，该项目施工进度不出意外受到土方外运的影响。为解决土方运不出去的问题，项目部采取多种手段应对：

① 盯紧土方外运单位。通过每天现场会、约谈、激励等措施推动土方单位把现场的土方外运难题看在眼中、挂在心上，积极想办法、出实招去解决土方外运问题。

② 时刻关注土方装车情况、运输情况、卸点情况，遇到问题及时反馈、及时解决。

③ 通过参建等单位提供信息寻找卸土点、收土点，增加土方消纳。

(5) 技术优化助力工期节约

在项目实施过程中，项目技术小组运用多种技术手段，从工期的角度发起技术核定单，在花费较小代价的情况下实现了节约工期的目的。

① 通过提高一级围护结构的内支撑强度，并借助夏天气温较高，混凝土强度提升快的优势，通过连续实测同条件养护试块的强度，及时判定支撑混凝土强度达到设计标准值，以尽早开始土方开挖。仅此一项，节约工期约 7 d。

② 通过技术评估讨论，项目取消后浇带，改用跳仓法施工，在降低漏水隐患的同时，提前完成了地下室的封闭，有利于后续墙体、抹灰、地下管线的施工。

③ 通过技术核定单变更外墙防水保护层的做法，由图纸上的灰砂砖做法改为聚苯板保护，减少了有限空间(外墙与围护之间狭窄)的工作时长，使肥槽能够及时回填，尽早提供室外施工场地。

项目实施进度时刻紧绷，在开工后积极协调土方外运工作，合理的施工组织使项目一年期进度比计划提前 40 d。如图 2-29 所示，2024 年 5 月 18 日上海精卫中心闵行项目结构提前封顶。

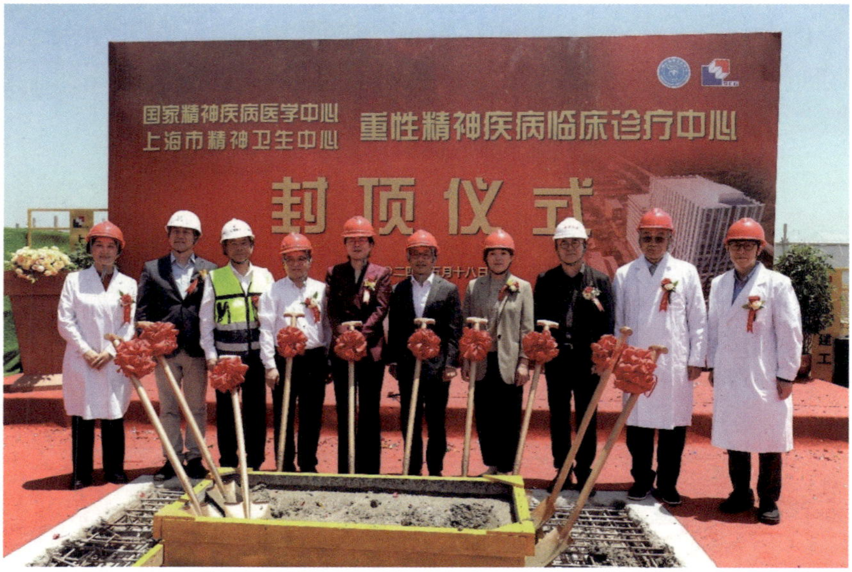

图 2-29 结构封顶仪式

(6) 钢结构施工进度管理

通过对钢结构各道施工工序、现场施工条件、各项工序穿插等因素进行分析发现，能够压缩时间最多、投入资源最少、花费代价最小的工序是钢结构的吊装工作。

由于楼栋较高、现场施工场地狭小，增加大型吊车不易摆放且大吨位吊机费用过高，经综合考虑，项目部决定采用延长塔吊吊装作业时长的方法来压缩工期。针对该情况，项目提前办理夜间施工许可证，塔吊 24 h 运转，增加吊装人员及塔吊司机、信号工、司索工、专业分包安全员和总包安全员，每天分三班工作，在保证安全的前提下，对工期进行极限压缩。从开工至结构封顶，项目总工期提前 45 d。

2.8 创“双优”建设

2.8.1 优秀干部培养

医院基本建设项目具有周期长、投资大、技术复杂、控制环节多及管理专业性强等特点。任何一个环节出现闪失或失误，不仅会给医院带来重大损失，还会造成国有资产的大量流失。随着国家对医院基建投资力度的增强，涉案金额巨大的腐败行为呈上升趋势，既造成经济损失和不良社会影响，又严重影响了医院的可持续发展。党的十九大报告严肃指出，反腐败斗争形势依然严峻复杂，巩固压倒性优势、夺取压倒性胜利的决心必须坚如磐石。医院作为社会系统不可分割的一部分，其工程建设具有特殊性和专业性，更成为腐败行为高发、多发的领域，往往涉案金额巨大，社会影响极为恶劣。自 2016 年国家监察体制改革启动以来，进展程度蹄疾步稳：从北京、山西、浙江 3 省市开展试点，到目前全国省、市、县三级监委全部成立，一个党统一指挥、全面覆盖、权威高效的监督体系正在形成，现已到历史性节点。值此国家反腐关键时机，探讨医院工程建设中的腐败问题无疑对推进国家反腐工作具有重要意义，作为资金流量大、风险大的医院基建工程廉政建设迫在眉睫。

为防止“工程建设上马、干部中箭落马”的情况发生，上海自“十五”规划开始，就积极推动在各医院基本建设项目中坚持开展争创“工程优质、干部优秀”（以下简称“双优”）工作（图 2-30），并取得了一定的成绩。

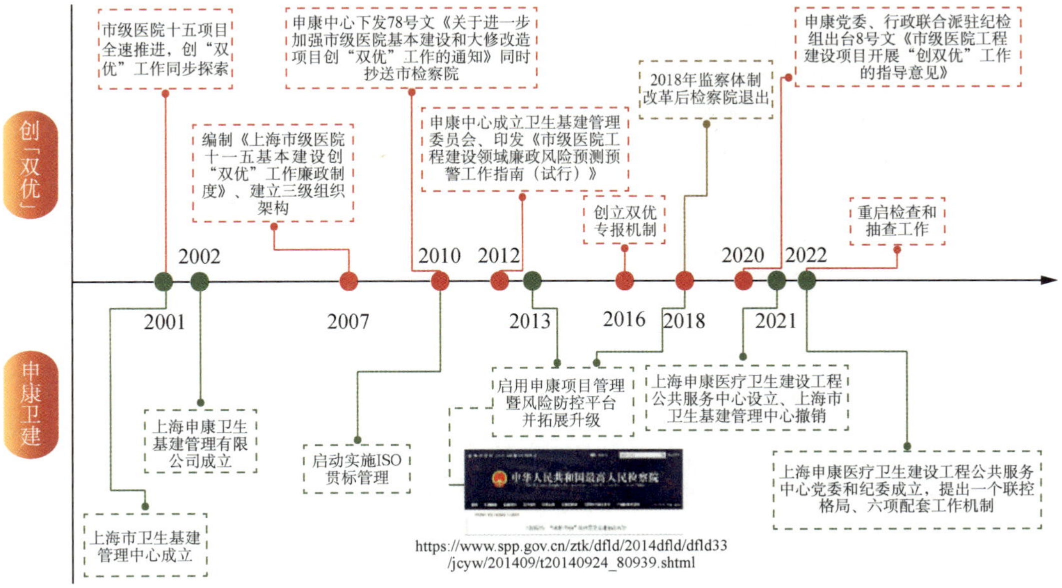

图 2-30　上海市级医院创“双优”工作历史脉络

上海申康卫建公司作为长期从事市级医院代建管理的咨询机构，从项目建设开工之初到之后的每一个环节，都主动融入“双优”工作的基本要求，在努力把医院基本建设工程建成“优质、高效、文明、安全的实事工程、形象工程、精品工程”的同时，注重培养和造就一支“求真、务实、廉洁、优秀”的干部队伍。迄今为止，申康卫建代建、代管的工程项目中未发现一起职务犯罪案件，实现“零”的纪录。

2016 年 3 月，在上海申康医院发展中心的指导下，《申康双优专刊》开始创办发行，每个季度出版一期。专刊起到了较好的信息交流、情感触动作用。很多医院反响较好，有的医院甚至在工程例会上把专报内容作为学习交流的重点，很多市级医院领导也通过专刊了解其他医院的做法。截至 2024 年 6 月底，《申康双优专刊》共出版 34 期，已成为各市级医院交流“双优”工作的重要平台。

一个支部就是一座堡垒，一名党员就是一面旗帜。在党的带领下，各个临时党支部高举“创双优”旗帜，攻坚克难，勇往直前。截至目前，申康卫建承接的代建项目中共建立临时党支部有 34 个，党员 330 名左右，实现“十四”规划项目中在建工程项目的全面覆盖。广大党员在第一线特别能战斗、特别能创造、特别能吃苦的精神状态一以贯之，敢打胜仗、能打胜仗、必打胜仗的传统一以贯之！一个项目的推进，涉及方方面面，不仅仅是各参建单位，还有周边社会环境情况都会影响项目推进。

在上海精卫中心闵行项目开始建设伊始，项目成立了创优工作小组和领导小组，用于促进项目的工程优质和干部优秀。创“双优”工作小组和领导小组对项目的优质工程建设起到了很好的推动作用，组织了多种形式的活动用于推动项目取得优质质量。组织项目的主要管理人员在项目的不同的时期，参观不同建设阶段的优秀项目，取它山之石，以提升质量标准，比如参观嘉定中医院、国妇婴奉贤院区、六院骨科大楼等；组织召开创鲁班奖策划会、交流会，以及创鲁班奖阶段性的例会；积极参加申康中心组织的创“双优”工作年度会议，借助主管部门领导的力量，推动项目工程的高水平建设；积极参与上级部门组织的质量、安全专家组成的联建联检工作，在比学赶超的氛围中保证高水平的工程质量。例如 2023 年 10 月上海精卫中心闵行项目临时党支部参观陈云故居，开展“追寻红色记忆，凝聚奋进力量”主题党日活动(图 2-31)，又如 2024 年 6 月上海精卫中心闵行项目临时党支部赴古猗园廉洁文化教育基地，开展“锤炼政治品格，强化实干担当”主题党日活动(图 2-32)。通过这些活动，使得工程参建各单位的党员干部更加体验到明史爱国、廉洁修身的处世之道，在工程建设全过程要常怀律己之心，弘扬廉政之风，不断加强党性修养，在工作中做到清正廉洁，恪尽职守。

2.8.2 优质工程建设

优质工程是精神专科医院提供优质服务的基础，工程项目部除了构建系统的工程质量控制体系且严格运行外，还会依据工程项目特点，制订具体的优质工程建设方案，并且设定省部级或国家级优质工程奖的创建目标。

建设单位是制订项目进度、质量、安全、投控目标的第一责任人，还是项目创奖目标的策划人，创奖的工作会贯穿于项目整个过程，从设计到项目实施，各参建单位要领任务，强化创奖意识。并且组织各类观摩学习活动。例如，2023 年 9 月上海市精神卫生中心重性精

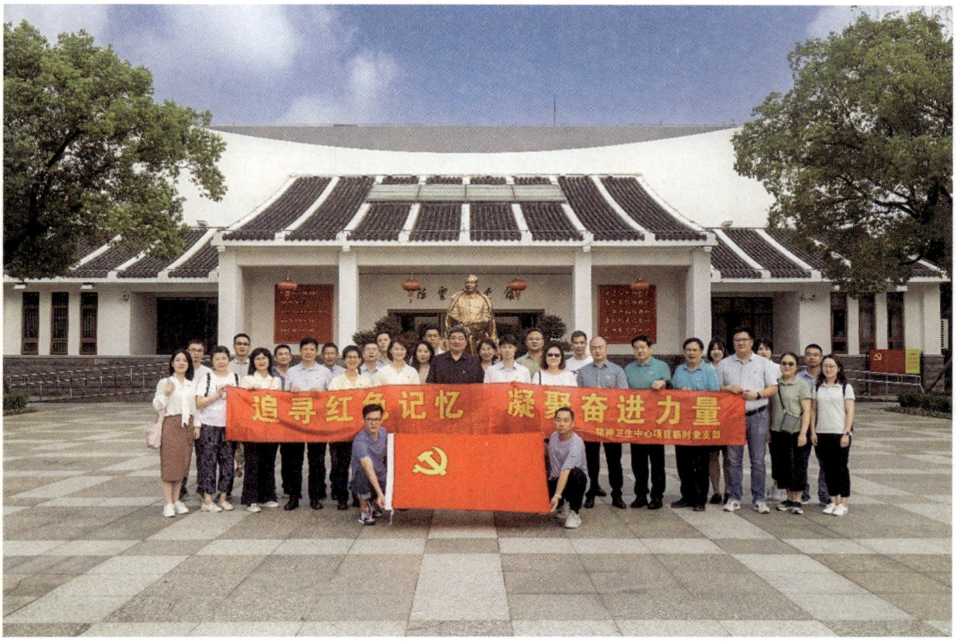

图 2-31　“追寻红色记忆，凝聚奋进力量”主题党日活动

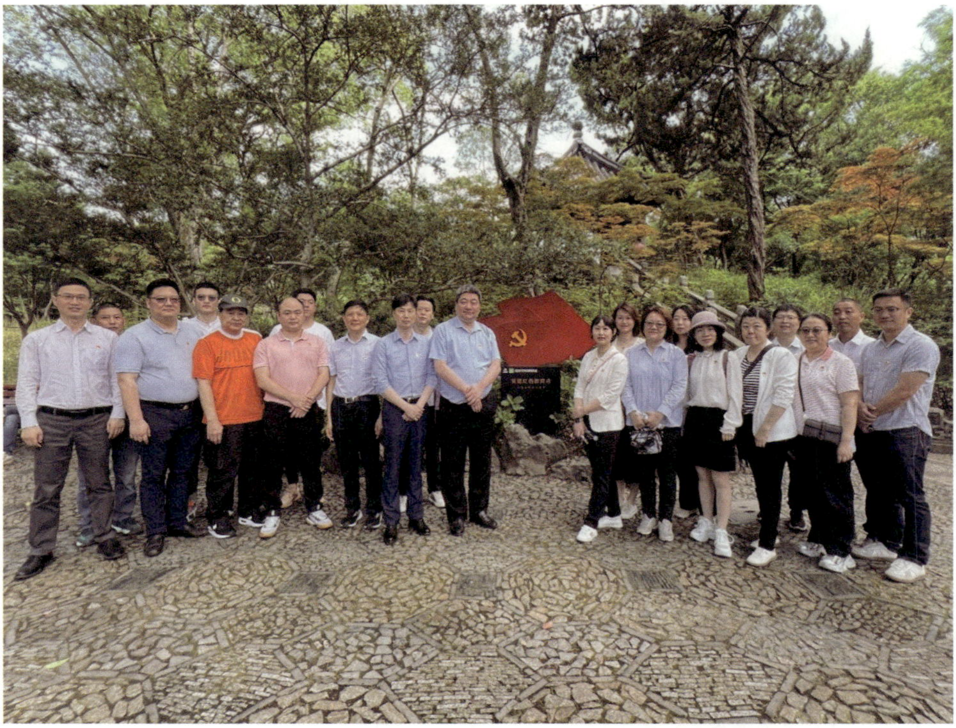

图 2-32　“锤炼政治品格，强化实干担当”主题党日活动

神疾病临床诊疗中心项目还处于地下工程建设阶段，项目部积极组织设计单位、总包单位等参观即将竣工的上海市中医医院嘉定院区，就机电安装进行专项观摩学习（图 2-33），提高管理团队的创优质量意识，借鉴类似医院建筑的创优方法。

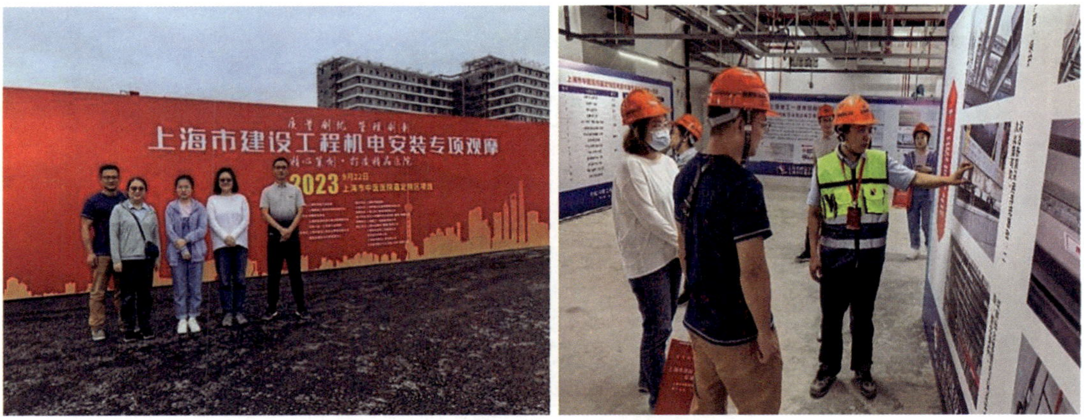

图 2-33 工程创优专项观摩学习活动

工程创奖主体虽然以施工总承包单位为主，因此在建设单位的积极推动下，要由总包应对创奖工作进行总体策划。以鲁班奖为例，针对评奖周期与本工程的进度关系、地区历年同类工程获奖情况、评奖前置条件及加分条件，都要对照本工程的实际情况进行策划，并将前置奖项的各项任务落实给相关参建单位，如施工类的奖项由施工单位负责、设计奖项由设计单位负责、BIM 奖项由 BIM 咨询单位负责等。组织保证是整个项目创优的基础，建立创奖组织架构对于全过程推动工程创奖工作也非常必要，组织定期、阶段性地对创奖工作进行回顾总结，有助于更好地在后续工作中推进创奖工作落到实处。

包括在过程中，除了施工总承包是创奖的主要责任单位外，还可以委托有创奖经验的档案编制单位提前谋划，在资料上确保符合各项创奖工作要求。

2.9 BIM 技术应用的整体规划

在国家推进建筑业实现“双碳”目标的背景下，BIM 技术是最常用于大型复杂建筑工程的一项绿色建造技术，尤其针对功能复杂、系统复杂、运营管理复杂的医院建筑，推广应用 BIM 技术具有充分必要性。中国医院协会医院建筑系统研究分会自 2018 年组织编制和发布《医院建筑信息模型应用指南（2018 版）》后，于 2024 年再次修订出版了《医院建设工程全生命期 BIM 应用指南（2024 版）——面向数字化转型的循证实践》，可为各类医院建筑深度应用 BIM 技术提供指导。

在精神专科医院基本建设过程中，要使 BIM 技术能够高质量地发挥作用，首先应做好整体规划。而且 BIM 技术应用的规划和推进实施应遵循“越早越好”的规律，从建设项目的前期策划、概念设计或规划阶段开始应用 BIM 技术是最佳的选择。

2.9.1　规划原则

BIM 技术在精神专科医院基本建设中的应用，既要遵循综合医院建筑工程建设的普遍规律，又需研究精神专科医院建筑工程建设的特殊之处。为了充分应用 BIM 技术的可视化、参数化、可模拟性等显著特点，需要遵循一些 BIM 技术应用整体规划原则，以确保项目顺利进行并取得最佳效果。以下是一些常见的规划原则。

1. 数据高度集成性

BIM 技术应用最好能够贯穿医院建筑工程项目建设全生命周期，包括规划、设计、施工和运营维护阶段，BIM 技术应用需要确保不同数据集之间的集成，以便各方能够共享准确的信息，避免信息孤岛、信息不对称现象存在。

2. 数据共享协同性

在医院建筑建设全过程应尽量促使 BIM 数据的共享，借助 BIM 以及 BIM 应用平台，通过不同数据权限的开放，使得尽量多的参建单位能够精确使用工程建设数据，构建良好的 BIM 技术应用“生态圈”，可以促进不同专业团队之间的协同工作，确保他们在项目规划、设计、施工和运营过程中进行有效的沟通和合作。

3. BIM 应用的超前性

在工程建设的不同阶段，BIM 技术应用都有其侧重点，不同的 BIM 应用点与医院建筑工程项目的具体建设任务对应，具有很强的时效性，应遵循“先模拟后实施、先模拟后建造”的原则，基于工程建设总进度计划超前考虑应用 BIM 技术进行模拟分析，做“事前 BIM”，避免“事后 BIM”。

4. BIM 应用的针对性

在精神专科医院建筑工程建设中，由于其医疗工艺具有特殊性，因此应在 BIM 技术应用规划之前，做好医疗工艺调研工作，针对性地应用 BIM 技术模拟分析其设计、施工和运营管理中的难点，优化医疗工艺流线和诊疗空间，进行医院建筑的能源消耗模拟、病房和活动空间布局优化等分析，以提高建筑的效率和功能性，保证建设安全、高效、绿色的精神专科建筑空间。

5. BIM 应用的可持续发展性

基于建设面向绿色运营管理的精神专科医院建筑理念，应用 BIM 技术帮助设计团队进行医疗专项设备设施选型、材料选择、能源利用和环境保护等多方面的优化，使医院建筑更具可持续性。BIM 可以用于管理医疗设备的信息，包括设备的安装位置、维护计划以及相关的技术参数，以提高设备管理效率，同时为将来建设智慧医院奠定良好的基础。

2.9.2　整体规划的主要内容

在精神专科医院基本建设的全过程中应用 BIM 技术，将会引起诸多传统项目管理的工作前置，打破传统工程建设项目管理的模式、组织和流程，建立“PM＋BIM”的项目管理系统。因此，需要评估 BIM 技术应用和传统项目管理、医院内部的组织架构和管理流程的关系，必要时进行适当调整，并反映到 BIM 技术应用的整体规划中。

考虑具体项目需求和应用环境的差异性，应根据不同功能的精神专科医院建筑自身情况和项目需求，经过充分调查研究，编写符合自身特点的BIM技术应用整体规划，甚至具体的BIM技术应用标准。通常而言，BIM技术整体规划应包括但不限于以下内容。

1. 项目概况及重难点分析

重点分析精神专科医院建筑的规划、设计、施工和运维各阶段的重点和难点，规划应用BIM技术对传统实施方案进行优化，克服困难，以达到良好的BIM技术应用效果。

2. BIM应用目标及应用范围

围绕工程建设项目管理的进度、质量、安全和造价等各项目标，制订BIM技术助力项目管理的细分目标，做到重点突出、兼顾全局。据此规划与实现目标相匹配的BIM技术应用范围。

3. BIM应用模式

根据医院建设工程的项目特征、应用需求、应用阶段、应用深度和资金投入等不同，BIM应用具有不同的模式，需要根据实际情况进行规划应用。

4. BIM应用组织及各参与方的职责分工

构建精神专科医院建筑各参建单位的BIM应用组织架构，并且约定各参与方的职责分工，保证其BIM应用工作界面清晰且具有良好的可操作性和可追溯性。

5. BIM应用的工作流程

BIM信息需及时与工程项目建设任务融合，因此其信息的增加及修正流程都需与工程项目建设任务的执行流程相匹配，从而构建便于业主方、项目管理、设计院、施工总承包、工程监理和财务监理等参建单位高效应用BIM的工作流程。依据工程建设不同阶段可构建设计阶段、招投标阶段、施工阶段及竣工验收阶段等工作流程。

6. BIM应用点及工作计划

根据工程建设常规任务及精神专科医院特殊需求，规划不同阶段的BIM应用点，并且基于工程建设进度计划考虑适当地提前制订BIM工作计划时间，以辅助工程建设高效、精准、科学推进。

7. BIM应用各参与方的协同权限分配与协同机制

构建业主方、项目管理、设计院、施工总承包、工程监理和财务监理等参建单位应用BIM的协同机制，并且制订相应的BIM例会和专项会议制度。

8. BIM应用成果、深度和模板要求

依据不同阶段不同BIM应用点需求，规划BIM应用成果、深度和模板要求，一方面达到高效、精准的要求，另一方面也应避免不必要的人力和物力的浪费，尤其是前期方案、扩初阶段不宜片面追求全面精细化，达到能够辅助优化设计方案的深度即可。

9. BIM应用平台及软硬件要求

依据工程项目建设实际情况规划BIM应用平台及软硬件，以达到BIM信息能够顺利传递和集成共享目标为宜

10. BIM成果移交、审核和确认

规划BIM成果移交、审核和确认的流程及标准，与项目建设各单位的职责相关吻合。在项目交付后，对BIM和数据可进行有效的利用，支持建筑物的日常管理和未来的改造

扩建。

11. BIM 成功应用的保障措施

规划 BIM 应用所需的资金、人员和制度等方面的保障措施。

12. BIM 应用培训

规划对项目建设各参建单位的技术管理人员进行 BIM 应用培训内容，通常包括掌握 BIM 应用的基本技能，依据不同的权限，能够查阅、增加和修改 BIM 中的相关信息，并能将 BIM 信息应用于辅助相关工程建设任务的执行。

13. BIM 与医院智慧后勤运维平台的对接

依据医院智慧后勤运维平台开发情况，规划 BIM 辅助运维平台三维可视化模块所需的文件协议、数据接口等开发内容，同时规划好运维 BIM 的信息列表、设备管理、维修计划、空间管理以及建筑物性能监测等相关设备设施的管理内容。

2.9.3 BIM 应用模式的选择

根据精神专科医院建筑不同项目的特征和需求，比较和选择 BIM 应用模式（表 2-11）。上海市精神卫生中心重性精神疾病临床诊疗中心综合楼项目选择 BIM 应用模式四：全生命周期应用，旨在获得 BIM 应用的最大价值。

表 2-11 常见的 BIM 应用模式比较分析

应用模式	应用阶段	应用重点	应用价值
模式一：阶段式应用	规划、设计、施工和运维的某个或若干个阶段	特定目的或某些关键问题，例如精神病患者活动空间的光照模拟分析、精神病患者特需病房设备设施安装模拟	单一价值或阶段特定价值
模式二：建设全过程应用	从前期规划到施工竣工验收及开办启用阶段全过程应用（或实施阶段全过程应用）	基于 BIM 的项目管理（高质量实现项目投资、进度、质量和安全等目标）	项目目标控制和建设阶段增值
模式三：运维阶段应用	运维阶段应用	基于 BIM 的后勤管理及改造更新，并向 HIM、CIM 融合拓展	项目运维和设施管理增值
模式四：全生命周期应用	包括全生命周期的规划、设计、施工和运维四个阶段	基于 BIM 的前期阶段规划及开发管理、实施阶段的设计与施工项目管理和使用阶段的后勤管理（或设施管理）	为全生命周期服务，价值最大

2.9.4 BIM 应用组织规划

基于 BIM 应用的模式选择，从医院（或建设单位）角度出发，进一步规划 BIM 应用组织方式，常见的 BIM 应用组织方式包括平行应用、第三方管理咨询、医院（或建设单位）自行应用及管理三种（表 2-12）。上海市精神卫生中心重性精神疾病临床诊疗中心综合楼项目选择第三方管理咨询的 BIM 应用组织方式，构建 BIM 应用实施团队组织架构（图 2-34），业主方(上海市精神卫生中心、申康卫生基建中心)是项目建设的总集成者、总管理者、总协调者,发挥领导作用;第三方管理咨询团队发挥BIM应用专业管理职能,组织各参建单位BIM人员构建大型团队,形成BIM应用协同“生态圈”,促使BIM技术融合项目管理全过程落地实施。

表2-12 常见的BIM应用组织方式比较分析

组织方式	概念	特点	适用范围
平行应用	由参建单位分别开展BIM应用,主要是设计院、施工单位或者专项分包单位、造价咨询单位等分别在设计阶段和施工阶段开展BIM应用工作	应用点明确,灵活机动,责任明确,管理简单,落实效率高;但是应用点单一,综合应用价值低	实现特定目的,应用点较少,项目规模小,复杂程度低
第三方管理咨询	由业主方精心挑选BIM专业咨询公司,协助业主负责BIM的总体应用和全过程管理工作,各参建单位根据需要和要求参与BIM应用工作	形成BIM应用协同“生态圈”,具有统一的组织,全局性、系统性和专业性强;需要精心选择BIM专业咨询单位	全过程、全方位BIM应用,工程规模大,项目复杂
医院(或建设单位)自行应用及管理	专业力量强大的医院(或建设单位)自行开展BIM应用工作,或部分混合以上两种组织方式	有利于培养自身专业化团队及应用推进,有利于运维期BIM应用,节省BIM应用咨询费用;但是专业性不足,BIM管理团队调整不灵活	建设单位BIM专业力量强大,或项目规模较小、复杂性较低、应用点较少情况

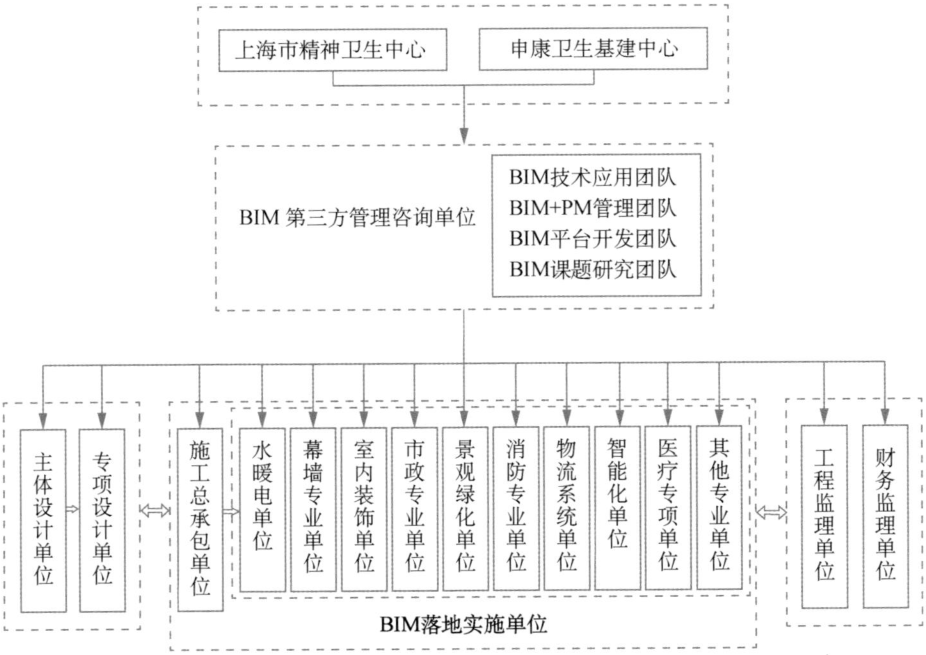

图2-34 BIM应用实施团队组织架构

2.9.5　BIM 应用点及工作计划规划

依据《医院建设工程全生命期 BIM 应用指南（2024 版）——面向数字化转型的循证实践》，进行 BIM 应用点的规划，医院建设工程项目通常可达 50 余项应用点（表 2-13）。对于具体的精神专科医院基本建设项目，则应结合实际需求进行选择和拓展 BIM 应用，尤其是针对一级、二级、三级医疗工艺流程仿真及优化，可以细分为诸多 BIM 应用任务，辅助医院方进行决策和推进项目实施。

表 2-13　医院建设工程全生命期 BIM 应用点

序号	应用点	序号	应用点
规划阶段应用			
1	场地分析和土方平衡分析	5	虚拟仿真漫游
2	规划或方案模型构建与分析	6	医院内部人流、车流和物流模拟
3	建筑性能模拟分析	7	一级医疗工艺流程仿真及优化
4	设计方案比选	8	规划智慧医院、CIM 技术融合应用
设计阶段应用			
9	初步设计阶段的建筑、结构及机电专业模型构建	17	冲突检测及三维管线综合
		18	三级医疗工艺流程仿真及优化
10	建筑结构平面、立面、剖面检查	19	竖向净空分析（施工图设计）
11	二级医疗工艺流程仿真及优化	20	2D 施工图设计辅助
12	面积明细表及统计分析	21	施工图设计阶段的造价控制与价值工程分析
13	建筑设备选型分析		
14	空间布局模拟与分析	22	特殊设施模拟分析
15	重点区域净高分析（初步设计）	23	特殊场所模拟分析
16	施工图设计阶段的建筑、结构、机电专业模型构建	24	智慧医院的技术融合应用
施工阶段应用			
25	既有建筑的拆除方案模拟	34	设备管理辅助
26	市政管线规划及管线搬迁方案模拟	35	材料管理辅助
27	施工深化设计辅助及管线综合	36	设计变更跟踪管理
28	施工场地规划	37	质量管理跟踪
29	施工方案模拟、比选及优化	38	安全管理跟踪
30	预制构件深化设计及加工	39	竣工 BIM 构建
31	发包与采购管理辅助	40	开办准备辅助
32	4D 施工模拟及进度管理辅助	41	CIM 技术与智慧工地融合应用
33	工程量计量及 5D 造价控制辅助		

（续表）

序号	应用点	序号	应用点
运维阶段应用			
42	运维应用方案策划	49	BA 或其他系统的智能化集成
43	运维应用系统搭建或智慧后勤系统对接集成	50	模型及文档管理
		51	资产管理
44	运维模型构建或更新	52	安全与应急管理
45	空间使用动态分析及管理	53	基于 BIM 的运维系统典型场景应用
46	设备运行监控	54	CIM 技术在智慧医院和智慧城市建设中的探索应用
47	能耗分析及管理		
48	设备设施运维管理		

在上海精卫中心闵行项目中，除了规划常规的 BIM 应用点外，针对医疗工艺仿真模拟主要拓展规划的 BIM 应用包括：BIM＋医疗工艺，BIM＋多方案比选，BIM＋建筑性能分析，BIM＋特殊场所模拟，BIM＋管线综合；针对该项目争创国家优质工程鲁班奖的需求，主要拓展规划的 BIM 应用包括：BIM＋AR 技术，BIM＋信息化管理平台，BIM＋项目管理，BIM＋二结构排砖深化。

如图 2-35 所示，BIM 工作计划规划应与工程建设总进度计划集成融合，各阶段的 BIM 应用点实施开始时间应比所辅助的工程建设任务适当提前，保证实现“先模拟和优化，再实施”，即俗称的“事前 BIM”，从而辅助工程建设高效、精准、科学推进，使得 BIM 技术应用获得最大价值。

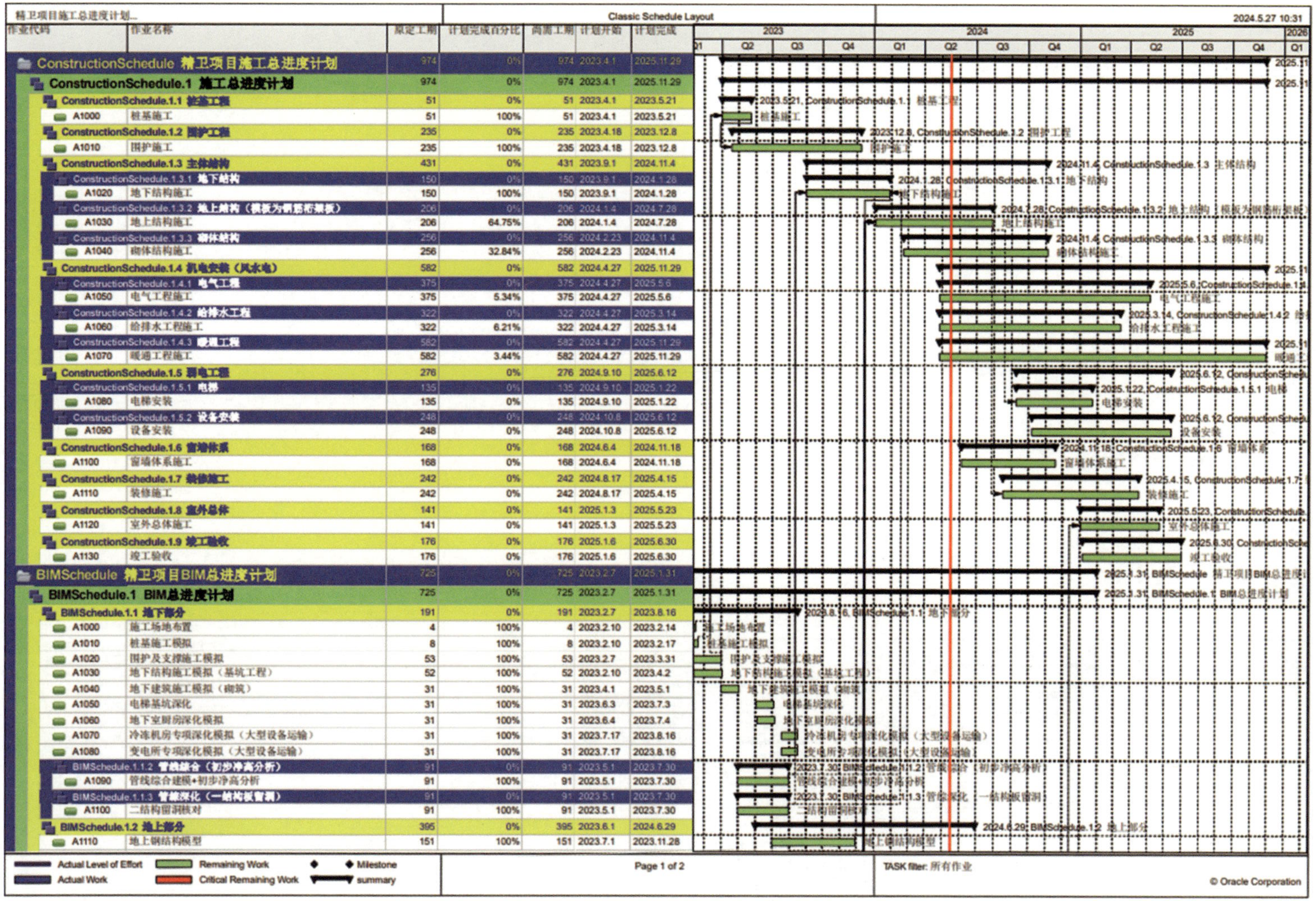

作业代码	作业名称	原定工期	计划完成百分比	尚需工期	计划开始	计划完成
ConstructionSchedule	精卫项目施工总进度计划	974	0%	974	2023.4.1	2025.11.29
ConstructionSchedule.1	施工总进度计划	974	0%	974	2023.4.1	2025.11.29
ConstructionSchedule.1.1	桩基工程	51	0%	51	2023.4.1	2023.5.21
A1000	桩基施工	51	100%	51	2023.4.1	2023.5.21
ConstructionSchedule.1.2	围护工程	235	0%	235	2023.4.18	2023.12.8
A1010	围护施工	235	100%	235	2023.4.18	2023.12.8
ConstructionSchedule.1.3	主体结构	431	0%	431	2023.9.1	2024.11.4
ConstructionSchedule.1.3.1	地下结构	150	0%	150	2023.9.1	2024.1.28
A1020	地下结构施工	150	100%	150	2023.9.1	2024.1.28
ConstructionSchedule.1.3.2	地上结构（模板为钢筋桁架板）	206	0%	206	2024.1.4	2024.7.28
A1030	地上结构施工	206	64.75%	206	2024.1.4	2024.7.28
ConstructionSchedule.1.3.3	砌体结构	256	0%	256	2024.2.23	2024.11.4
A1040	砌体结构施工	256	32.84%	256	2024.2.23	2024.11.4
ConstructionSchedule.1.4	机电安装（风水电）	582	0%	582	2024.4.27	2025.11.29
ConstructionSchedule.1.4.1	电气工程	375	0%	375	2024.4.27	2025.5.6
A1050	电气工程施工	375	5.34%	375	2024.4.27	2025.5.6
ConstructionSchedule.1.4.2	给排水工程	322	0%	322	2024.4.27	2025.3.14
A1060	给排水工程施工	322	6.21%	322	2024.4.27	2025.3.14
ConstructionSchedule.1.4.3	暖通工程	582	0%	582	2024.4.27	2025.11.29
A1070	暖通工程施工	582	3.44%	582	2024.4.27	2025.11.29
ConstructionSchedule.1.5	弱电工程	276	0%	276	2024.9.10	2025.6.12
ConstructionSchedule.1.5.1	电梯	135	0%	135	2024.9.10	2025.1.22
A1080	电梯安装	135	0%	135	2024.9.10	2025.1.22
ConstructionSchedule.1.5.2	设备安装	248	0%	248	2024.10.8	2025.6.12
A1090	设备安装	248	0%	248	2024.10.8	2025.6.12
ConstructionSchedule.1.6	幕墙体系	168	0%	168	2024.6.4	2024.11.18
A1100	幕墙体系施工	168	0%	168	2024.6.4	2024.11.18
ConstructionSchedule.1.7	装修施工	242	0%	242	2024.8.17	2025.4.15
A1110	装修施工	242	0%	242	2024.8.17	2025.4.15
ConstructionSchedule.1.8	室外总体	141	0%	141	2025.1.3	2025.5.23
A1120	室外总体施工	141	0%	141	2025.1.3	2025.5.23
ConstructionSchedule.1.9	竣工验收	176	0%	176	2025.1.6	2025.6.30
A1130	竣工验收	176	0%	176	2025.1.6	2025.6.30
BIMSchedule	精卫项目BIM总进度计划	725	0%	725	2023.2.7	2025.1.31
BIMSchedule.1	BIM总进度计划	725	0%	725	2023.2.7	2025.1.31
BIMSchedule.1.1	地下部分	191	0%	191	2023.2.7	2023.8.16
A1000	施工场地布置	4	100%	4	2023.2.10	2023.2.14
A1010	桩基施工模拟	8	100%	8	2023.2.10	2023.2.17
A1020	围护及支撑施工模拟	53	100%	53	2023.2.7	2023.3.31
A1030	地下结构施工模拟（基坑工程）	52	100%	52	2023.2.10	2023.4.2
A1040	地下建筑施工模拟（砌筑）	31	100%	31	2023.4.1	2023.5.1
A1050	电梯基坑深化	31	100%	31	2023.6.3	2023.7.3
A1060	地下室厨房深化模拟	31	100%	31	2023.6.4	2023.7.4
A1070	冷冻机房专项深化模拟（大型设备运输）	31	100%	31	2023.7.17	2023.8.16
A1080	变电所专项深化模拟（大型设备运输）	31	100%	31	2023.7.17	2023.8.16
BIMSchedule.1.1.2	管线综合（初步净高分析）	91	0%	91	2023.5.1	2023.7.30
A1090	管线综合建模+初步净高分析	91	100%	91	2023.5.1	2023.7.30
BIMSchedule.1.1.3	管线深化（一结构板留洞）	91	0%	91	2023.5.1	2023.7.30
A1100	二结构留洞核对	91	100%	91	2023.5.1	2023.7.30
BIMSchedule.1.2	地上部分	395	0%	395	2023.6.1	2024.6.29
A1110	地上钢结构模型	151	100%	151	2023.7.1	2023.11.28

精卫项目施工总进度计划...　　Classic Schedule Layout　　2024.5.27 10:31

作业代码	作业名称	原定工期	计划完成百分比	尚需工期	计划开始	计划完成
A1120	钢结构施工模拟	31	100%	31	2023.7.1	2023.7.31
A1130	建筑施工模拟（砌筑）	31	100%	31	2024.4.1	2024.5.1
A1140	大型医疗设备基础深化、运输路径	31	100%	31	2023.7.17	2023.8.16
A1150	地上钢结构深化	151	100%	151	2023.7.1	2023.11.28
A1160	外立面预埋件施工深化/模拟	61	100%	61	2023.7.1	2023.8.30
A1170	净化专业深化（手术室、ICU、实验室等）	31	100%	31	2023.7.1	2023.7.31
A1180	重点部位装饰效果模拟	121	67.04%	121	2024.3.1	2024.6.29
A1190	管线综合/初步净高分析	61	100%	61	2023.6.1	2023.7.31
A1200	管综深化/一结构留洞	61	100%	61	2023.7.31	2023.9.29
A1210	二结构留洞核对	121	100%	121	2023.6.1	2023.9.29
BIMSchedule.1.3 专项分包配合进场进度计划		152	0%	152	2023.5.1	2023.9.29
A1220	专项分包配合进场	152	100%	152	2023.5.1	2023.9.29
BIMSchedule.1.4 室外总体		151	0%	151	2024.8.1	2024.12.29
A1230	项目配套管道管综模拟	151	0%	151	2024.8.1	2024.12.29
A1240	室外道路及绿化效果模拟	31	0%	31	2024.10.1	2024.10.31
BIMSchedule.1.5 竣工阶段（视具体进度而定）		276	0%	276	2024.5.1	2025.1.31
A1250	竣工验收阶段配合工作	276	7.25%	276	2024.5.1	2025.1.31

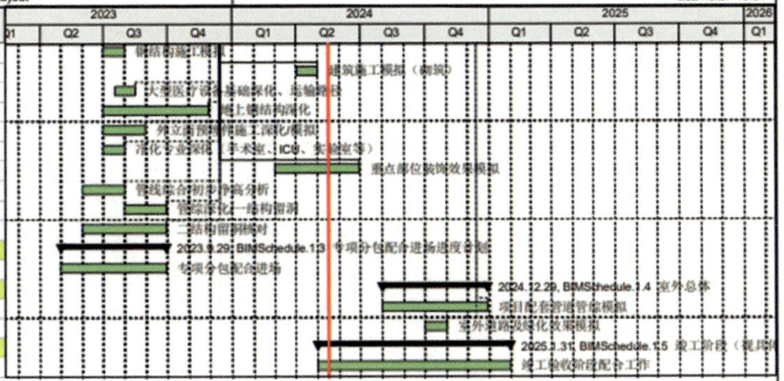

Actual Level of Effort　Remaining Work　Milestone
Actual Work　Critical Remaining Work　summary

Page 2 of 2

TASK filter: 所有作业

© Oracle Corporation

图 2-35　上海精卫中心闵行项目总进度计划及 BIM 实施集成计划（施工阶段）

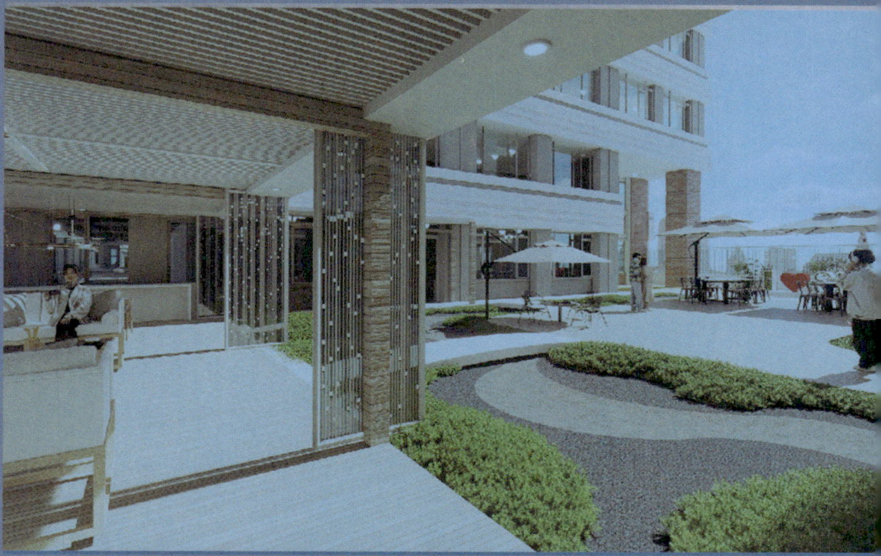

Chapter Three

第 3 章
工程项目设计

精神专科医院作为疗愈性建筑，在设计理念上将人作为首要考量，根据大量数据统计和研究积累而来。其设计方向特别关注将人的生理和心理互动纳入建筑设计中，以营造有利于治疗和康复的环境。这种方法强调了治疗建筑学的重要性，意在提供更加舒适和有益的治疗体验，促进患者的心理健康和康复进程。

研究表明，精神专科医院的功能布局、环境、尺度和装饰等建筑设计元素对促进心理健康有积极作用。

3.1 总体布局

医院作为社会保障服务体系的重要组成部分，其建设布局对于提高医疗服务质量、提高患者就医体验、优化医疗资源配置以及医院的未来发展具有重要意义。作为精神专科医院，在总体布局设计时不仅要综合考虑功能分区、交通便利、可持续发展以及符合法规和标准等多个方面，更要注重患者隐私保护、环境舒适性，提供公共的社交和活动空间，以创造一个有利于患者康复和医院运营的环境。以上海市精神卫生中心为例，结合上海市精神卫生中心重性精神疾病临床诊疗中心项目（图 3-1）建设的总体布局要点进行探讨，以期为我国精神专科医院建设提供参考和借鉴。

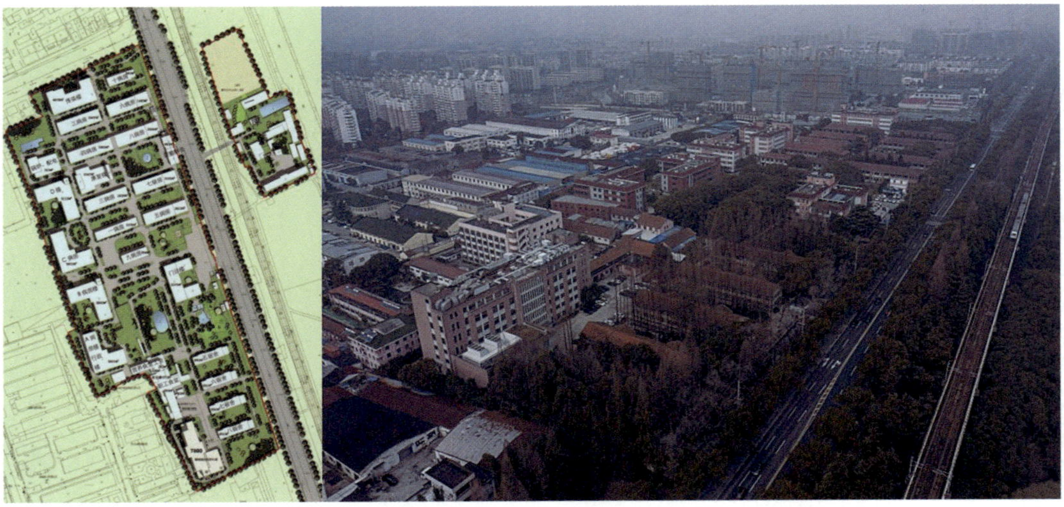

图 3-1　上海精卫中心闵行项目

3.1.1　总体设计原则

1. 规划先行，适应未来发展

医院建筑功能复杂，应坚持规划先行，根据建设规模和定位确定总体布局。前期规划应遵循“一次规划、分期实施”原则，合理规划土地资源和设备管网布局是医院建设的基础，确保未来可扩展性。在规划设计阶段，应梳理医院内部的管线布局和设备配置，包括以下 3 个方面。

（1）评估和预测用电负荷，预留足够电源容量。

（2）合理规划给水排水管道布局和管径，预留接口和阀门。

（3）综合考虑电线电缆、给水排水管道、空调通风管道等布局和地下室外墙预留穿墙套管。

在上海精卫中心闵行项目建设中，提前进行电扩容改造，建设独立能源中心，满足扩建后用电需求；设计室外管线管径时，综合考虑现状建筑需求，提升改造室外综合管线，解决管径不足和雨污混流问题；新建地下室外墙预留 20%的穿墙套管，为后续发展提供基础条件，综合考虑管线布局，降低长期建设成本。

2. 功能分区明确，布局合理

《精神专科医院建设标准》（建标 176—2016）规定了急诊部、门诊部、住院部、医技科室、康复治疗、保障系统、行政管理和院内生活用房八项功能的床均面积和各类用房占总建筑面积的比例（表 3-1）。在总体布局前，可基本确定医疗功能体量关系，这些区域应有明确界线和紧密联系，以确保患者就诊流程的顺畅，并提高医疗服务的效率。

门诊部作为医院前台，负责确诊精神疾病患者和心理咨询，应设在人行交通便利、指向性明确的位置，方便患者进出。急诊部处理急需医疗帮助的患者，应设在显眼位置，便于救护车和患者快速到达。医技区包括放射科、理疗科、药剂科、检验科、功能检查、手术部、中心供应及血库等，为门诊和住院部提供基本医疗检查和诊断，布局应方便门诊及住院功能，宜相对集中设置。住院部是医院核心功能区，负责患者留院观察、治疗和康复，应有便利的外部交通条件，良好采光、通风，满足病房日照需求。

表 3-1　精神专科医院各组成部分用房占总建筑面积的比例

部门规模	199 床及以下	200～499 床	500 床及以上
急诊部	0	2%	2%
门诊部	12%	12%	13%
住院部	54%	54%	52%
医技科室	14%	12%	14%
康复治疗	4%	4%	3%
保障系统	8%	8%	8%
行政管理	4%	4%	4%
院内生活	4%	4%	4%

3. 功能联系紧密

门诊与医技部门的联系：门诊作为接待和问诊中心，与药房、检验科、放射科等医技部门紧密联系，依靠其支持开具处方和检查单，为患者提供准确诊断和治疗。

住院与医技部门的联系：住院部负责留院观察和治疗，需要医技部门支持各种检查和化验，确保患者得到全面护理。

手术部与其他部门的联系：手术室需与门急诊、住院部、医技部门密切联系。急诊部发现需紧急手术的患者时，需迅速与手术室联系，确保及时治疗。

3.1.2 总体布局的设计要素

1. 特殊功能需求及建筑物理条件

精神专科医院建设总体布局除考虑基本医疗功能分区外，需结合场地的基础条件，针对患者设置工疗、农疗区，如蔬菜种植、园艺制作等；根据日照和风向，划分清洁区和污染区，明确住院楼和实验楼等特殊功能的位置，充分利用采光、通风条件，满足各功能需求。

2. 人流、物流、车流等各类流线

考虑外部流线设计，合理组织患者、医护人员、物资和车辆等各种流线，注重人车分流、洁污分流、医患分流和患者分流。

(1) 人行流线：主要为患者就诊流线，到达门诊、急诊、住院等过程；还应考虑患者的交通方式，合理规划停车场和公交车站，确保流线简洁，避免交叉和拥堵；司法鉴定等部门应独立设置。

(2) 车行流线：包括患者、医护、访客、货物和急救车辆等，各类交通流线应分类设置独立通道和出入口。

(3) 人车分流：通过合理道路规划，实现车辆和行人按规定方向行驶，主要采用单向行驶，减少交叉；有条件时实行双入口设计，利用地下空间设置停车场和入口大厅，地面用于人流通行，分层设置实现立体分流；设置出租车、网约车等即停即走通道和临时泊位，减少接送车流与人流干扰。

(4) 救护车流：独立设置，保证快速、高效、安全，通道需直接连通急诊科和手术室，减少弯道和交叉路口，缩短行驶时间。

在上海市精神卫生中心徐汇院区通过升级改造项目中，重点考虑患者在家属陪同下乘坐公共交通的需求。室外场地应规划公共交通停泊点、出租车临时停靠区及人车分流设计。如图 3-2、图 3-3 所示，增加独立车行主入口，并将主入口打造成“口袋花园”作为人行出入口，消除人车混流拥挤现象，提高患者就医的舒适性和便捷性。

3. 庭院景观及疗愈空间布局

随着观念转变，精神疾病治疗从传统的强制关押和药物治疗，转向注重心理、环境和社会因素的干预。越来越多的医生认识到，疗愈花园将患者心灵与自然环境融合，能有效释放紧张情绪，提高治愈效果。因此，除基本药物治疗外，还应注重室外疗愈环境，利用院区空间提供康复场地，引入康复区和室外活动空间，设置阅读、舞蹈、锻炼和散步等活动。室外空间设计可采用围合式布局，实现自由出入与全程管控相结合，同时结合屋顶绿化设置室外康复花园，方便管理并保证患者接近自然。

在上海精卫中心闵行项目中，特别注重室外活动空间的设计，在院区前期儿少楼改建中，在舍弃其他功能空间的条件下，整合室外空间设置了约 400 m^2 室外活动场地，并设置户外菜园空间，让儿童参与其中，体验生活的乐趣；在新建诊疗中心大楼中设置约 300 m^2 屋顶花园空间(图 3-4)，在有限的资源中营造最大化的室外空间，让患者走出长期封闭的病房环境，呼吸自然空气，并提供了室外活动交流的场地。

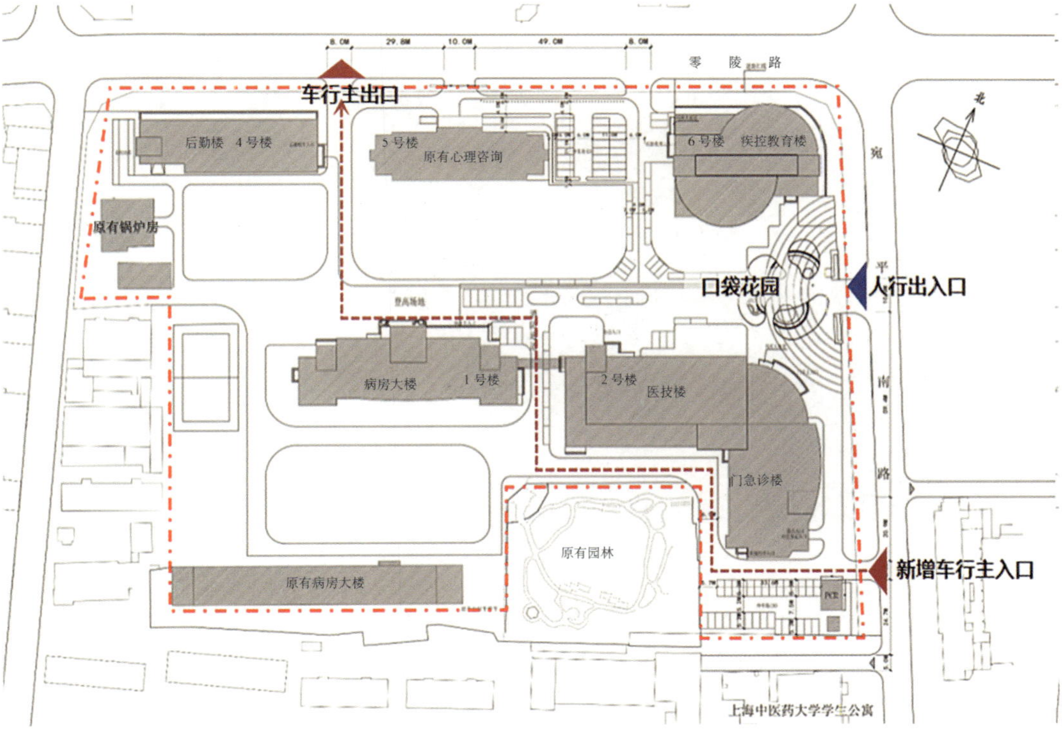

图 3-2 上海市精神卫生中心徐汇院区

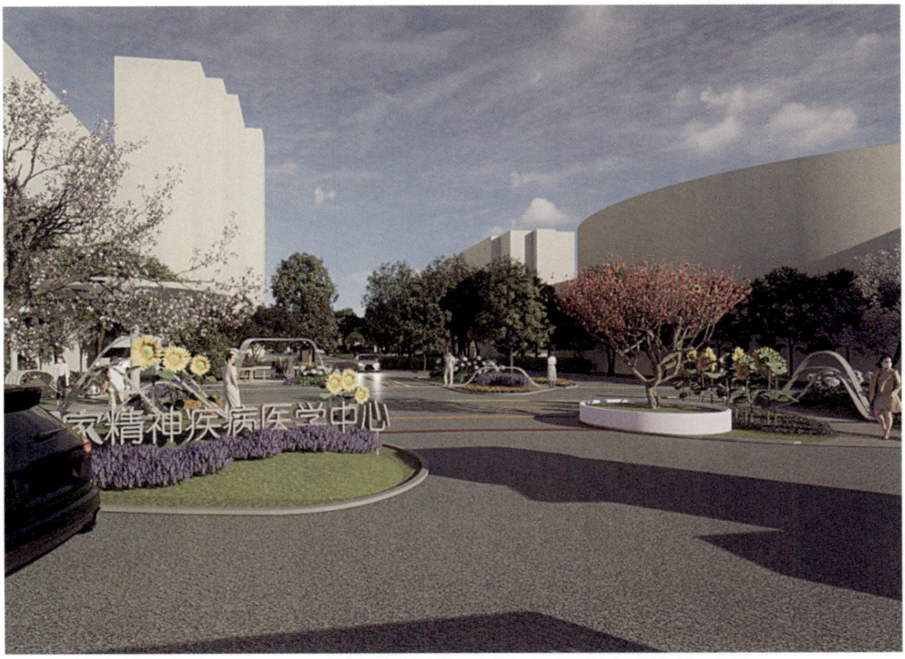

图 3-3 上海市精神卫生中心徐汇院区入口花园改造

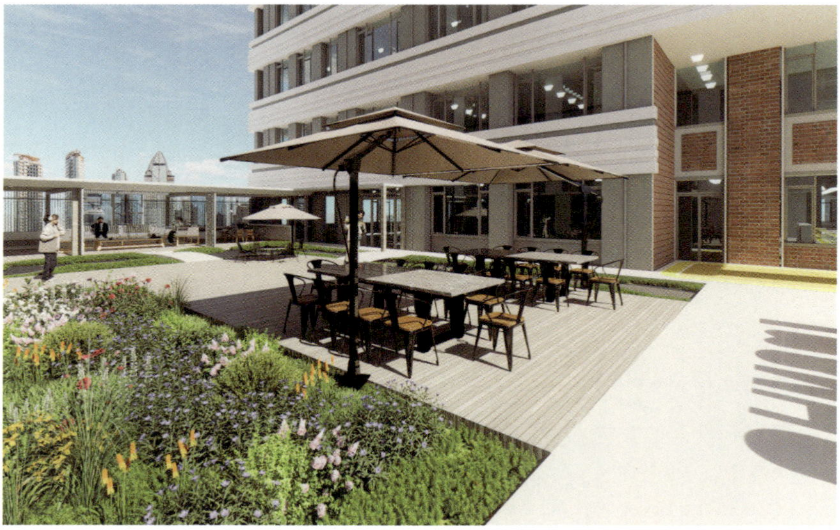

图 3-4 上海精卫中心闵行项目屋顶疗愈花园

设置室外活动场地时应充分考虑安全设计，在《精神专科医院建筑设计规范》中写道：供急重症患者使用的室外场地须采用不可攀爬的防护围墙或栏杆，建筑物外侧及围墙内外侧 1.5 m 范围内不应种植密植型绿篱，3 m 范围内不应种植高大乔木。在上海精卫中心闵行项目中，屋顶花园的护栏高度达到 2.5 m，外侧采用钢化夹胶玻璃，内侧采用全竖向金属栏杆，杆件间距 100 mm，保证了患者安全。

4. 文物保护

目前，不少医院对现有院区进行升级改造，且部分院区保存有优秀的历史建筑，总体布局时应考虑新、旧空间的融合，采取保护措施，找到利用与保护的平衡点，遵循法规要求。在规划时，可将历史建筑融入现代医院功能，使其成为特色诊室、会议室、行政空间等，满足医院需求并保留其历史价值。如上海市精神卫生中心闵行院区将部分历史建筑改造为儿少中心，既温馨又有特色。

3.1.3 医院基本建设形态对比

医院建设的基本形态主要受到医院的功能需求、规模、设计理念以及地理环境等多种因素的影响，以确保医院能够提供高效、安全、舒适的医疗服务，主要包含几种形式如表 3-2 所列。

表 3-2 医院基本建设形态

类型	简述	优缺点	形态示意
分散式	门诊、医技、住院、后勤等各单体分幢建造，水平向布局并通过连廊相接	方便分期建设，组合灵活；但是交通流线及设备管线长，占地面积大	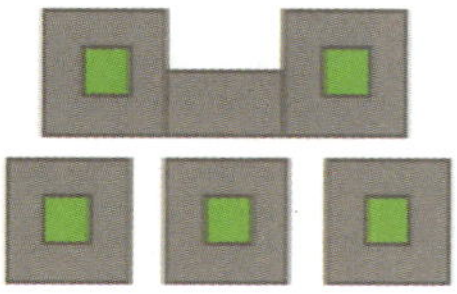

（续表）

类型	简述	优缺点	形态示意
集中式	门诊、医技、住院、后勤等各单体集中布置，竖向发展形成医疗综合体	形体紧凑，交通流线短，占地小；不利于分期建设，交通流线组织较难	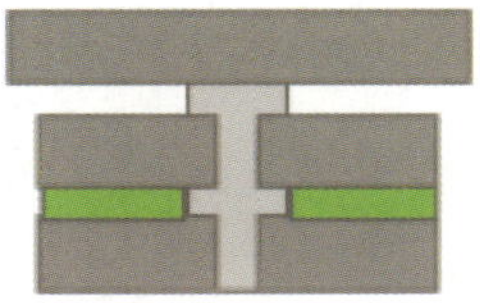
半集中式	采用分散式、集中式两种布局的组合形式，通常由高层住院及多层门诊、医技裙房组成	形体灵活，交通流线组织简单	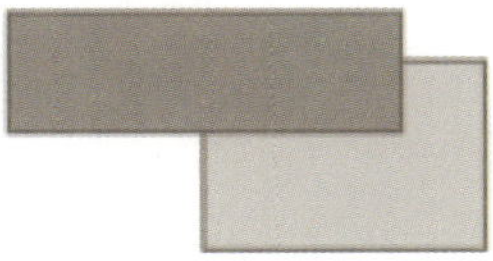

总体布局中，各单体主要通过廊、院结合，形成分散式（院落式）、半集中式（医疗街式）、集中式（单栋式）等空间形态。

分散式医疗建筑具有以下特点：单体建筑可独立建造或围合形成医疗单元，不同单元组合灵活多变（图 3-5）；庭院空间设计确保采光、通风，提升医疗环境品质，为患者提供舒适的外部疗愈环境；根据需求定制医疗空间，营造特色疗愈环境。

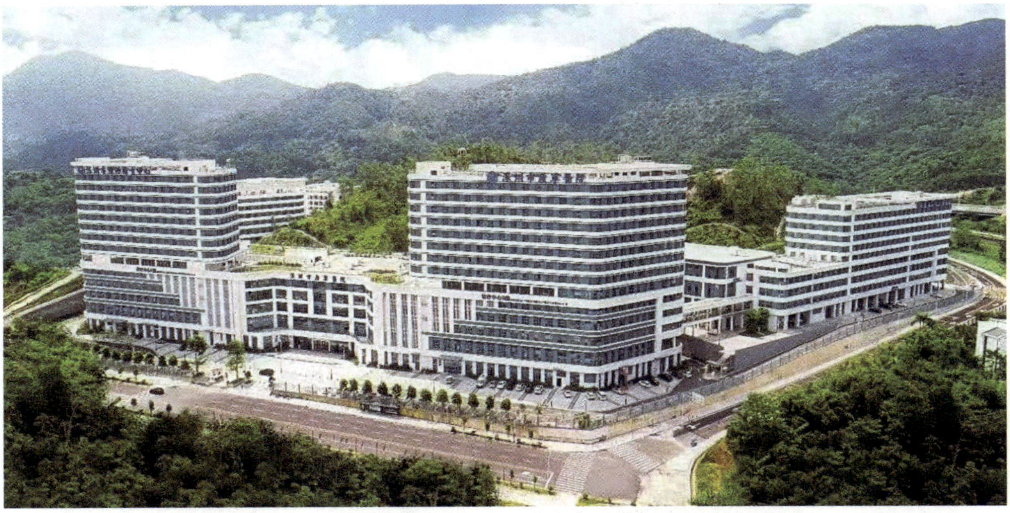

图 3-5　深圳市康宁医院坪山院区

集中式布局采用独栋高层建筑或高层带裙房集中布置模式，建筑竖向发展，在市区用地紧张条件下较为有利（图 3-6）；该模式紧凑、用地面积小，且各功能间联系密切，但竖向交通压力大，容易形成人流拥挤，在竖向交通布置时应特别注意门急诊、住院、医护和洁污物等不同流线的分流设计。

半集中式主要以建筑交通轴为核心，承载了交通枢纽的功能，设置各种不同的共享空间（图 3-7）；同时各医疗板块都依附在医疗街上，之间穿插设置庭院空间，各功能相对独立又紧密联系；医疗街模式流线清晰便捷，大大缩短就诊流程。

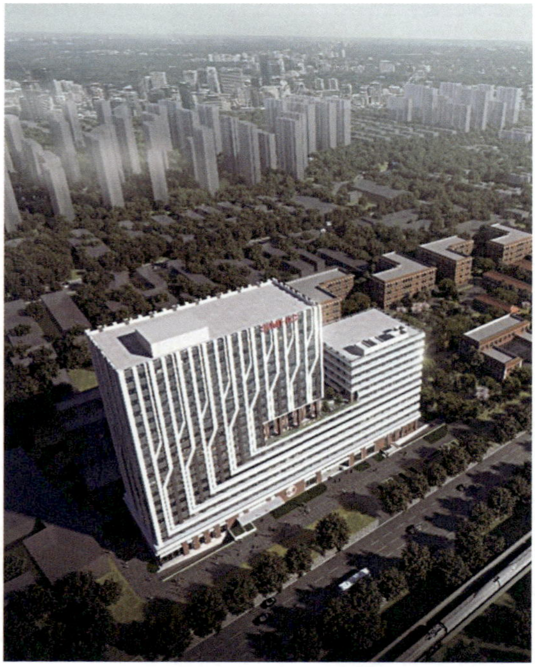

图 3-6　上海精卫中心闵行项目综合楼效果图

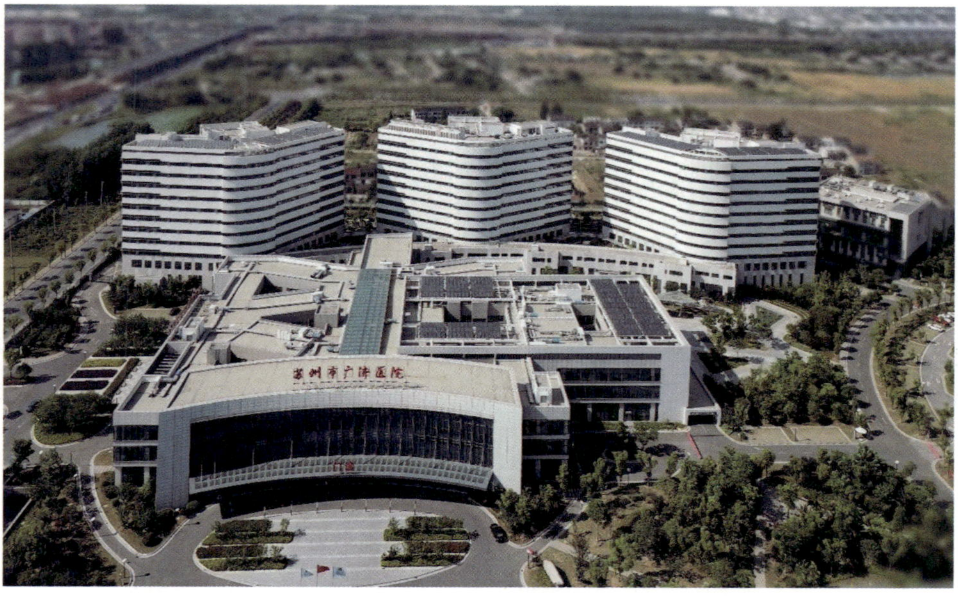

图 3-7　苏州市广济医院

在上海精卫中心闵行项目中(图 3-8、图 3-9),设计在整合南部地块,拆除院区内戒毒、职工食堂、职工更衣等 13 栋老旧建筑后建设,院区内用地资源紧张,采用了集中式布局;总体规划尊重院区原有的主轴线关系,延续并强化南北向景观中心轴关系,建筑采用东西向布局,保证场地利用最大化,并为后期发展预留用地。

项目与原院区形成半集中式布局，营造精致且有历史保护特色的疗愈环境。建筑平面"模块化"布局，功能竖向叠加，节省交通面积，保证功能调整灵活性，有利于医院长期可持续发展。

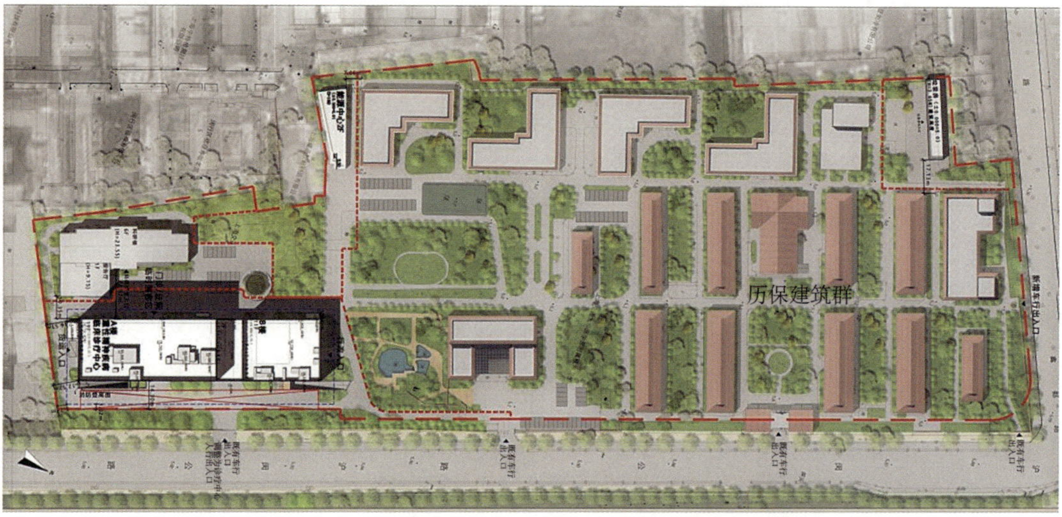

图 3-8 上海精卫中心闵行项目改、扩建后总图

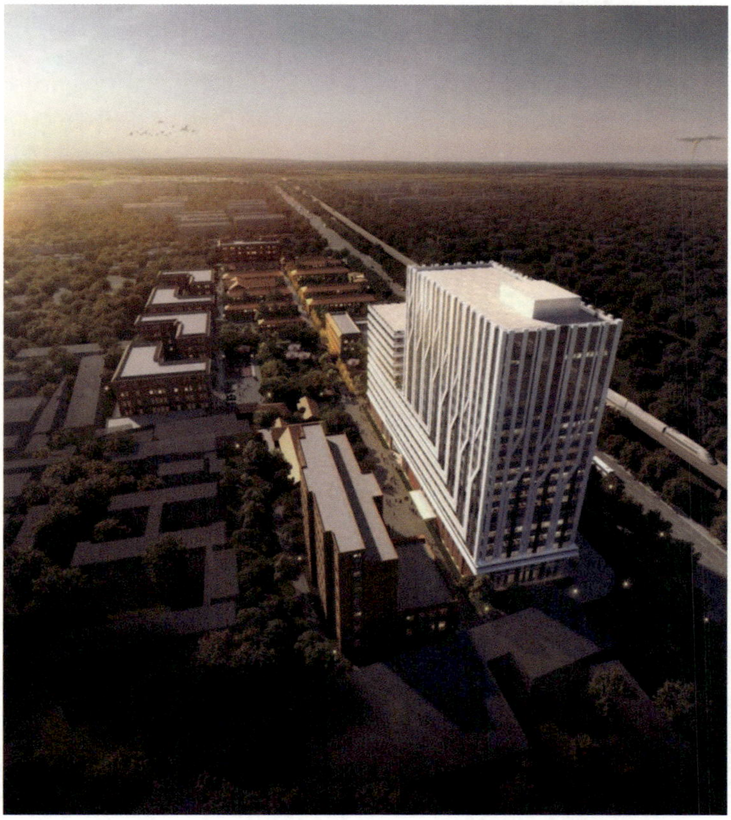

图 3-9 上海精卫中心闵行项目改、扩建后效果图

3.2 精神专科医院医疗功能用房布局原则

医疗功能布局复杂且细致，涉及科室分区、就诊体验、房间面积、功能配置及人性化设计等。精神专科医院因患者的特殊性，对医疗用房布置要求更高，须更加注重患者的舒适性和安全性。

3.2.1 医疗功能用房概述

综合类医院的功能组成包括医疗、医技、行政科研和后勤保障等部门。医疗是核心业务，包括急诊、门诊和住院部；住院部涵盖病房、手术室和重症监护室。医技部门提供辅助诊断和技术支持，如检验科、放射科、超声科和心电图室。行政科研部门包括办公室、人事、财务等管理部门及实验室、教学培训等科研教学设施。后勤保障部分包括药房、静配中心和消毒供应室，提供必要的医疗支持。

精神专科医院主要提供精神疾病的诊断、治疗和康复，组成部分包括门诊、医技、住院、后勤保障和康复科。康复科针对患者的运动功能和技能进行康复训练。与综合类医院相比，精神专科医院对急诊、手术、检验和放射等医技功能需求较小，功能与设施设备有所不同。例如，放射科常规设备包括 DSA、CT、MRI 和骨密度仪；功能检查设备包括心电图机、TCD、脑电图仪、眼动检查仪和精神压力分析仪；独立设置于治疗区的改良电抽搐治疗（Modified Electroconvulsive Therapy, MECT），通过脉冲电流刺激大脑皮层，诱发脑细胞生理变化以达到治疗目的。

3.2.2 面积与尺寸控制

1. 根据医院特性划分功能区面积

精神专科医院由于日门诊量相对较少，门诊及医技部分功能规模较小；在医技方面，通常只需配备最基本的常规检验，如，心电、脑电、B超等检查功能，放射科也只需配备少量的 CT、MR、DR 即可，因此门诊和医技只占到总面积的20%～30%；住院区在精神专科医院中占有的比例较大，可达到 50%以上；而随着如今治疗方式的转变，引入康复功能，有益于训练患者的意识及控制力，设置功能时注重康复区功能及面积比例。如图 3-10 所示。

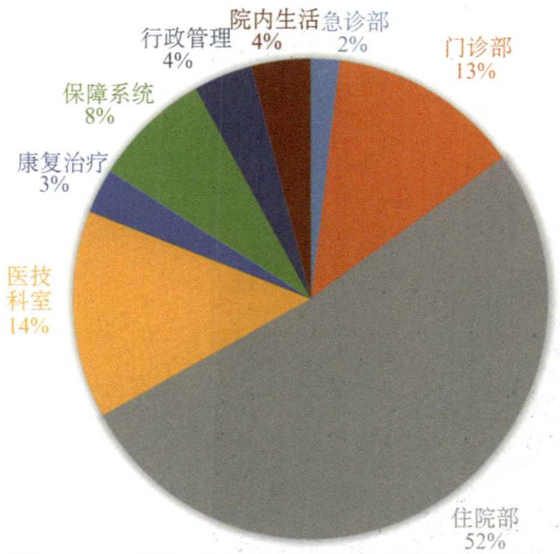

图 3-10 精神专科医院各组成部分用房占总建筑面积的比例

2. 根据医疗设备尺寸布置房间功能

在精神专科医院中，除 MR、CT 等大型设备外，配备的设备与常规医院差异显著，种类也较多，同时房间内还需考虑患者与医护间的空间划分及安全距离，因此房间布局需根据设备尺寸及使用需求进行针对性设计。

3. 根据患者特殊性设计房间大小

长期封闭拥挤的空间会引起患者焦虑，设计需考虑患者舒适性，设置足够的大厅和公共休憩空间，扩大候诊区，确保环境中有良好的采光和通风。房间设置时需考虑患者行为习惯，预留医生的安全保护空间，设置医护应急撤离措施。如综合医院单人诊室面积不小于 8 m^2，而精神专科医院则要求为不小于 12 m^2。

3.2.3　从就医体验分析优化功能布局

现代医学的发展越来越多地关注人文关怀，以患者为中心，重视对患者的维护和理解，注重患者在就医过程中对医疗服务的体验（表 3-3），这对医院建设具有重要指导意义。

表 3-3　全国门诊医疗质量患者体验要素满意率 2019—2021 年分析结果

要素	患者满意率			患者满意率	
	2019 年	2020 年	2021 年	2020 年与 2019 年	2021 年与 2022 年
诊疗服务时长	63.12%	58.78%	56.68%	−4.34%	−2.1%
候诊秩序	78.83%	79.35%	77.29%	0.52%	−2.06%
检诊耐心程度	79.86%	80.57%	77.73%	0.71%	−2.84%
病情及治疗方案告知	88.92%	87.04%	84.73%	−1.88%	−2.31%
药物用法告知	76.89%	77.66%	74.75%	0.77%	−2.91%
诊疗性价比	63.54%	66.18%	64.89%	2.64%	−1.29%
检验报告出具时间	73.93%	74.34%	73.12%	0.41%	−1.22%
放射检查报告出具时间	71.91%	72.66%	71.48%	0.75%	−1.18%
超声检查报告出具时间	73.84%	74.85%	74.06%	1.01%	−0.79%
检验标本采集预约等候时间	70.19%	74.44%	73.88%	4.25%	−0.56%
放射检查预约等候时间	70.42%	71.2%	70.49%	0.78%	−0.71%
超声检查预约等候时间	67.1%	69.92%	69.23%	2.82%	−0.69%
超声检查预约等候时间	75.28%	72.78%	68.73%	−2.5%	−4.05%
候诊时长	64.08%	63.35%	59.49%	−0.73%	−3.86%
缴费等候时间	85.41%	84.02%	80.41%	−1.39%	−3.61%
等候取药时间	78.54%	76.87%	76.15%	−1.67%	−0.72%
投诉信息公布	72.97%	74.14%	71.47%	1.17%	−2.67%
投诉信息公布	83.23%	84.05%	81.13%	0.82%	−2.92%
门诊患者隐私保护	84.99%	82.95%	81.37%	−2.04%	−1.58%

调查显示，患者满意度较低的主要问题在于门诊候诊及医技等候时间（表 3-4）。

表 3-4 门诊流程时长统计

诊疗服务	3 min 以内 6%，3～5 min 14%，5～8 min 21%，8～10 min 35%，10 min 以上 24%
挂号等候	10 min 以内 52%，10～15 min 16%，15～20 min 13%，20～30 min 8%，30 min 以上 11%
缴费等候	10 min 以内 65%，10～15 min 15%，15～20 min 11%，20～30 min 5%，30 min 以上 4%
等候取药	10 min 以内 46%，10～15 min 30%，15～20 min 17%，20～30 min 5%，30 min 以上 2%

医院设计应重视人性化设计，集约化就医流线，提升医疗空间舒适性。具体措施包括优化患者使用空间尺度、改善内部环境、设置共享交流空间和升级设施设备，遵循“以病人为中心”和“人性化治愈环境”的原则。

3.2.4 “治”“愈”空间分类及布局原则

“治”是指医院的医疗诊治基本功能；“愈”是指精神专科医院治疗方式的疗愈需求，在精神患者治疗过程中尤为重要。

1. “治”——医院医疗诊治基本功能设计

1）门诊功能设计

门诊功能主要包含导医、挂号收费、取药、检查、诊室及候诊等，是医院的前沿部门，是患者及家属来院的重要使用空间，是医院对外的第一展示面，因此门诊的设计对整个项目至关重要，具体如下。

（1）门诊布局应清晰合理，方便患者和医务人员流动；功能区域独立又紧密联系，形成高效工作流程；门诊选址合理，与急诊、医技毗邻，缩短就诊流线，避免迂回。

（2）合理利用门诊空间，安排各类设施和设备，确保患者在就诊过程中的舒适度。

（3）导医台及护士台位置醒目，便于患者快速便捷地到达，同时保证医护人员能无死角观察患者情况，如上海精卫中心闵行项目中（图 3-11、图 3-12），护士台兼顾门诊大厅、候诊、门诊电梯厅及共享休息区等空间。

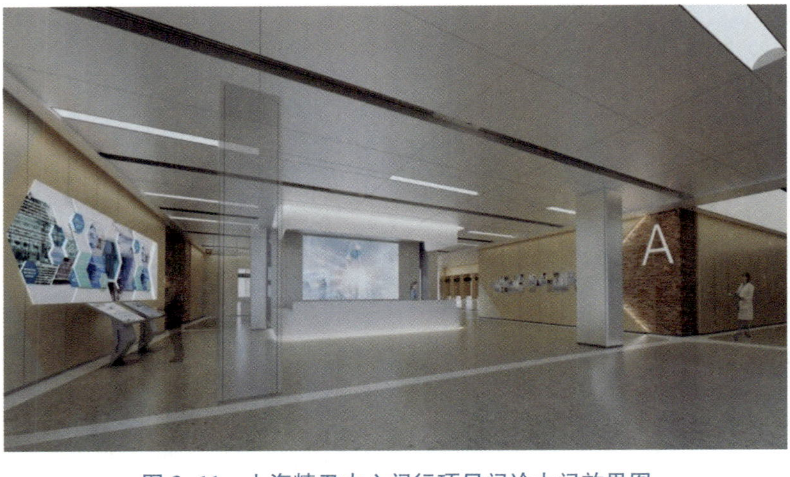

图 3-11 上海精卫中心闵行项目门诊大门效果图

(4) 注重保护患者的隐私，设单人间；诊室、检查室等应设置隔音设施，避免患者信息泄露。

(5) 门诊环境应整洁、明亮、舒适，提供温馨的就医氛围；装饰和色彩应简洁大方，色调温馨舒缓，如淡蓝、米白、淡绿，有助于缓解患者紧张情绪。

2) 医技功能设计

医技功能的设计及布局对提高医疗服务质量、保障患者安全、提升医疗效率至关重要：

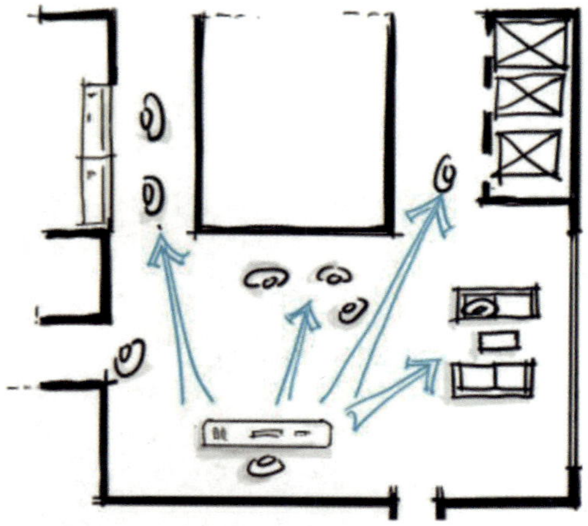

图 3-12　护士台的视线范围示意图

(1) 在对医院医技功能设计时，须明确医院定位、服务对象，如，是综合性医院还是专科医院，服务人群及医院在区域内医疗资源配置中的角色，均影响医技科室设置和布局。

(2) 医技区域通常包括诊断、治疗、检查和手术等多个功能区域，设计时应合理划分医技区域，充分考虑各区域之间的功能联系和流线设计，确保患者能够方便快捷地完成各项检查和治疗。同时，各医技区域之间应保持适当的距离，以减少交叉感染的风险。

(3) 注重流线设计，确保患者、医护人员和物资在医院内部高效流动；考虑患者就诊、医护工作和物资输送流程，确保流程畅通。

(4) 布局应具前瞻性，考虑医院未来发展需求；预留扩展空间以适应医疗技术和服务需求变化。

3) 住院功能设计

一个合理、人性化的住院环境不仅能够提升患者的就医体验，还能有效促进医疗工作的顺利进行。精神专科医院的住院部尤为重要。精神专科医院住院功能设计应注重人文关怀和环境营造，通过合理的空间布局和装饰风格，营造温馨、舒适的住院环境，减轻患者心理压力和恐惧感。同时，设置休息区、阅读区等公共区域，提供多样化的休闲选择。

(1) 住院部空间布局首先需考虑患者流线，包括入院、诊疗、手术、康复和出院等环节。确保患者便捷、安全地在功能区域间移动，减少交叉感染风险。精神专科医院出入院人流量较小，手术需求较少，但对康复空间需求较高，需注重此方面的设计。

(2) 住院部还应设置药房、检验科等辅助功能区域。设计需考虑工作效率和患者需求，确保医护人员迅速获取所需信息和资源，提供及时有效的医疗服务。

(3) 病房是患者住院期间的主要活动场所(图 3-13)。设计时须考虑患者的舒适度和隐私保护，提供良好的通风和采光条件，舒适实用的床铺和家具，必要的医疗设施，如氧气供应、心电监护等，以满足紧急医疗需求。精神专科医院病房区需增加公共活动区、隔离治疗室、心理治疗室和家属探视室等功能，并严格分离患者活动区与医护区。

2. “愈”——疗愈功能设计

精神专科医院的疗愈功能设计不仅关乎患者的治疗效果，更直接影响他们的康复和生活质量。谢菲尔德大学建筑学院的布莱恩・劳森(Bryan Lawson)教授的《空间的语言》集多年的研究成果，论述有关环境心理和行为研究领域中的“空间”问题，《空间的语言》分如

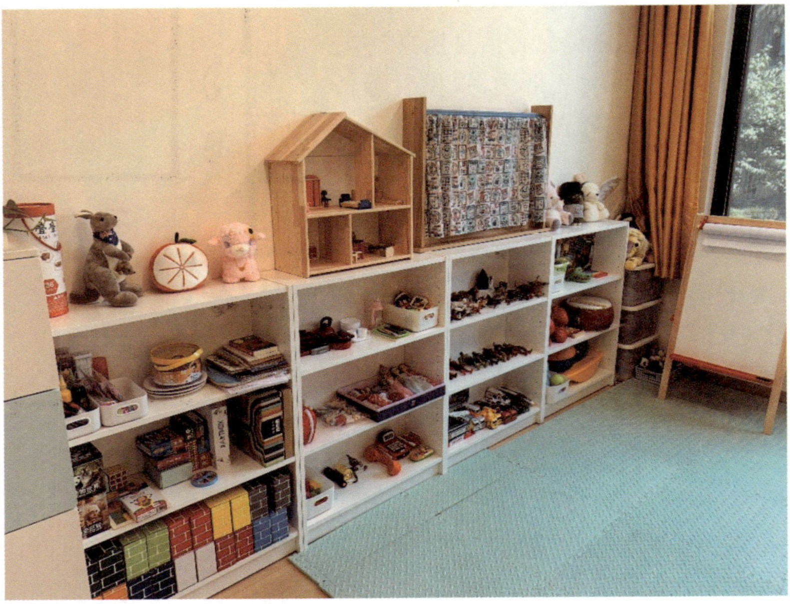

图 3-13　上海市精神卫生中心闵行院区儿童青少年科病房中设有活动室

何看待和理解空间、人类的空间行为和需求、空间的感知机制和感知方式等内容。

因此，一个满足人感知需求、活动交往及一个充满人文关怀、环境宜人的医院环境，能够帮助患者缓解心理压力，提升治疗效果(表 3-5)。

表 3-5　患者对疗愈环境需求分析

功能分类	疗愈功能名称	功能空间		
		门诊	医技	住院
感知需求	声环境	●	●	●
	光环境	●	●	●
	视觉环境	●	●	●
	体感舒适度	●	●	●
	空间尺度	●	●	●
交往需求	个人活动	●	●	●
	家庭活动	●	○	●
	集体活动	●	○	●
人性化需求	私密性	●	●	●
	多元化治疗	●	●	●

1）感知需求

人类有视、听、触、嗅、味五种不同的感官来感知体验环境，感知需求是将人类所有器官综合体验，通过大脑作出分析的感知系统做出的结论。五感设计(Sensory Design)是一种通过激发人的五种感官——视觉、听觉、嗅觉、触觉和味觉，来提升体验和情感连接的设计方法。精神专科医院的环境设计应以患者的心理需求为导向，创造出一个包含声环境、光环境、视觉环境等的宁静、舒适的康复环境，因此对感知需求尤为重要。

（1）声环境

精神病患者对声音极为敏感，研究表明，噪音可激活 HPA 轴，导致睡眠不安、心率加快、血压升高和压力荷尔蒙水平升高，增加心理和生理压力，减弱个体的控制感知。噪声水平上升 10 dB，抑郁障碍发生率增加 4%，焦虑障碍发生率增加 12%，其还是导致痴呆和认知能力下降的主要环境压力源；对于具有攻击性倾向的人，噪声增加了唤醒水平，增强人为攻击性。

在患者活动区域营造舒适的声环境至关重要：①在功能布局上，动静功能分区，集中普通门诊于相对嘈杂区域，独立设置心理治疗、康复治疗、MECT 治疗等于较安静区域；注意门窗气密性及隔音系数，采用吸音材料墙体和吊顶，创造低分贝环境；②在候诊、大厅等公共区域播放舒缓背景音乐，设置音乐治疗室，通过音乐释放患者情绪，促进患者交流。

（2）光环境

丹麦的一项研究，发现抑郁症患者在东南朝向病房接受治疗时，相比西北朝向病房的患者，治疗时间更短，症状改善更显著。因此建议在功能布局时，考虑将公共活动室等长时间活动的功能设置在南侧，并设置室外活动场地，如空中花园。另外，针对不同的区域，如门诊大厅、候诊室、诊室、病房和办公室等，需要灯光的参数有所不同，因此建议采用可调光、调色的照明系统，并且白天应该跟随自然光变化，夜间保持较低光刺激值（金黄光 CS 小于 0.1）。同时，建议采用手动调光或多模式照明，并在少儿诊区的吊顶设置创意照明或表情捕捉传感器，以情景照明的方式与人互动，舒缓情绪。

在上海精卫中心闵行项目中，根据不同空间功能进行了灯光设计，例如在入口大厅应处理好自然光与人工照明的平稳转换；在康复区设置专门的仿晴天光照效果场景（图 3-14），通过情境照明综合使用光、图像色彩、气候等手段，让整体环境变得温馨舒适，让患者情绪稳定、呼吸平缓。

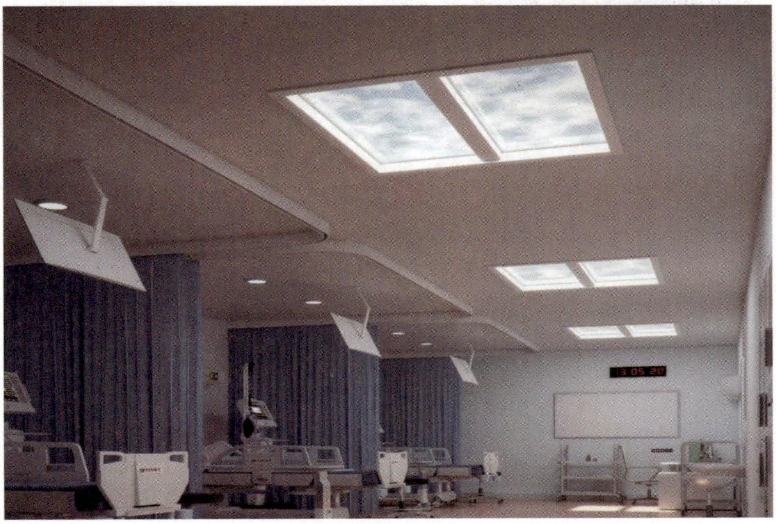

图 3-14 仿晴天光照效果场景模拟

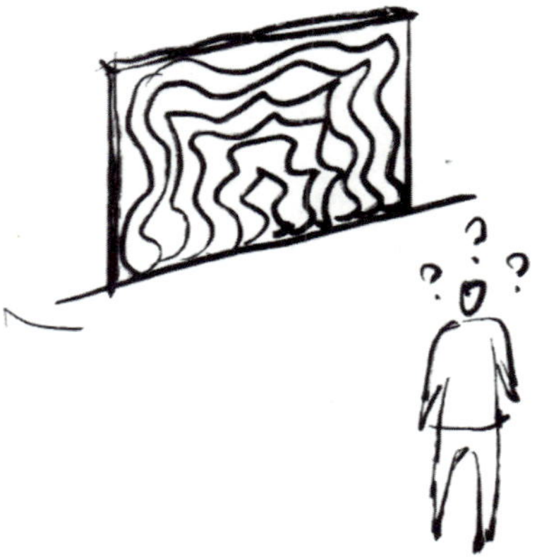

图 3-15 精神专科医院避免复杂纹理

(3) 视觉环境

视觉影响情绪和身体指标，如呼吸、心率、血压、皮肤出汗及脑电波等会随着所见颜色和图像而改变。暖色调可导致兴奋，呼吸心率加快，焦躁易发；冷色调如绿、蓝可使呼吸放缓、血压稳定，使情绪平复。过于复杂的装饰和图案会引发更多联想和刺激。精神专科医院宜采用冷色调，以白色为主，局部颜色点缀或标示，避免过度斑斓和复杂纹理(图 3-15、图 3-16)。

(4) 体感舒适度

由于精神专科医院患者的特殊性，外窗开启面积有限，且患者卫生意识差、服用精神药物代谢后容易产生异味，病房内空气质量不佳。因此，尽量保证患者活动区靠外窗设置，同时加大通风量，增加换气次数，提高室内舒适度。见图 3-17、图 3-18。

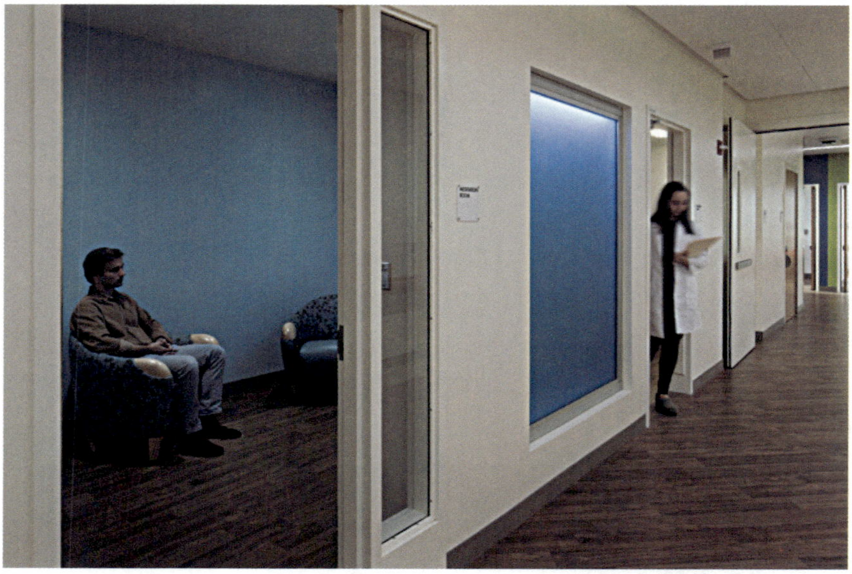

图 3-16 美国 Kaiser Fremont 急性医疗精神病门诊颜色设计

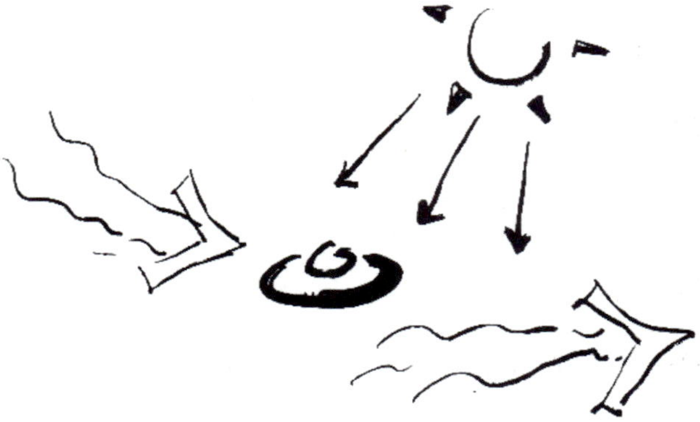

图 3-17 人体对空气需求感知

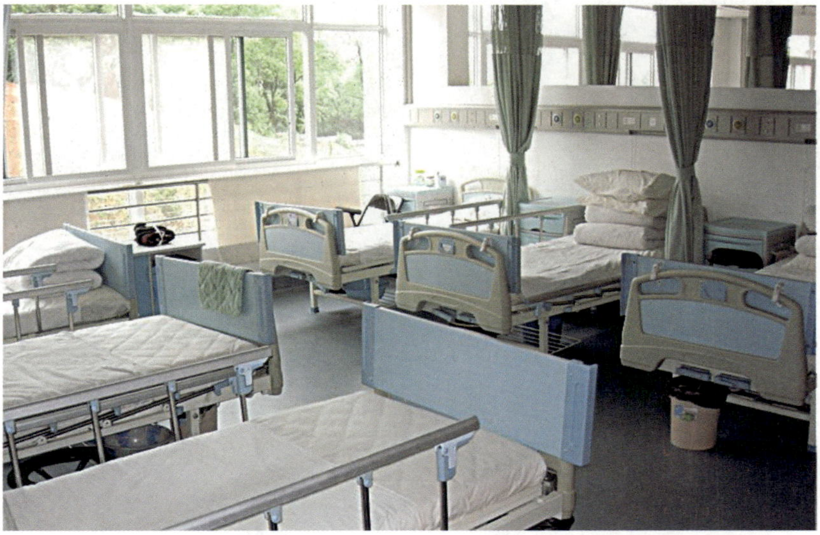

图 3-18　长沙市第九医院阳光病房

(5) 空间尺度

适当的空间尺度使人舒心，失当的空间尺度容易引发紧张、焦虑，建筑空间直接影响患者感受和行为(图 3-19)。狭长空间带来紧迫感，过于空旷的空间让人缺乏安全感，合理尺度对患者情绪有重要影响。布局应创造领域感空间，增强归属感，如将诊室设在近端，各功能区独立。空间周边应有明确界面，提供安全感，避免狭长空间，避免局促的廊式候诊空间，将候诊区适当扩大，采用厅廊式候诊方式以减小压迫感。

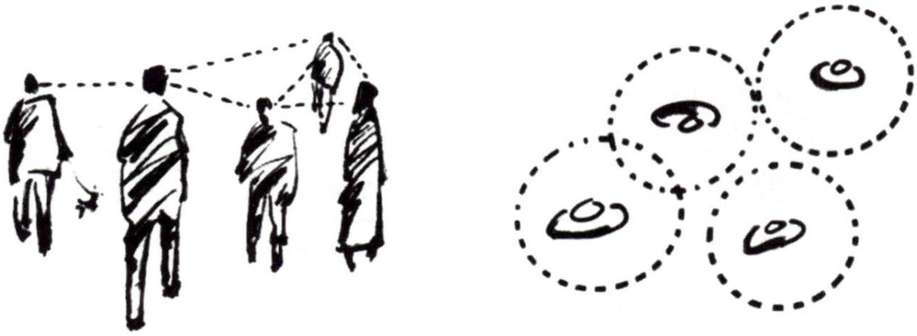

图 3-19　保持适当空间距离

2) 交往需求

精神患者治疗的最终目的是使其生活正常化和重新融入社会。因此，空间布局应注重交往空间设计。如图 3-20～图 3-22 所示，医院可设置室外疗愈花园、图书阅览、运动治疗及音乐和绘画等集体康复活动，并在病房区设置公共活动室和家属探视室，为患者创造社会活动机会。

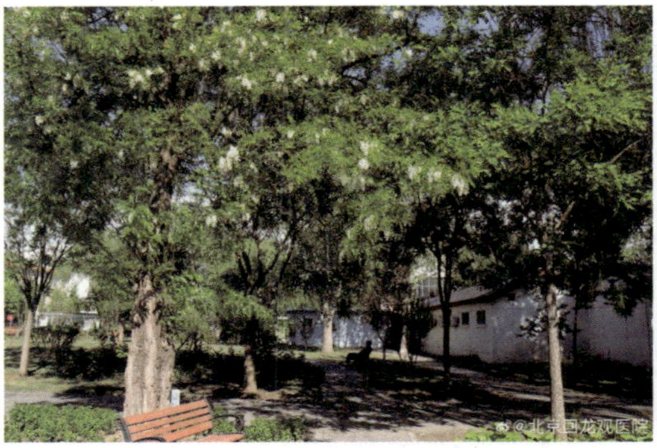

图 3-20 北京回龙观医院室外花园

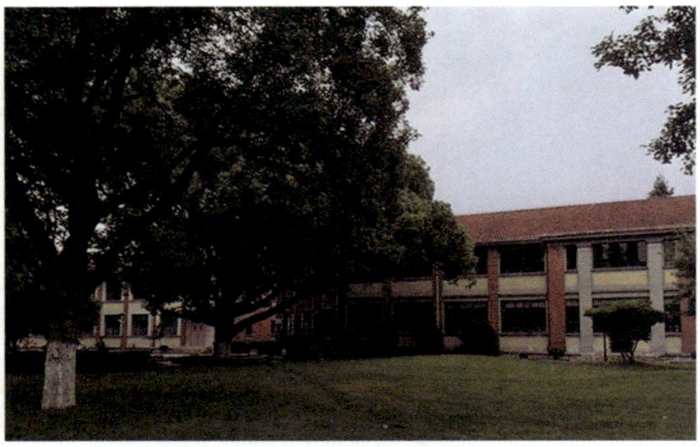

图 3-21 上海精卫中心闵行分院(室外花园)

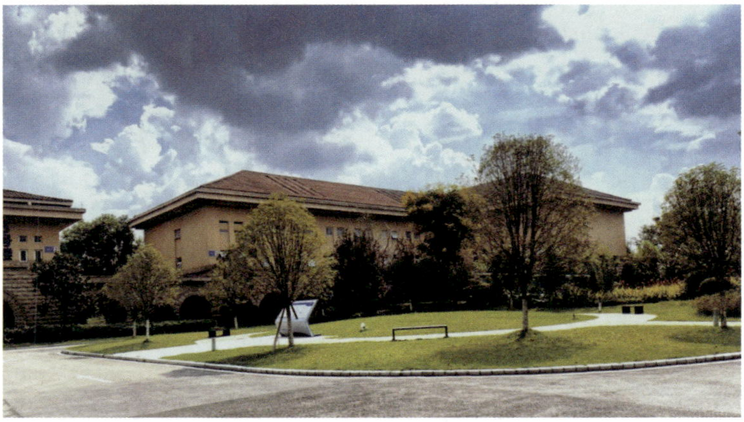

图 3-22 成都市第四人民医院(景观)

3）人性化需求

精神专科医院的人性化设计尤为重要，需保证流线便捷、空间识别、功能多样和使用舒适，并确保患者私密性及提供多元化治疗方式。如图 3-23、图 3-24 所示，注重人文关怀，通过心理支持、康复活动和患者交流等方式，帮助患者缓解压力，提升康复信心。同时，充分考虑医护人员的工作环境，提供安全舒适的工作空间。

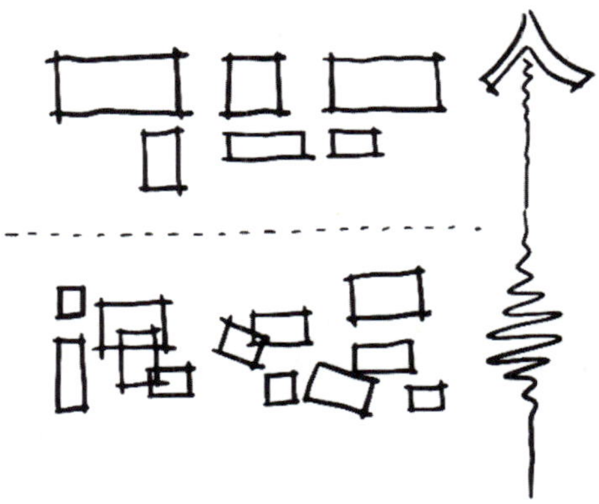

图 3-23 从无序组织到有序组织

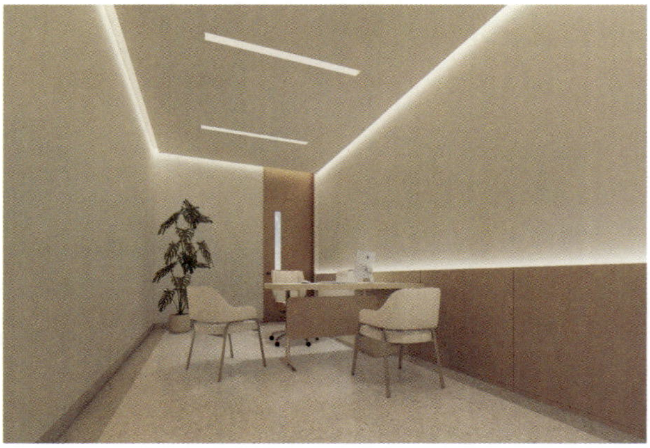

图 3-24 心理咨询室

3.3 精神专科医院的医疗功能空间及流程设计

精神疾病的治疗仅靠药物难以取得良好的治疗效果,目前已从单一方式转向综合、个性化模式,医疗流程作了相应改变。精神专科医院的建筑空间不仅满足医疗需求,其多样性、生态性、治愈性和安全性对患者康复至关重要。

3.3.1 门急诊的流线组织和空间布局

1. 门急诊功能概述

门急诊部是医院核心医疗部门之一,为症状较轻的患者提供初步诊断、治疗建议、心理咨询和药物治疗等服务。如果门诊医生对患者病情有疑问或诊断病情较重,则需要收治入院进行进一步检查和治疗。

精神专科医院的门诊部功能较为简洁(表 3-6),一般包括普通诊室、心理咨询室、儿童诊室、专家诊室、特需诊室、康复治疗室及配套功能设施。门诊部还包含医辅支持空间,如医护办公用房,挂号、收费、分诊、等候、咨询、预约和一站式服务中心等辅助用房。精神专科医院因病患住院时间较长,门诊区域有时配置理发店、零售店铺、超市等配套公共服务功能。

表 3-6　精神类专科的门诊功能用房主要内容

门诊功能用房	主要内容
普通诊室	用于初次接待患者,进行基本的评估和登记。需要具备隐私保护设施,如独立的隔断和静音环境
心理咨询室	为患者提供一对一的心理治疗或咨询服务。要求有安静的环境,配备舒适的座椅,以及必要的心理治疗工具
团体治疗室	用于举办小组疗法或支持小组活动。需要较大的空间,配备可移动的座椅,以及视听设备支持
儿童和青少年诊室	专为年轻患者设计,需要色彩明亮、充满童趣的装饰,以及适合儿童使用的家具和玩具
家庭治疗室	供患者及其家属共同参与治疗过程。需要有足够的空间容纳家庭成员,以及私密的环境
评估和测试室	用于进行心理评估和各类心理测验。需要配备专业的心理测评工具和安静的环境
专家特需诊室	功能需求包括高质量诊疗设备、私密性、舒适环境、信息化管理系统、安全措施、教育交流区、辅助服务区和无障碍设计
急诊部门诊	急诊科可设置急诊门厅、分诊台、诊室、观察室、抢救室、约束隔离室、急诊检验、功能检查间、医护值班室和厕所等功能用房

每种类型的诊室都应遵守相关医疗设施标准和隐私保护法规，确保患者在接受治疗的同时，其个人信息和尊严得到妥善保护。

相比综合性医院 3%～6%的急诊面积配比，精神专科医院的急诊面积比例较低。但急诊部在院区中依然至关重要，需满足紧急情况下患者的病情初步评估、快速分诊、紧急干预、辅助检查、紧急治疗、临时安全监护及后续治疗安排(表 3-7)。

急诊部的布局应有明显标识，易于寻找，入口处宜有广场空间便于急诊车辆直达。根据不同医院的急诊运转定位，急诊科可设置急诊门厅、分诊台、诊室、观察室、抢救室、约束隔离室、急诊检验、功能检查间、医护值班室和厕所等功能用房。急诊流线设计需简洁有序，确保患者和家属的安全和心理需求得到满足。

如图 3-25～图 3-27 所示，针对患者行为特征的特殊性，在门诊空间设计时，也有更多的安全保护、导引明确、空间明亮，色彩柔和等设计考量。

表 3-7　上海市精神卫生中心近 3 年的门急诊量

	全年门急诊总人数/人次	精神科门急诊人数/人次	心理咨询门诊总人数/人次	特需就诊人数/人次	儿少就诊人数/人次
2022 年	846 338	550 079	296 259	172 486	43 404
2023 年	1 165 012	724 166	440 846	317 851	58 674
2024 年(1—6 月)	617 800	387 149	230 651	153 547	27 813

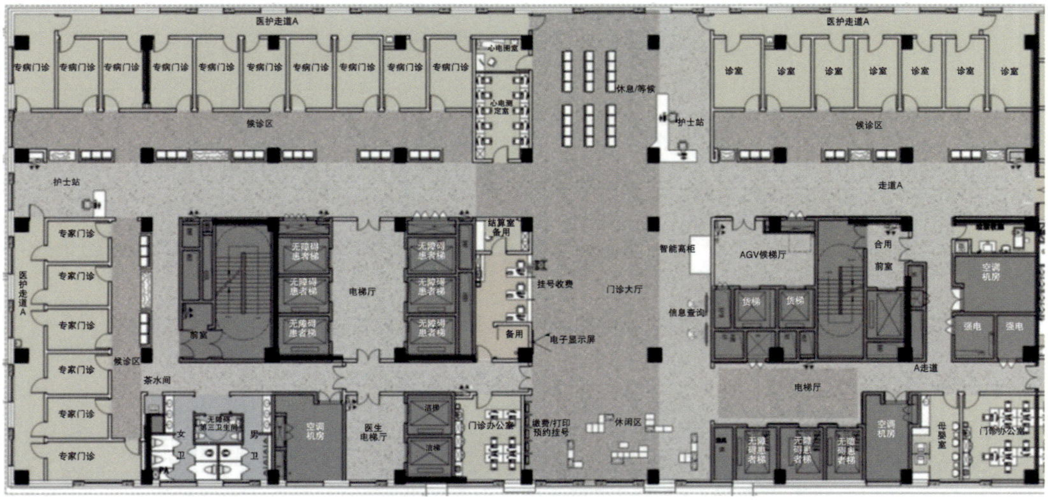

图 3-25　上海精卫中心闵行项目中心门诊部

2. 门急诊医疗流程及功能组成

门急诊根据使用者分为患者、医护和后勤人员，在门诊模块中需要分别考虑。

门急诊病患的就诊流程(图 3-28、图 3-29)一般为：挂号(预约挂号，现场挂号，自助挂号)、分诊、候诊、门诊问诊、开处方(开检查单、检验单)、缴费、检查检验及复诊由医生出具诊断结果，需治疗的病患进入治疗室进行治疗，需入院的病患进行入院登记。

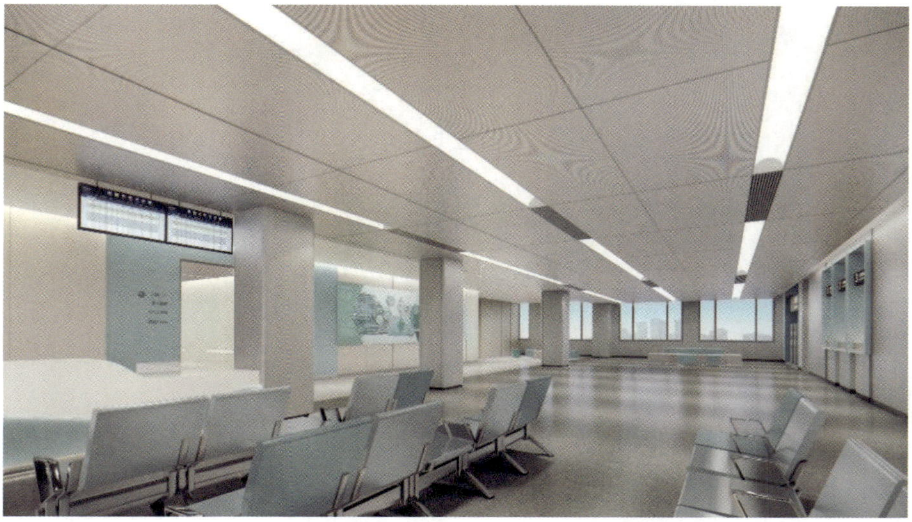

图 3-26　上海精卫中心闵行项目门诊部效果图

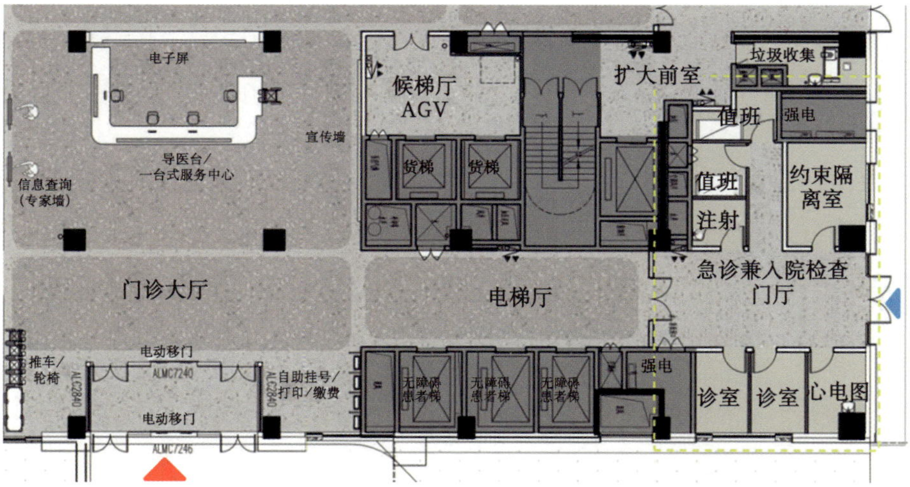

图 3-27　上海精卫中心闵行项目门急诊部平面图

精神专科医院的门急诊病患通常包括亚健康精神状态患者、需要定期治疗和药物管理的慢性精神疾病患者，以及急性发作期需立即医疗干预的患者。与综合性医院的常规病患相比，精神专科医院门急诊病患的行为特征具有下述特殊性。

（1）部分病患可能对就诊持有抵触情绪，不愿意承认自己有精神健康问题，因此可能会出现吵闹或冲动行为。

（2）精神病患者的情绪可能不稳定，容易受到外界环境或内部情绪的影响，导致情绪波动。

（3）一些重型精神病患者可能缺乏对自己病情的自知力，无法意识到自己的行为和精神异常。

（4）患者可能表现出一些异常行为，如言语混乱、幻觉、妄想或其他精神症状。

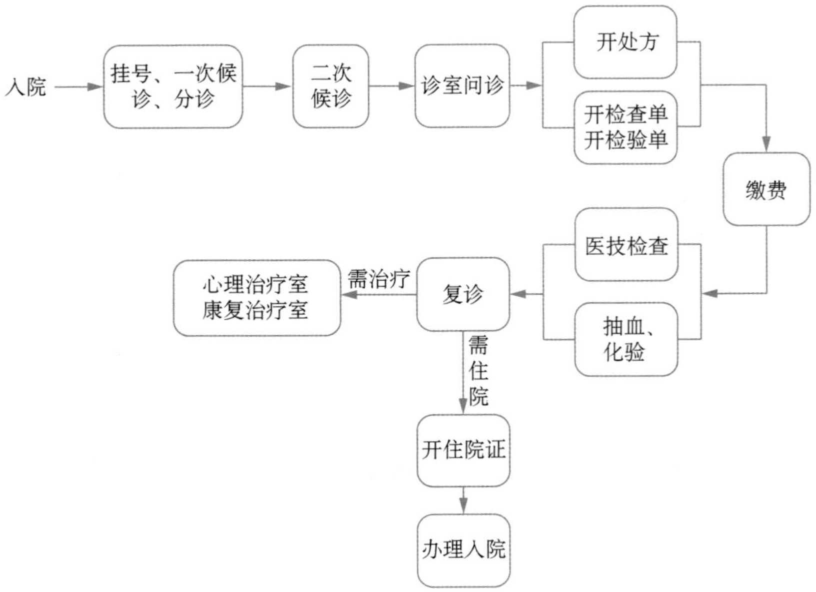

图 3-28 普通门诊病患的就诊流程

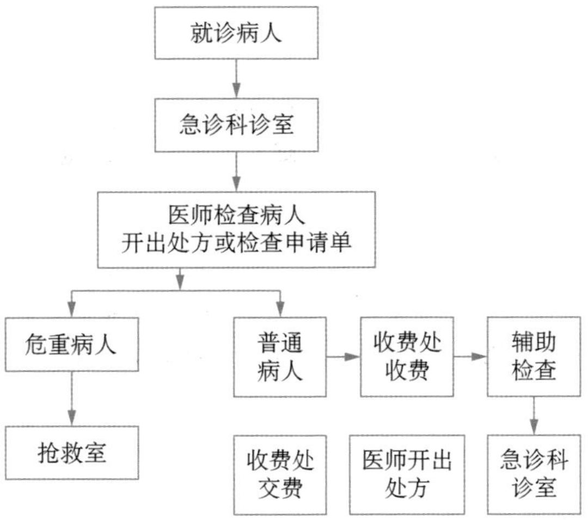

图 3-29 急诊病患的就诊流程

(5) 患者和家属往往更加关注隐私保护，不希望他人知晓病情。

(6) 出于对患者情绪和行为的担忧，家属可能会陪伴患者一起就诊。

(7) 精神疾病可能需要长期管理和治疗，因此患者需要周期性会诊。

(8) 患者可能对医院的环境变化特别敏感，如噪声、光线或人群密度，都有可能影响病患的精神状态。

(9) 在某些情况下，患者可能出现自伤、自杀或攻击性行为的风险，需要医护人员及时识别并采取措施。

3. 空间布局组织

1）安全性原则

考虑患者可能出现的不稳定行为，精神专科医院需优先保障安全性。门急诊作为直接面向患者的临床业务部门，需在流线上体现“医患分离”的空间组织理念。如在诊区设计中特别设置医生的安全通道，安全门设在诊桌后方（图 3-30），以便突发情况下医护人员能快速撤离。

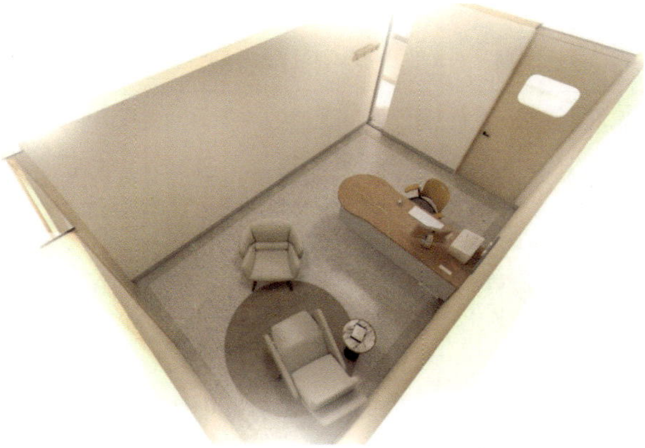

图 3-30　精神专科门诊室效果图

2）就近原则

精神门诊应尽可能减少患者的等候时间，更多考虑患者的情感需求，在细节设计上应营造消除和缓解患者焦虑的环境。就近原则提高门诊工作效率，使患者感受到被尊重。

3）避免死角原则

诊室分类清晰，通过门诊大厅进行分流，动静合理；诊区应以尽端设置的原则，避免相互穿套，并有明确的标识导视设计。

3.3.2　医技部的流线组织和空间布局

1. 医技功能概述

医院业务科中的医技科，是运用专门的诊疗技术和设备，协同临床科室诊断和治疗疾病的技术支持部分。精神专科医院收治的患者不同于综合医院，因此医技的组成比例及内容也有所不同（表 3-8、表 3-9）。

表 3-8　综合医院七项用房的比例和精神专科医院各组成部分用房占总建筑面积的比例

部门	综合医院七项用房占床均建筑面积指标的比例	精神专科医院各组成部分用房占总建筑面积的比例
急诊部	3%～6%	0～2%
门诊部	12%～15%	12%～13%
住院部	37%～41%	52%～54%
医技科室	25%～27%	14%

（续表）

部门	综合医院七项用房占床均建筑面积指标的比例	精神专科医院各组成部分用房占总建筑面积的比例
康复治疗	—	3%～4%
保障系统	8%～12%	8%
业务管理	3%～4%	4%
院内生活	3%～5%	4%

注:综合医院七项用房占床均建筑面积指标的比例可根据地区和医院的实际需要调整。

表 3-9　精神类专科的医技功能用房主要包含内容

医技功能	主要内容
放射科	放射科是医院重要的辅助检查科室,设备一般有普通 X 线拍片机、计算机 X 线摄系统(CR)、直接数字化 X 线摄影系统(DR)、计算机 X 线断层扫描(CT)及核磁共振(MMRI)
药剂科	药剂科根据医院医师处方及时准确地调配中西药品。药房主要分为发药区、配药区、口服摆药区、办公区、值班室以及更衣休息区
检验科	检验科是临床医学和基础医学之间的桥梁,包括临床化学、临床微生物学、临床免疫学、血液学、体液学以及输血学等分支学科
手术部	手术部是以手术室为核心功能空间,提供手术治疗和抢救的医疗行为组织,是医院临床诊疗工作的关键科室
ICU	精神专科医院的 ICU 与其他类型医院的 ICU 在基本功能和目的上是相似的
MECT 治疗室	MECT 是一种在精神科常用的物理治疗方法,用于治疗某些严重的精神障碍,如重度抑郁、精神分裂、帕金森病等

大型医技设备并不是精神专科医院必须配备的配置要求,在《精神专科医院建设标准》(建标 176—2016)中也未将大型医技设备包含在八项设施的床均建筑面积指标中。为满足病患的需要,有条件的大型的精神专科医院建议设置常规放射、核磁,心电图和脑电图等设备,同时根据需要配置专科治疗设备(表 3-10)。

表 3-10　主要设备配置对比表

设备名称	北京安定医院	北京回龙观医院	北京大学第六医院	太原市第五人民医院	河北省第六人民医院	天津市安定医院	河南省精神卫生中心	山东省精神卫生中心	大同市第六人民医院	上海精神卫生专科医院
rTMS 治疗仪	◆	◆	◆	◆	◆	◆	◆	◆	◆	◆
MECT 治疗仪	◆	◆	◆	◆	◆	◆	◆	◆	◆	◆
生物反馈治疗仪	◆	◆	◆	◆	◆	◆	◆	◆	◆	◆
眼动检查仪	◆	◆	◆	◆	◆	◆	◆	◆	◆	◆
精神压力分析仪	—	◆	—	—	◆	—	◆	—	◆	◆

（续表）

设备名称	北京安定医院	北京回龙观医院	北京大学第六医院	太原市第五人民医院	河北省第六人民医院	天津市安定医院	河南省精神卫生中心	山东省精神卫生中心	大同市第六人民医院	上海精神卫生专科医院
诱发电位检查仪	◆	◆	◆	◆	◆	◆	◆	◆	◆	◆
睡眠监护仪	◆	◆	◆	—	◆	◆	◆	◆	—	◆

注："◆"表示已设仪器；"—"表示不设或停用的仪器。

2. 放射科

1）功能概述

放射科是医院重要的辅助检查科室，集检查、诊断和治疗于一体。在现代医院建设中，许多临床疾病都需要通过放射科设备进行明确或辅助诊断。放射科常用的设备包括普通X线拍片机、计算机X线摄片系统（CR）、直接数字化X线摄影系统（DR）、计算机断层扫描（CT）和核磁共振成像（MRI）等。

2）流线组织及功能组成

三区，即设备布局区、患者候诊区和医务人员工作区域。设备布局区是医学影像科的核心，设置在最重要的位置，分为普放区、CT区、磁共振区和DSA区；患者候诊区根据医院的医疗流程、信息化水平、患者类型和流程类型决定是集中候诊还是分区候诊；医务人员工作区域包括工作区、办公区和生活区。在面积不足的情况下，应优先考虑设备布局、设备预留和患者候诊，夜间值班室应靠近医学影像科大门。

三线，即设备运输动线、患者动线和医务人员动线。最重要的是设备运输动线，若设计不合理，会导致后期拆改。

3）空间布局组织

布局分为单体建筑医院布局和多体建筑医院布局：单体建筑医院布局只需建立一个医学影像科，因为门诊患者和住院患者都在同一建筑物内；多体建筑医院建议分别建立门诊医学影像科和住院医学影像科，以分流患者。

空间组织：考虑使用需求，设置一间DR室、一间CT室、两间MR室和一间骨密度室（图3-31～图3-33）。放射性较重的检查室应设置在离患者入口较远的下半部分，上半部分为放射性较小的DR室、患者等候区及辅助用房，以避免对患者的危害。

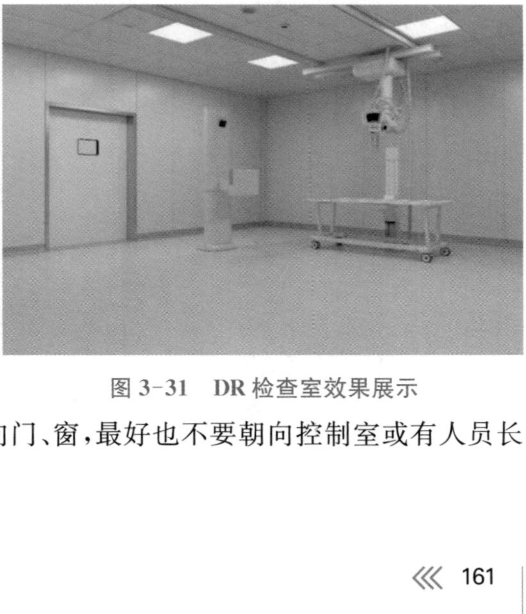

图3-31 DR检查室效果展示

功能组织：考虑到放射科检查人员较多，设置独立的患者等候区，相应的功能检查室配备控制室及设备间，及相应的辅助用房，以满足医护及患者的使用需求。

设备摆放：放射设备的主射束不要直接朝向门、窗，最好也不要朝向控制室或有人员长期居留的场所。

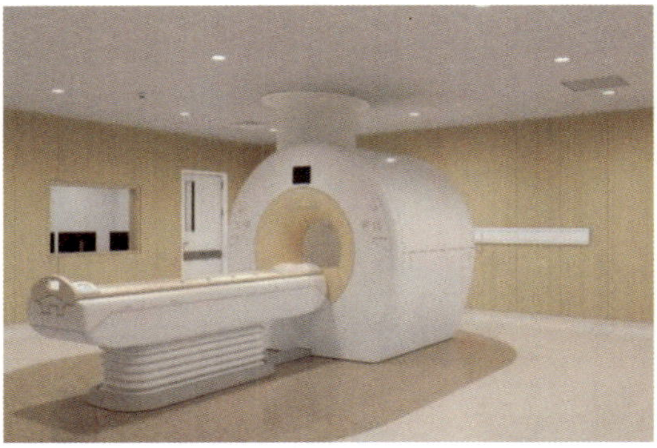

图 3-32 MR 检查室效果展示

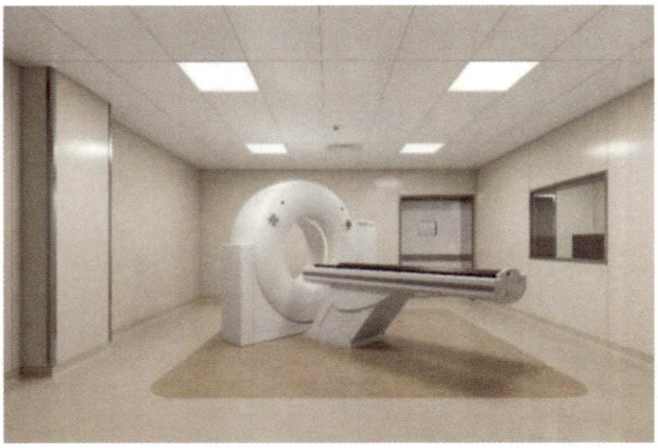

图 3-33 CT 检查室效果展示

在上海精卫中心闵行项目中，放射位于临床诊疗中心的第 1 层，建筑面积 445 m^2。考虑到使用需求，设置一间 DR 室、1 间 CT 室、2 间 MR 和 1 间骨密度，放射性较重的检查室设置在离患者进口较远的下半部分，上半部分为放射性较小的 DR 室和患者等候区及辅助用房，避免对患者的危害。

在布局及流线上，放射科分为放射检查区，辅助用房区及患者等候区；同时患者和医护分别设置独立出入口，互不交叉(图 3-34)。设计亮点(图 3-35)：独立患者等候区，人性化考虑到患者休息等候与隐私，同时将等候区考虑以独立房间形式设置，保证住院患者的集中管理；设置独立的更衣室兼检查室，方便患者检查前的更衣与隐私性；共用控制室，节省空间面积。

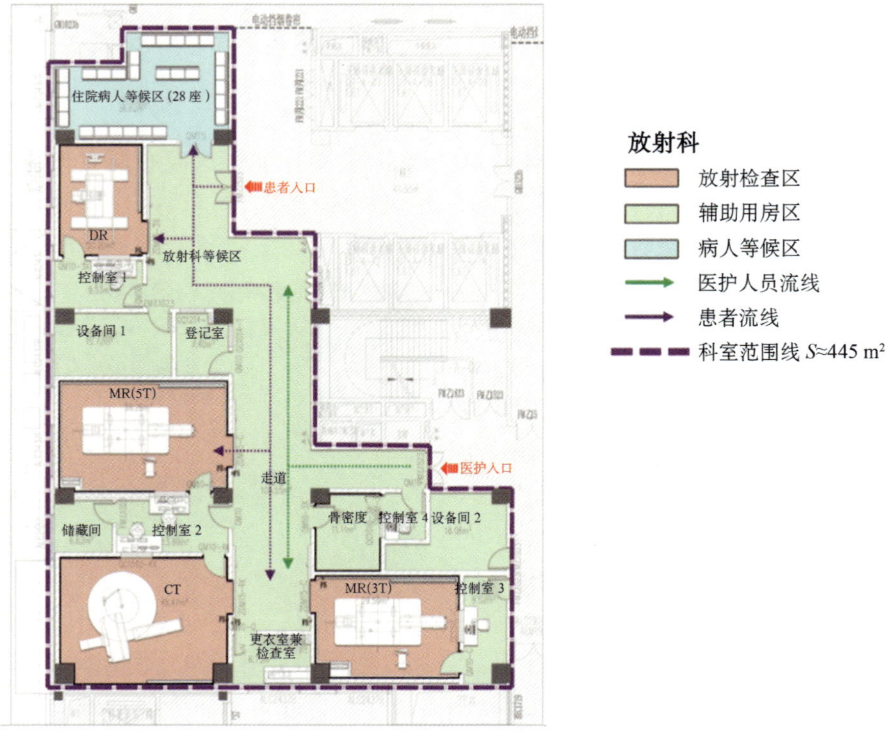

图 3-34 上海精卫中心闵行项目放射科平面图

3. 检验科

1）功能概述

检验科是连接临床医学和基础医学的关键部门，涵盖临床化学、临床微生物学、临床免疫学、血液学、体液学和输血学等多个分支学科。负责检测来自病房、门急诊、各类体检和科研的各种人体和动物标本，为临床医生提供准确的诊断依据，支持对症治疗。

2）流线组织及功能组成

流线组织及功能组成如表 3-11 所列。

3）空间布局组织

急诊检验位于急诊科，需 24 h 运行，一般由急诊科或检验科管理。门诊检验位于门诊楼，临近门诊，主要承担门诊采血和体液采集工作，人流量大，需常规值班。中心检验位于医技楼，承担全院检验任务，不负责标本采集，只涉及检验和报告发放。区域检测中心承担区域内医疗机构的检验任务，规模大，涵盖病理、产筛等。

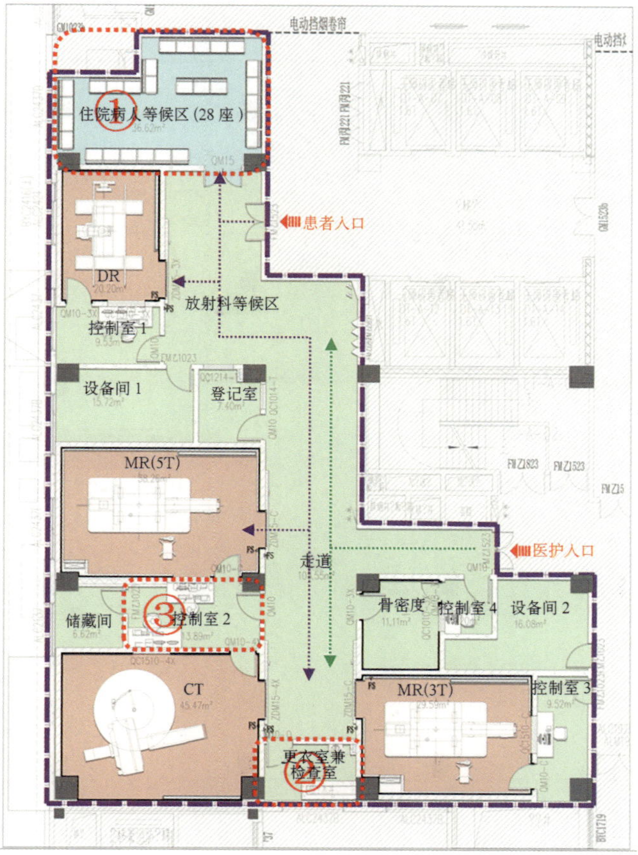

图 3-35　上海精卫中心闵行项目放射科亮点图

如图 3-36、图 3-37 所示，在上海精卫中心闵行项目中，检验科按功能分为实验室检验区、检验大厅和相关辅房区、污区及办公区。人员入口、样品入口和污物出口独立，人员和样品流线互补交叉。

表 3-11　检验中心流程

流程	说明
医护人员	医护电梯→换鞋→更衣→办公走廊、办公区→缓冲（二次更衣）→普通检验大厅→缓冲→实验区
标本	采取、接收→预处理→暂存→检验
污物	检验区→污物处理区→污梯
患者	医用电梯→候诊区→血液、体液提取→等候检验→领取报告

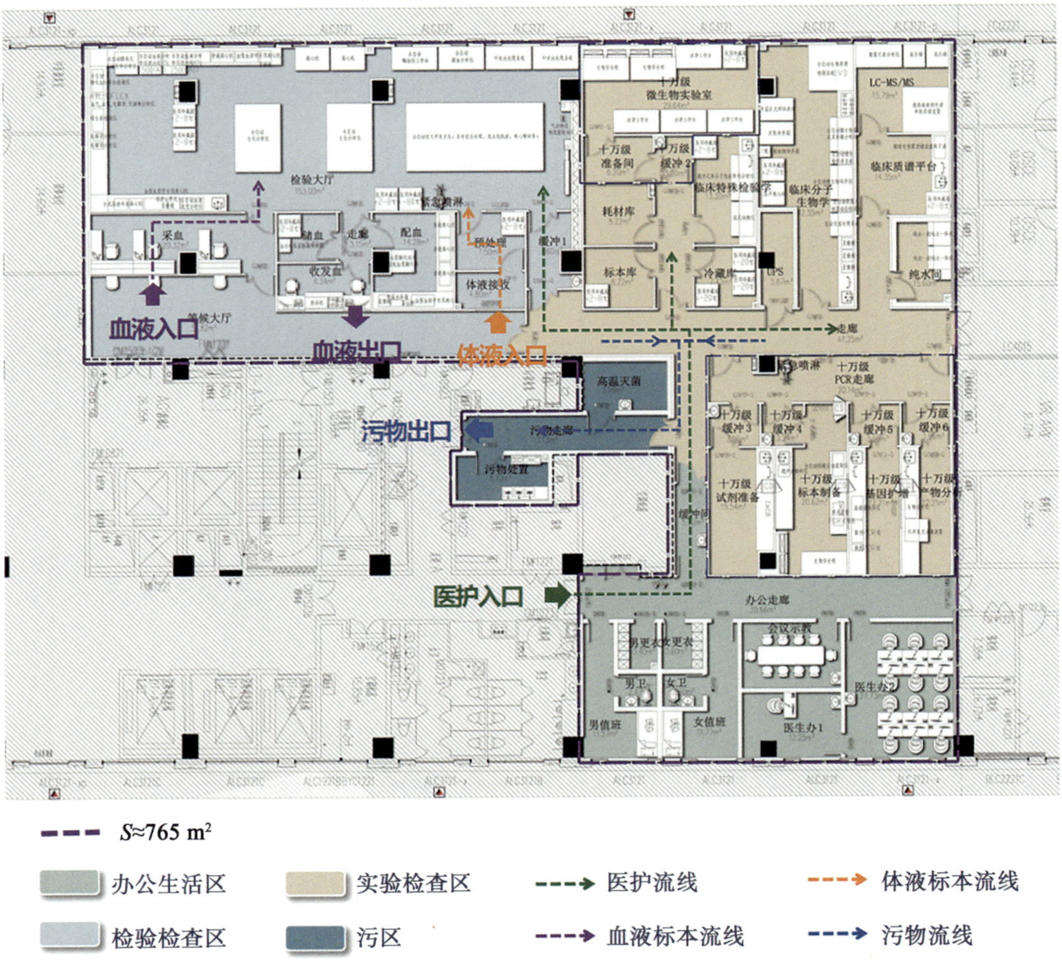

图 3-36　上海精卫中心闵行项目检验科平面图

4. 药剂科

1）功能概述

药剂科主要包括药房（带取药窗口）与药品仓库。药房可分为门诊药房和住院药房，包括取药窗口、发药机用药咨询室等；药品库区包括中药房、西药房、贵重药品库、阴凉库、核对检查区和更衣室等。

2）空间布局组织

药房通常靠近交通枢纽但又不能造成相互干扰，如门诊大厅及出入口附近，需要考虑和诊室之间的距离，便于患者就医取药。在设计时，需重点考虑候药大厅的布置及与大厅的关系。

（1）候药大厅与门诊大厅融为一体，这种方式在入口空间上形成开阔空间；但在高峰时段人流混杂，通常没有候药休息区，适用于规模较小的医院。

（2）候药大厅从属于门诊大厅，但与门诊大厅相对独立，通过隔断、景观等分隔出来。门诊大厅与候药厅主次分明，空间连通但互不干扰。

（3）候药大厅与门诊大厅完全独立成区，在规模较大的医院中，候药大厅与门诊大厅均

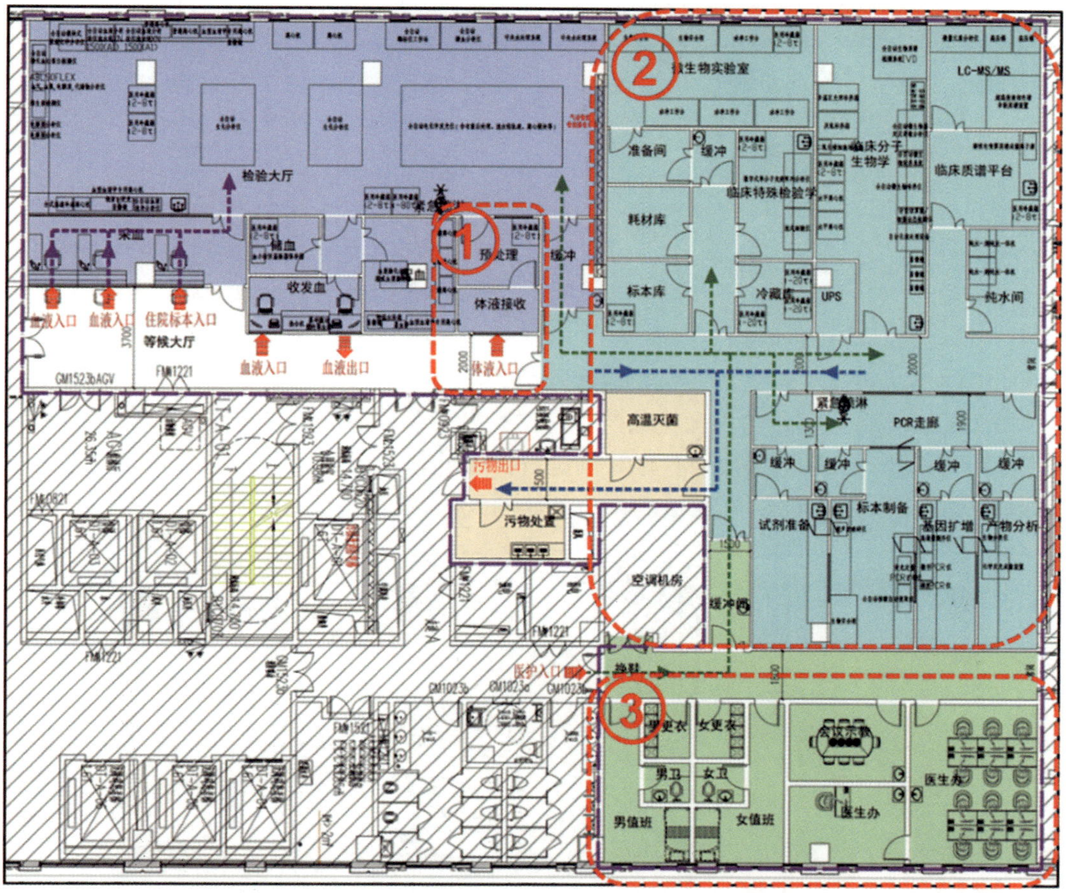

图 3-37　上海精卫中心闵行项目检验科流线平面图

作为医院的独立功能空间，辅以内庭院等的设计，提升医院内部空间品质。

在上海精卫中心闵行项目设计中采用第(2)种方式(图 3-38)，候药大厅与门诊大厅中间采用屏风隔断，保证空间紧密联系又互不干扰。

在药房设计时，需考虑到精神专科医院一般为住院患者多、抢救药物需求少、药物多用作安定安眠等的特点。通过对上海市精神卫生中心的调研，药剂科现状布局存有诸多弊端，详细状况与需求参见表 3-12。

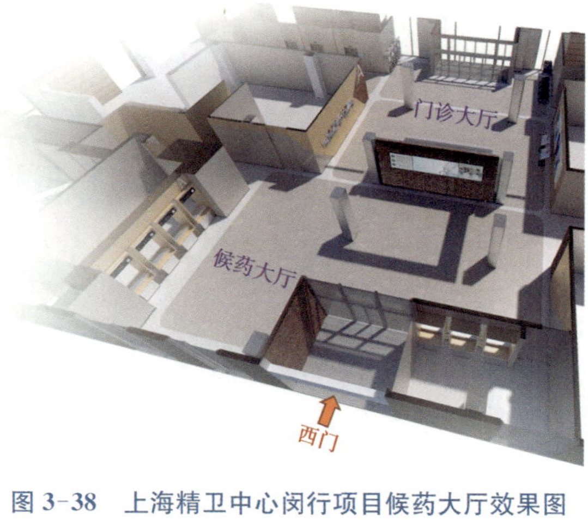

图 3-38　上海精卫中心闵行项目候药大厅效果图

表 3-12 上海市精神卫生中心药剂科现状及建议

编号	现状	需求与建议
1	精神科以片剂为主(镇定、失眠)且品类少于综合医院,针剂用量偏小; 药品管理严格,采用双人双锁制	气动物流对于精神专科医院药剂科作用不大;希望在病区每层楼安装智能药柜系统,方便值班护士取药
2	单病房每天<2 箱,医生医嘱→护士/护工到药房取药(早 9:00—10:00 药品发放完毕)	如考虑机器人运输须在 1 h 内运输完成
3	病区取药基本在早上,中、下午几乎不需取药(针剂汤剂)	考虑利用率,是否有必要设置物流系统

如图 3-39 所示,门诊药房和住院药房需设置完全独立的窗口,避免出现门诊患者家属到住院药房取药;同时,药房要对口服片剂进行拆零处理,流程包括进药→剥药→拆药→摆药,因此药房应以大空间为主,保证药师有便捷的配药、发药路径。

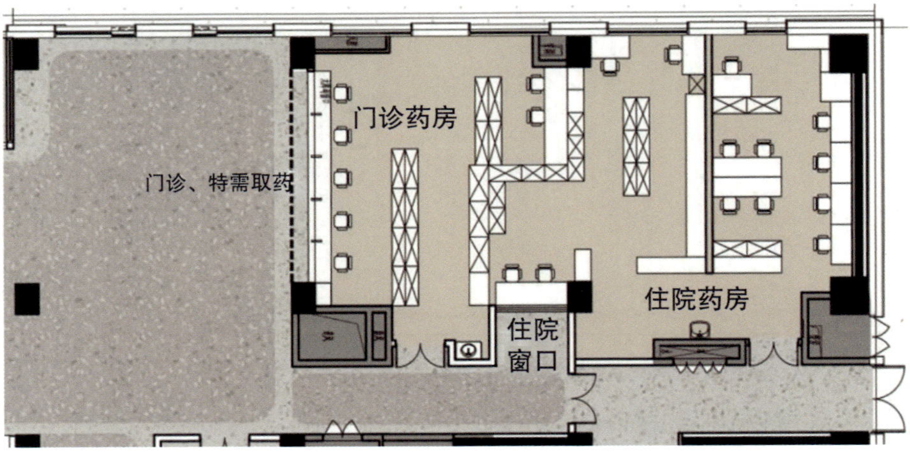

图 3-39 上海精卫中心闵行项目药房平面图

5. 手术部

1) 功能概述

手术部提供手术治疗和抢救服务,是医院临床诊疗的关键科室。精神疾病专科医院的洁净手术部设计需考虑精神疾病脑科手术的特点,合理规划建筑平面和动态流线,满足医护、患者和家属的需求和隐私保护,同时对净化空调系统采取节能措施,降低运行能耗。手术部自成一区,与急诊、重症医学科(ICU)、输血科、病理科和中心供应室等临近。

2) 流线组织及功能组成

精神类专科医院的手术室功能相对简单,包括手术室区域、中心供应辅助区域、医护生活区和家属等候区。手术前准备区域包括换床间、预麻室和麻醉苏醒区域。

手术室区域包括手术室、仪器室、刷手间和相关辅房。中心供应区域负责器械清洗、消毒、包装、灭菌和供应工作。医护生活区包括工作区域和休息、就餐空间,便于术前准备、讨论和记录。家属等候区提供座椅和卫生间,考虑手术时间较长,可能配备特殊情况谈话间。

洁污分区须确保手术安全,遵循洁净度要求,实现物品和人员流线的单向原则,从洁净区到半洁净区再到污染区，以有效的物理措施隔离洁净和污染物品，防止交叉感染。

3）空间布局组织

洁净手术室布置形式包括单通道、双通道、多通道、中心无菌走廊和带前室等。布局紧凑、流线短原则，考虑手术时间的重要性，手术室布置需充分考虑医护流程，确保药物、器材、设备等储藏区域布局紧凑，便于获取。流线独立原则，医护人员采用单独流线设计，与患者和家属不交叉，减轻心理负担。

精神疾病脑科手术多为微创手术，术后废弃物少，废弃物管理相对简易。随着手术治疗设备的更新发展，需充分考虑预留室内空间。与综合性医院相比，精神疾病脑科手术种类单一、周转率低，采取密封包和错峰运输废弃物方法可有效规避交叉污染，单通道形式适用。

以上海精卫中心闵行项目为例，洁净手术部采用双通道形式，保留有限建筑空间给手术室，提供宽敞的治疗空间，并为未来医疗设备更新换代预留足够空间（图 4-40）。手术室级别采用《医院洁净手术部建筑技术规范》（GB 50333—2013）中的最高级别即Ⅰ类手术室，手术区洁净度级别为百级，周边区为千级。已有 2 间洁净手术室，规划增加 4 间，总计 6 间，满足全年 1 350 台手术需求。

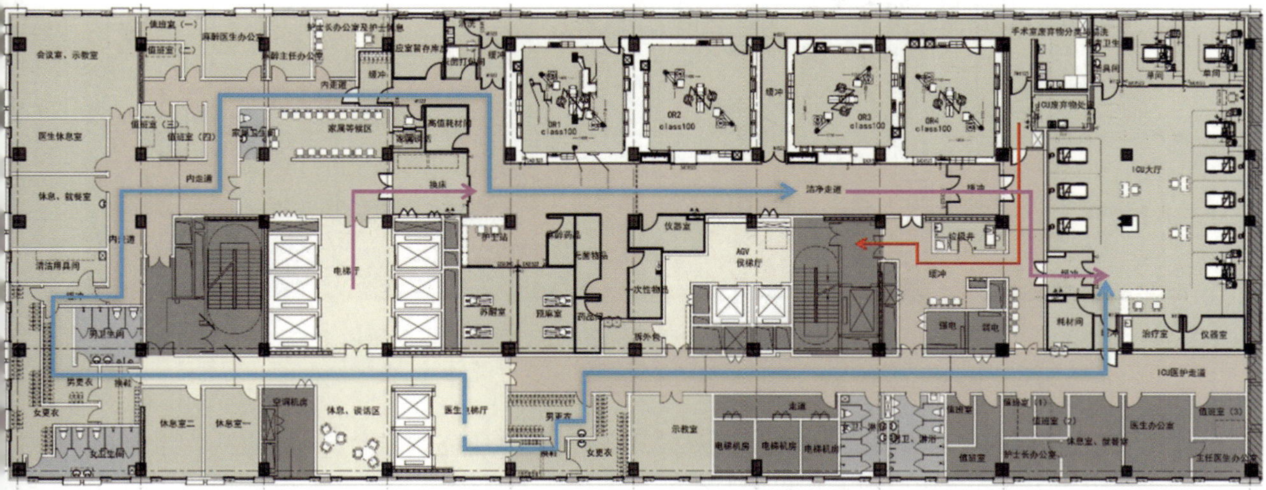

图 3-40 上海精卫中心闵行项目手术部流线组织方式

6. ICU 病房

1）功能概述

精神专科医院的 ICU 与其他类型医院的 ICU 基本功能相似，给重症患者提供高度密集的医疗护理和监测。然而，精神专科医院的 ICU 可能有特殊设计和功能以适应精神障碍患者需求。主要患者来源为手术部术后和部分急诊患者，中国暂无对此类专科医院 ICU 床位配比规定。参照《综合医院建筑设计规范》（GB 51039—2014），重症监护病房床位数为全院总床位数的 2%。以上海精卫中心闵行项目为例，2023 年实际开放床位 2 141 张，设计 ICU 床位 14 床，占比 0.6%。

2）流线及功能组成

ICU 的流线组织方式应医患、洁污分流。内部主要动线考虑患者就医、医务人员工作、物品运输（洁净及污物流线）。

关于功能组成，《综合医院建筑设计规范》（GB 51039—2014）和《中国重症加强治疗病房（ICU）建设与管理指南（2006）》均有说明。ICU 监护医疗区设置监护病房、治疗室、处置室、仪器室、护士站及库房等。医辅区设置卫生通过区、医护办公室、休息室、值班室、会议示教室和卫生间等。同时，考虑家属休息和沟通，入口外设置家属等候区、谈话室、视频探视间等。如图 4-41 所示。

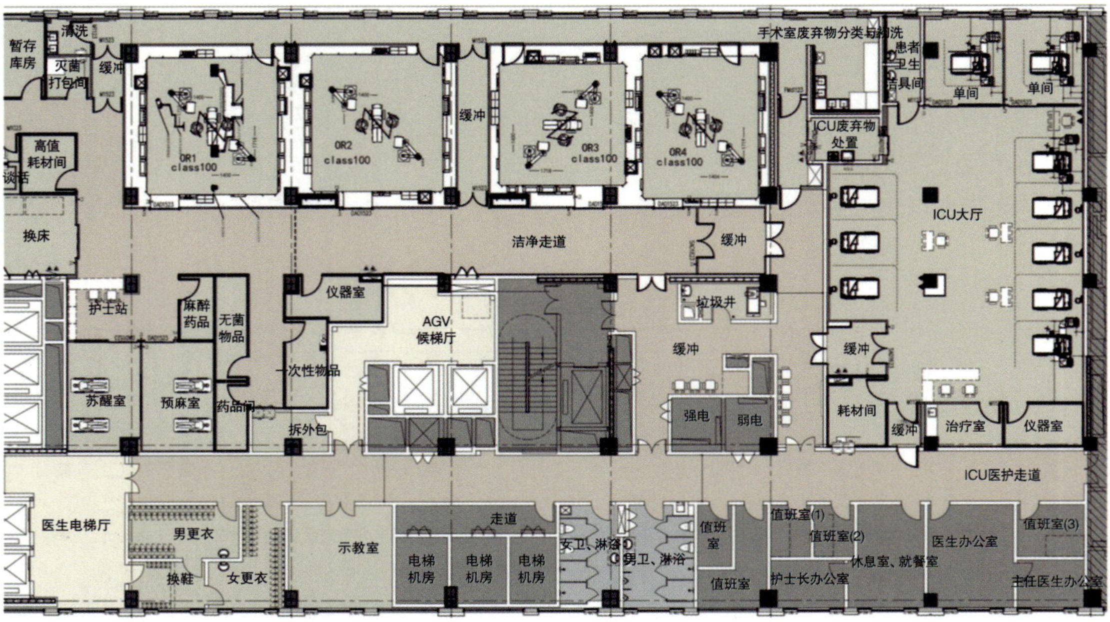

图 3-41　上海精卫中心闵行项目精神专科医院的 ICU 平面图

3）空间布局组织

现代医院的布局通常分为单面式、双面式、三面式和环绕式等形式。根据病室组成形式，可分为大通间多床监护室和单间监护室。多床监护室通常用于术后患者，医护人员有较好的视野，便于能及时观察病情。随着医疗水平的提高，单人监护室的比例逐渐增加，有利于保护患者的隐私和尊严，提升舒适度，有效控制感染风险，确保患者安全。

7. MECT 治疗室

1）功能概述

目前，精神疾病的物理治疗方法处于研究和发展阶段，许多技术仍存在治疗方法不成熟和治疗效果不稳定的情况。其中，MECT 是一种常用的物理治疗方法，用于治疗某些严重的精神障碍，如重度抑郁、精神分裂、帕金森病等。MECT 通过在患者大脑的特定区域施加短暂的电刺激，诱发一次短暂的、控制性的癫痫发作，从而达到治疗的目的。目前，全国各精神专科医院中 MECT 的使用频率较高，安全性好，治疗效果良好，患者和家属的满意度也较高。

2）流程及功能组成

MECT 治疗宜设于相对独立的区域，流线简洁高效，确保“医患分离”和双通道布局以保障医护人员在紧急情况下的安全。治疗流程包括候诊、麻醉、治疗、复苏、苏醒和离开，相应的功能房间应根据这些流程配置。治疗室一侧需配液室以满足麻醉操作的需求。治疗室和复苏室宜采用大房间设置，便于医护密切监控患者的生理状态。医护区包括医护办公室、资料室、茶水间和休息室等功能房间。

3）空间布局组织

MECT 治疗通常在专门区域进行，需要专业医疗团队操作，要考虑到住院和门诊患者的治疗需求及连通性。如图 3-42 所示，在上海精卫中心闵行项目中，MECT 在住院和门诊治疗中都频繁使用。因二者疾病严重程度不同，分别设置入口、等候区和复苏室，实现流线分离。利用 BIM 技术模拟住院患者推床流线，确保走廊和转弯的空间尺寸。

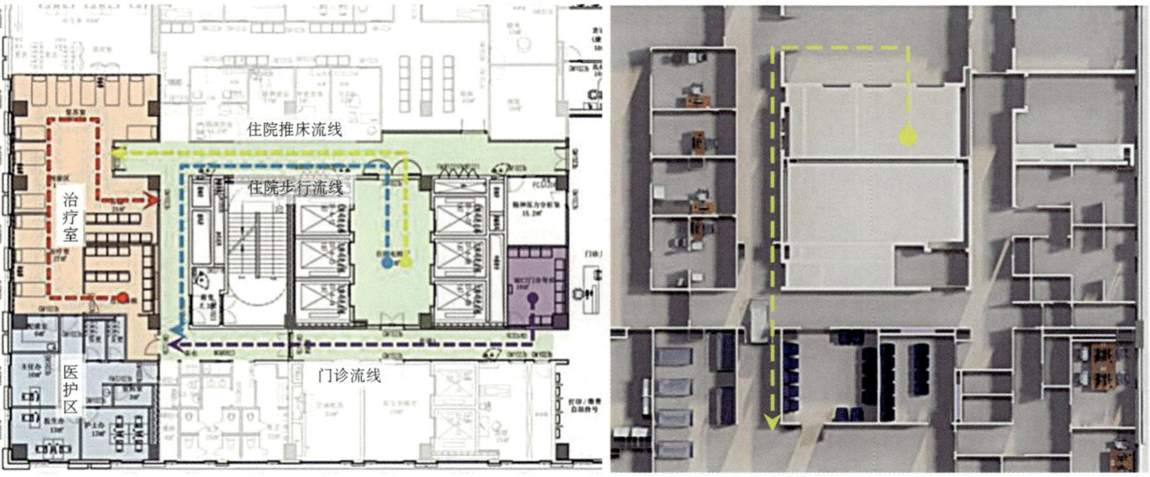

图 3-42 上海精卫中心闵行项目 MECT 平面功能及流线分析

3.3.3 住院部的流线组织和空间布局

1. 住院部功能概述

目前我国精神专科医院主要收治重性精神疾病、重症抑郁障碍及有严重危害社会行为倾向的患者，平均住院天数相对较长。如今闵行精卫的平均住院天数为 30～40 d，住院部设计因此显得至关重要。

在设计前，需理解精神疾病护理的特殊性，它的护理单元与身体疾病护理单元不同，大多数精神疾病患者的身体是健康的，是可以走动的，设计需体现“尊严”。在完成功能空间设计的同时尽量避免高安全性、高功能性空间带来的冰冷治疗环境，这种环境不利于患者的康复，反而会增加患者的恐惧和对抗。除常规需求外，需考虑患者特殊行为，如自残、暴力、不愿意配合治疗等，通过医护通道保护医护人员和建筑设计避免患者逃跑和自伤。

精神卫生类建筑同其他医疗类建筑的功能组成相近，主要是由入院登记、检查、若干精神类特色护理单元，医生后勤区域等组成。如表 3-13 所列。

表 3-13 精神专科医院住院部主要功能用房

住院部功能用房	主要内容
入院登记	便捷性和安全性考虑，出入口独立设置在首层，出入院大厅靠近直达病房楼层的电梯厅设置，尽量缩短患者到达病房的距离。其主要功能包括出入院门厅，可结合大厅设置登记办理、交费结账、患者出入院检查，考虑部分老年人入院需设置签署知情同意书的房间
检查	住院需要做体格检查、实验室检查、影像学检查等
若干精神类特色护理单元	一般包括病房、男女患者共用卫生间、淋浴间、抢救室、隔离室、患者活动室、餐厅、心理治疗室、家属探视区域、避难间、晾晒及备餐生活区等
医院后勤区域	医护办公室、护士站、处置室、治疗室、值班室、被服库、开水间、污洗室及污物暂存间等用房。随着产学研三位一体的发展模式，结合病区配置示教室等教学房间

2. 住院部医疗流程及功能组成

1）合理组织功能分区、缩短住院患者与医生动线，提高医护巡视效率

根据门急诊医疗流程及功能组成的调研结果，精神类疾病住院患者常表现为求生欲低，需专人护送至病房，需缩短患者从住院大厅至病房的流线，避免逃跑和受伤。

住院期间需进行功能检查、CT 检查、抽血和 MECT 治疗等，频繁往返于各科室间。大部分精神专科医院不具备门诊患者和住院患者配备两套设备的条件，需充分考虑各功能空间的联系。病房普遍封闭管理，患者活动范围有限，医护工作压力大，需要缩短医护动线。部分患者可能出现暴力伤害行为，需尽量缩短护士站到达活动区和夜间值班护士到达各病房的距离，控制在 30 m 范围内。如图 3-43 所示。

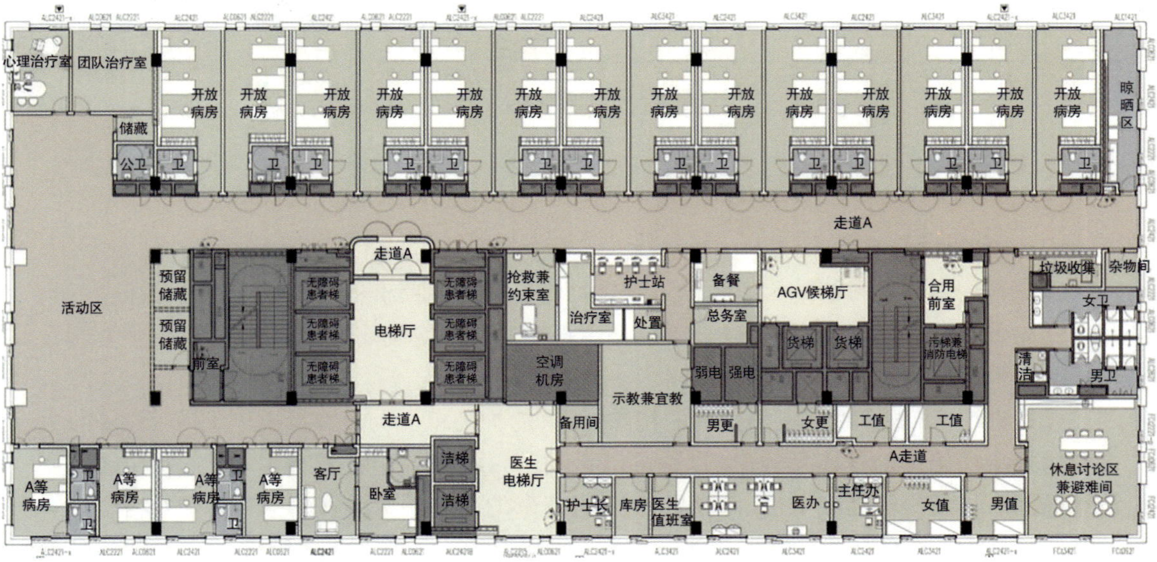

图 3-43 病房层平面

2）护理单元、医护区域独立设置原则

不同科室的患者病情不同，需要特殊治疗和护理模式；急性期患者可能有危险行为，为

避免对其他患者造成二次伤害，需特殊干预；治疗模式包括药物和心理治疗，需定制化；儿少病房除治疗还需组织教学工作，可分为开放和封闭病房；护理单元不可共用，减少互相干扰；医护区独立、封闭管理，确保医护安全。

3）避免视线死角和袋形走道的原则

避免医护死角、减少袋形走道，提高巡视效率和应对危险的速度；及时发现患者状况变化，提供心理支持和安全感；保障医护疏散行为和安全。

3. 空间布局组织

护理单元常见的布局形式有单廊式、复廊式及环廊式，设计应根据不同的影响因素来选择合适的空间布局组织形式。

1）单廊式

上海市精神卫生中心闵行院区病房楼是单廊式布局，将南侧环境好的设置为病房和患者活动区，北侧设置医疗辅助和医生生活区域，简单布局、低成本、高效流线；医护区域与病房相连，有利于巡视监控、发现危险行为；自然采光、通风，提升人性化设计，但缺点为灵活性不足，未来扩建受限；医患区混合设置，医生安全性降低，患者易到达医护区，可能出现破坏行为；逃逸风险增加，需加强监管体系。

2）复廊式

复廊式布局采用双走道设计（图 3-44），外走道服务于患者生活区和护理站等功能，内走道则组织医生办公和后勤服务；病房区封闭管理，医护区独立设置，流线清晰；适用于多、高层建筑，面宽较大，流线灵活，布局组合排列组合方式也更具变化。一般为三段式布局，将病房设置于南向以及建筑的端部，中部以护士站等服务区域为核心，靠近外走廊布置服务于患者的功能，沿内走廊设置医护区域。动静分区、洁污分区更有效。

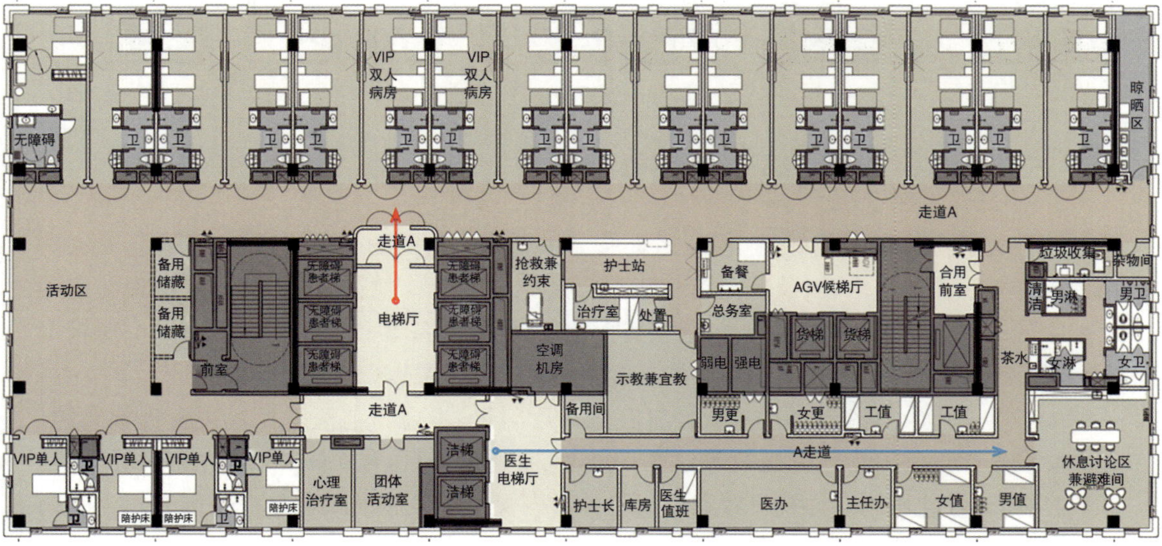

图 3-44 复廊式病房层平面

双走道设计的缺点是，导致空间利用率较低，增加的面积和多、高层这种更为复杂的结构形式也会直接导致建设成本增加，建设成本较高；护理流线增加，监控难度加大；中段房间舒适度较低，通风设施主要依靠机械，增加运营成本。

3）环廊式

环廊式的设计通过环形走廊连接各个房间，实现了各房间之间的独立使用，适合经常徘徊的患者特点。患者可在环形走廊上游走散步，同时中部的合围形空间提供安全的室内外活动空间。

4. 精神类护理单元各项功能的技术参数

精神卫生中心与其他医疗建筑在布局和房间尺寸方面基本相似，特别是医疗辅助区域的布局几乎一致。然而，由于管理的特殊性，精神卫生中心需要更多的值班人员，因此值班室的设置数量大约是其他医疗建筑的两倍。除此之外，其余设施基本相同或更为简化。

1）病房设计

精神类医院病房通常为单人间、双人间、三人间、六人间、一级护理病房、特需病房、家庭病房及隔离病房等（图 3-45）。考虑精神病患者自理能力相对较差，通常病房内不设置卫生间，而是采用集中设置淋浴、卫生间的模式，方便医护统一管理，定时定点组织患者进行淋浴等活动。

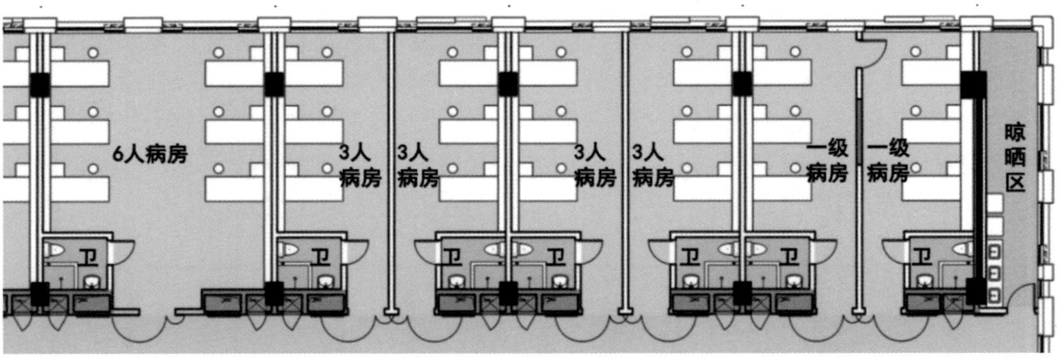

图 3-45　病房平面图

2）家属探视区设计

精神类病房采取封闭管理，但考虑家属对患者治疗情况的了解需求，以及患者对家庭情感支持与慰藉的需求，以及部分精神疾病需要家庭治疗的情况，精神类医院护理部定期组织家属探视。家属探视区主要包括家属探视等候区、准备区和探视间。以下以上海精卫中心闵行项目为例，阐述家属探视区的功能布局及技术参数。

如图 3-46 所示，家属探视区域设置在电梯厅附近，考虑目前医院探视主要为预约制，在走廊设置少量座椅为家属探视等候区，等候区直通准备区，作为一个家属探视前的等候区域，出于人性化考虑在探视设置卫生间服务于探视人群。等候区域与探视区域作为套间处理，可直接到达探视间。

3）患者活动区设计

通过调研发现，精神类患者日间主要在患者活动区域进行就餐和各种康复活动，因此康复活动区域的设计至关重要。患者活动区域通常结合患者就餐区域、活动区域、集体治疗区域和个人心理治疗区域，并考虑人性化需求，在活动区域设置卫生间、洗手盆等设施（图 3-47）。

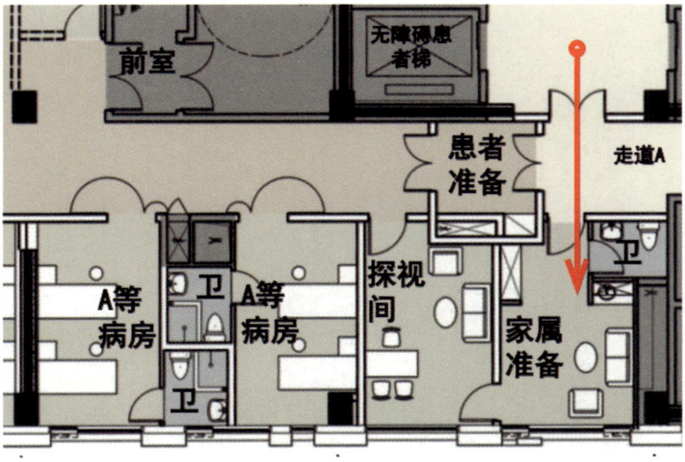

图 3-46　上海市精神卫生中心探视区域布局

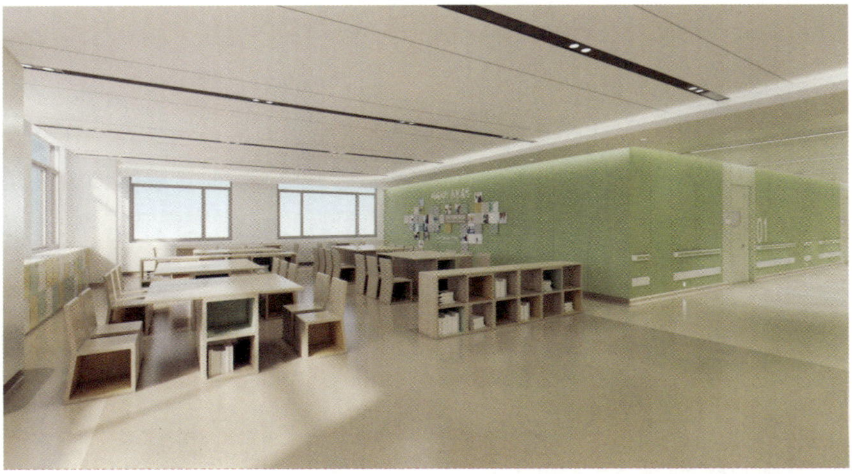

图 3-47　上海精卫中心闵行项目患者活动区

通常一个护理单元有大约 50 张床，需要满足 50 人的就餐活动需求。患者在活动区进行个人生活技能训练，如个人卫生管理、饮食管理、职业技能和学习技能训练等，以便于患者更好地回归社会。医护人员也会组织一些娱乐活动，如绘画、写作、手工、看电影等，促进患者间的沟通，提高患者的生活质量和治疗效果。

活动区还结合个体心理治疗和团体心理治疗，医生会在相对私密的环境下制订个性化的治疗方案。因此，患者活动区通常需要约 200 m^2 的空间来满足治疗需求。

4）护士站设计

护士站的标准平面分为站内和站外两部分，站外区域包括站立区、座位区、无障碍区和进出口等（图 3-48）。护士站设计需考虑医护动线长度和医护人员在遇到患者自伤或伤害他人行为时能否快速获得帮助。空间布局和设计参数主要需要为护理人员预留足够的工作和收纳空间，满足日常需求，同时考虑患者和医护的安全性。为防止患者获取药品或物品，精神卫生中心通常设置封闭的护士台，或采用加宽护士台和独立储藏室等方式处理。

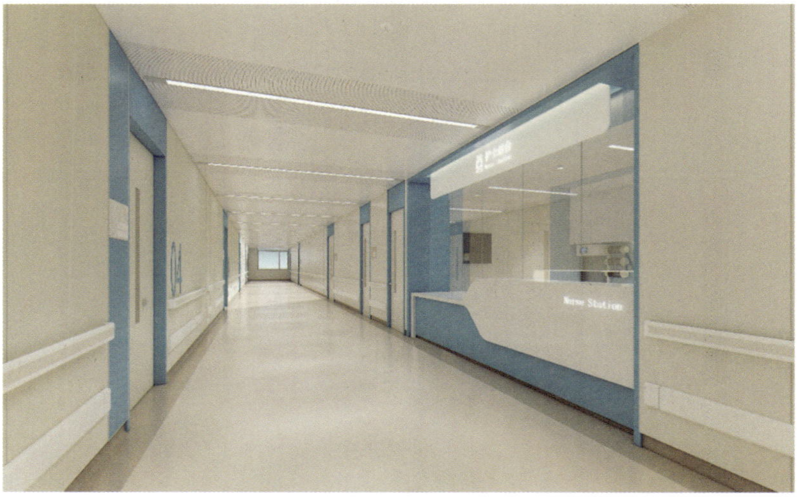

图 3-48 护士站

5）约束室设计

根据规范要求，约束室是用于收治急性期精神疾病患者的单人病房。由于患者可能处于暴躁期，可能会被约束在治疗床上。约束室需靠近护士站，设置观察窗方便医护人员就近观察患者情况(图 3-49)。约束室净高要求不低于 2.8 m，室内以软质材料为主，除满足监控需求的摄像头外，不设置突出物体，以防止患者自伤。

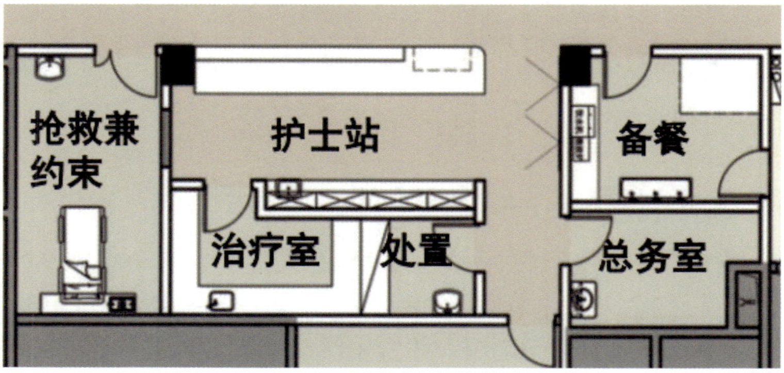

图 3-49 约束室平面图

5. 不同病房区的分类设计

根据精神类医院护理部的流线组织原则、空间布局方式及重点空间设计参数，并结合前期调研的痛点和优势，以上海精卫中心闵行项目的标准封闭病房、开放病房、特需病房为案例进行平面布局阐述，为精神卫生中心护理部建设提供参考。

以上海精卫中心闵行项目为例的布局考虑，每层设置一个护理单元，床位数在 50 床左右，主要设置三种病房的布局模式，分别为封闭病房、开放病房以及特需病房。下面将对三种病房的布局进行阐述。

1）封闭病房设计

封闭病房需满足多种护理需求，根据患者病情严重程度进行分区管理，并设置物理隔断，以减轻医护压力。具体设计如下：病房配置包括4间6人病房、4间3人病房（其中1间为无障碍病房），并在病房的尽端设置一级护理病房，以减少急性病发患者对其他患者的干扰；VIP区域独立成区，在活动区另一端布置4间A等病房。所有病房均独立设置卫生间和淋浴间，满足多样化需求；尽端设置晾晒区域，解决长住患者的衣物晾晒问题。

患者活动区设置于病房南部，面积约220 m^2，可同时满足50人就餐和活动的需求，并设有心理治疗室和团体活动室，满足团体和心理治疗需求；活动区还设有卫生间，满足日间活动期间的如厕需求。

家属探视区设置在靠近电梯厅和A等病房区域，独立通道，便于管理。

护士站面积约45 m^2，设置于病房中间区域，视野开阔、动线短，便于夜间照顾和巡视；距离最远的6人病房和一级护理病房与护士站间距均为25 m，距公共活动区约30 m。护士站还设有约束室，并配有观察窗，实时了解患者情况；临近AGV电梯厅，并设备餐间，内部有湿垃圾处理系统，减少医护工作量。

医护流线方面，东侧设置两部医护电梯，流线独立；沿东侧设办公区和示教区，靠近护士站以缩短工作流线；沿东北侧设值班区域、更衣间、卫生间等生活区域，实现医患功能完全独立设置。

此设计有效分区管理患者，优化护理动线，提升医护效率，确保患者安全，提供舒适的治疗环境。

2）开放病房设计

开放病房是上海市精神卫生中心临床心理科的特色病房，采用心理治疗和生物学治疗相结合的模式，与国际接轨。心理治疗包括团体治疗、个体心理治疗（如精神动力学治疗、认知行为治疗、森田治疗、人际心理治疗及催眠治疗）以及家庭治疗等。开放病房主要收治病情相对稳定的患者，因此全部设置为3人病房，不设一级护理和6人病房区域。与封闭病房不同，开放病房在尽端设置家庭病房，内设独立卫浴、客厅和病床，适应家庭治疗模式。活动区域设心理治疗室，满足患者的诊疗需求。

3）特需病房设计

特需病房旨在为患者提供特殊关怀和支持，提供高质量的医疗服务和定制化治疗方案，要求房间更私密、人性化和定制化。特需病房以两人间为主，配备干湿三分离的独立卫浴系统和茶水台，提升患者的使用体验。此外，还设置5间单人特需病房，允许家属陪同护理，满足定制化诊疗需求。考虑特需患者人数较少，活动区面积缩减至180 m^2。由于特需病房不需要独立的家属探视区，因此取消了该设置。

3.3.4　康复科的功能设计

1．康复科功能概述

在精神专科医院中，康复治疗与普通治疗在治疗方法、目标和效果上有显著区别。普通治疗主要侧重于药物治疗和症状控制，能在短期内取得明显效果，但长期依赖药物可能带来副作用。康复治疗则注重患者的整体康复，采用心理治疗、认知行为治疗、生物反馈、药物治疗和安静休息等方法，从心理、生理和行为方面帮助患者恢复健康。康复治疗强调个体化、全面性和长期性，旨在恢复患者的正常社会功能和生活质量。

2. 康复科医疗流程及功能组成

精神类专科的康复科用房及功能如表 3-14 所列。

表 3-14 精神类专科的康复科用房及功能

康复科功能类型	主要内容
生活类康复功能	包括训练患者独立生活的能力，如日常生活自理、家务劳动、烹饪等，这些技能帮助患者恢复独立生活的能力
团体活动室	用于组织团体活动，如社交技能训练、认知训练、艺术疗法等。这些活动可以帮助患者提高社交能力、认知能力和生活质量
社会心理功能康复	主要关注患者的社交技能、情绪管理能力、问题解决能力等。通过康复活动，帮助患者提升这些技能，从而更好地适应社会
职业技能训练	包括对患者进行职业技能的培训，帮助他们重新获得工作能力。这可能包括简单的职业技能培训，如手工艺、计算机操作等
心理康复室	包括心理咨询、心理治疗等，旨在帮助患者处理心理问题，如焦虑、抑郁等。心理康复有助于提升患者的心理健康水平，促进他们的全面康复
物理疗法室	用于实现运动功能的初步恢复，患者可以接受如运动训练、按摩、牵引等物理治疗方法，以帮助改善肌肉力量、平衡和协调能力

3. 空间布局组织

设计灵活多变、功能丰富的康复空间，以适应不同患者的康复需求。引入智能化辅助设备，如智能康复机器人、虚拟现实技术等，提高康复治疗的效率和质量。在康复空间中融入家庭化元素，如家庭式病房、厨房、客厅等，让患者感受到家的温馨和舒适。注重私密性与开放性的平衡，部分康复活动需私密性，如言语治疗，而团体运动治疗可在开放环境中进行。康复空间设计应充分考虑患者的安全性，采用防滑地面、无障碍通道、安全扶手等，防止意外，并确保空间宽敞，避免拥挤。

如图 3-50 所示，在上海精卫中心闵行项目设计中，将康复科独立设置在七层，并设置了教育、娱乐、运动等多元化康复治疗功能，包括绘画、音乐、作业、认知、智慧康复、物理因子、运动、舞动、内观和冥想等治疗室，且提供舒适的公共环境，设置约 250 m^2 的休闲空间，以减轻患者的压力和焦虑。同时将康复科与屋顶花园同层设置，为患者提供约 600 m^2 的室外康复环境，营造温馨、放松的氛围。

3.3.5 研究型病房的流线组织和空间布局

随着医疗技术的不断发展和医疗模式的转变，研究型病房作为医疗与科研相结合的新型医疗模式，日益受到关注。研究型病房不仅为患者提供高质量的医疗服务，同时也是医学研究和临床试验的重要场所，研究型病房的设计需要综合考虑试验者的日常活动需求、医疗需求、研究需求等多方面因素。

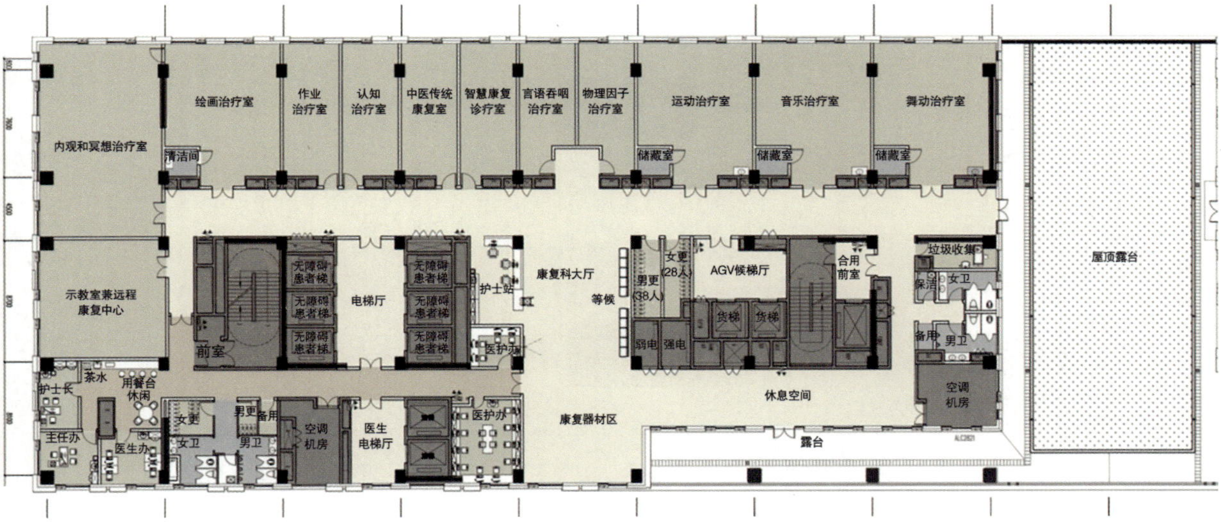

图 3-50　上海市精神卫生中心闵行院区康复科平面

1. 研究型病房概述

研究型病房是以临床研究为导向，在具备条件的医院内供医务人员开展药物和医疗器械的临床试验、治疗方法评估、生物医学新技术的临床应用的场所，是建设研究型医院的重要环节，是实现医学进步的重要场所。是符合“良好临床实践”(Good Clinical Practice, GCP)标准的病房(图 3-51)。与普通病房相比，这类病房的设计和运营旨在提供一个受控的环境，需要在本区域完成患者筛选、患者宣教、医疗监控、数据收集、伦理审查、紧急应对、科研合作和患者支持等研究行为。

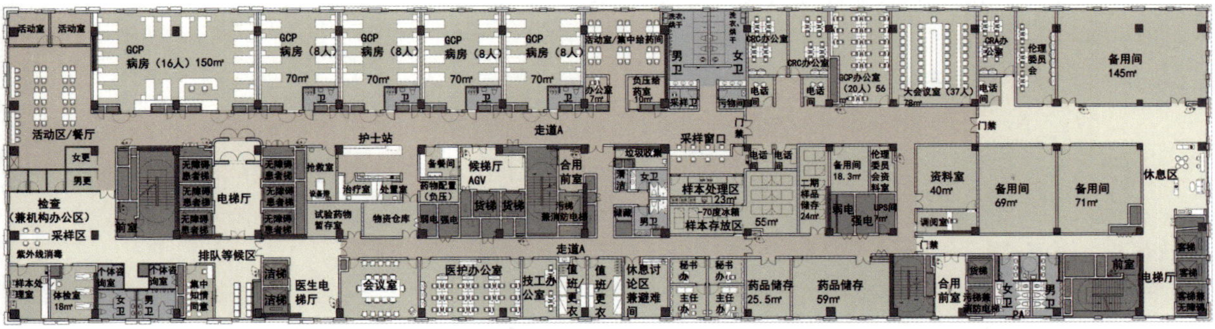

图 3-51　GCP 病房平面图

2. 研究型病房医疗流程及功能组成

研究型病房主要分为筛选区、试验区两大功能组团，其中筛选区为开放区域，用于接待来访的受试者，以及进行初步的信息交流和登记，包含等候区、宣教室、知情同意室和体检区等(图 3-52)；试验室区为封闭区，主要用于进行临床试验的各项工作，包含病房区、受试者活动区、功能区以及办公区；功能区主要功能为样本采集及处理，药物配置，治疗处置室、抢救室，负压气雾间及储藏等；办公区则包含研究者、监查员(CRA)及临床试验协调员

(CRC)、稽查员以及伦理委员会等办公室。

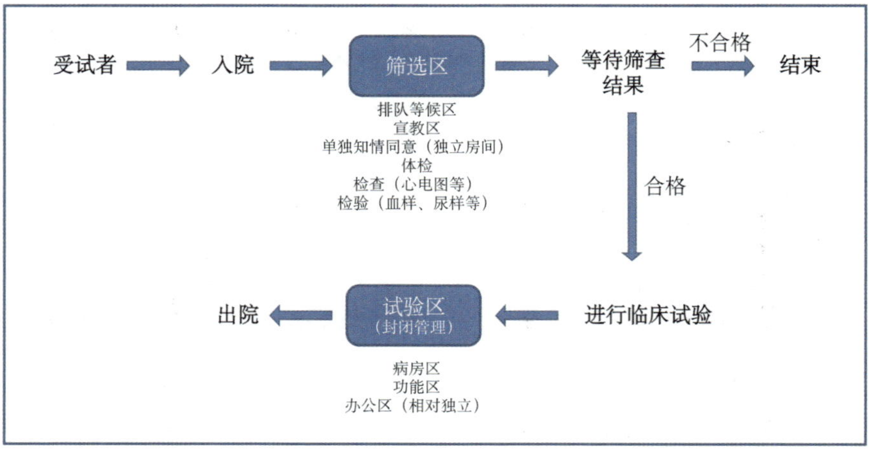

图 3-52　临床试验流程简图

3. 空间布局组织

与普通治疗病房不同，研究型病房是对健康人员（受试者）进行新药临床试验的场所，其主要承担药物试验观察的功能，其受试者主要为健康人群。

研究型病房须设在医院独立区域，以便集中进行试验项目，组织观察、合理安排作息及饮食。空间布局合理，具有独立、安全的病房区域，保障受试者的安全性及私密性。

应设有筛选区、试验区、样品处理区、办公区等，各区域保持相对独立，具有安全良好的网络和通信设施。

应具有原地抢救以及迅速转诊的能力，配备抢救室，确保受试者得到及时抢救。

办公区与病房及功能区流线独立设置，并通过门禁系统隔开，防止受试者进入。

4. 特色化设计

1）设置药物配置室及负压给药室

靠近护士台设置注射用药品的配制室，并通过缓冲区进入，采用透明玻璃设计，监查员和稽查员不需进入配制室，即可在室外完成质量管理工作；同时设置传递窗口，避免无关人员进入药房；药房内设专门的冷藏区域保存特殊药品，药房设置温湿度监控装置，内部设置恒温恒湿空调。设置负压给药室，保证吸入制剂给药环节的安全性。

2）受试者活动空间特色化设计

病房区兼顾患者的舒适性和工作人员操作的便利性，每个病床周围都有足够的空间供试验相关活动操作执行，设独立的储物柜，方便患者使用；病房内设置独立卫生间，单向公共走廊开门，方便部分项目所要求的尿液、粪便样本采集的管理。受试者设置公共活动区，设备丰富，可供受试者进行各种娱乐活动，如电脑室、阅览室、电视机房等。配备足够的医疗设备，如心电监测仪、氧气瓶、心电图机等；并设置监控摄像头，可实时监控安全性。

3.4 精神专科医院的安全防护及人性化设计

精神疾病专科医院建设需考虑病患特点，兼顾安全与人性化设计，综合考虑建筑构造及相关设备设施安全。首先，患者和医护人员的安全至关重要，是最基本的原则；其次，提供舒适的诊疗环境，减轻患者的心理压力，有助于患者配合治疗和康复；最后，设计理念应以人为本，体现人文关怀，避免设计成钢铁牢笼，而应打造精神康复港湾以便身心放松和康复。营造适宜于精神病患者的健康舒适室内外环境，可从声、光、热、空气质量方面分别考虑，选择合适的设计策略和技术措施。

研究显示，安全的因素包括工作人员团队或内部结构、物理环境、医院外部环境、患者群体和特征、监管政策等。因此，加强患者安全管理，保障患者和医务人员的人身安全，减少意外伤害风险，营造安全、舒适的治疗和工作环境至关重要。

3.4.1 从设计阶段解决内部安全隐患

通过与医护人员的交流，我们了解到病房区，尤其是封闭式病房区，是安全事故发生率最高的地方。精神科病房与普通医院病房有着显著的差异。普通医院病房主要关注正常的采光和通风，同时保证床与床之间有足够的空间，以便护士进行护理。而精神科病房则需要考虑到患者的特殊情况。窗户不仅要满足正常的采光和通风需求，还需具备保护措施，防止患者在极端情况下跳窗、投掷杂物或打碎玻璃等危险行为。

这就要求在建筑设计人员从精神病患者的安全特殊要求出发，对空间营造、建材选用、机电设备等方面综合考虑，选择适于精神病患者的设计。

在病区内，除患者长时间活动的病房、活动室、盥洗室等外，病区入口、患者通道、病房走道等其他区域也是精神科安全事故的多发地带，因此设计时针对区域需要重点考虑特殊安全防护措施以及健康舒适性的设计要点。

1. 病房区的设计要求

由于患者白天在走廊和公共活动区时间最久，因此需扩大病区走廊及公共活动区面积；诊疗中心设计中走廊净宽达到 3.3 m，公共活动区面积达到 210 m^2。提高吊顶高度，防止患者触碰风口或灯具，也保证了病区的通风条件。

对建筑平面功能进行合理布置，患者及医院人员工作区域分区清晰，住院患者楼电梯系统需独立，避免与门诊和医技人员交叉，病房出入口设置双道门形式，防止患者出逃(图 3-53)。护士站位置宜设置在可兼顾全病区情况且重点能够观察病区出入口及活动区的核心位置，到最远端病房的距离不应过长，宜为 30 m 以内。

病房在设计时应考虑墙壁的平整，避免有柱子突出墙面形成尖角而擦伤患者，房间内壁柜的设置应避免患者在里面藏匿，柜门拉手宜采用隐形式样(图 3-54)；患者活动区域的吊顶造型应简洁平滑，无凹槽灯槽等隐蔽空间装饰，避免患者藏匿危险器具；室内不得使用玻璃材质。镜子应采用不锈钢材质。

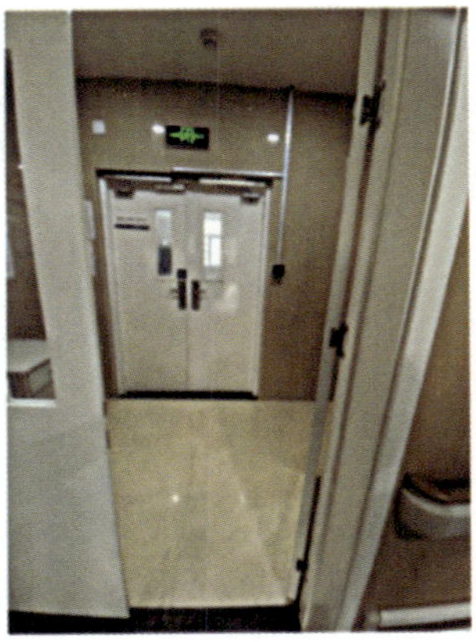

图 3-53 双道门设置

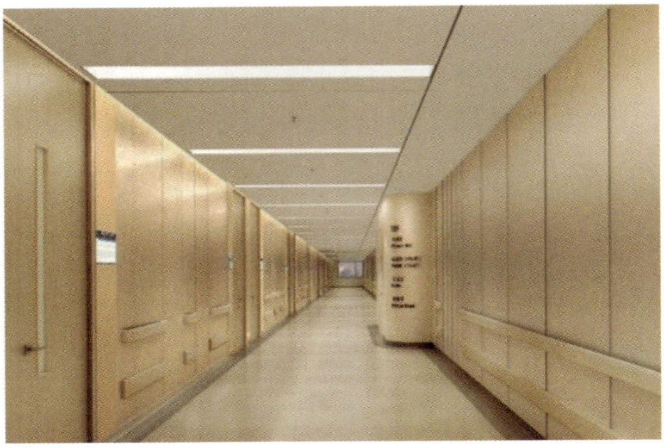

图 3-54 阳角处

精神病房避免应用红色和黄色，红色最好用于相对压抑的环境中，绿色和蓝色应被运用在需要安静和注意力的场所。控制噪声源，减少干扰室内声环境，室内建筑构件的隔声性能要求在现浇楼板中铺设 5 mm 防震垫。

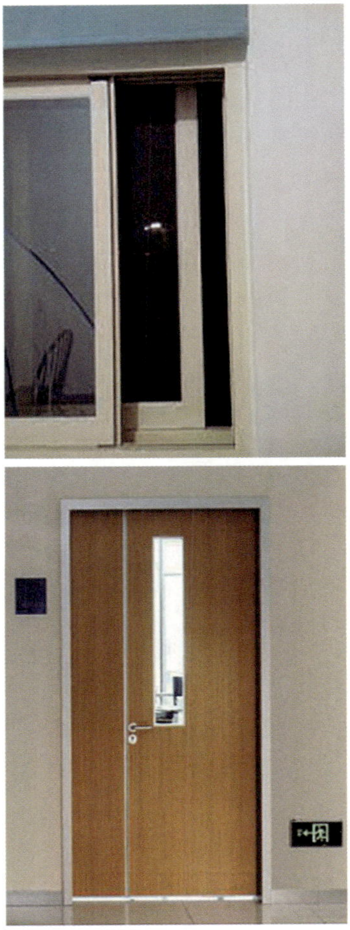

图 3-55 门窗安全

2. 窗户安全措施

外窗应设计牢固钢纱窗，非工作人员不得打开（图 3-55）。外廊、阳台、平台等临空高处均应安装防护网，防止患者攀爬或跌落。患者活动区域内的门窗开启部分应做好水平、上下限位构造处理，通常锁定较小的开口，宽度宜为 10～15 cm，病房内不应使用布幔窗帘。

宜采用三层夹胶安全玻璃，玻璃具有很强的抗冲击能力，且破碎后也不会形成尖锐碎片，从而减少对患者的伤害。

由于消防救援窗不得采用夹胶玻璃，与患者安全防护要求存在矛盾，因此在选择消防救援口时应避免设置在患者长期使用或独处的空间，应设置在医护区或有医护陪同的空间，病房区可设在公共活动室或治疗室等。

开启部分配置防护措施：上海精卫中心闵行项目中没有设置成普通的金属格栅，避免出现监狱似的形式，而是采用了金刚砂金属防护网，既防虫又保护患者安全；并考虑可从外侧打开，防止患者从内部打开，且便于后期外侧窗户清洗，以及火灾时可从外侧进入救援。

利用外遮阳创造舒适室内热环境，由于精神专科病房从安全角度考虑，室内不应使用内窗帘，因此设计结合建筑立面线脚进行综合考虑设计。

3. 栏杆扶手的安全设置

栏杆应足够高，以防止患者攀爬；栏杆材料应坚固耐用，能够承受患者可能的撞击；栏杆表面应光滑，没有锐角，以减少患者划伤的风险；可以采用喷涂或镀层的方式，使栏杆表面形成一层保护膜，既美观又实用。栏杆应牢固地安装在墙体或地面上，不能轻易拆卸，且应采用竖向杆件。走廊扶手采用双扶手设计，使得患者在行走时有更稳定的支撑；同时扶手与墙体间应全封闭，避免有穿绳藏匿危险品空间，防止患者自残。

床的设计应考虑患者的安全，如安装护栏，防止患者跌落。

4. 内门安全措施

病房门应采用防撞材料制成，如钢制材料，门框应设计为圆润，避免锐角；门上的观察窗口应使用安全玻璃；患者区域门锁应采用通用型，锁具应可从外部打开，不应采用横执把手，防止患者从内部将门卡住；门铰链应采用短型铰链，不设置闭门器。

5. 卫生间设计

（1）卫生间是涉及患者隐私的地方，常规精神科医院采用集中性淋浴模式，方便管理；而上海精卫中心闵行项目充分考虑人性化设计，每个病房设置独立卫生间，通过提升医护管理水平解决对患者的管理问题。

（2）门均应朝外开，采用球形锁，门闩应内、外双开启，且内侧不可锁闭；这种门闩设计允许医护人员从外部轻松地打开和关闭病房门，以便他们可以随时进入房间进行检查或提供必要的医疗服务。

（3）卫生间隔间门高度设置为半身高度，便于医护人员巡视观察，由于半身隔板不易固定，因此用钢结构底座固定。隔间门高度应方便医护人员巡视。

（4）卫生间内淋浴喷头为内藏式喷淋头及开关，不应设置毛巾杆、浴帘杆、杆型把手等突出墙壁的构件；镜子应采用镜面不锈钢板或其他不易碎材料制成（图 3-56）。不应采用装配式吊顶或可被吊挂构件。地漏采取焊固措施，防止患者将其作为自残工具。

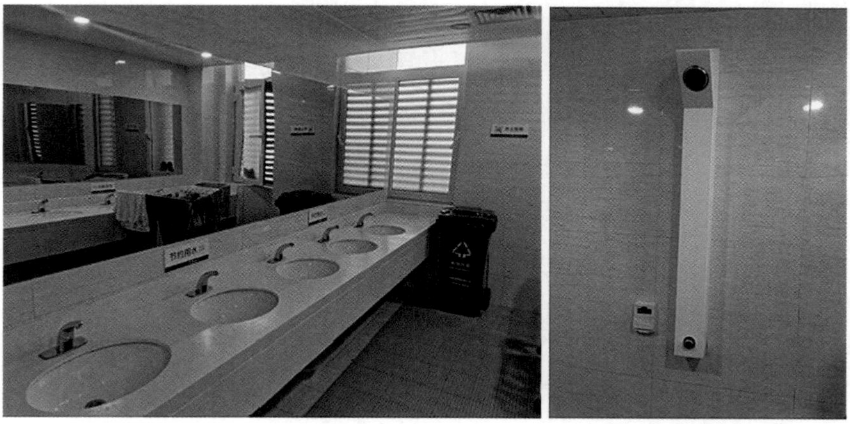

图 3-56 卫生间安全措施——内藏式淋浴、感应龙头、不锈钢镜面等

6. 材料的应用

1）PVC 墙塑

由于精神科患者具易冲动、易自残的特殊性，病房采用了 1 mm 厚度的聚氯乙烯（Polyvinyl Chloride，PVC）墙塑饰面材料。PVC 墙板相比普通乳胶漆具有耐刮、耐磨、易清洁的特点，并且具有一定的柔性，不容易弄脏或刮伤，对自残患者起到一定的保护作用，

非常适合用于病房墙面。PVC墙板对基层施工质量要求较高，如果基层出现空鼓，墙板也会随之起鼓。因此，它不适合用于容易返潮的卫生间外墙侧。

2）护墙板

由于病房卫生间墙面材质为砂加气砖，墙根处特别容易返潮，卫生间墙外侧无论采用乳胶漆还是墙纸或墙塑均容易发霉、起鼓脱落。为解决这一质量通病，在病房卫生间墙外侧采用抗倍特护墙板干挂工艺，抗倍特护墙板与砂加气墙之间留有干挂空隙，潮气可通过该空隙排出。同时，抗倍特护墙板干挂施工后具备一定的柔性，且阳角处有专用同质弧形护角，对精神病患者可起到一定的保护作用。

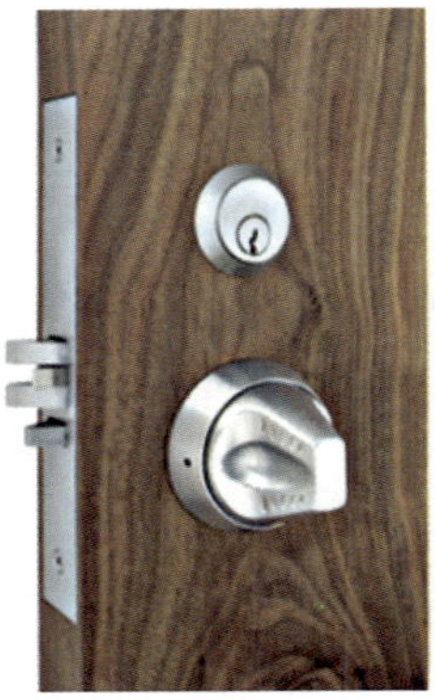

图3-57　精神专科医院特别场所功能锁具

3）钢质门及通用锁芯

医院建筑中最易损耗的设施之一是病房门。频繁进出的病床和手推车经常导致病房门受到碰撞和刮擦，传统木质病房门易损坏且难以修复。精神专科医院的后勤维修统计显示，病房门的破损率和维修需求远高于普通医院。因此，病区的门应采用强度高、耐用的单扇钢制门(净通宽达1.1 m)。此外，门五金应选用美标制式，这种五金比国标和欧标更耐用，具有更长的使用寿命。

为方便护士快速启闭，所有病房门锁均不得内侧反锁，须统一锁芯，所有门均使用通用锁芯，即一把钥匙可以开启所有门的锁(图3-57)。锁芯的模具应与厂家协商留存，以方便后续通用钥匙配置。

3.4.2　智能化防护措施

1. 门禁系统

主要分区入口、特殊及重要空间，安装电子门禁系统，通过先进的指纹别、面部识别技术，系统能够迅速准确地识别进出人员的身份，减少人工干预，提升管理效率；在患者可接触的门禁点范围内，采用双向门禁：病区入户门采用双道门设计，并设置了门禁系统，确保两道门不能同时开启。门锁采用了机电一体锁，锁体位于门的中部，通过锁舌卡接，显著提高了锁的牢固性。即使断电，锁体不会自动解锁，仍需使用钥匙解锁，从而增强了病房主入口的安全性，降低了患者逃脱的风险。在病区入口的双道门上，还安装了自动闭门器和关门呼叫器，提醒人员随手关门，以防止患者意外逃脱。

对于视频监控系统，在患者活动区域安装视频监控摄像头，并保证360°无死角设置，以便实时监控患者的行为，及时发现异常情况；同时针对有暴力倾向或有老年痴呆等不确定性的患者，通过人脸比对，使系统能够识别异常行为或潜在的安全风险，提前预警，为医院提供及时的安全保障。

2. 报警系统

设置紧急报警按钮或拉环，以便在紧急情况下快速通知安保人员；报警装置应易于识别和使用，确保在需要时能够迅速触发。

3.4.3　设备安全设计措施

在建筑功能布局时将产生噪声的机房远离主要功能房间，并对机房室内围护做隔声降噪处理，机电设备选用低噪声设备，病房不紧邻电梯管井。

给排水：管道全部需要暗装，患者区水龙头采用感应龙头。生活热水宜采取供水温度恒定和防烫伤的技术措施。

消防：室内消火栓、灭火器等设施应设置于便于医护人员监管的区域，应采取安全防护措施。

电气：各类配电箱、控制箱等电气装置的设置，应远离患者接触的环境（设在便于医护人员管控位置），并应易于操作维修。患者活动区域内的插座，应采取安全防护措施。病房区的各类控制开关宜在护士台集中管理控制。

3.4.4　对医护人员的安全保护设计

诊室空间应适当加大，以提供足够的空间供患者和医护人员活动；也可以确保在患者出现攻击性行为时，医护人员有足够的空间进行回避和应对。

诊室设置紧急疏散通道，或诊室间设置双向安全出口，确保在紧急情况下患者和医护人员能够迅速撤离。

诊桌的高度应适中，宽度 1 m 以上以拉开医护人员与患者的接触距离；诊桌下方设置紧急按钮，便于当医护人员发生紧急状况时可迅速启用。护士站应采用坚固的材料建造，如钢化玻璃和强化塑料，以抵抗潜在的物理冲击；如采用开放式设计，加大工作台的尺寸至 1 m 以上，拉开医护人员与患者的接触距离，同时作为医患双方之间的空间隔断。

（1）安装高清摄像头，覆盖所有医护区域，确保无死角监控。

（2）引入自助挂号、取药和检验系统，减少患者与医护人员的直接接触。

（3）设置约束隔离室，对狂躁患者进行及时有效的控制。

（4）有条件时可给医护人员佩戴具有定位功能的定位胸卡，集成“一键紧急求助”功能；一旦医护人员遭遇险情，可以在随身终端进行一键求救，通知管理及安保人员前来救援。

（5）设置多种医护人员生活服务功能，在上海精卫中心闵行项目中，增加了超市、理发室、阅览、文创空间等生活及休闲空间；员工餐厅设置水吧功能，适应实际需求。

3.4.5　注重人性化设计

人性化设计是医院建设过程中至关重要的任务，旨在为患者和医护人员创造一个安全舒适、有利于康复的环境，在上海精卫中心闵行项目设计中尤为重视这部分设计。

（1）设计清晰的流程，确保患者和医护人员能够快速到达目的地，减少不必要的行走和等待时间。门诊和住院入口分开设置，各自设有相应的电梯，确保流程井然有序，不会相互干扰，使他们能够在复杂的医疗环境中迅速找到需要的服务。

（2）设计时要充分考虑打造宽敞而明亮的公共活动区域，确保各功能分区清晰明了。例如，在门诊的等候空间，可以设置专门的阅览区和宣教区，为患者提供多种休闲方式。这样的设计不仅提升了空间的实用性和舒适性，还能够为患者和陪护人员提供一个舒适、有益的等候环境。

（3）提供舒适的座椅及床位，加大患者使用设施尺寸；等候座椅每个均采用带扶手形式，保证每个座位都相对独立。

（4）提供室外活动区，设置屋顶花园等空间，让患者能够充分接触自然，也为患者家属以及医护人员提供安静舒适的休息环境。

（5）病房区设置大尺度公共活动区，避免患者长时间待在病房内，并提供充分释放情绪的空间。还通过优美的环境、舒适的室内装饰和温馨的氛围来缓解患者的焦虑情绪。

（6）注重对特殊需要人群的考虑，入口处设置无障碍轮椅存放区，窗口、护士台等考虑低窗台等，于方便患者的同时，也能减少他们的心理压力。

（7）根据精神专科医院的规范要求，尊重患者的隐私，就诊患者的诊室设计均为单人间。并且设置医护人员专用休息讨论室，提高工作环境品质。

（8）医护区设置多种医护人员生活服务功能，首层增加了超市、理发室、阅览和文创空间等生活及休闲空间；在员工餐厅设置水吧功能，适应实际需求。

（9）病房医护区功能房间均实现直接采光、通风，时刻保持室内空气质量，有助于减少病房内的潮湿和细菌滋生的可能性，改善工作人员的工作环境，并提高患者的住院体验。

3.5 精神专科医院的室内设计要点

3.5.1 室内设计理论依据

我国对精神疾病的关注始于 19 世纪末，比发达国家晚了近一个世纪，因此在精神病医疗康复机构建筑设计的理论研究和实践方面也存在较大差距。弗兰克·T·麦克安德鲁（Frank T. McAndrew）认为环境因素如气候、温度、高度、光线、噪声和气味等会影响人类的行为和感受。因此，精神类医院的患者活动区域需进行特色化设计，避免困惑的室内布局和扭曲的幻觉感知。本节将从空间、装饰、纹理色彩和家具材料等方面，探讨室内设计与患者感知的关系。

3.5.2 室内设计主要内容

1. 空间设计

在精神类专科医院的空间设计中，考虑到精神病患者的特殊病情反应，控制装饰物品的大小、尺寸和距离至关重要，以保持正常尺度的表达方式。尺寸、距离、空间方向和透视等因素可能会导致视觉上的扭曲，通过控制房间大小和比例，可以限制这种扭曲。

精神病患者对环境和周围人的行为往往会产生情绪波动，因此私密性在空间设计中显得尤为重要。营造更象家的环境可以增加患者对空间的接纳度，可以通过设置隔墙、布帘等来围合空间，提高空间的私密性。这种设计更人性化，更易于理解，有助于患者理解不同层次的人际关系，恢复社会交往的能力。

2. 色彩设计

医院室内设计中，色彩的应用是与空间形态和概念相结合的重要组成部分。色彩的力量可以改变空间的氛围，使其变得温暖或凉爽，并在视觉上影响空间的尺寸感。通过合理的色彩搭配，可以影响使用者的情绪，提高患者和医护人员的舒适感。针对不同区域，需要进行色彩规划和调配，以实现空间的适用性和识别性（图 3-58）。在选择主色调时，应避免使用过于鲜艳的红、紫和黄等高纯度颜色，以免引起不适。整体色彩搭配应协调一致，呈现出整体美观的效果。

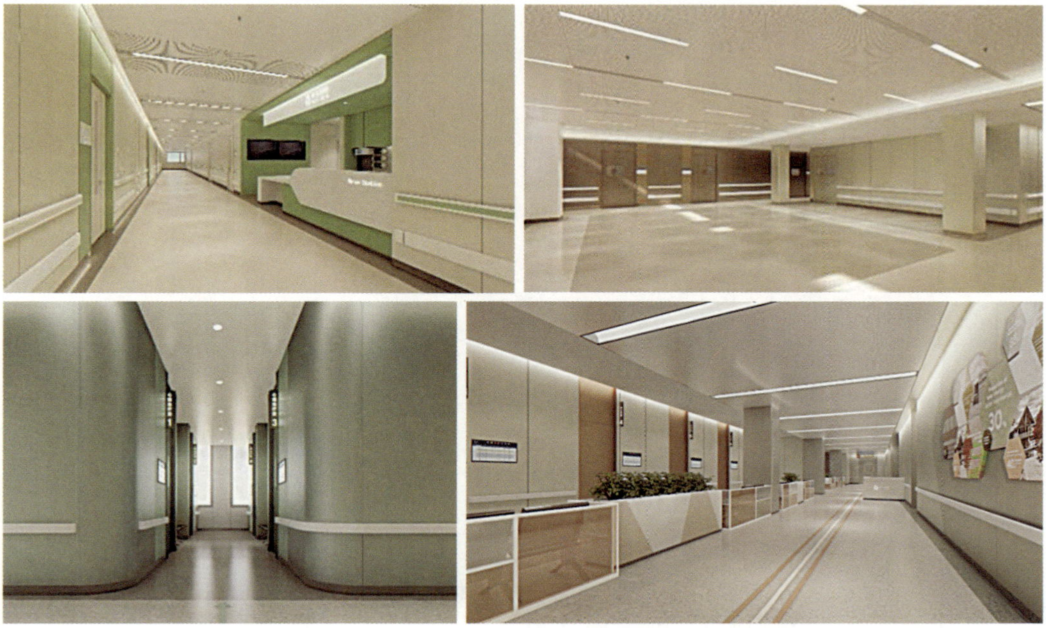

图 3-58　上海精卫中心闵行项目不同区域色彩设计

3. 材料选择及细节

精神专科医院作为公共场所，其室内装饰和装修材料必须符合国家相关规定，包括《建筑设计防火规范（2018 年版）》（GB 50016—2014）、《建筑内部装修设计防火规范》（GB 50222—2017）、《民用建筑设计统一标准》（GB 50352—2019）等。装饰效果直接影响患者的就医感受，因此在选择材料和设计方案时需严谨考虑。如表 3-15～表 3-17 所列。

表 3-15　医院地面装饰材料分类

地面材料						
硬质材料			软质材料			
天然石材	人造石材	木地板	PVC 地胶	橡胶地板	LVT 地板	阻燃地毯
大理石	水磨石	实木地板	同质透心类	—	—	—
花岗岩	环氧树脂	实木复合地板	复合类	—	—	—
—	石英石	—	石塑类	—	—	—
—	玻化砖、抛光砖	—	—	—	—	—
—	仿古砖、防滑砖	—	—	—	—	—

表 3-16　医院墙面装饰材料分类

墙面材质					
涂料	人造柔性材料	天然石材	人造面砖	无机装饰板	金属板
水溶性涂料	墙纸	花岗岩	人造石	硅酸钙	铝板
无机涂料	PVC 护墙板	大理石	玻化砖	水泥纤维板	复合金属板
抗菌涂料	—	—	抛光砖	—	挂墙钢板

表 3-17　医院顶面装饰材料分类

顶面材料		
涂料	人造成品板材	金属板
无机涂料	石膏板	铝板
有机涂料	硅钙板	穿孔铝板
—	高晶板	铝格栅
—	矿棉板	铝扣板
—	硅酸钙板	镀锌钢板
—	岩棉板	电解钢板
—	负氧离子板	夹芯彩钢板
—	高强度玻璃纤维板	—

（1）安全性考虑：在人多、容易发生意外的区域，墙面应采用防护材料和防撞带，并避免使用坚硬、冷硬的材料。柱子和拐角处应做圆弧处理，便于清洁。建议采用干挂式材料，以便做消防栓管井的隐蔽设计。

（2）吸音性考虑：对于精神专科医院的特殊患者，材料的吸音性尤为重要。天花板可选用铝板、专业抗菌板或石膏板造型，应具备一定的吸音功能。门窗材料应选用隔音效果好、密封性强的材料，以保护患者隐私和提供安静的诊疗环境。

（3）抗菌防尘：医院内部空间的灰尘含有大量病菌，因此应采用抗菌防尘的装饰材料，减少灰尘堆积和扩散。一些材料具有抗菌性能，能有效净化空气，保持室内环境清洁和安全。

（4）耐腐蚀环保：部分区域如治疗室、实验室、药剂室等经常接触化学药品，因此应选用耐腐蚀环保的材料，以避免化学反应对室内使用和美观造成影响。同时，需控制有毒有害物质的释放和聚集，确保室内环境对人体健康不构成威胁。

4. 家具材质

（1）功能性原则：家具应满足基本的坐、卧、移动和储藏等功能，同时具备灵活性，可通过集成式家具扩展空间布局，满足不同需求。软装饰用于美化环境、提升视觉效果，具有观赏价值或特色文化意义。

（2）安全性家具：医用家具应具备结构稳固性和易感控管理的特性。安全的医用家具需关注稳定性、结构紧密和特殊人群需求，体现医疗空间的专属特性。选材应环保耐用、易清洗抗磨损，符合国家标准。如，药房应注意选择化学反应安全的金属家具。

（3）统一性原则：室内空间的软装、家具、艺术品和植物等陈设品应组织形成有机整体，营造和谐适宜的空间氛围。医疗室内设计应与家具风格相匹配，建立以患者为中心的温馨、便捷的就医环境。

（4）人性化原则：家具应具备实用性和舒适性，考虑人体工程学和力学材料特性。患者座椅应舒适且高度可调，以便轻松与医生对话。

5. 标识

随着对精神健康问题的理解和接纳不断增加，越来越多的患者愿意主动就医。因此，清晰的医院门诊标识牌显得格外重要，它不仅方便患者就医，还能体现医院的文化和宣传作用。在设计标识时，需要统一字体、比例和颜色，确保规范统一。同时，也需要尊重少数民族文化，以体现社会多元性。专业标识包括地面色彩导识、天花灯箱标识、墙面标识以及各科室标牌等。

3.5.3　重点装饰区域

医院重点的装饰区域包括大厅、等候区、护士台和各单元主要通道、等候区。精神专科医院的特色区域包括康复区的公共区域等。

1. 大厅区域

医院大厅是患者接待和导诊的重要区域，通常包括综合服务台、休息等候区、电子屏幕、自助查询机器和主题宣传装饰画等。在满足患者需求的同时，体现人性化服务，装饰设计应与建筑风格相统一，简洁舒适，满足采光、照明和噪声控制要求，营造信赖感。

设计上以简约为主，避免过多装饰而影响日常使用和清洁消毒。特别是在精神类专科医院，需要注意医院运行效率，避免过多装饰干扰患者。安全的地面、简洁的墙面、醒目的标识、明亮的照明及智能化配套是设计的原则。大厅区域的设计要处理噪声问题，提供足够的空间以保持人与人之间的距离，并在公共区的拐角处和家具转角处做防撞处理。

门诊大厅的空间布置应突出分流和导引功能，同时保障患者的隐私（图 3-59）。墙面装饰可以融入医院的个性文化，展示科室介绍、医疗特色和医院历史，增强大厅的亲和力和展现医院特色。

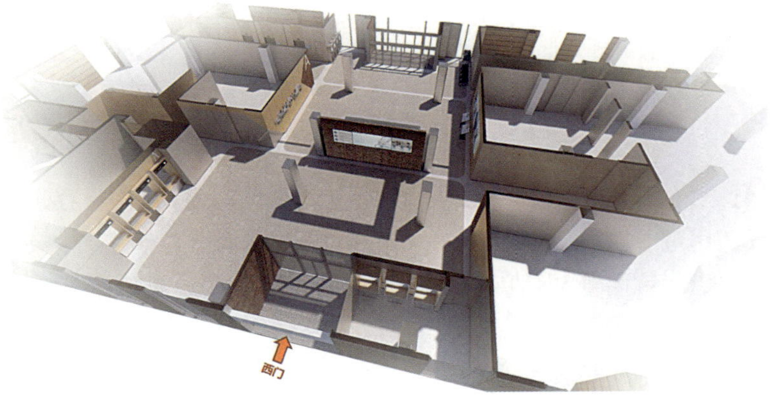

图 3-59　上海精卫中心闵行项目医院改造后门诊大厅效果图

在色彩设计上，保持较高的室内照度，注意灯光的均匀性，控制色温在 3 000～4 000 K 之间，营造温暖的氛围，有利于放松患者的心情(图 3-60)。

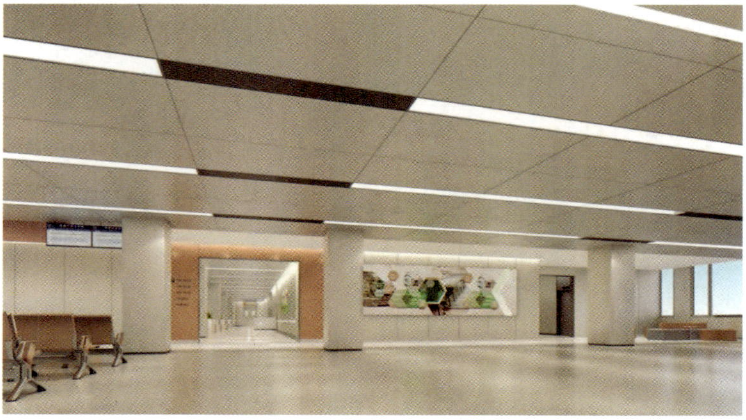

图 3-60　上海精卫中心闵行项目医院改造后门诊内部大厅效果图

材料选择上应采用简洁、耐用、中高档的材料，尽量利用自然光线和通风。

2. 候诊区

候诊区是患者和家属就医期间的等候区域，是装饰设计的重点公共区域。除了提供舒适的空间外，还要考虑精神专科医院的特点，通过隔断、绿植等方式提供一定的私密性。一次候诊区域应为独立空间，设有独立的护士站台及叫号系统(图 3-61)；二次候诊区域可采用廊式或诊室走廊候诊形式(图 3-62)。特殊科室可在候诊区附近增设附属功能。

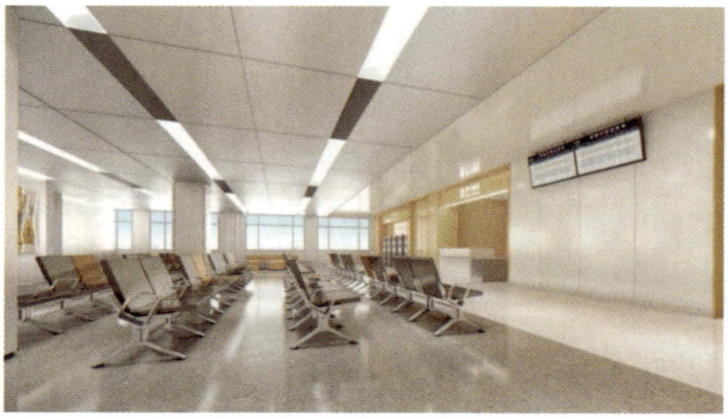

图 3-61　上海精卫中心闵行项目医院改造后门诊大厅效果图

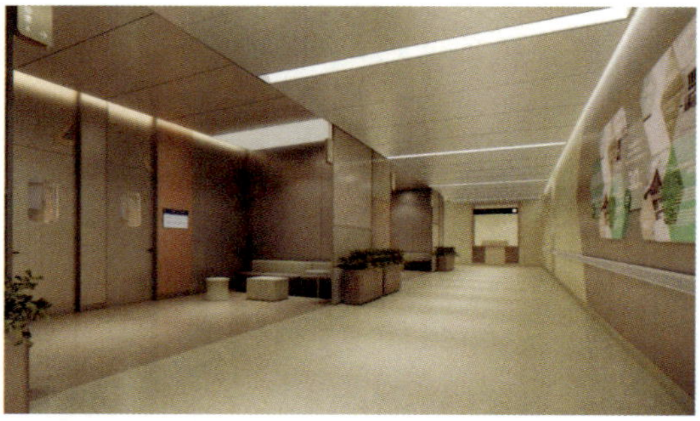

图 3-62　上海精卫中心闵行项目改造后候诊室效果图

在色彩设计上，候诊区的人流量较大，空间造型设计应简洁，色彩宜选用暖色调，体现温馨感，不建议使用过于明亮的颜色。

材料应满足吸音、抗菌等基础功能，天然材料有助于舒缓患者情绪。

护候诊座椅应舒适、大方，设置扶手以避免患者躺下占用多个位置。座椅应避免透明靠背和面对面设置，透明靠背会导致观感不统一，而面对面设置会增加患者的紧张感。座椅材质宜选用带网眼的钢板或塑料材质，透气、安全、耐用、易清洁。

3. 康复科公共区

康复科作为精神专科医院的特色区域，为住院的康复期患者和出院的康复者提供多元化的精神康复服务。精神疾病是慢性疾病，帮助患者更好地回归社会是精神康复科的重要使命。

如图 3-63～图 3-65 所示。在空间布置方面，康复科主要以集体治疗为主。室内设计风格需特别考虑患者的需求、安全及治疗效果，旨在创造一个既安全舒适又有利于心理恢复的环境。设计风格应与门诊大厅统一。

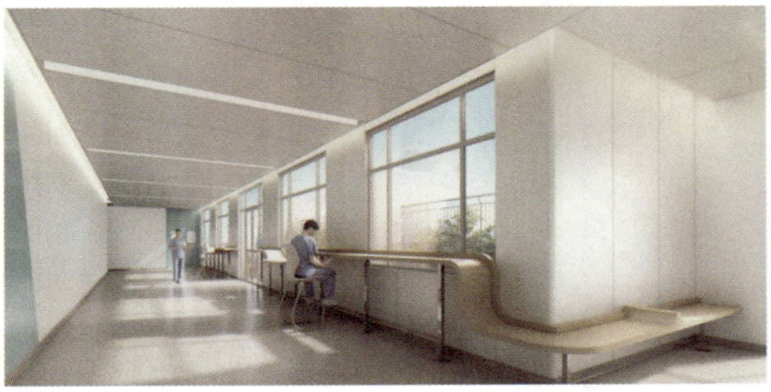

图 3-63　康复科公共活动区(I)

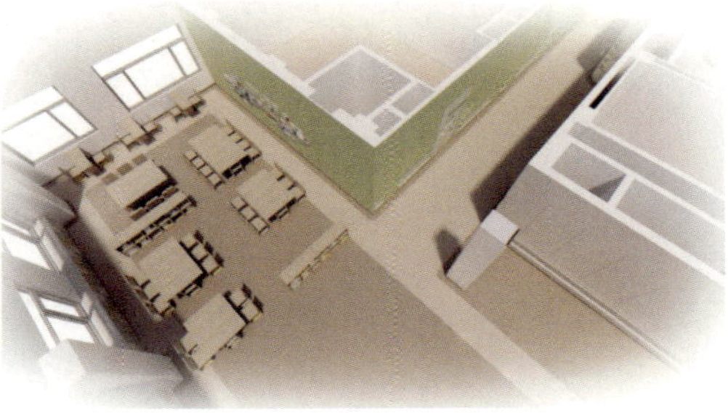

图 3-64　康复科公共活动区(II)

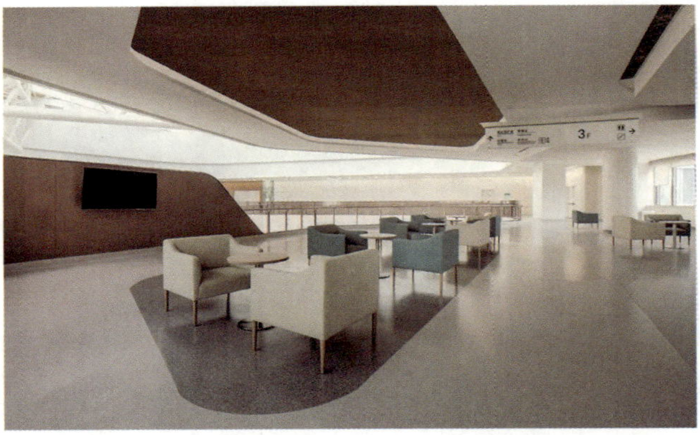

图 3-65　康复区公关交流区域

色彩设计方面，照明设计应柔和且可调节，使用漫反射光源和自然光，创造一个柔和舒适的视觉环境。避免过于强烈的人工照明灯光，如地灯、壁灯或隐藏 LED 灯带，以减少对视觉的刺激。墙面可挂置鼓舞人心的艺术作品或患者的创作，鼓励创造性表达，以此作为治疗的一部分。艺术和手工艺区可提供一个平台，让患者通过艺术活动进行情绪释放和自我探索。

家具的设计应考虑防止自伤或逃脱的风险，并确保在紧急情况下能快速疏散。通过引入室内植物、自然景观画或自然光，增强与自然界的联系，有助于缓解患者的紧张情绪，促进心理健康恢复。可能还包括水景或自然声音的模拟，营造放松的氛围。

4. 窗口及护士台设计

医院窗口包括收费、挂号、服务台和护士站等，通常集中在门诊大厅和住院大厅(图 3-66)。随着自助设备的普及，设计时需要考虑为自助设备预留位置。

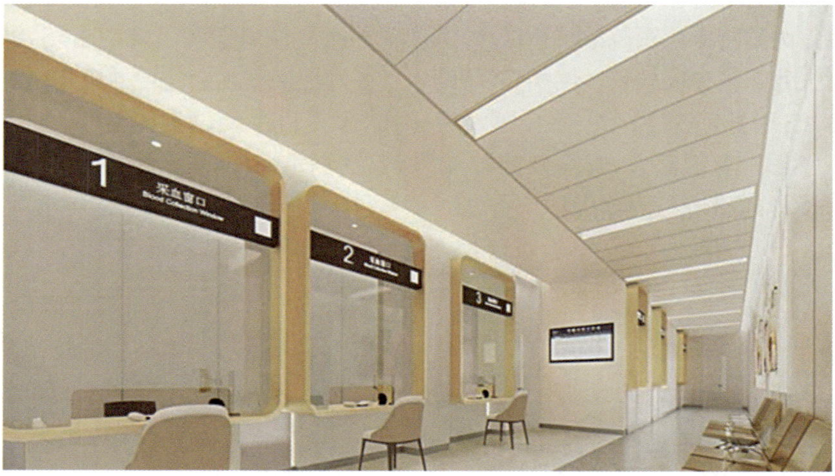

图 3-66 上海精卫中心闵行项目检验科窗口设计

护士站设计应考虑医护人员和患者两方面的需求。对医护人员，设计应高效便捷，提供充足的储物空间；对患者或家属，应确保流线顺畅，符合人体工程学和无障碍设计原则。护士站的主要功能包括如下。

（1）医患沟通渠道：患者接待、接受问询、就医指引、流程说明及注意事项说明。

（2）患者就医渠道：办理入院手续、催缴住院费用、接受查询核对。

（3）护士作业空间：病历归类、医嘱处理、医疗配药、材料存放及信息化作业。

（4）健康宣教场所：健康常识、治疗惯例、药物手册、查验手册及医学信息。

（5）形象展示场所：与医院环境和谐一致，展示医院形象的重点区域。

以上海精卫中心闵行项目为例（图 3-67）。

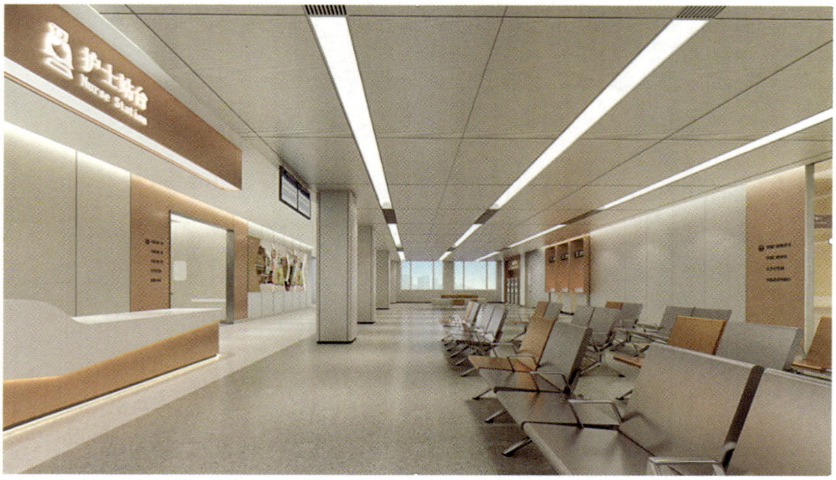

图 3-67 上海精卫中心闵行项目候诊区护士站设计

对于不同类型的医院，服务站台的设计应根据具体使用需求和医院风格进行合理搭配。在人流量较大的综合医院中，为避免人员聚集，宜采用立式服务台；而专科医院可根据服务理念和装饰风格选择坐式服务台。

服务台的设计应与医院整体风格一致，并具有明显的标识和指示功能，通常与天花吊顶风格相统一，形成清晰的围合区域。

设计护士站台内部时，需考虑医疗设备摆放和物品存放，增加储物空间，并使其既隐蔽又美观。台面设计应符合人体工程学原理，颜色统一设计。

在选择材料时，宜选用耐磨、防撞的材料，常见的选择包括人造石、树脂板、防火板和钢板等。站台的阳角宜采用圆弧设计，圆弧半径应小于 20 mm，踢脚部分则宜采用内凹设计。

5. 住院部

提到精神疾病，长久以来，常常受到社会的误解和偏见。传统的精神病医院(图 3-68)由于设备简陋、观念落后、管理粗暴等原因，给人留下了冷漠、陈旧、野蛮、禁锢和关押的负面印象。这种环境严重影响了精神疾病患者的治疗和康复效果。作为患者日常生活和休养的重要场所，病房对患者的生理和心理健康有着至关重要的影响。

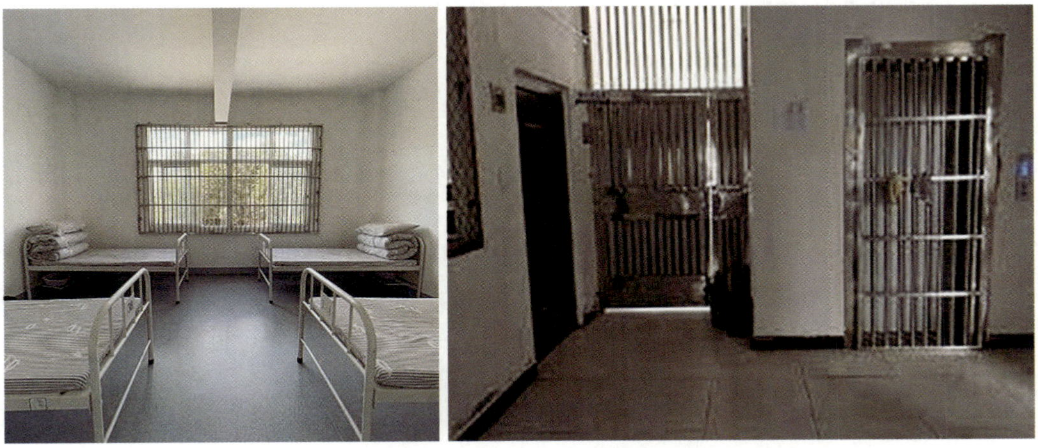

图 3-68　传统精神病医院的封闭病房

社会医疗、福利活动家南丁格尔曾说“医院的环境首要条件是不能加害病人”，并指出“自然能够治病，我们必须借助自然的作用”。合理的空间设置及流线组合，避免通过安装硬性铁窗来强制分割，窗玻璃替换为不易碎裂的材料；门栓能够轻易打开，如果患者被困在房间内，工作人员可以迅速进入房间；管道和其他装置的设计也会最大程度防止勒到患者。

住院部是患者长期居住的治疗空间，装饰风格接近于住宅尺度的空间环境，对于患者的身心康复有良好的促进作用，在住宅的舒适氛围中，患者会更愿意与他人进行交流。简洁舒适、明亮并容易辨别，平易近人，避免出现尺度不符或空间不符的装饰设计。

以上海精卫中心闵行项目例(图 3-69)。

(1) 舒适性和安全性：床铺、床单等必须舒适柔软，同时要保证患者的安全，避免尖锐、硬性的物品。

(2) 私密性：每个患者都需要一定程度的私密空间，因此需要考虑隔断和布局，以确保每个患者都能感受到自己的独立性和隐私保护。

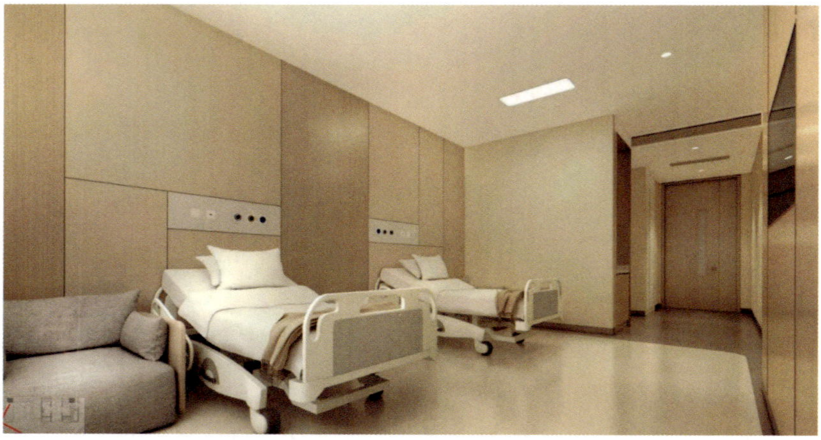

图 3-69　上海精卫中心闵行项目病房

(3) 通风和采光:病房内部需要良好的通风和采光条件,有助于提高空气质量,促进患者的康复。

(4) 设施便利性:在病房内设置洗手间、病床旁备有插座等设施,方便患者的日常生活和就医需要。

病房的设计需要充分考虑患者的需求和特点,营造一个舒适、安全、私密且功能齐全的环境,有利于患者的康复和治疗。

(5) 材料选择及细节:木制复合材料和乙烯基地板在医疗空间中广泛采用,它们不仅具备安全性和易清洁性,还为诊疗空间带来自然、时尚的外观。渐层磨砂玻璃墙既调节了外部光线,保护了隐私,又将噪声降至最低,适度的透明度也增加了安全感。设计中大量采用圆形元素和柔和曲线,营造出平静、放松,宛如家一般的氛围。

(6) 家具方面:流线形状和圆角带来了安全感,促进医患之间积极的情感连接。选择圆形简约风格和柔软面料的家具,有助于缓解患者在候诊和就医时的焦虑和压力。病房内设置适当的床位、储物柜、洗手间等设施,并考虑防止自伤的安全措施。

6. 医技部

坚持以人为本的原则,人的需要、感受和情感是建筑设计的首要考量。医技空间内部的色彩搭配需根据功能和目的选择合适的色彩。手术室等需要高度注意力的区域可采用蓝色或绿色等冷色调以减轻心理压力;而病房等需要营造温馨氛围的区域可选择暖色调,如,浅蓝绿色、米白色,给患者带来舒适放松感。

医技空间的装饰材料选择需综合考虑上述因素,以确保医疗空间既安全又舒适。在设计时,应根据不同功能区域的特定需求进行材料的选择和搭配,同时遵循相关的国家标准和行业规范。

医技空间的装饰材料选择需综合考虑安全和舒适性。墙面通常采用覆膜铝板、医疗集成板材或医用抗菌韧性釉漆。地面选用同质透芯 PVC 地材确保安全卫生。顶面采用白色铝板材料,便于拆卸维护。放射办公区门采用优质成品钢制门,与其他场所或部位分隔采用甲级防火门。MRI 墙、顶、地须做磁屏蔽,通常采用铜板;CT、DR、骨密度检查室须做铅屏蔽,墙、顶、地采用硫酸钡水泥。

3.6 精神专科医院的机电设计要点

3.6.1 暖通篇

1. 暖通设计思路

1）综合医院采暖、通风及空调系统特点

医院相比其他常规公共建筑，科室多，功能复杂，应根据其所在地区的气候条件、医院性质，以及部门、科室的功能要求，确定在全院或局部实施采暖与通风、普通空调或净化空调。空调系统应根据室内空调设计参数、医疗设备、卫生学、使用时间及空调负荷等要求合理分区，宜单独成系统，并应能互相封闭以避免空气途径的医院感染，有洁净度要求的房间和严重污染的房间，应单独成一个系统。

医疗建筑人员密集，对卫生要求也高，相比其他公共建筑，医疗用房对集中空调系统的新风量控制及处理也有更高的要求。其一，每人新风量不应低于 40 m^3/h，或新风量不应小于 2 次/h。其二，当室外可吸入颗粒物 PM_{10} 的年均值未超过《环境空气质量标准》(GB 3095—2012)中二类区适用的二级浓度限值时，新风采集口应至少设置粗效和中效两级过滤器；当室外 PM_{10} 超过年平均二级浓度限值时，应再增加一道高中效过滤器。

医疗建筑也是一个病毒、细菌容易滋生的场所，因此必须重视医院科室的回风对空调系统的污染，集中空调系统中 80%以上污染负荷来自回风。加强回风除尘、除菌是一项必要的措施。医疗建筑集中空调系统和风机盘管机组的回风口必须设初阻力小于 50 Pa、微生物一次通过率不大于 10%和颗粒物一次计重通过率不大于 5%的过滤设备。

医疗建筑科室多，且工艺性功能要求众多，很多科室都含有含有害微生物、有害气溶胶等污染物质，如核医学检查室、放射治疗室、病理取材室、检验科和传染病病房等场所，这些区域均需要设置排风，并经处理达标后排放。考虑到不使排风管路内污染物溢出，没有特殊要求的排风机应设在排风管路末端，使整个管路为负压。

医院是救死扶伤的重要场所，保障诊疗与控制感染是医院节能的前提，医院暖通空调设计(包括冷热源)应根据医院特点，在保障诊疗与感染控制的前提下，按《公共建筑节能设计标准》(GB 50189—2005)的有关规定执行，参照但不要盲目套用现行国家标准。

2）精神专科医院特点

精神专科医院与一般的综合性医院相比，没有那么多复杂的医疗工艺流程，相对而言，门急诊较少，日门诊量也不大，CT、MR 等大型医技术设备也较少。但住院部有其自身特点，相比其他病症住院区，精神疾病患者住院周期长，病床周转率低；患者自制力、自理能力存在问题，多数患者情绪不稳定，长期用药，用药的房间气味重；患者活动空间受到限制，长期在病房和护理单元内活动；患者无家属陪护，探视人群少。

精神疾病患者在不发病期间与正常人无异，所以需给患者配备各种公用设施，营造一个安全、舒适、轻松的环境，以减少患者对环境的陌生感和恐惧感，让他们得到更好的关怀、帮助、肯定以及认同，从而达到更理想的治疗效果。

3）精神专科医院暖通设计技术路线

医院建筑医技科室众多，功能复杂，暖通空调系统在医院建筑中扮演着重要的角色。根据项目自身特点和条件，以安全、节能、绿色为导向，制订合理的空调通风系方案就显得尤为重要。

（1）医疗建筑在公共建筑中属于高能耗类型，尤其是精神专科医院对新风量要求比常规综合性医院要高得多，因此能耗更大，这对合理制订冷热源方案，创建节能绿色的现代化医院提出了更高的要求。比如上海精卫中心闵行项目综合楼项目中采用了大温差技术、高效能源机房运行控制、病房新排风热管热回收等节能技术。

（2）根据精神专科医院的需求、标准、功能、流程和运营要求，采用合理的空调通风系统方案，既要保证使用空间的温湿度需求，同时也能兼顾舒适性和节能性。对于示教区，使用时间和使用频率与门急诊病房有着明显不同的特点，因此该区域采用了多联机系统，提高使用的灵活性；对于大空间场所采用定风量全空气系统机组具有可变新风比功能，过渡季节新风量可达到总风量的70％，满足过渡季节全新风运行，最大限度合理利用新风，达到节能的目的；由于用电负荷限额要求，冷热源系统作为耗能重点，需根据负荷需求和特点，合理制订空调冷热源系统方案。夏季采用高效率的冷水机组，COP高，最大限度降低夏季用电负荷需求；冬季采用空气源热泵作为系统的热源，用风冷热泵替代燃气锅炉是一种低碳又经济的方式。

2. 主要系统设计内容

1）冷热源系统

精神专科医院主要功能由门诊、医技、病房楼和示教区组成，相比门诊、医技、病房，示教区的使用时间、使用频率需求更灵活。根据示教区功能特点，示教区按楼层、功能分区采用变制冷剂流量多联机系统，使用更灵活，系统相对分散可更大程度地提高行为节能效果。门诊、医院、病房楼从功能、使用时间各方面都有显著的规律性，采用高效率的冷热源方案则是首要选项。

上海精神专科医院为院区扩建项目，相比10 kVA变电站，考虑到35 kVA变电站的经济成本会极大增加，因此项目总用电负荷需控制在10 kVA变电站用电系统方案，这就对各专业设备配电提出了更高的要求。结合上海冬季热负荷相对夏季冷负荷较小的特点，门诊、医技、病房楼采用了磁悬浮变频离心式冷水机组作为夏季空调冷源，采用风冷热泵作为空调冬季热源。磁悬浮变频离心式冷水机组COP可达6.3（国标工况），国标工况IPLV可达9.11，相比风冷热泵机组要高得多，所以风冷热泵夏季不参与制冷，只负责冬季空调供热，这虽然会增加一定初始投资，但是能大大降低夏季用电负荷，避免了用电系统方案向35 kVA的升级。

空调水系统从冷源侧到末端侧均采用了自动控制系统，提高水系统整体性能。空调冷水采用一级泵变流量系统，水泵变频控制，根据系统水流量和供回水压差，调节水泵转速，适应负荷变化，节能运行。调试限定最低运行频率，在水泵变频控制至频率低限时，根据系统供回水压差，打开旁通流量阀，保证冷水机组最低流量。空调热水系统采用一级泵定流量压差旁通控制，供回水总管设压差旁通阀，根据系统负荷变化，调节旁通水量，适应系统水量变化。空调箱的温控阀采用动态平衡电动二通调节阀，风机盘管采用电动二通平衡双位阀控制，以此平衡各系末端支路阻力，保证水系统平衡。

2）空调通风系统

（1）空调系统

门诊大厅、多功能厅、餐厅等大空间场所，为提高其舒适性，采用定风量全空气系统，气流组织上送下回或上送上回，机组具有可变新风比功能，过渡季节新风量可达到总风量的 70%，提高运行节能性。

考虑精神疾病患者有集中管理要求，白天时段基本需集中活动区统一管理，因此病房层病房区、活动区、后勤工作区分别设置一套新风系统，患者集中至活动区时，病房区新风低频运行，甚至可以关闭，大大节省了运行能耗。

（2）病房层新风、排风系统

根据《精神专科医院建筑设计规范》（GB 51058—2014），病房通风（新风）量应不小 5 次/h，比综合性医院对病房要求的通风（新风）量（2 次/h）高，因此新风能耗更大。合理组织设置病房区、活动区的新风、排风系统对于项目节能有重大意义。

为提高系统节能性，上海精神专科医院病房层病房区、活动区分别设置热管热回收新风、排风系统，分别布置在屋顶和设备夹层，通过竖向新排风管道进行新风、排风的输配。病房层新风、排风系统原理如图 3-70 所示。

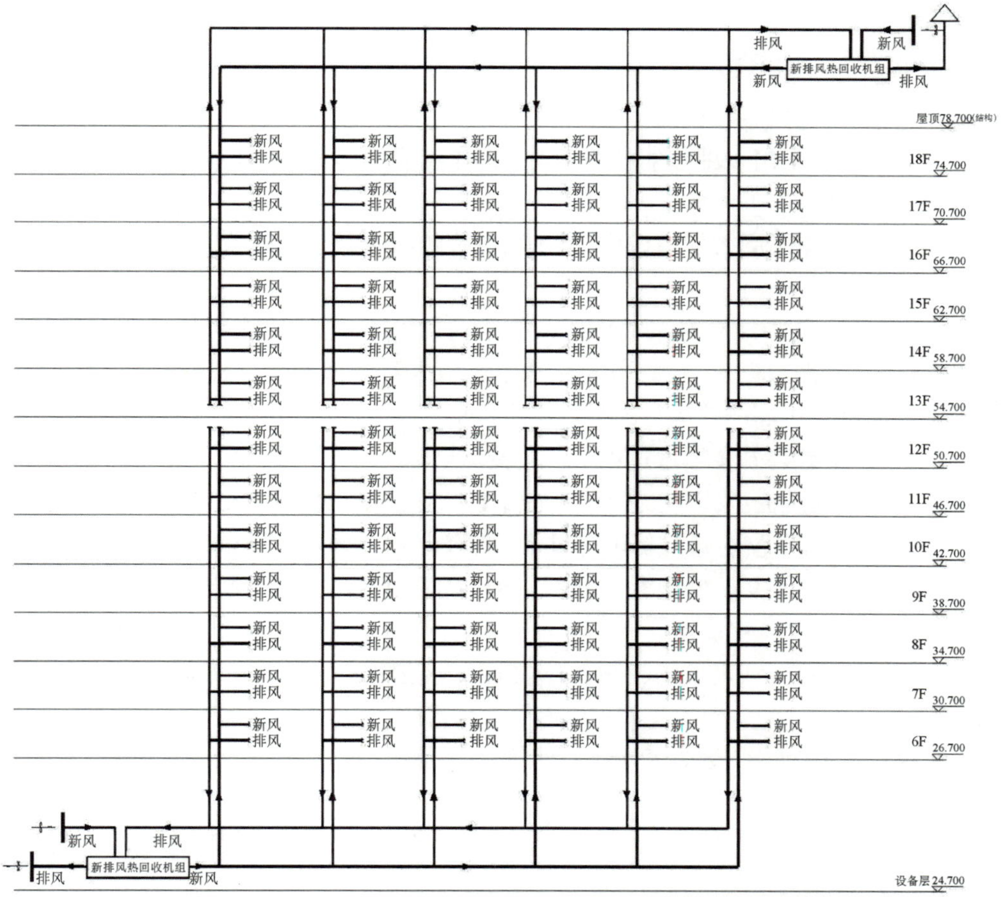

图 3-70　病房层新风、排风系统原理图

3. 精神专科医院暖通空调系统特色

1）通风量（新风量）

由于精神专科医院患者的特殊性，容易造成医院室内异味较大，需要良好的通风，结合这个特点，精神专科医院诊室、病房等房间通风（新风）换气次数都要比常规综合性医院要求高。具体见表 3-18。

表 3-18 精神专科医院与常规综合性医院通风（新风）换气次数要求表

房间名称	通风（新风）量（次/h）		备注
	精神专科医院	常规综合性医院	
病房	6	2	
诊室	3	2	
候诊室	3	2	
各种试验室	6	2	
药房	3	2	
药品储藏室	3	2	

注：精神专科医院参考《精神专科医院建筑设计规范》（GB 51058—2014）；常规综合性医院参考《综合医院建筑设计规范》（GB 51039—2014）。

2）节能、绿色

精神专科医院通风（新风）量是常规综合医院的 1.5～3 倍，空调负荷也自然大得多，制订合理的技术路线，采用多种节能技术措施，能有效节省运行成本，对打造节能、绿色医院有着非常重要的作用。

该项目主要采取了高效能源机房、新排风热管热回收等节能技术措施。

（1）高效能源机房

高效能源机房是指在满足末端冷负荷需求的前提下，通过综合考虑负荷匹配度、系统用能合理性等各方面因素，运用恰当的控制方式与人员管理制度，合理地控制系统中各设备及参数，以实现系统高能效运行的空调制冷机房。

高效机房的能效提升主要通过以下 6 个技术措施。

① 高效的制冷设备：采用变频磁悬浮冷水机组设备能效比（EER>5.0 kW/kW）。

② 水路系统节能优化：通过低阻过滤器、低阻力偏心球形止回阀、合理使用 45°、30°弯头等降低系统阻力，减少泵的能耗。同时，通过同程、放大管径、预制化等措施优化水路系统。

③ 智能控制系统：利用模糊控制、寻优算法、等边际能效算法等智能控制技术，实现系统的最优运行。

④ 变频技术：在水泵、冷却塔等辅助设备上应用变频技术，根据实际负荷需求调节运行频率，提高能效。

⑤ 系统设计与配置：合理规划系统结构，进行综合能源利用，采用多台机组搭配，易于负荷分配及备用冗余，提高系统的整体效率。

⑥ 精细化运维管理：结合本地控制系统与远程能源管理平台，对机房进行实时监控，提供预测性维护、远程诊断和能效监控等智慧运维服务。

高效机房通过采用先进的制冷设备、优化的水路系统设计、智能控制系统等技术措施，能够实现精细化管理，提高运维效率，降低人工成本，并通过实时监控和数据分析，优化运行策略，实现了全年综合运行能效远高于传统机房的能效水平。高效机房的运行大幅降低了能耗，减少了对传统能源的依赖，有助于减少温室气体排放，符合国家节能减排和绿色发展的政策导向。

总的来说，高效机房在能效、经济、环保、智能化管理等多个方面展现出显著的优越性，是现代建筑能源系统发展的重要趋势。

(2) 新风、排风热管热回收

热管新排风热回收系统是一种高效的能源回收技术，它利用热管的传热特性来实现新风与排风之间的能量交换，从而达到节能和提高室内空气质量的目的。

热管是一种高效的传热元件，它利用工作流体在管内发生相态变化（蒸发和凝结）以及吸液芯的毛细作用来传递热量。热管通常由一个密封的管壳和内部的工作流体组成，管壳内填充有吸液芯材料。当热管的一端（热端）接触到热源时，工作流体吸收热量并蒸发，蒸汽通过管壳内部移动到冷端（冷端），在冷端释放热量并凝结，凝结液通过吸液芯的毛细作用返回热端，如此循环往复。在新排风热回收系统中，热管作为核心部件，用于连接新风和排风两个独立的气流。当室内的排风（含有较高温度和湿度的能量）通过热管时，其热量和湿度通过热管传递给新风（通常是室外进来的新鲜空气）（图3-71）。这样，新风在进入室内之前就被预热（冬季）或预冷（夏季），减少了空调系统对额外能量的需求。

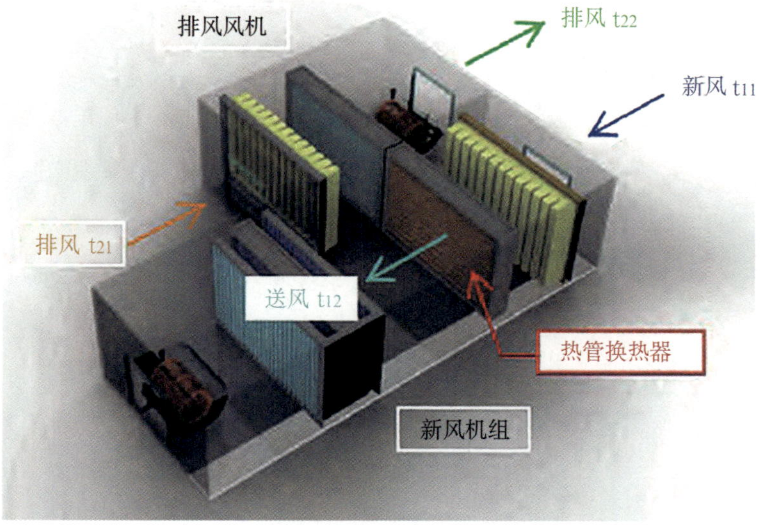

图3-71　热管热回收空调机组原理图

通过热管的热回收过程，可以显著减少空调系统的能耗。在冬季，回收的热量可以用来预热新风，减少供暖需求；在夏季，回收的冷量可以用来预冷新风，减少制冷需求。这种能量的回收利用，不仅降低了能源消耗，还减少了运行成本。

3.6.2 智能化篇

1. 上海精卫中心闵行项目智能化系统综述

在《智能建筑设计标准》(GB 50314—2015)中对智能建筑的定义为:“以建筑物为平台,基于对各类智能化信息的综合应用,集架构、系统、应用、管理及优化组合为一体,具有感知、传输、记忆、推理、判断和决策的综合智慧能力,形成以人、建筑、环境互为协调的整合体,为人们提供安全、高效、便利及可持续发展功能环境的建筑。”

所以,建筑智能化的目的,就是为了实现建筑物的安全、高效、便捷、节能、环保和健康等属性。针对上海精卫中心闵行项目,建筑智能化主要包含信息设施、安全技术防范、智能管理、智慧医疗、建筑设备管理和智能化机房几大内容(表 3-19)。总体而言,针对上海精卫中心闵行项目,需要注意以下三个大原则。

(1) 隐私、数据的保密性、高等级安全性。

(2) 所有患者可接触到的设备安装不可有裸露在外的线缆或可形成的承力点。

(3) 所有患者可接触到的设备选型需注意可能对患者在无意识下造成的伤害,如选用防摔、防撞、防砸材料。

表 3-19 精神卫生专科医院智能化系统汇总表

序号	信息设施系统	安全技术防范系统	智能管理系统	智慧医疗系统	建筑设备管理系统	智能化机房工程
1	综合布线系统	视频安防监控系统	一卡通管理系统(含热水卡控、电梯梯控、考勤、门禁、消费等)	候诊排队叫号系统	建筑设备监控系统	消防安保监控室
2	计算机网络系统	入侵报警系统	会议签到系统	护理呼应信号系统	建筑能效监管系统	信息中心机房
3	电话交换系统	无障碍卫生间求助系统	公共服务系统	探视预约及陪护管理系统	智能照明控制系统	弱电间进线
4	信息导引与发布系统	门禁管理系统	物业管理系统	远程视频探视系统	公共广播系统	通信接入机房
5	数字时钟系统	实时巡检系统	HIS(PACS LIS)	病患监护系统	—	电话交换机房
6	无线对讲系统	智能停车场管理系统	门诊导航系统	区域点名系统 患者追踪系统	—	UPS 不间断电源
7	移动通信室内信号覆盖系统	应急响应系统	信息安全管理系统	示教系统	—	—
8	多媒体会议系统	—	办公系统自动化	远程会诊系统	—	—
9	—	—	智能运维	视频流服务平台	—	—

（续表）

序号	信息设施系统	安全技术防范系统	智能管理系统	智慧医疗系统	建筑设备管理系统	智能化机房工程
10	—	—	物联网应用系统	—	—	—
11	—	—	后勤数字化集成平台	—	—	—
12	—	—	安全防范综合管理（平台）系统	—	—	—

2. 大型医院智能化系统

1）信息设施系统

信息设施系统主要是对医院内部的信息系统的基础链路进行实施，它主要包括综合布线、计算机网络、电话交换、信息导引与发布、数字时钟、无线对讲、移动通信室内信号覆盖及多媒体会议等子系统。在隐私保护方面，上海精卫中心闵行项目作为精神卫生领域的医院，需要比常规医院更注意隐私、数据的保密性、高等级的安全性。

（1）综合布线系统

综合布线系统就如同人体体内的神经系统，把弱电智能化工程中涉及的各个子系统有机地结合在一起，它采用了一系列高质量的模块化的组合方式，把语音、数据、图像和部分控制信号系统用统一的传输媒介进行综合，经过统一的规划设计，在医院，综合布线系统扮演着至关重要的角色（图3-72）。尤其对于上海精卫中心闵行项目，由于服务对象的特殊性，该系统在设计时需要充分考虑患者隐私的保护，采用屏蔽、高保密的布线产品，确保患者的个人信息不被泄露。布线可采用二层的布线组网形式并以万兆上行速率运行，这种组网方式更有利于后期的网络扩展，当后期需要扩展点位的时候，作为二层的交换设备可以作为汇聚层使用，这大大地降低了后期成本投入和建设时间。

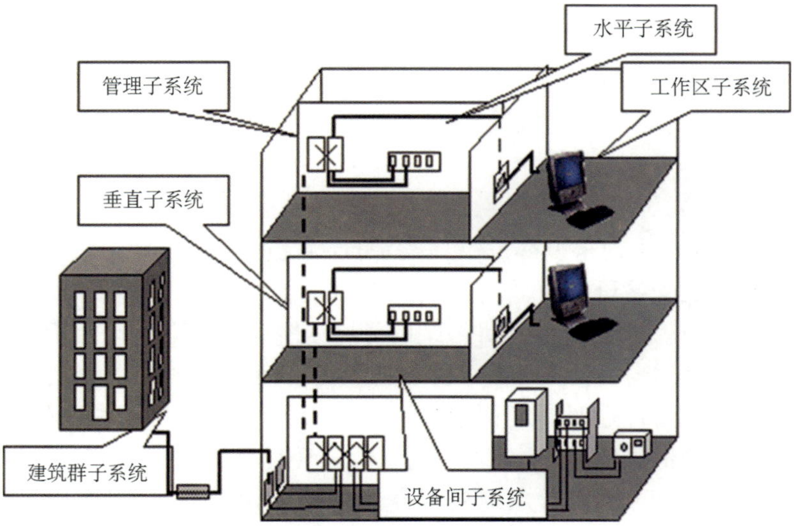

图3-72 综合布线系统示意图

(2) 计算机网络系统

计算机网络系统就是通过综合布线系统、通信设备(如网络交换机、路由器)、各类计算机等设备,将不同地方、不同功能且相对独立的计算机系统互联起来,加以各类完善网络软件来实现网络中的资源共享、各类的信息相互传递,让各个不同部分的资源共享、协同工作,实现更便捷的信息交流(图 3-73)。

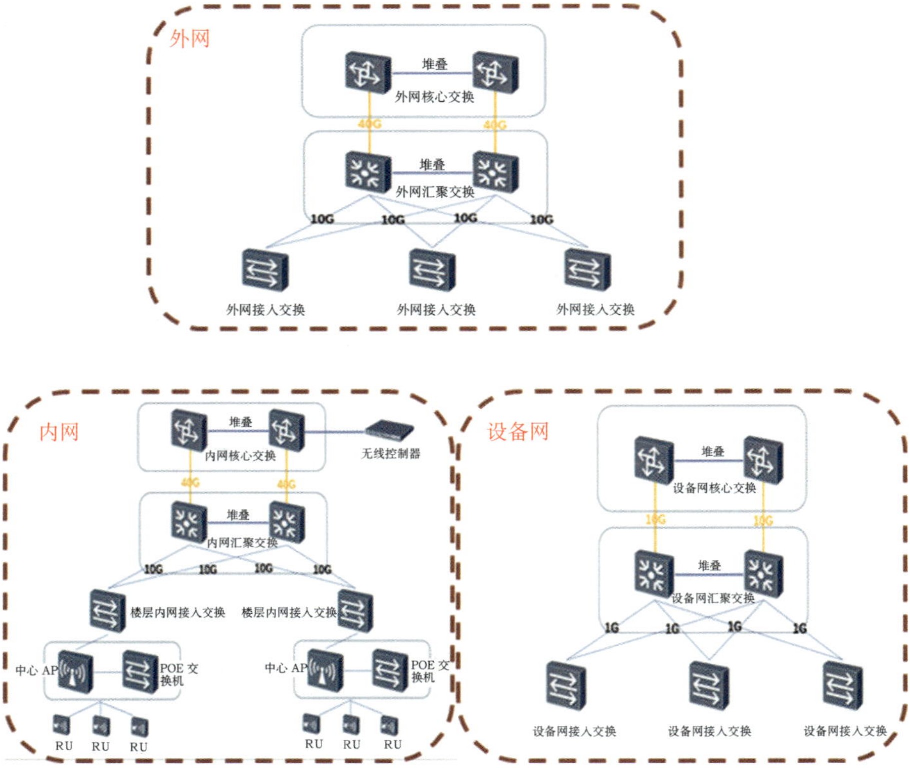

图 3-73 计算机网络系统示意图

(3) 电话交换系统

系统是通过综合布线系统对院区的语音数据进行交互,实现院区内部的语音通信,以及与外线的连接(图 3-74)。

(4) 数字时钟系统

时间对于任何医疗机构来说都是极其重要的,无论是记录患者的治疗时间、药物发放时间,还是医护人员的交接班时间,数字时钟系统都能提供精确的记录,确保医院各项工作的有序进行(图 3-75)。同时,数字时钟系统的可追溯性也为医院带来了诸多益处。由于它可以精确记录时间,使得对任何操作或事件的追溯变得轻而易举。无论是医疗事故还是患者治疗过程的追踪,都可以通过时间记录来进行,大大增强了医疗的安全性。精准的时间管理还直接关系到医疗活动的安全。药物的发放需要严格的时间管理,一旦出错,可能会对患者的生命安全造成威胁。数字时钟系统能够有效降低这种风险,为医疗安全保驾护航。

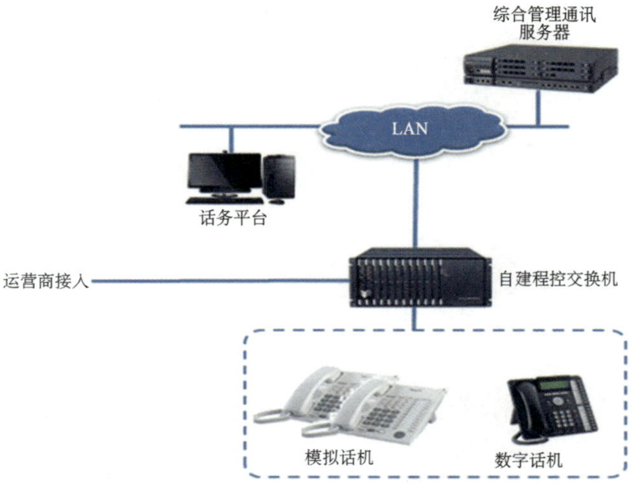

图 3-74　电话交换系统示意图

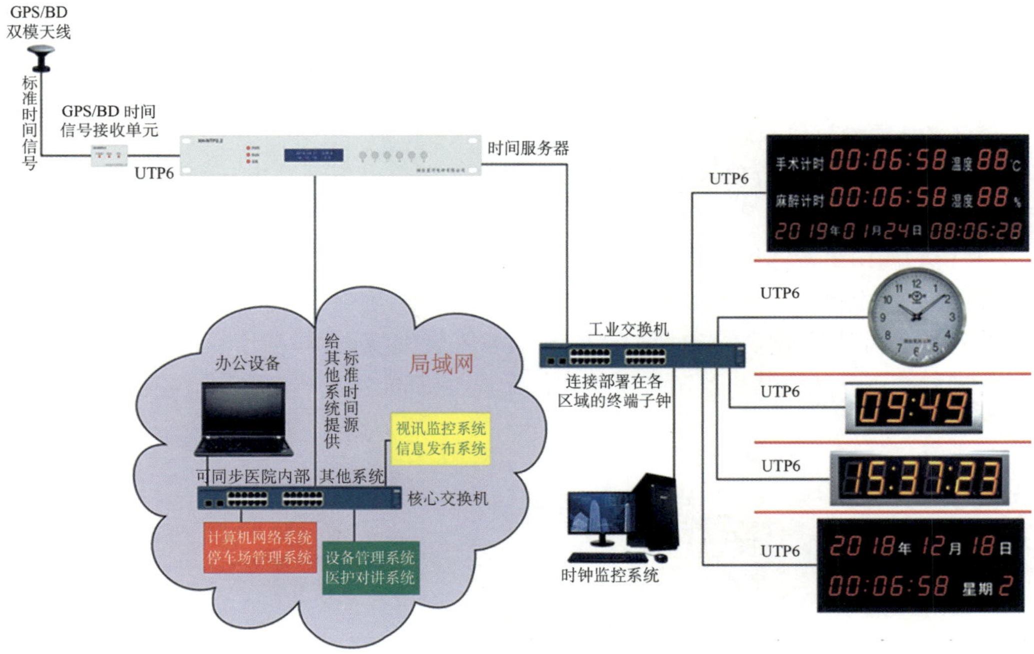

图 3-75　数字时钟系统示意图

（5）无线对讲系统

随着上海精卫中心闵行项目的扩大、发展，无线对讲系统在上海精卫中心闵行项目中不仅为医护人员提供了便捷的通信方式，更在精神卫生服务的细节中展现出人性化的关怀。该系统以灵活性为核心优势，打破了传统通信方式的限制，使医护人员能够在医院的各个角落自由沟通（图 3-76）。无论身处何地，他们都能迅速响应，确保患者的安全与舒适。对于医院管理者而言，无线对讲系统也是优化管理的重要工具。通过实时掌握医护人员的工作动态，管理者能够及时发现问题、调整策略，提升医院的整体运营效率。

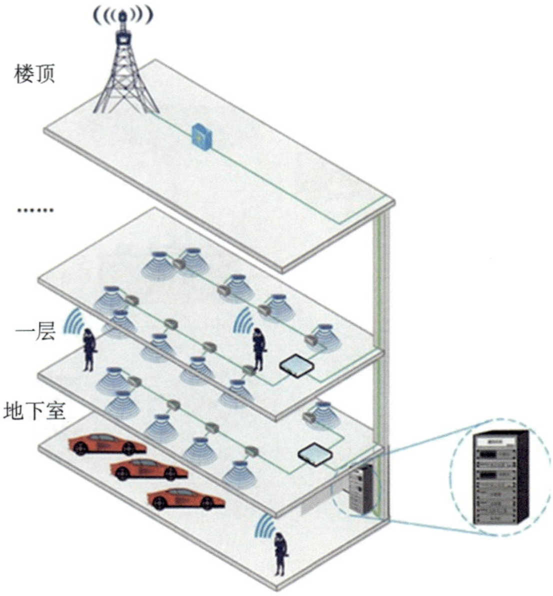

图 3-76 无线对讲系统示意图

(6) 移动信号覆盖系统

在上海精卫中心闵行项目中，网上挂号、支付等都需要用到手机，所以移动信号覆盖系统非常重要，且不可或缺。它确保医院每一个角落都能接收到清晰、稳定的信号，为医护人员、为来访的就诊患者等创造一个良好的就医环境(图 3-77)。考虑到精神专科医院患者的特殊性，移动信号覆盖系统采用了严密的安全防护措施，确保信号的安全传输，守护每一位患者的隐私。同时，随着医院布局的调整和设备配置的变更，移动信号覆盖系统展现出其易于管理的特点。无论是快速调整还是优化配置，它都能迅速响应，满足医院的实际需求。

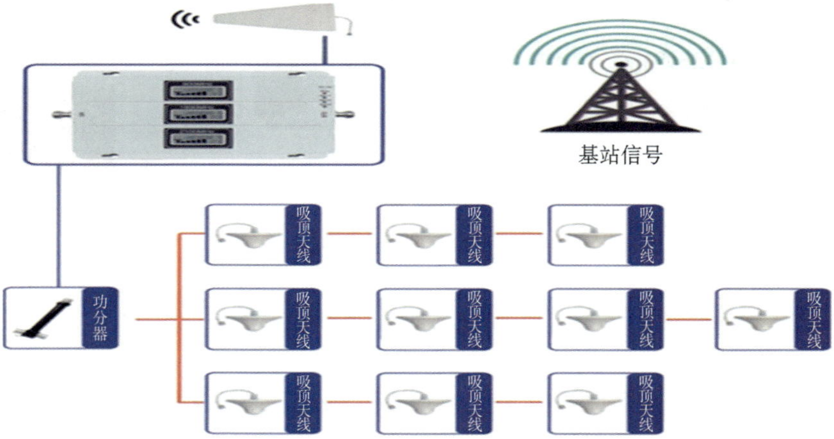

图 3-77 移动信号覆盖系统示意图

(7) 多媒体会议系统

在上海精卫中心闵行项目中，沟通、学习、医术交流等活动是一项不可缺少的工作，那么多媒体会议系统就是一种不可或缺的重要工具，它包括各日常会议室、大会议室、活动中心等区域都需要，这不仅满足了医疗领域内的专业交流需求，更以其独特的优势，成为医院日常运作中不可或缺的一部分(图 3-78)。系统展现了卓越的专业性，为精神卫生领域的专业研讨和培训活动提供了强有力的支持。无论是展示复杂的医疗图表、深入的病例分析，还是呈现前沿的研究成果，它都能以清晰直观的方式展现给与会者，为医学人员提供了一个高效且深入的交流平台。

具体的多媒体会议设计需要根据各功能用房的具体需求进行设计。

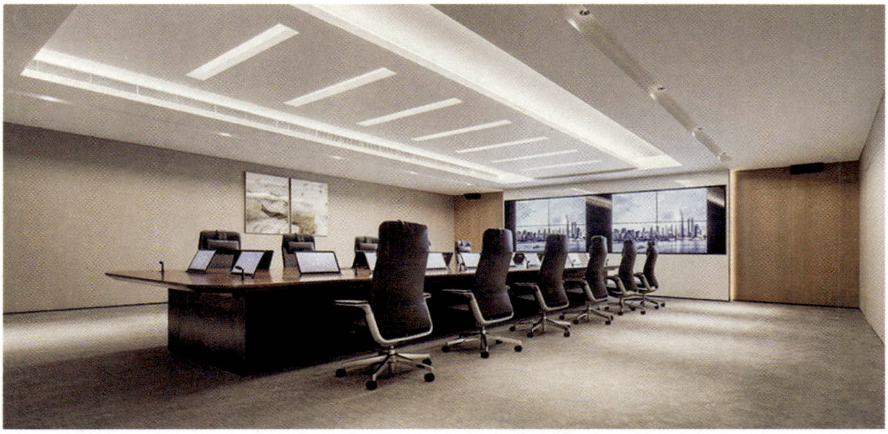

图 3-78　多媒体会议室效果展示图

2) 安全技术防范系统

安全技术防范系统是对医院的安全进行技术手段的防护，它主要包括视频安防监控、入侵报警、无障碍卫生间求助、门禁管理、实时巡检和智能停车场管理等子系统。

(1) 入侵报警系统

在上海精卫中心闵行项目中，病房、治疗室、药物储存区等关键区域，是入侵报警系统重点监控的对象。这些区域涉及患者的安全和治疗效果，因此，系统在这些区域设置了密集的探测设备，以确保监控的精确性和高效性(图 3-79)。此外，入侵报警系统与保安人员的协同作战，为医院的安全管理注入了强大的动力。当系统检测到异常入侵行为时，能够迅速通知保安人员，使他们能够及时采取应对措施，有效避免潜在的安全风险，同时会与监控系统作出联动控制，在监控电视墙上自动切换出报警区域相对应的监控画面，并保存好记录，以备查询。

(2) 无障碍卫生间救助系统

系统是专门为设有无障碍救助的厕所、卫生间并定位于特殊人群的救助装置，也是作为上海精卫中心闵行项目的一项必要的应急设施，其独特之处在于其人性化的设计和高效的安全性。其突出的特点是针对一些特殊人群，旨在为患者提供一个安全、便捷的求助渠道，确保需要救助的人群在需要救助时能够及时获得帮助。

该救助系统独立于其他系统，具有更高的权限，避免了在紧急情况下有可能会出现的信号混淆或误操作等情况，延误救助的最佳时间。这一独特设计确保了求助信号的准确性

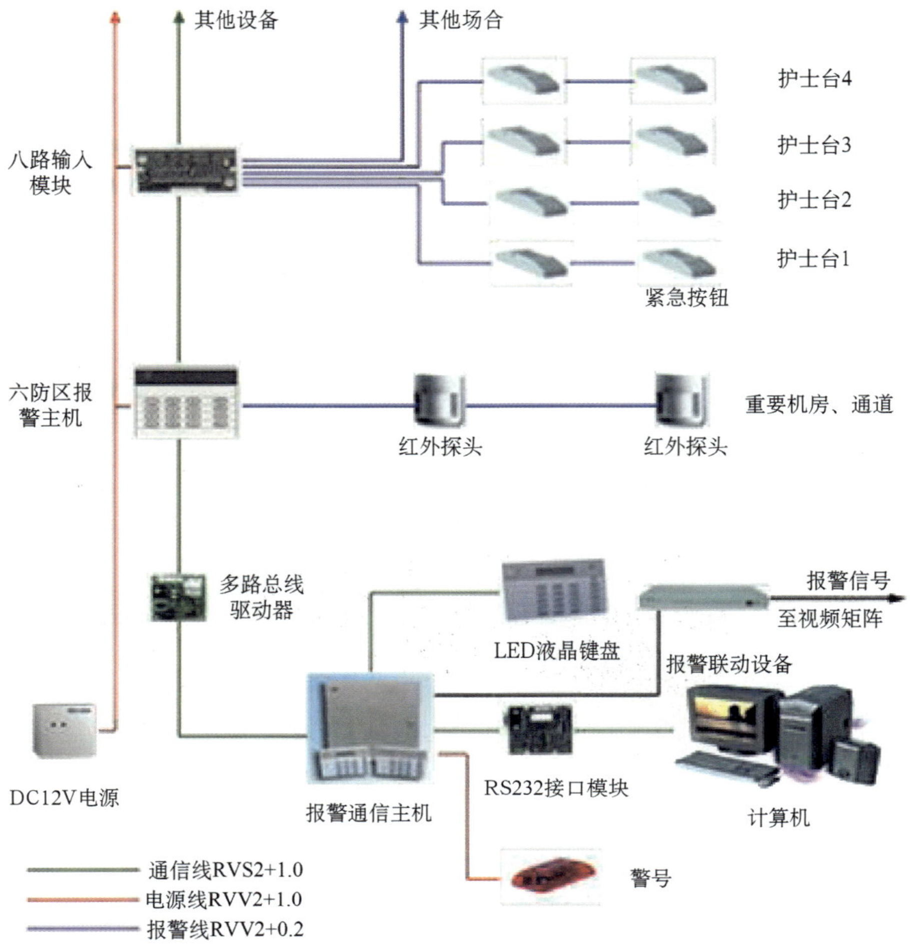

图 3-79 入侵报警系统示意图

和可靠性，为患者提供了坚实的保障(图 3-80)。同时，求助按钮设置的位置恰到好处，离楼面高度为 300～500 mm，让患者无须费力即可轻松触及同时按钮具有自锁设置，只有当救助的人到达现场，并通过特有钥匙才能复位，保证了求助的持续性，以免错过信号的接收，导致附近的救助人员不能及时到达现场。同时智能声光报警器采用模拟人声＋光报警，让求助信号更加明确和易于识别，与其他系统具备明显的区别。这种设计不仅使患者在紧急情况下能够迅速察觉并作出反应，同时也为医护人员提供了准确的定位信息，使他们能够迅速赶到现场提供帮助，大大增加了其安全性、有效性。系统还具备双向通话功能，激活后可双向通话，使得医护人员能够与求助者实时沟通，可方便对求助人员询问，了解具体情况并作出准确的判断。

(3) 门禁系统

是通过先进的指纹识别、面部识别技术，系统能够迅速准确地识别进出人员的身份，减少人工干预，提升管理效率，使医院运营更加流畅，使智能化的管理更加高效便捷(图 3-81)。

门禁管理系统具备出色的灵活性和可扩展性。根据不同区域和级别的安全需求，系统能够灵活配置，同时，随着上海精卫中心闵行项目规模的扩大和安全需求的增加，系统也能

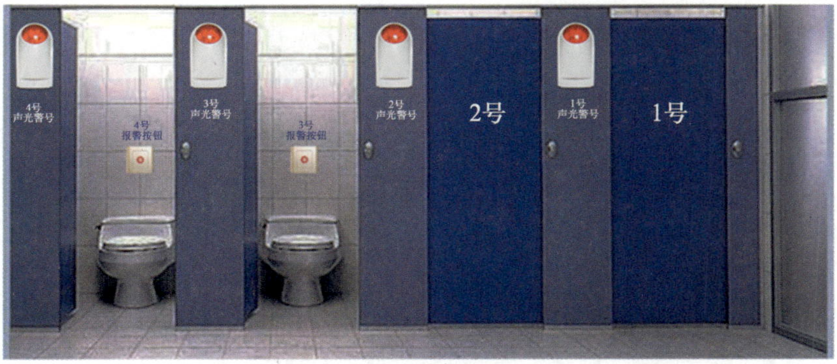

图 3-80　无障碍卫生间救助系统效果展示图

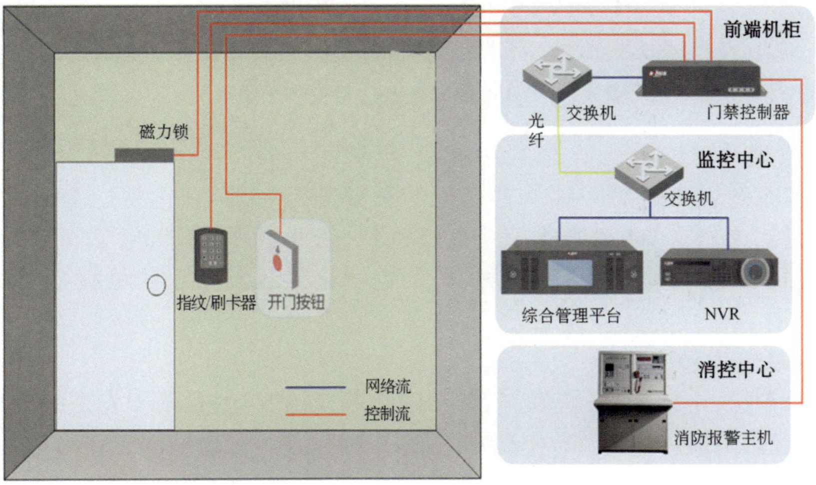

图 3-81　门禁管理系统示意图

轻松扩展和升级，始终保持最佳的安全防护状态。门禁管理系统还具备出色的集成性和兼容性。它能够与其他安全管理系统无缝集成，实现信息的共享和联动，门禁管理系统还具备未锁门报警功能，当门锁反馈未锁门超过设定时间时，系统会发出报警信息，并会与监控系统作出联动控制，在监控电视墙上自动切换出门禁超时报警区域相对应的监控画面，并保存好记录，以备查询，提高整体的安全防护能力。同时，系统兼容多种品牌和型号的门禁设备，为医院提供了更加灵活和多样化的选择。

（4）智能停车场管理系统

该系统通过车牌识别、视频监控和报警系统，能够精确控制车辆的进出，有效防止未经授权的车辆进入医院区域，为患者和医务人员创造一个安全、有序的治疗环境（图 3-82）。该系统注重用户体验，追求易用性。简单直观的界面设计和用户友好的操作方式，让使用者都能轻松上手，无须复杂的培训和学习过程。无论是患者还是医务人员，都能快速掌握系统的操作技巧，提升停车效率，为医院带来更好的服务体验。当患者需要进入医院前，可以在家提前使用医院预约系统，在智能停车场管理系统预定好自己的停车位置，等到了医院之后，通过智能车牌识别系统及车位引导系统，就可以找到自己提前预订好的车位，解决停车难的后顾之忧，提高办事效率。

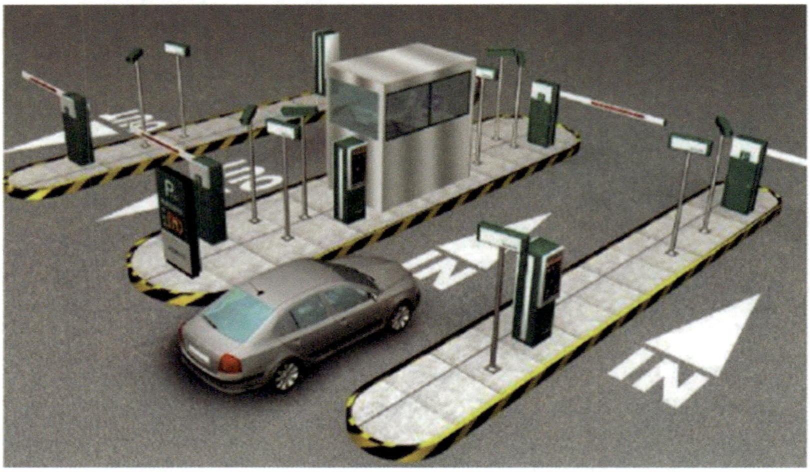

图 3-82 智能停车场管理系统效果展示图

3）智能管理系统

智能管理系统主要是对医院从智能化的角度进行管理，它包括一卡通管理（含热水卡控、电梯梯控、考勤、门禁和消费等）、会议签到、物业管理、HIS、信息安全管理、门诊导航、办公自动化、智能运维、物联网应用、后勤数字化集成及安全防范综合管理平台等子系统。

（1）一卡通管理系统

包含热水卡控、电梯梯控、考勤、门禁和消费等，首先门禁是基于先进的门禁控制器和读卡器设备，智能识别，智能运算，实现对门禁有效的控制，普通房间工作时间开放，下班时间管控；房门有要求较高的进出限制（贵重药品房门，住院部的隔离区等），可以设置多重认证方式进入。对于重要房门，可设置管控时间，在管控时间范围内，只有管理员才有权限通行，其他任何人都不允许通行。考勤系统具有考勤刷卡数据自动上传，日常操作免排班、数据自动分析等功能（图 3-83）。系统支持人脸、指纹、卡片、手机和二维码等多种考勤方式，在手机 App 端支持手机外勤签到，支持员工实时查询个人考勤情况，支持补卡、请假申请等，满足上海精卫中心闵行项目各方面的考勤需求。上海精卫中心闵行项目的一卡通管理系统也需要在以全面的监管功能、优化就医流程、数据化管理、患者信息整合、患者便利及提升服务质量等特点上做进一步优化需求。满足一卡通管理系统能够全面监管医护人员的考勤、门禁、福利补助、会议签到以及消费管理，并且能够实现即时结算，方便快捷，减少患者等待时间，提升患者就医体验。实现数据化管理，医院可以随时掌握考勤、收入、消费、停车场、图书馆、门禁系统及会议等方面的情况，有助于医院做出更科学、更合理的决策。也可以通过调取患者的电子档案，减少各个窗口重复录入患者信息，减轻操作员重复录入的工作量，也能使医生更全面了解患者的病历及就诊情况，为其提供更好的解决方案。患者可以通过一卡通进行线上预约、线上缴费，减少等待时间，方便快捷。同时，患者还能随时查询个人费用情况，使医疗费用更透明、更放心。

（2）会议签到系统

在上海精卫中心闵行项目中，它主要负责精神疾病的预防、医疗、教学和科研等工作。

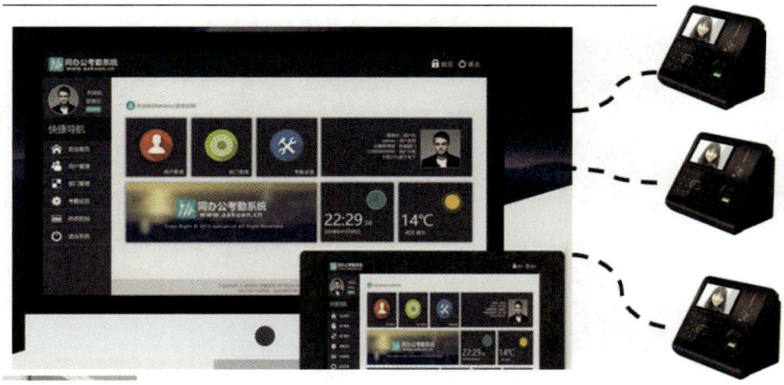

图 3-83　一卡通管理系统考勤界面展示图

结合一般的医院会议签到系统和上海精卫中心闵行项目的特性，现实会议室自动预订，会议室权限自动下发，会议屏展示会议内容，人员自动签到，会后统计参会人数等功能。

考虑到上海精卫中心闵行项目的忙碌和高效的工作环境，会议签到系统必须能够快速、准确地完成签到过程，以节省时间并提高工作效率，体现出高效性的特点。会议签到系统应该能够适应上海精卫中心闵行项目的各种会议需求，包括临时会议、定期会议、大型会议和小型会议等。所以灵活性也是上海精卫中心闵行项目会议签到系统的特点需求。会议签到系统可以收集和分析签到数据，为医院管理提供有价值的信息，如员工出勤率、会议参与率等，通过数据分析以帮助医院优化运营。在系统集成方面，上海精卫中心闵行项目的会议签到系统可能与其医院信息系统（HIS）等其他系统相连，以实现数据共享和整合。

（3）物业管理系统

物业管理系统需要通过专业高效的智能化功能对医院的设施设备定期检查、保养、维修等维护管理，使设施设备的使用寿命可以延长，也降低医院的设备使用及运营成本。系统必须通过不断优化系统功能和管理界面的简洁明了的设计来提高用户的工作效率。

（4）门诊导航系统

作为医院建设中不可或缺的系统，门诊导航系统在上海精卫中心闵行项目的应用以便利性、智能化、全面性、个性化和提升就医体验等方面为出发点，提高医院的服务效率，提高患者的就医体验（图 3-84）。

在门诊导航系统的建设中利用电子地图和室内定位技术，为患者提供精准、实时的导航服务。患者无须询问他人，只需通过系统就能快速找到目标科室或设施，大大提升了就医的便利性。并通过智慧室分蓝牙定位技术和完备的信息检索功能，智能规划最优导航路线，并实时播报路线指引，帮助患者直达科室或设施，减少了迷路的可能性。门诊导航系统的全面性除了提供科室指引外，还涵盖了医院内各类设施，如卫生间、电梯、出入口和自助服务机等，满足患者的全方位需求。根据用户个人喜好和习惯，系统同时提供了支持 3D/2D 切换，支持旋转、缩放大小，地图旁有楼层选项，方便查看每层楼的科室分布情况。并且门诊导航系统通过提供精准、便捷的导航服务，减少患者的等待时间和寻路困扰，也更进一步提升了患者的就医体验。

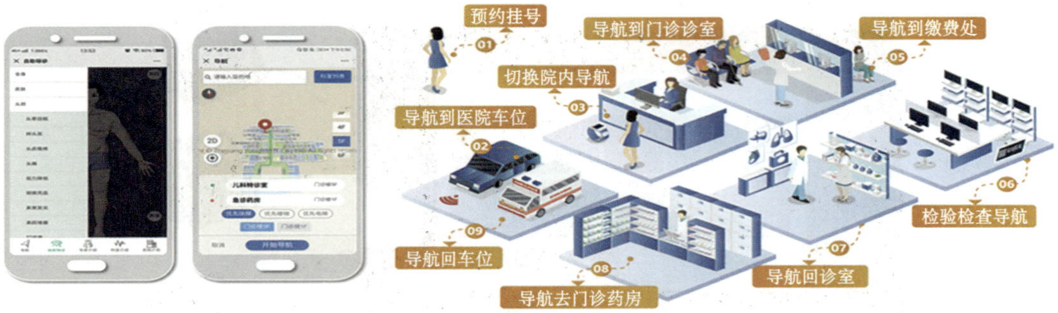

图 3-84 门诊导航系统示意图

(5) 办公自动化系统(Office Automation，OA)

该系统具有上海精卫中心闵行项目办公大脑的地位，上海精卫中心闵行项目的 OA 系统通过提高工作效率、信息共享与协同工作、决策支持、优化患者服务以及保障安全性与可靠性等特点，为医院的运营管理和患者服务提供了强大的支持(图 3-85)。

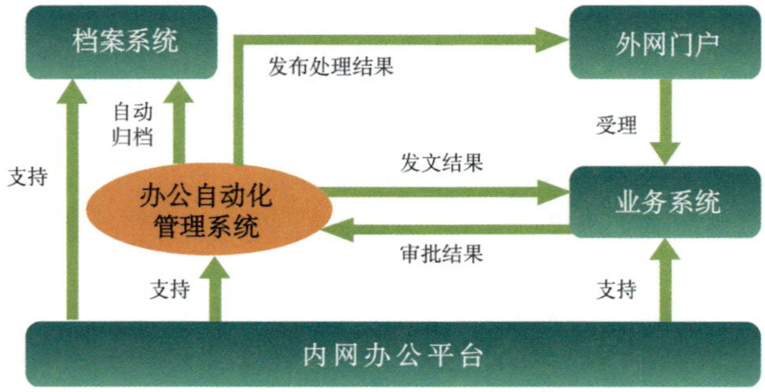

图 3-85 办公自动化系统示意图

上海精卫中心闵行项目的 OA 系统通过自动化处理大量行政和业务流程，显著提高了医院的工作效率。同时 OA 系统提供了一个统一的平台，使得医院内部各部门之间可方便地共享和交换信息来实现信息共享与协同工作。医生、护士、行政人员等可以实时查看和更新患者的医疗信息、用药记录等，实现跨部门协同工作，提高医院整体的运营效率。与此同时，OA 系统在医院运营过程中通过收集和分析各种相关数据，以生成各种报表和统计数据的形式来帮助医院管理层了解医院的运营状况、患者满意度、医疗质量等信息，为制订医院的持续发展战略和对不足方面提出改进措施提供数据支持和依据，为医院管理层的相关重大管理决策提供支持。在上海精卫中心闵行项目的 OA 系统的建设中，需要采用严格的数据加密和安全措施，以确保医院患者信息的安全性、保密性和完整性。

(6) 智能运维系统

该系统是将大数据、人工智能或机器学习技术赋能传统 IT 运维管理的平台。它利用大数据平台和机器学习算法，通过从多个数据源收集数据，进行实时和深度分析，以提供智能化的运维决策。

(7) 物联网应用系统

该系统是在基于感知设备与网络相结合的实现方式，在上海精卫中心闵行项目中进行物联网系统的应用，更加有利于上海精卫中心闵行项目的数字化转型和智能化升级，同时也可以提高医疗服务效率和医疗质量，大大降低医疗成本并提升患者对医疗服务的满意度。

在医疗方面，物联网应用系统首先通过实时监控并采集患者的如心率、血压、呼吸等实时生理参数数据，并将实时数据及时传输到医护人员的终端医疗设备上，使医护人员可以及时了解患者的病情变化。通过对采集到的数据进行智能分析，并根据实时医疗数据及患者实际情况作出准确的诊断和治疗。在设备互联与自动化管理方面，医疗设备之间的互联互通，医疗设备的自动化管理也可以通过物联网技术实现，同时通过物联网技术实现对医疗设备的远程控制和监视管理，可以极大地提高对医疗设备的使用效率并且实现降低维护成本。物联网应用系统可以针对患者的实际需求和实际病情，通过智能穿戴设备对患者的健康状况进行实时监测，为患者提供针对性、个性化的建议和健康管理的方案。

(8) 后勤数字化集成系统

该系统通过自动化的设备监控和预警自动化以减少人工巡检的频率和误差进而提高了工作效率，提升相关设备维护的及时性(图 3-86)。同时，后勤数字化集成系统需要能够将医院内部其他各个后勤管理系统进行集成，实现后勤管理数据互通共享，从而避免形成信息孤岛，提高后勤管理数据的一致性和准确性。在系统安全性方面需要采用先进的数据加密和安全防护措施，同时该系统还应具备权限管理和操作日志记录功能，可以追溯和监控用户的操作行为，确保医院后勤管理的数据安全和隐私保护。

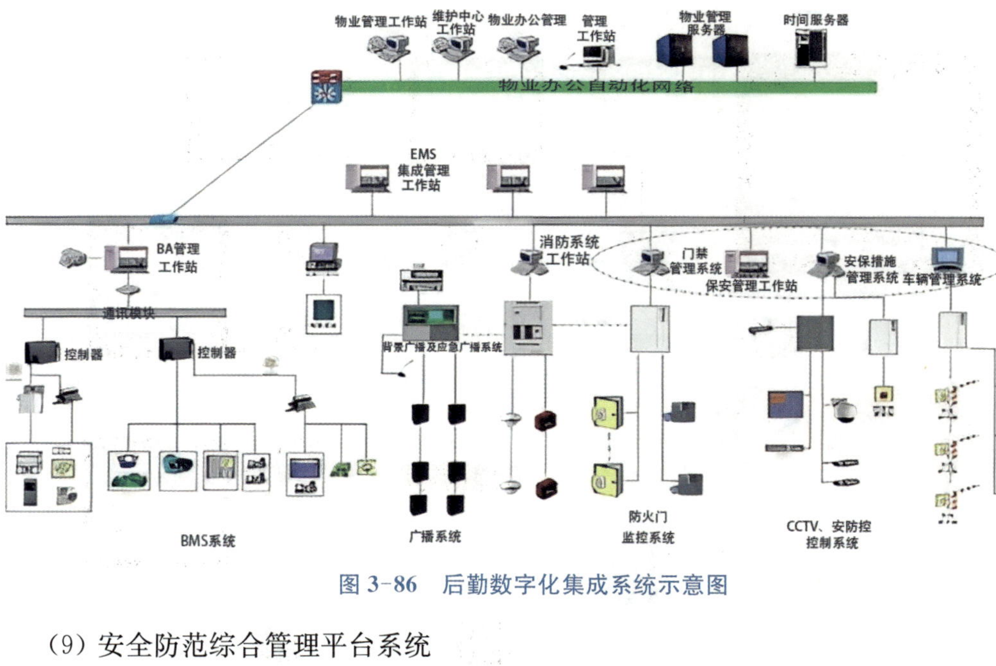

图 3-86　后勤数字化集成系统示意图

(9) 安全防范综合管理平台系统

该系统是上海精卫中心闵行项目安全防范系统设备的精准统一管理平台，其特点主要体现在以下几个方面：

① 高度集成化：医院的安全防范综合管理平台系统能够将视频监控、报警系统、门禁控制和消防报警等多个子系统高度集成，实现统一管理和监控。

② 智能化监控：系统采用先进的视频分析技术，能够自动识别异常行为、物品遗留等事

件,并实时报警,提高监控效率和准确性。

③ 数据整合与分析:系统能够对各类安全防范设备产生的数据进行整合和分析,生成统计报告,为医院管理提供数据支持。

④ 多级权限管理:系统支持多级权限管理,确保不同级别的用户只能访问其权限范围内的数据和功能,保障信息安全。

⑤ 应急响应快速:在紧急情况下,系统能够迅速响应,通过联动报警、视频监控等功能,为医院提供及时、有效的安全保障。

⑥ 可扩展性强:系统采用模块化设计,方便后期根据医院需求进行功能扩展和升级。

⑦ 操作简便:系统界面友好,操作简便,医护人员和管理人员能够轻松掌握使用方法。

所以,安全防范综合管理平台系统在医院具有集成化、智能化、数据化、安全化、快速响应、可扩展性强和操作简便等特点,为医院的安全防范工作提供了有力保障。

4) 智慧医疗系统

智慧医疗是针对新业态下医院就诊进行的智慧医疗建设,它主要包括候诊排队叫号、护理呼应信号、探视预约及陪护管理、远程视频探视、区域点名/患者追踪、示教、远程会诊、视频流服务平台等子系统。

(1) 候诊排队叫号系统

该系统在上海精卫中心闵行项目的应用,不仅提高了医院的服务效率和质量,也优化了患者的就诊体验,是医院管理现代化、智能化的重要组成部分(图 3-87)。

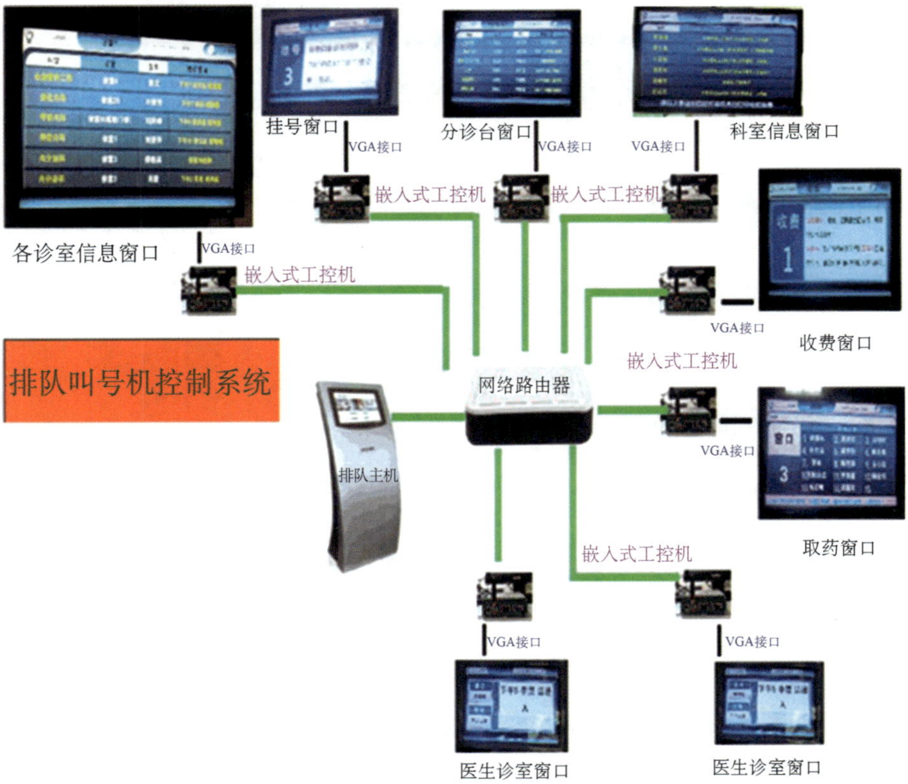

图 3-87 候诊排队叫号系统示意图

首先，候诊排队叫号系统可以充分发挥智能化和高效率的优势，准确快捷地处理当前挂号患者的排队信息，同时也避免了人工操作的烦琐以及容易错误的弊端。其次，系统也可以将当前的排队情况让患者通过网络从系统中查询到，使患者可以合理安排自己的时间，减少排队等待的焦虑感，从而可以更大地提高医院的服务效率。最后，候诊排队叫号系统也需要对医院的就诊情况，如医生的工作排班、诊室的实时情况进行实时监测，对医生资源和诊室的资源进行合理安排，避免资源闲置浪费或者医疗资源的拥挤，从而提高医生的工作效率。对医疗资源进行最优分配，可以做到有序分诊，减少护士、导医咨询等工作人员的工作量，尽量减少医生和患者的矛盾，也减少了患者之间因不合理的排队候诊等情况产生的情绪而引发矛盾与冲突。候诊排队叫号系统需要支持多种排队叫号的模式，例如需要按时间顺序进行排队叫或按优先级进行排队叫号等模式，从而来满足不同科室和医生的个性化特殊需求。候诊排队叫号系统需要可以记录和分析患者的就诊时间、科室分布、医生工作量等大量的就诊数据，候诊排队叫号系统需要具备更好的灵活性和强大的可扩展性。

（2）护理呼应系统

在上海精卫中心闵行项目在建设中，护理呼应系统可满足医院对讲系统的要求，为医院提供呼叫、对讲、信息显示等服务；护理呼应系统可做到多人同时呼叫、对讲、紧急呼叫无阻塞，大大提升了医护人员的工作效率（图3-88）。

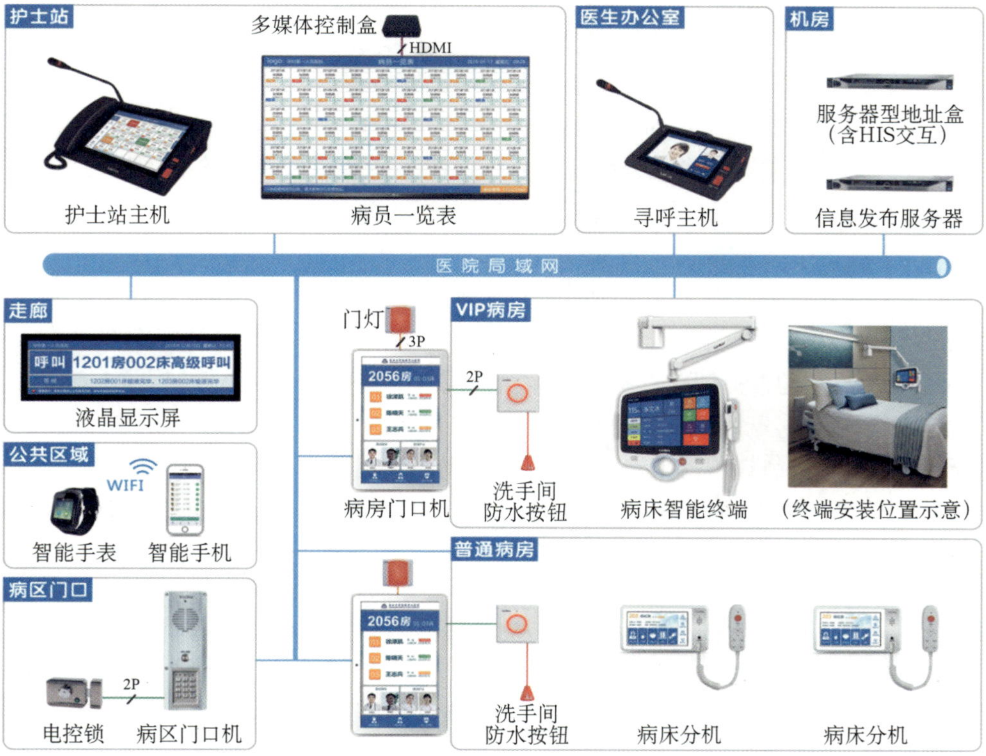

图3-88　护理呼应信号系统示意图

当然，护理呼应信号系统在使用中具备的高效率的特性，可以迅速响应患者的需求，减少患者的等待时间，也提高了护士护工的护理效率。由于精神病患者随时可能出现的不可预测行为或需求，护理呼应信号系统需要能够实时监控患者的状况，从而确保患者的安全。当患者表现出危险行为或者患者需要护理救助的时候，系统也须及时迅速地发出警报，使护理人员能够及时赶到现场进行干预。护理呼应信号系统也需要根据患者的个人需求和状况，提供个性化的护理服务。系统可设定在早晨自动定时打开、夜间自动定时关闭病床工作站和病房工作站的液晶显示；定时语音提醒患者做检查、服药；自动显示护理等级及患者饮食、药物反应等信息。上海精卫中心闵行项目的患者一般会有不同的精神状况和需求，系统需要能够帮助护理人员对不同患者的需求进行全面了解，从而为不同情况的患者提供针对性的护理。患者有什么需求可直接呼叫值班护士，方便、简易，无须走动人工呼叫。患者可通过床头分机查询医疗消费和医嘱以及一些饮食注意等，充分体现医院人性化服务，为患者提供便利。护理呼应信号系统能够将大量的护理数据进行收集归类并进行分析，通过对数据的分析，可以让医院对患者的需求和状况有更加深入细致的了解，并结合护理人员的工作情况，更加科学合理地制订护理方案。

(3) 探视预约及陪护管理系统

上海精卫中心闵行项目的情况特殊性使得探视、陪护需要更加更智能化、人性化。探视预约及陪护管理系统通过集成人工智能和大数据技术，实现了智能化、人性化的探视预约和陪护管理。探视预约及陪护管理系统可以从线上发起预约陪护请求，待患者确认，由管理方审批通过后，自动授权陪护人员取得相关房门权限。或者由患者主动发起邀请，通过线上发给探视人，管理方审批通过以后，自动授权相关探视人员权限。进而实现自动分配探视时间、预测和管理陪护需求，并细化合理的探视流程。

探视预约及陪护管理系统对于探视和陪护过程需要进行实时监控，防止突发状况，以保证患者人身安全和患者的隐私。探视预约及陪护管理系统能够与其他医院管理系统(如电子病历系统、护理管理系统等)无缝对接，实现数据的共享和交换。

(4) 远程视频探视系统

远程视频探视系统可以让患者家属或朋友通过网络进行视频通话，无须亲自到医院现场，如此节省了探视的时间和往返交通的成本，对于患者和探视者的健康安全也有了可靠的保护(图 3-89)。远程视频探视系统的实现方式使得探视时间变得更加灵活，不需要按照医院规定的时间限制，家属或朋友可以根据自己的时间安排进行探视。由于远程视频探视系统通过多人同时在线探视功能，避免了医院现场因人员的拥挤或者病房硬件条件限制给医院造成的管理压力，从而提高了探视效率。由于很多患者家属或朋友不太擅长使用电子设备，远程视频探视系统的操作界面设计需要简单明了、轻松操作、容易上手。在探视过程中，远程视频探视系统需要保护患者隐私，通过技术手段可以保障探视过程的私密性，避免患者隐私泄露。远程视频探视系统是医院信息化建设的重要组成部分。

(5) 区域点名/患者追踪系统

上海精卫中心闵行项目是一个专注于精神健康治疗和研究的医疗机构。在这样的医院环境中，精神病区场景复杂，突发情况较多，医护、患者、家属的安全与医院管理面临巨大挑战。对于患者的流动性是需要重点关注的问题，通过区域点名系统的建设以满足其特定的需求(图 3-90)。

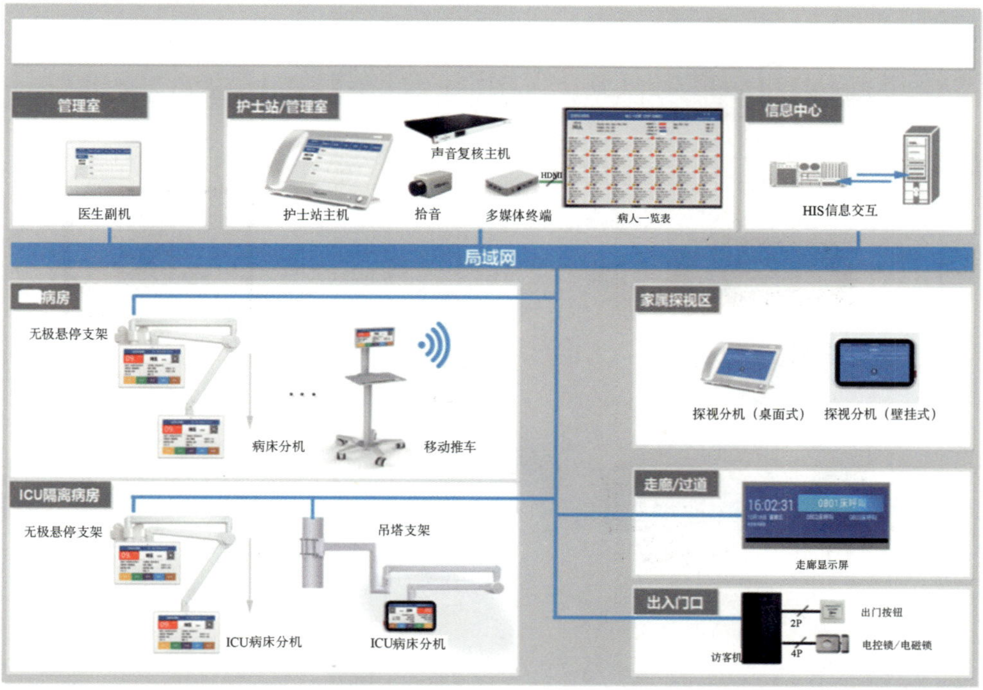

图 3-89　远程视频探视系统示意图

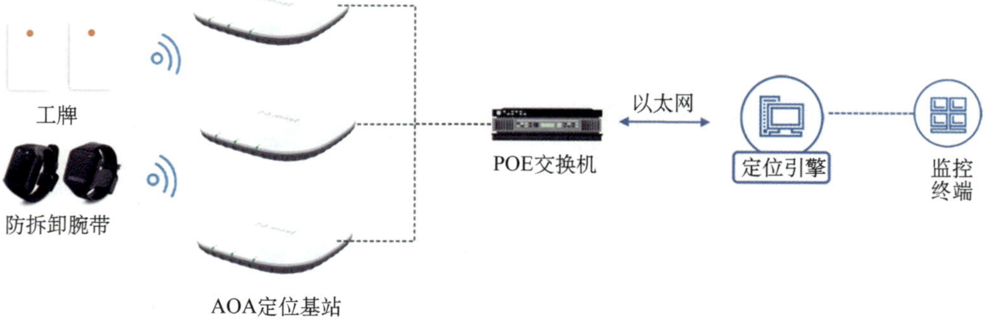

图 3-90　区域点名/患者追踪系统示意图

物联设备接入，在医院内形成物联感知能力，系统自动监测各类设备、标签状态数据，实现自动化监管。在患者隐私保护方面，由于精神健康问题的敏感性，区域点名系统必须严格保护患者的隐私，这可能包括使用加密技术、匿名化处理以及限制访问权限等措施。医院环境可能随时发生变化，例如患者入院、出院、转科等，区域点名系统需要具备足够的灵活性，以便迅速适应这些变化，并保持准确的信息更新。海量监管数据进入数据仓库为个体状态、行为分析、态势感知、态势研判和管理决策等提供强力支撑。医护人员在日常工作中需要频繁使用区域点名系统，因此通过智能匹配标签状态数据和告警规则，异常行为自动触发，这大大减少了人工干预，可以在有效节省医护资源的同时提升监管效率。

(6) 远程会诊系统

到上海市精神卫生中心就医的患者可能不方便转诊或者转诊至普通类医院，那么远程会诊系统(图 3-91)在上海精卫中心闵行项目中就显得尤为重要。

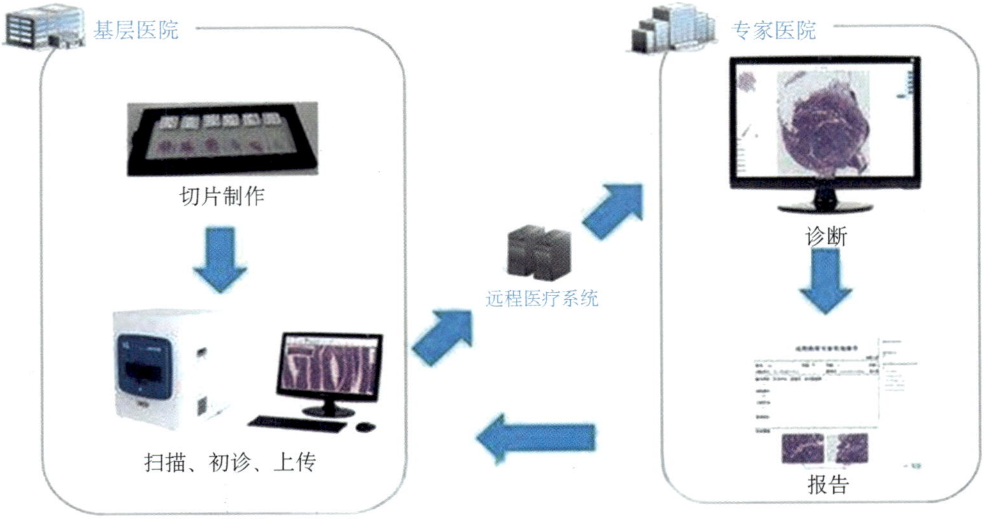

图 3-91 远程会诊系统示意图

首先，远程会诊系统对诊疗效率的高效性，表现在可以迅速连接不同地点的医疗专家，对于患者出现的一些复杂病情可以更快得到更为合理的建议和治疗方案。其次，通过远程会诊系统可以在就近的医院接受在更远方、更权威、更专业的医生专家的诊疗服务，从而使患者无须长途奔波跋涉，极大地节省了患者的时间和精力。远程会诊系统通过实现更优质的医疗资源之间的共享，提高医疗资源利用效率，做到不同地区或者不同级别的医院优质的医疗资源的共享。最后，基层医院通过远程会诊系统与高水平医院可以进行交流学习，使基层医院的医疗水平和服务质量得到更好的提升。远程会诊系统通过采用先进的加密技术和安全措施，以确保患者信息和医疗数据的安全性和隐私性。

(7) 视频流服务平台系统

上海精卫中心闵行项目的视频流数据异常庞大且复杂，高效稳定的视频流服务平台系统在上海精卫中心闵行项目中显得格外重要。

首先，视频的采集、编码、传输和播放通过视频流服务平台系统高效稳定的视频流处理，确保医疗视频的流畅播放，提高医疗工作的效率。其次，视频流服务平台系统可以提供对于远程医疗、视频会议、实时监控等多种视频应用支持。最后，视频流服务平台系统能够提供高清画质和音质，确保医疗视频的清晰度和真实感。这对于上海精卫中心闵行项目的医疗工作来说至关重要，可以帮助医生更准确地诊断病情，提高医疗质量。

5) 建筑设备管理系统

建筑设备管理系统是对上海精卫中心闵行项目的机电设备进行智能化的管理，主要包括建筑设备监控、建筑能效监管、智能照明控制和公共广播等子系统(图 3-92)，起到的效果是使得医院的机电设备有一个高效、节能的运行环境，同时通过有效的设备管理以延长设备的使用周期。

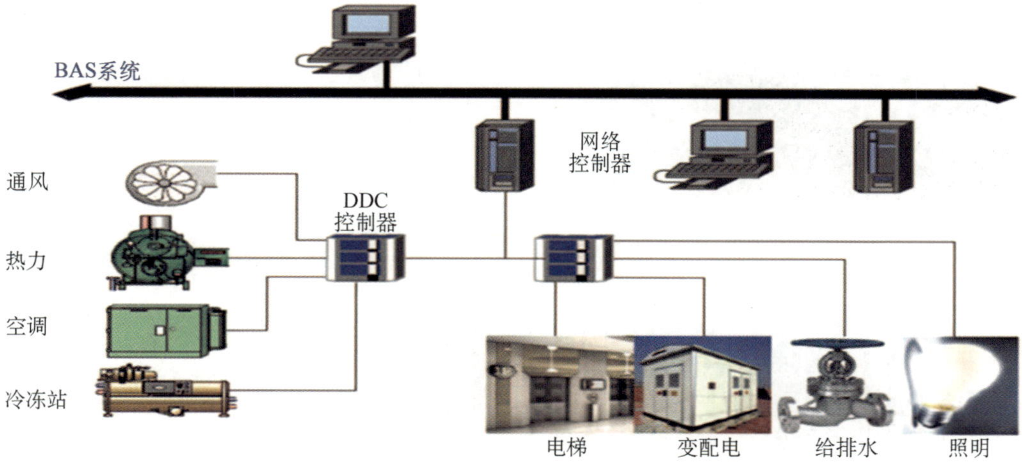

图 3-92　建筑设备管理系统示意图

上海精卫中心闵行项目的建筑设备监控系统具有一些独特的特点，这些特点主要源于上海精卫中心闵行项目特定的功能需求、患者群体的特殊性，以及医疗环境的特殊要求。

建筑设备监控系统能够实时监控医院内的各种设备设施，如空调、通风、照明和电梯等，确保它们处于良好的运行状态。系统可提供强/弱电的多维度数据，实现边缘复杂计算，支撑 AI 节能优化算法，优化设备使用策略和控制工艺参数，在保障建筑内部环境的舒适及健康同时，实现能效最优管理，达到降低能耗、节省运营成本。同时，系统还能够根据医院内部的实际情况，自动调整设备的运行状态，以达到节能、舒适、安全的目的。建筑设备监控系统同时也需要具备良好的可扩展性和可升级性，以满足医疗技术的不断发展和精神专科医院业务的不断拓展。并且，医院可以根据实际需求随时增加新的设备设施或升级现有系统的功能。而且上海精卫中心闵行项目的建筑设备监控系统需要具备严格的数据加密、访问控制、备份恢复等数据安全保护措施，确保大量患者信息和医疗数据的安全性和完整性。

(1) 建筑能效监管系统

该系统能够实时监控医院的各项能耗设备，包括电力、空调、照明等系统，建筑能效监管系统需要通过对医院能耗数据的收集和分析，建筑能效监管系统能够找出能源使用中的瓶颈和问题，从而提出优化建议(图 3-93)。这有助于医院降低能源成本，提高能源使用效率。由于上海精卫中心闵行项目作为精神卫生医疗机构，对环境的要求较高。建筑能效监管系统通过优化能源使用和提高能源效率，有助于医院实现节能减排的目标。这不仅有效地降低了医院的运营成本，还能为环保事业作出贡献。建筑能效监管系统可以通过自动化和智能化的管理方式，减少人工干预和烦琐的操作流程。这有助于提高医院的管理效率和服务质量。

(2) 智能照明控制系统

该系统能够做到一键化控制照明，也可使照明系统全自动化，设置时间自动切换情景

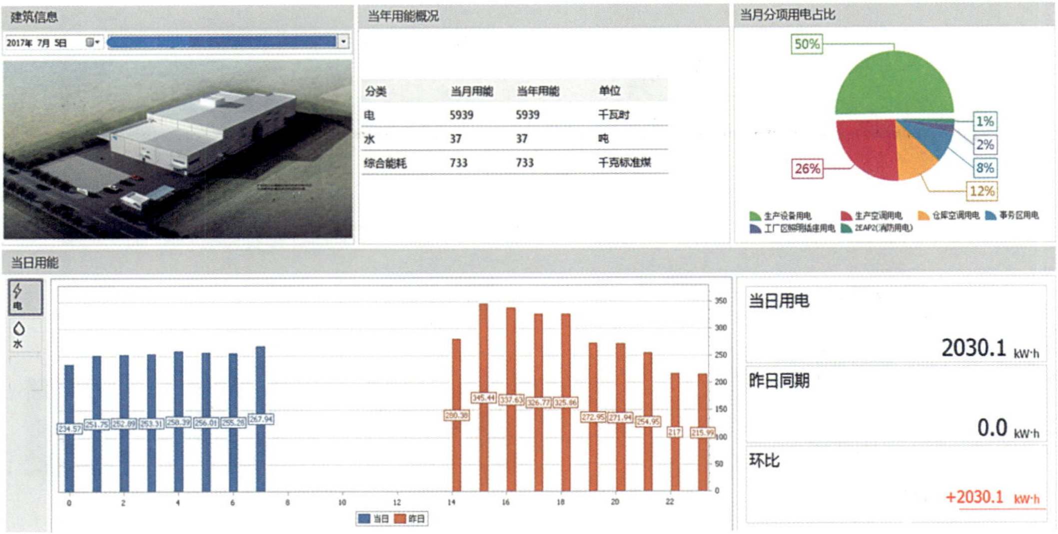

图 3-93 建筑能效监管系统管理界面示意图

模式，采取时间控制、调光控制、移动感应控制、光线感应控制、场景控制及集中控制等控制方式，做到实时控制，最大限度地实现节能(图 3-94)。

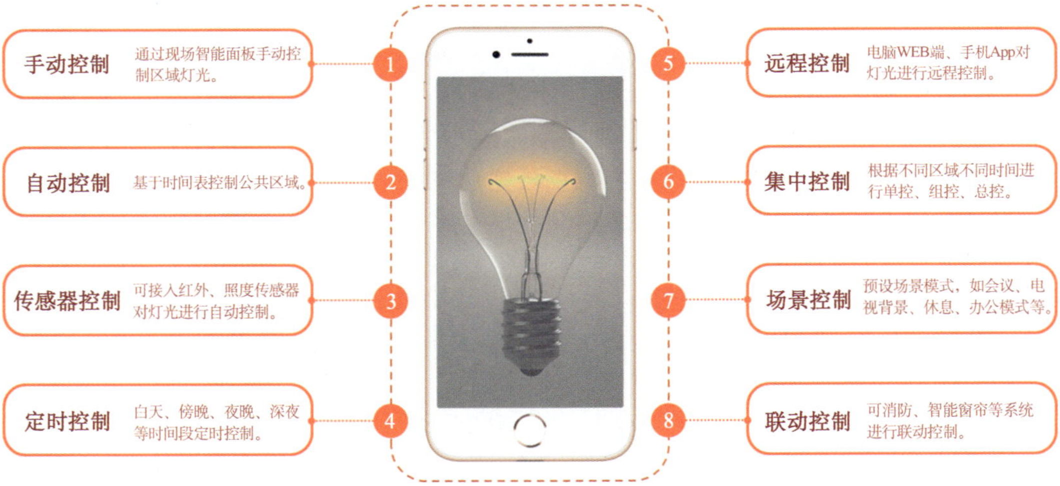
手动控制 通过现场智能面板手动控制区域灯光。
自动控制 基于时间表控制公共区域。
传感器控制 可接入红外、照度传感器对灯光进行自动控制。
定时控制 白天、傍晚、夜晚、深夜等时间段定时控制。
远程控制 电脑WEB端、手机App对灯光进行远程控制。
集中控制 根据不同区域不同时间进行单控、组控、总控。
场景控制 预设场景模式，如会议、电视背景、休息、办公模式等。
联动控制 可消防、智能窗帘等系统进行联动控制。
1
2
3
4
5
6
7
8

图 3-94 智能照明控制系统控制示意图

该需要根据不同场景的自动切换调整照明模式、亮度，并且可以通过智能调光、智能感应等功能降低能耗，降低照明成本，减少对环境的影响。该需要可以实现远程控制，管理人员可以远程实现灯光的调节，保证照明设备正常运行，增强管理人员人身安全和医院的照明安全。智能照明控制系统需要与上海精卫中心闵行项目的安防系统、消防系统等进行联动控制，在发生紧急情况患者和员工需要安全疏散时，自动开启应急照明。该可以使上海精卫中心闵行项目对照明设备的运行状况详细了解，同时系统通过收集和分析照明使用数据实现对照明方案的优化，更好地提高照明效率，为上海精卫中心闵行项目的能源管理和节能减排提供数据和方案等方面的支持。

(3) 公共广播系统

在上海精卫中心闵行项目的公共广播系统建设中,针对不同于常规医院的消防疏散要求,于系统设计和点位设置方面需要与消防系统相配合。

该系统需要具备定向广播的功能,以便为不同的目标听众传达准确信息(图 3-95)。在紧急情况下广播系统需要能够迅速切换至紧急模式并播放疏散、紧急通知等预先录制或现场直播的紧急信息,以便能够更好地在紧急情况下帮助指导和疏散人员。由于上海精卫中心闵行项目需要广播信息的重要性以及敏感性,所以广播系统需要在任何情况下都能正常运行。广播系统应该具备易操作、易维护的特点,工作人员对广播系统使用和管理能够轻松快速地上手。上海精卫中心闵行项目的广播系统需要能够灵活地扩展和升级,以满足随着上海精卫中心闵行项目的发展和变化所产生新的需求。

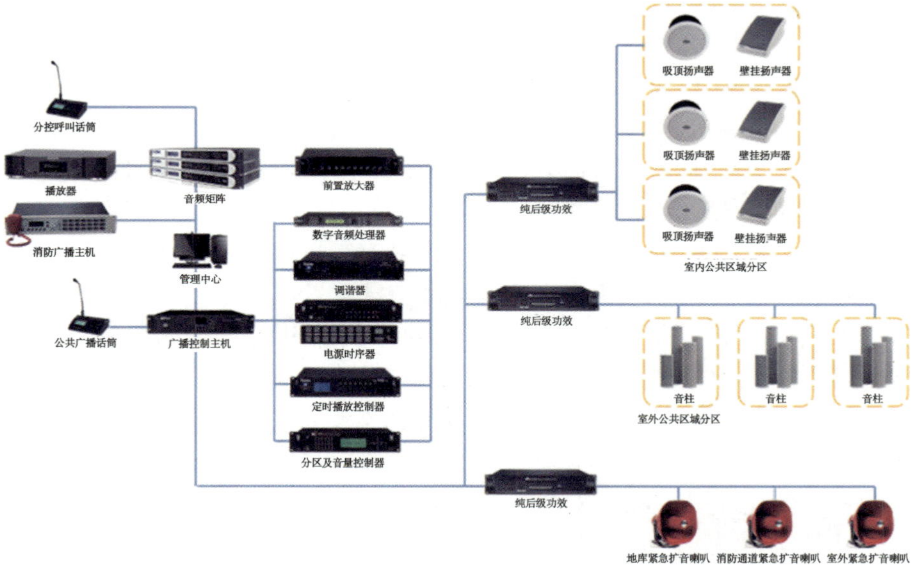

图 3-95　公共广播系统示意图

6) 智能化机房工程

在上海精卫中心闵行项目这个特殊的场所,患者的情绪状态和行为可能难以预测,因此,安保控制室通过精心设计的安全措施,如先进的监控设备、稳固的门禁系统以及灵敏的报警装置,为在院人员筑起一道坚不可摧的安全屏障。

安保控制室拥有实时监控的"千里眼"。高清的监控摄像头如同安保人员的眼睛,时刻注视着医院的每一个角落,无论是病房的温馨,还是门诊的繁忙,都尽收眼底。这不仅有助于及时发现安全隐患,更能为事后的追溯提供有力证据。

安保控制室还展现出智能化的管理魅力。通过先进的智能化管理系统,安保人员能够轻松实现对医院内各项安保设施的统一调度和控制,无论是门禁开关,还是监控切换,都能得心应手。这种智能化的管理方式不仅提高了工作效率,也大大提升了安保工作的精确性和可靠性。

UPS系统(不间断电源系统)在上海精卫中心闵行项目中展现出了其无可替代的重要性,其特点不仅满足了医院对稳定电力的基本需求,更在多个方面为医院的高效、安全运行提供了有力保障。

3. 上海精卫中心闵行项目智能化特别点

1) 智慧安消一体化管控平台

上海精卫中心闵行项目的智慧安消一体化管控平台是将智能安防系统与智慧消防系统相结合的创新管理系统。该平台利用物联网、大数据、人工智能等前沿技术,实现对上海精卫中心闵行项目安全防范管理和消防工作的全面覆盖和智能化处理。

上海精卫中心闵行项目智慧安消一体化管控平台打通了智能安防系统、智慧消防系统孤岛,实现安消联动,提升安消管理水平和处置效率。如自动报警通过温感、烟感、手报按钮等设备收到报警信息,基于GIS精准呈现告警位置,摄像头视频与消防烟感、温感进行关联,实时调取周边视频并联络就近安保人员确认消防警报、启动消防联动处置流程,后勤数字集成平台消防告警联动门禁,自动打开相关出入口,推送火情信息给院区应急小组成员,指挥调度根据火情程度,通知呼叫119消防队实施救援。

为了确保楼层的消火栓时刻保持最佳状态,所以巡查人员都会定时定点进行巡查,同时也要防止人员破坏,这就需要在消火栓上安装报警系统,每个消火栓上的报警系统既要能独立工作,又要能把报警信息时刻上传到安消一体化管控平台。当巡查人员需要检查消火栓内的设备情况时,就需要针对每一个消火栓单独撤防,巡查人员只需随身携带一只遥控器,在到达巡查部位打开消火栓门之前按动撤防键就可以,确保检查能顺利进行且不产生报警信息上传平台;如是非授权人员,私自打开消火栓,报警信息就会自动上传平台,且平台系统会自动调取点位附近相关的摄像机视频进行确认,防止意外的发生。

鉴于上海精卫中心闵行项目的特殊性以及对保安巡查人员安全方面的考虑,实时电子巡检系统在保安巡检的时候,保安人员在打点上传的同时,系统会自己调取点位附近相关的摄像机视频,确保巡查人员处于安全状态。同时巡查人员可根据实际情况实时上传图片或指令,系统同时派出工单,安排相关人员到现场处理。

在门禁管理系统中,上海精卫中心闵行项目智慧安消一体化管控平台会自动订阅门禁的报警信息,当门禁管理系统接收到多次无效卡报警、门开启时间反馈超时等非常规报警信息,门禁管理系统会自动把此类报警信息推送给安消一体化管控平台,平台根据此类信息实时调取相关的摄像机视频显示在屏幕上,等信息确认后可派出工单,有专门的人员处理。

在上海精卫中心闵行项目中,精神病区场景复杂,突发情况较多,医护、患者、家属安全与医院管理面临巨大挑战,那么精神病患定位系统就发挥了重要的作用。其中在患者方面可实时定位、划分电子围栏、进行轨迹查询、电子点名和实时上传心率等数据,定位位置精度可达0.5 m,当患者离开监管区域时,系统会自动发出警告告知管理人员,可自定义查询及追溯人员移动轨迹,同时系统会调取附近相关的摄像机视频;在医护人员方面,每个医护人员的工牌均内置有手动报警按钮且处于报警的最高权限,系统亦可按实际情况,划分保护区域,当在规定时间范围内,被监护对象靠近保护区域时,定位系统会自动把报警信息推送给平台,系统同时会调取附近相关的摄像机视频进行确认,当情况确认后会迅速作出反应，派出工单通知相关人员到达现场。

2）监控系统

根据上海精卫中心闵行项目的运营管理，日常医院的监控系统大致可分为日常保安监控、教学/手术/示教监控、特殊用途监控等监控（图 3-96）。除了日常保安监控可直接接入监控中心机房外，教学/手术/示教监控、特殊用途监控等监控均需根据院方的实际管理需求进行设计，对于音视频数据的隐私、泄密等均为重点防范内容。

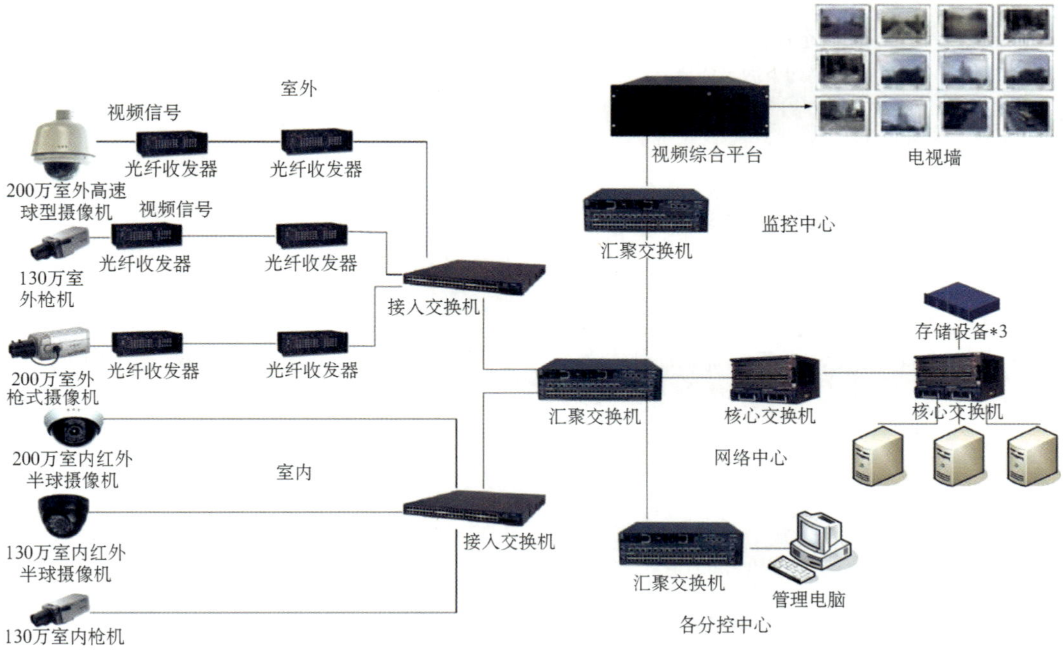

图 3-96　监控系统示意图

上海精卫中心闵行项目的视频安防监控系统除了常规监控外，在监控布防上有很大的特殊性，在病房及一些高危区域都布置了摄像机。同时系统还应具备智能化分析功能，在门（急）诊大厅的预检、排队、候诊和便民服务等区域，门（急）诊患者的就诊、诊疗等候区域，输液区（室）护士台，允许未设置人证比对实名登记系统的专用挂号（收费）窗口，药房、药库出入口等处的摄像机应采用智能化视频分析处理技术，实现对人员的人脸数据采集、智能分析应用，针对四类人员（黄牛、医药代表、医闹和医托）重点防范；其中，致病微生物、血液、“毒、麻、精、放”等管制药（物）品、易燃易爆物品、贵重金属、病理标本等存储场所重点防范，实行双人双锁、双向人脸比对，以及尾随探测等技防措施；针对有暴力倾向或有老年痴呆等不确定性的患者，通过划定区域并上传人脸信息，然后通过人脸比对，这些功能使得系统能够识别异常行为或潜在的安全风险，提前预警，为医院提供及时的安全保障。在上海精卫中心闵行项目中，作为患者的隐私保护问题尤为重要。因此，视频安防监控系统采取了严格的加密和访问控制措施，确保只有授权人员才能访问和查看监控视频，充分保障患者的隐私权。

同时，视频安防监控系统还能与其他系统进行集成，如入侵报警系统、门禁系统、车辆管理系统和实时巡检系统等子系统，实现信息的共享和协同工作，提高了管理效率，并确保了数据的一致性。

3）门禁系统

上海精卫中心闵行项目的门禁系统从布点而言大概分为两个部分，患者接触到的门禁点和非患者接触的门禁点。在患者可接触的门禁点范围内，需要采用双向门禁。

4）实时巡检系统

巡更系统可分为实时巡检系统(图 3-97)与离线巡更系统。两者最大的区别就是在线实时巡检可以更安全地在第一时间掌握巡检的具体动态，减少巡更路线中的时间差。在上海精卫中心闵行项目中，相对发生突发事件的概率大于常规医院，所以实时巡检的必要性不言而喻。

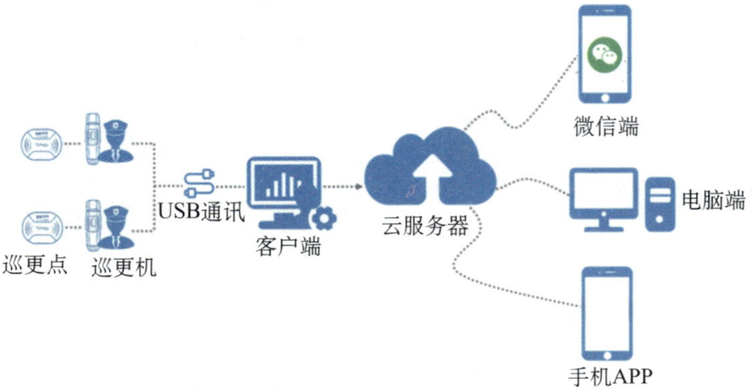

图 3-97 实时巡检系统示意图

5）区域点名/患者追踪系统

本系统除了常规医院的日常使用功能外，对于上海精卫中心闵行项目，设计重点主要有以下几个方面。

(1) 对患者的保护

① 系统应能实时定位入院患者的运动位置和轨迹，便于医护人员的管控管理。

② 系统应可划分虚拟电子围栏区域，实时监管离开虚拟围栏区域的管控患者并及时报警给医护人员。

③ 通过对电子围栏区域的划分，可以对窗边、阳台等危险区域进行实时监管，当入院患者在区域内超过滞留设定时间，系统可实现自动告警以提醒医护人员。

④ 通过患者的定位手环，同时可实现对患者的心率监测，出现心率异常等情况系统可自动告警提醒医护人员。

(2) 对医护人员的保护

① 通过对电子围栏区域的划分，可以实现对分诊台、护士台等区域进行实时防控管理，当有精神病患者或特定记录人员在布防时间内踏入该区域，系统会自动警告医护人员，为医护人员的人身安全提供有效保护。这一点特别适合夜班的护士、医生等，如在人少的情况或困乏的情况下，预防发生被患者偷袭的情况。

② 同时当医护人员遇到危险时，系统应该可通过 SOS 一键报警功能，向院内保卫科告

警,实现及时出警。

6）医护对讲系统

(1）床头分机需注意点

① 设备固定:上海精卫中心闵行项目的医护对讲床头分机需注意采用隐藏式螺丝的固定方式,以及特殊的拆卸方式,以防患者轻易将床头分机从设备带上拆卸下来。

② 呼叫手柄:不可以使用带类似伸缩弹簧线的呼叫手柄,防止患者缠绕弹簧线。可采用无线磁吸式呼叫手柄,手柄的磁吸底座固定在设备带上。

③ 设备接口:分机最好可支持外接耳机孔,患者可以通过设备连接耳机,收听安静舒缓的音乐,平缓心情。

④ 外壳材料:分机需采用防摔防撞材料制作,确保在患者可能的冲击下,外壳仍保持完好。外壳采用抗菌设计,支持日常的清洁和消毒。

⑤ 防水设计:考虑到上海精卫中心闵行项目可能存在的湿润环境,床头分机应具备一定的防水性能。

⑥ 屏幕设计:分机需采用防爆屏幕的设计方式,具备一定的防冲击能力。

⑦ 外观设计:分机边框采用圆角设计,避免尖锐的边框和棱角对患者造成不必要的划伤或者磕伤。

⑧ 显示屏界面设计:采用大图标和简单文字说明,方便患者和医护人员快速理解和操作。

⑨ 语音提示:对于关键操作或信息,提供语音提示功能,帮助患者和医护人员更好地使用系统。

⑩ 紧急呼叫:紧急情况下直接点击虚拟按键,直接与护士站触发可视对讲,方便患者一键求助,及时和医护人员取得联系。

(2）医护主机需注意点

① 主动呼叫:主机应支持直接向床头分机进行可视对讲,呼叫过程无须床头分机点击接听。支持向病房内进行喊话,可调节床头分机的通话音量。

② 视频监控:主机应支持通过软件,直接调用病房内距离该病床最近的摄像头画面。

③ 定时提醒:根据患者的特殊需求或病情,可设置定时提醒功能,确保医护人员不会错过任何重要的护理任务。

④ 门禁控制:支持与病区门禁机可视通话,并在授权确认后,给来访者开锁。

(3）卫生间紧急按钮需注意点

① 外观设计:设置醒目的紧急呼叫按钮,并设计为一键触发式,方便患者在紧急情况下快速求助。

② 防水防尘设计:支持 IP65 的防护等级,具备在潮湿环境中正常使用。

(4）病房门口屏

① 信息显示:支持显示患者床位信息,并且针对特殊患者做病情标识。支持患者信息脱敏处理。

② 呼叫对讲:支持向病房内的床头分机进行可视对讲,主动呼叫而无须床头分机点击接听。

(5) 走廊显示屏需注意点

① 设备安装:吸顶安装或安装在平时不易够取的高度。

② 液晶屏幕:采用双面显示屏设计,屏幕采用防爆设计。

③ 亮度调节:屏幕亮度直接调节,自动在夜间调低显示屏亮度。

(6) 管理系统需注意点

① 软件应具备数据监测和分析功能,能够记录和分析信息发布的效果、用户行为等数据,为优化信息发布策略提供数据支持。

② 在软件层面,除了权限管理和数据加密外,还可以考虑引入生物识别技术(如指纹识别、面部识别等)来增强系统的安全性。

③ 建立完善的日志记录系统,记录用户的操作行为和系统的运行状态,以便在出现问题时能够及时追溯和排查。

④ 可扩展性:随着医院业务的发展和需求的变化,软件应具备较好的扩展性,能够方便地添加新的功能和模块。

7) 信息发布系统

上海精卫中心闵行项目信息发布主要是指门诊大堂的专家排版、专家介绍等信息。系统设计时,需要考虑信息发布显示屏的安装方式以及设备本身的设计应符合上海精卫中心闵行项目的实际要求,并且在信息发布软件的处理上更注重多方式的管理和管控,严格遵守相关要求。

(1) 信息显示屏需注意点

① 显示屏:显示屏应选择防爆材质,并安装在患者难以触及的位置,以防止破坏。

② 设备安装:硬件布局应避免可能诱发攻击或自伤的尖锐边角,并确保所有线缆和设备都安全地隐藏在患者无法触及的地方。

③ 圆角设计:设备边缘采用圆角设计,避免划伤和刮伤。

(2) 软件系统需注意点

① 审核机制:系统设置审核权限管理,具备对播放资源、操作人员的审核机制,确保发布的信息符合上海精卫中心闵行项目的规范和要求,避免误导患者或造成不良影响。

② 发布策略:根据患者的病情、需求等信息,实现个性化信息推送,提高信息的针对性和有效性。

③ 噪声抑制:上海精卫中心闵行项目的环境可能比较嘈杂,硬件设备应具备较好的噪声抑制功能,确保信息传达的准确性。

④ 紧急发布:考虑到可能发生的紧急情况,系统可预制相应的解决方案,在发生紧急情况时可一键激活预制方案,并显示到所有信息发布屏上。可与消防系统联动,当消防系统发出报警时,信息发布屏也会自动地联动报警。

⑤ 支持设备故障的智能信息提示功能,并将提示内容同步到管理平台或者通过短信提示到管理员手机。

⑥ 可扩展性:随着医院业务的发展和需求的变化,软件应具备较好的扩展性,能够方便地添加新的功能和模块。

8）分诊叫号系统

上海精卫中心闵行项目的门诊区域可能会出现人员众多，人流混乱的情况，分诊叫号系统可以改善就医环境的质量，有利于医院工作人员的管理。

（1）综合候诊屏需注意点

① 显示屏：显示屏应选用防爆材质，具备一定的防冲击能力。

② 设备安装：硬件设备应具备一定的防破坏能力，采用坚固的外壳、隐藏式的接口和线缆等。

③ 高清晰度、高对比度的显示屏，确保患者无论在任何角度和距离都能清晰地看到叫号信息。

④ 界面设计：字体大小应适中，避免过小导致患者难以阅读。

⑤ 圆角设计：设备边缘采用圆角设计，避免划伤和刮伤。

（2）诊室门口屏需注意点

① 显示屏：显示屏应选用防爆材质，具备一定的防冲击能力。

② 设备安装：硬件设备应具备一定的防破坏能力，采用坚固的外壳、隐藏式的接口和线缆等。

③ 在展示患者信息时，应注意保护患者的隐私，避免泄露敏感信息。

（3）分诊台需注意点

① 广播喊话：支持一键广播喊话，广播内容可自定义编辑。

② 分诊管理：支持手动调整分诊队列，优化当前排队。

（4）软件系统需注意点

① 智能分诊：根据患者的病情、预约时间和医生的排班情况，实现智能分诊，确保患者能够得到及时、合理的就诊安排。

② 简化流程：在患者自助操作的流程中，如取号、查询等，操作界面应简洁直观，图标和按钮设计应易于理解，避免复杂的操作流程。对于可能存在的患者操作错误，应有明确的提示和引导。

③ 语音播报：自定义设置播报内容。

④ 紧急停机：考虑到可能出现的紧急情况，应设置紧急停机按钮或开关，方便医护人员快速关闭或重启系统。

⑤ 可扩展性：随着医院业务的发展和需求的变化，软件应具备较好的扩展性，能够方便地添加新的功能和模块。

9）会议预约系统

会议预约系统的区域如涉及就诊患者可以到达区域需注意以下四个方面。

① 显示屏：显示屏应选用防爆材质，具备一定的防冲击能力。

② 设备安装：硬件设备应具备一定的防破坏能力，采用坚固的外壳、隐藏式的接口和线缆等。

③ 高清晰度、高对比度的显示屏，确保患者无论在任何角度和距离都能清晰地看到叫号信息。

④ 圆角设计：设备边缘须采用圆角设计，避免划伤和刮伤或暴力冲击带来的伤害。

4. 上海精卫中心闵行项目智能化限额考虑

在智能化设计中，主要是基础链路的设计、点位布置、设备产品的设计及施工工艺等方面，需充分考虑上海精卫中心闵行项目的特殊性。智能化限额设计控制的要点如下。

（1）在基础链路方面，需要考虑医院的使用功能，对于不明确的系统或者后期可能增加的系统，在布管、布线时需做一定的预留，对于目前不明确的具体设备可以不安装。对于基础链路方面这部分在满足医院目前需求的基础上造价会有一定的增加，但总体而言，对于后期的衍生、扩展，对建筑物已完成立面的破坏等，可节约大量的人力和投资。

（2）在系统的点位布置方面，在设计之初即要对点位的数量、尺寸、位置等参数进行全面的规划，确保在满足相关规范的前提下，功能最优、造价最低，从而做好方案设计及限额设计。如对智能化系统的监控系统，在满足规范和院方使用需求的前提下，摄像机的数量尽可能地减少，以减少因摄像机数量过多而增加的投资和给人带来的不安。

（3）在设备产品的设计方面，需考虑上海精卫中心闵行项目使用产品的特殊性，如，患者可接触的区域需采用防爆的、无尖锐边框或棱角的、不可有可缠绕伸缩弹簧线的设备。再如，分诊呼叫系统，患者需对呼叫软件的内容进行脱敏处理，如常规的医院仅对视频显示进行脱敏处理，对于分诊呼叫的音频等也需要注意患者的隐私保护。这部分会在产品的选择上有细分领域的划分，不属于通用款产品，故可能在特殊设备的预算方面有所增加。

另外在设备产品设计方面，如人员定位系统，第一要选择满足所建设的上海精卫中心闵行项目功能需求和精度要求的设备；第二需综合考虑人员定位的精度、区域等要求，在安全的前提下，选择适合的精度和区域等，以达到综合的性价比。

（4）在施工工艺方面，需针对上海精卫中心闵行项目的使用特殊性，在患者可以接触区域的施工都需要注意隐蔽性、安全性、患者不可及等，同时需考虑设备安装后不可有可受力点。这部分在施工工艺方面会需要精神卫生领域特殊的使用环境而进行细化的工艺施工，故这部分在施工方面可能较常规医院有所增加。

3.6.3 电气篇

1. 医院建筑设计中电气主要技术要点

1）负荷分级

在我国现行的建筑电气设计标准中，针对民用建筑用电负荷等级，明确划分为以下四个类别。

（1）特级负荷，这类负荷的中断供电将直接威胁到人身安全，可能导致严重的人身伤亡事故。同时，其中断还将在经济上造成极其重大的损失，对于建筑中具有特殊重要性或位于关键场所的负荷而言，其供电的连续性是绝不容许中断的。

（2）一级负荷，当中断供电时，将可能引发人身伤害事故。此外，它还会在经济层面带来重大损失，影响重要用电单位的正常运营，甚至可能导致人员密集公共场所的秩序严重混乱。

（3）二级负荷，其供电中断将在经济上带来一定的损失，并对较重要用电单位的正常工作产生影响，可能造成公共场所秩序的混乱。

（4）三级负荷，则是指不属于特级、一级和二级类别的其他用电负荷。

(5) 医院作为提供医疗服务的场所，其建筑设计与一般公共建筑相比，在供配电设计上有着更加严格的要求。这些特殊的设计需求源于医院日常运营中的特殊性质，特别是为了满足医疗工作的连续性和患者的安全。为了确保医院电气系统的安全、可靠和高效，我们需要对医院的供配电系统进行深入研究和合理规划。

我们需要了解医院在电气安全防护方面的分类(图 3-98)。根据电气安全防护的要求，医院的医疗场所可以分为以下三类。

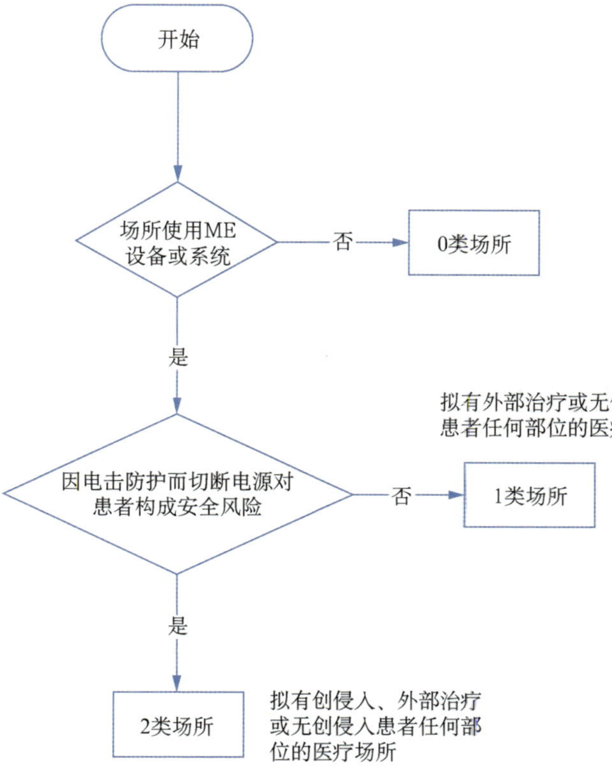

图 3-98　医疗场所分类判断示意图

(1) 0 类场所：这类场所是指那些不使用医用电气设备或医用电气系统的场所，通常包括休息室、办公室、洗手间等一般医疗服务区域。在这些区域，电气安全的主要要求是确保电气设备的正常运行和维护，避免电气故障对医疗工作的影响。

(2) 1 类场所：这类场所是指那些医用电气设备接触部件需要与患者体表、体内(除 2 类医疗场所所述部位以外)接触或医用电气系统可接触患者体表或侵入到患者体内，并且一旦电源中断，不会对患者造成安全风险的医疗场所，如病房、门诊部、检验科室等一般医疗区域。在这些区域，电气安全的要求更高，需要确保电气设备的安全性和可靠性，避免电气故障对患者造成伤害。

(3) 2 类场所：这类场所是指那些医用电气设备接触部件需要与患者体内接触、手术室以及电源中断或故障后将危及患者生命或医用气体系统可接触患者体表或侵入患者体内，并且一旦电源中断，会对患者造成安全风险的医疗场所，如手术室、产房、重症监护室等对患者生命安全要求极高的区域。在这些区域，电气安全的要求最为严格，需要采取特殊的电气防护措施，确保电气系统的稳定性和可靠性，以保障患者的生命安全。

在现代医疗设施中，电力供应的稳定性和可靠性是至关重要的。医疗设备的正常运行对于患者的生命安全、医疗过程的顺利进行以及医疗质量的保障具有不可或缺的作用。因此，当医疗场所的正常工作电源发生中断或供电电压骤降10%及以上且持续时间超过3 s时，备用工作电源的及时投入就显得尤为重要。

为了确保备用工作电源能够在关键时刻迅速接管，医疗设施的设计者和运营者必须严格遵循相关的标准和规范。其中，《综合医院建筑设计规范》(GB 51039—2014)为我们提供了关于备用电源切换时间的明确指导。按照这一标准，医疗设施中的备用工作电源需要在规定的切换时间内自动投入，确保医疗设备能够无缝切换至备用电源，从而避免因设备停机或功能下降带来的潜在风险。

具体而言，《医疗建筑电气设计规范》(JGJ 312—2013)中详细列出了不同医疗设备在不同情况下的备用电源切换时间要求(表3-20)。这些要求基于医疗设备的性质、用途以及对电源稳定性的需求而设定。例如，对于维持患者生命的重要医疗设备，如呼吸机、心脏除颤器等，备用电源切换时间的要求通常更为严格，以确保在电源中断或电压骤降的情况下，这些设备能够迅速切换至备用电源，继续为患者提供必要的生命支持。

表3-20 医疗场所及设施的类别划分与要求自动恢复供电的时间

名称	医疗场所及设施	场所类别			要求自动恢复供电时间 t(s)		
		0	1	2	$t \leq 0.5$ s	0.5 s $< t \leq 15$ s	$t > 15$ s
门诊部	门诊诊室	√	—	—	—	—	—
	门诊治疗	—	√	—	—	—	√
急诊部	急诊诊室	√	—	—	—	√	—
	急诊抢救室	—	—	√	√(a)	√	—
	急诊观察室、处置室	—	√	—	—	√	—
住院部	病房	—	√	—	—	—	√
	血液病房的净化室、产房、烧伤病房	—	√	—	√(a)	√	—
	婴儿室	—	√	—	—	√	—
	重症监护室、早产儿室	—	—	√	√(a)	√	—
	血液透析室	—	√	—	√(a)	√	—
手术部	手术室	—	—	√	√(a)	√	—
	术前准备室、术后复苏室、麻醉室	—	√	—	√(a)	√	—
	护士站、麻醉师办公室、石膏室、冰冻切片室、敷料制作室、消毒敷料室	√	—	—	—	√	—

（续表）

名称	医疗场所及设施	场所类别			要求自动恢复供电时间 t(s)		
		0	1	2	$t \leqslant 0.5$ s	0.5 s $< t \leqslant 15$ s	$t > 15$ s
功能检查	肺功能检查室、电生理检查室、超声检查室	—	√	—	—	√	—
内镜	内镜检查室	—	√(b)	—	—	√(b)	—
泌尿科	诊疗室	—	√(b)	—	—	√(b)	—
影像科	DR诊断室、CR诊断室、CT	—	√	—	—	√	—
	诊断室						
	导管介入室	—	√	—	—	√	—
	心血管造影检查室	—	—	√	√(a)	√	—
	MRI扫描室	—	√	—	—	√	—
放射治疗	后装、钴60、直线加速器、γ刀、深部X线治疗	—	√	—	—	√	—
理疗科	物理治疗室	—	√	—	—	—	√
	水疗室	—	√	—	—	—	√
检验科	大型生化仪器	√	—	—	√	—	—
	一般仪器	√	—	—	—	√	—
核医学	ECT扫描室、PET扫描室、γ像机、服药、注射	—	√	—	—	√(a)	—
	试剂培制、储源室、分装室、功能测试室、实验室、计量室	√	—	—	—	√	—
高压氧	高压氧仓	—	√	—	—	√	—
输血科	贮血	√	—	—	—	√	—
	配血、发血	√	—	—	—	—	√
病理科	取材室、制片室、镜检室	√	—	—	—	√	—
	病理解剖	√	—	—	—	—	√
药剂科	贵重药品冷库	√	—	—	—	—	√
保障系统	医用气体供应系统	√	—	—	—	√	—
	中心（消毒）供应室、空气净化机组	√	—	—	—	—	√
	太平柜、焚烧炉、锅炉房	√	—	—	—	—	√

注：1 (a)指的是涉及生命安全的电器设备及照明；
2 (b)指的是不作为手术室时。

此外，为了确保备用工作电源能够在关键时刻发挥作用，医疗设施还应建立完善的维护和检测机制。这包括对备用电源设备的定期检查、测试和维护，以确保其性能稳定、可靠；同时，还应制订应急预案，以应对可能出现的电源中断或电压骤降等突发情况，确保医疗设备的正常运行和患者的安全。

2）供电电源的选择

在医院这一高度依赖电力设备的场所，供电电源的稳定性和可靠性显得尤为重要。它是医疗设备正常运行的基础，是患者安全的重要保障，同时也是医院日常运作不可或缺的支撑。医院是一个 24 h 不间断运作的场所，从病房的照明、通风到后勤的清洁、安保，各个部门都需要电力支持。医疗设备是现代医院的核心资产，它们大多数都需要稳定的电力供应来确保正常运转。一旦供电电源出现问题，这些设备可能会停机，导致诊断结果不准确、治疗中断甚至危及患者的生命。在医疗过程中，电力供应的突然中断可能会导致医疗设备故障，从而危及患者的生命安全。例如，在手术过程中，如果供电电源突然中断，手术灯可能会熄灭，手术设备可能会停机，这不仅会影响手术的进行，还可能增加手术的风险。由前述的负荷分级我们可以看到医院中存在大量的特级、一级负荷，确保对这些关键负荷的正常供电是医院电力供应的重中之重。

在我国现行的电力供应规范中，对各级别负荷等级要求的供电电源有详细的规定。这些规定是为了确保在电力供应出现问题时，医院能够迅速切换到备用电源，保证医疗设备的正常运行。例如，对于一级负荷，规定要求由两个电源供电，当一个电源发生故障时，另一个电源应能够立即投入使用，确保电力的连续供应。而对于特级负荷，规定在一级负荷的基础上，增加了应急电源的要求。这意味着在极端情况下，即使主电源和备用电源都无法使用，医院仍能够依靠应急电源来保障关键设备的运行。

在医院建设中，应急电源的设计和配置至关重要。常见的应急电源包括柴油发电机组、UPS（不间断电源）系统等。这些设备能够在紧急情况下迅速启动，为医院的关键设备提供稳定的电力供应。例如，在手术过程中，如果突然停电，手术设备将无法正常工作，可能会对患者的生命造成威胁。而有了应急电源的存在，即使主电源发生故障，手术设备仍能够依靠应急电源继续运行，保障手术的顺利进行。此外，在 1 类和 2 类医疗场所中，对电压的稳定性有着极高的要求。这些场所包括手术室、重症监护室等关键医疗区域，其中使用的医疗设备对电压的波动非常敏感。为了确保医疗设备的正常运行和患者的安全，安全电源应当自动启动。当任一导体上的电压下降值高于标准电压的 10%时，这意味着供电系统可能出现了不稳定或者故障的情况。为了避免这种情况对医疗工作造成影响，应急电源的自动启动功能就显得尤为重要。

应急电源的自动启动功能是通过专门的监测和控制系统实现的。这个系统能够实时监测电压的变化，当电压下降超过设定阈值时，系统会自动检测并触发安全电源的启动机制。这样，即使主电源出现故障，安全电源也能够迅速启动，确保电力供应的连续性和稳定性。这种自动启动功能的实现，不仅依赖于先进的监测和控制技术，还需要医院电力供应部门的专业管理和维护。

3）安全保护的措施

在医疗环境中，电气安全是至关重要的，因为任何电气故障都可能对人员造成严重的伤害甚至致命。特别是1类和2类医疗场所，在使用隔离特低电压设备(SELV)和保护特低电压设备(PELV)时，设备额定电压的确不应超过交流方均根值25 V或无纹波直流60 V。同时，为了确保设备的安全性和稳定性，必须采取适当的绝缘保护措施。这些规定主要是出于对患者和医务人员的安全考虑。特低电压设备的设计和使用可以有效降低电击风险，而绝缘保护则进一步增强了这种安全性。

接地制式分为IT、TN、TT系统，这三种系统在电力技术领域都有其特定的应用场合和特点。

IT系统，也被称为不接地系统，其特点是电源中性点不接地，而设备的外露可导电部分则接地。在IT系统中，当发生第一次接地故障时，接地故障电流仅为非故障相对地的电容电流，其值很小，因此不需要立即切断故障回路，保证供电的连续性。

TN系统，又被称为保护接零系统，其特点是所有电气设备的外露可导电部分均接到保护线上，并与电源的接地点相连。在TN系统中，当发生碰壳短路时，短路电流即经金属导线构成闭合回路，形成金属性单相短路，从而产生足够大的短路电流，使保护装置能可靠动作，将故障切除。TN系统通常用于一般工业与民用建筑中。

TT系统，也被称为保护接地系统，其特点是电源中性点直接接地，负载设备的外露不与带电体相接的金属导电部分与大地直接连接。在TT系统中，当电气设备的金属外壳带电时，由于有接地保护，可以大大减少触电的危险性。

在医院中，对于特定的医疗场所，尤其是那些涉及心脏手术或中断供电将导致生命危险的医疗设备使用的场所采用IT系统。例如，手术室、重症监护室等。这些场所内的医疗设备需要高可靠性和安全性的电源供应，以确保在手术或关键医疗过程中不会因电力故障而中断。在使用医用IT系统时，需要满足一系列严格的要求，以确保其安全性、稳定性和可靠性，具体如下。

(1) 对于多个功能相同的毗邻房间，应至少安装一个独立的医用IT系统。例如多个单间ICU病房可共用一套医用IT系统；当大型ICU集中设置病床时，可根据负荷需要设置多台医用IT系统。

(2) 医用IT系统必须配置绝缘监视器，这是保障系统安全运行的关键组件。绝缘监视器的主要功能是对IT系统的绝缘状态进行实时监测，一旦发现绝缘电阻下降到设定值(如50 kΩ)，就会立即发出警报信号。这有助于操作人员及时发现并处理绝缘故障，防止故障扩大导致更严重的后果。同时，绝缘监视器的技术要求也非常严格，包括交流内阻应大于或等于100 kΩ、测试电压不应大于直流25 V、测试电流峰值不应大于1 mA等，这些要求都是为了确保绝缘监视器的准确性和可靠性。

(3) 每一个医用IT系统都应设置显示工作状态的信号灯和声光警报装置。信号灯可以直观地显示系统的工作状态，而声光警报装置则能在系统出现故障时发出警报，提醒操作人员及时处理。这些装置的安装位置应便于永久性监视，以确保操作人员能够随时了解系统的运行状态。

(4) 隔离变压器作为医用IT系统的核心部件，也需要设置过负荷和高温的监控。过负荷和高温都可能导致变压器性能下降甚至损坏，因此对其进行监控可以及时发现潜在的安全隐患，防止事故的发生。

同时，在 2 类医疗场所中，对于特定的电气回路设置额定剩余电流不超过 30 mA 的漏电保护器是十分必要的。这些回路包括如下。

(1) 手术台驱动机构供电回路：手术台是医疗过程中不可或缺的设备，其驱动机构的供电回路需要特别关注电气安全。设置漏电保护器可以有效防止因漏电导致的电击风险，确保手术过程的安全进行。

(2) 移动式 X 射线装置回路：移动式 X 射线装置在医疗诊断中扮演着重要角色。由于其使用频繁且移动性强，其电气安全尤为重要。设置漏电保护器可以及时检测并切断漏电电流，防止对操作人员和患者造成潜在危害。

(3) 额定容量超过 5 kV · A 的大型设备回路：这些大型设备通常功率较大，电气负荷较重。通过设置漏电保护器，可以实时监测回路的漏电情况，并在必要时切断电源，防止因电气故障导致的设备损坏或火灾等风险。

(4) 非生命支持系统的电气设备回路：虽然这些设备不直接涉及患者的生命支持，但它们的电气安全性同样重要。漏电保护器的设置可以提高整个医疗场所的电气安全水平，减少潜在的安全隐患。

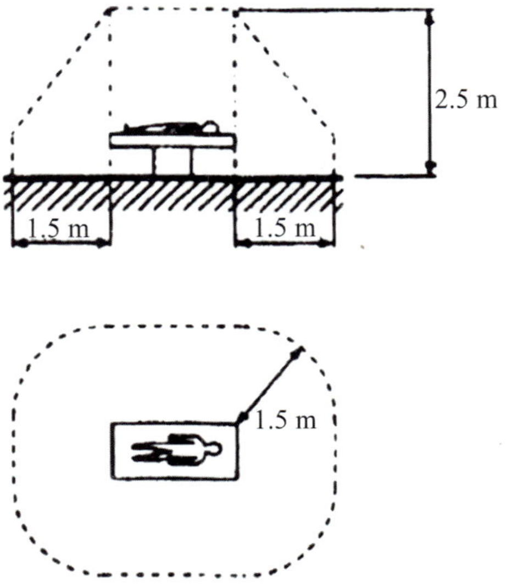

图 3-99 “患者区域”示意图

辅助医用等电位联结母排在 1 类和 2 类医疗场所的“患者区域”(图 3-99)内设置是非常重要的。这种设置能够确保“患者区域”内部的各个关键部分保持等电位，从而大大提高电气安全。具体来说，等电位联结母排的作用就像一个中心连接点，通过等电位连线，它将保护导体、外部可导电部分、抗电磁干扰屏蔽物、导电地板网络以及隔离变压器的金属屏蔽层等各个部分紧密地联结在一起。这样的联结方式可以确保在发生电气故障时，电流能够迅速而安全地通过等电位系统分散，从而避免了对患者和医务人员造成电击伤害的风险。同时，这种设置也有助于减少电磁干扰，提高医疗设备的运行稳定性和精度。特别是在那些对电磁环境要求较高的医疗场所，如手术室、重症监护室等。

4) 照明灯具光源的选择及布置

在现代医疗设施中，照明设计不仅关乎美观，更直接关系着患者的健康和治疗效果。医院照明系统的选择，特别是 LED 灯具的应用，已成为行业内的主流趋势。LED 灯具以其高效节能、长寿命、无热辐射以及可调节光色和亮度等特点，在医疗领域展现出了显著的优势。

对于医疗用房来说，照明光源的选择尤为重要。高显色照明光源能够提供接近自然光的光色，使得医生和护士能够更准确地观察患者的肤色、伤口和其他生理变化。根据国际照明委员会(CIE)的标准，显色指数(Ra)应大于或等于 80，以确保医疗场所的照明质量。

在医院的各个区域，如护理单元走道、诊室、治疗室、观察室和病房等，灯具的选择和布置都需经过精心考虑。为了避免对卧床患者产生炫光，这些区域的灯具宜采用漫反射设计，确保光线柔和均匀，不产生刺眼的光斑。此外，灯具的布置位置也应充分考虑，避免直接照射到患者的眼睛，为患者创造一个舒适的治疗环境。

5）节能、绿色

以充分满足并完善建筑物功能要求为前提的原则，同时积极践行绿色环保、节能高效的电气系统理念，通过科学选择环保节能的电气材料及产品，有效降低能源消耗，提高能源利用效率，进而实现可持续发展。在材料及产品选择方面，遵循绿色环保标准，倾向于采用低能耗、低排放的优质产品。在电气设备及系统的配置方面，注重合理性和高效性。根据建筑物的实际需求和功能特点，合理设计电气设备的布局和数量，确保每个设备都能发挥最大效用。同时，我们积极引入先进的节能技术和智能管理系统，以实现对能源的高效利用和精细化管理。通过改善设备的运行环境，降低其故障率和维护成本，提高其使用寿命。同时，加强对设备的监控和调度，确保其在任何情况下都能保持最佳的运行状态，为建筑物提供稳定可靠的电力供应。在人性化设计方面，充分考虑用户的使用习惯和需求，力求实现技术先进与使用合理的统一。通过人性化的设计，我们使电气系统更加符合用户的操作习惯，提高了使用的便捷性和舒适度。

具体来说，在变配电所的位置选择上，应靠近负荷中心设置，例如靠近空调冷热源的冷冻机房，缩短低压供电线路的长度。在变压器的选择上选用满足二级能效值及以上的节能环保型、低损耗、低噪声的变压器。变压器的空载损耗和负载损耗不应高于现行的国家标准《电力变压器能效限定值及能效等级》(GB 20052—2024)规定的二级能效限定值。变电所 0.4 kV 侧采用电容集中自动补偿，补偿后功率因数应不小于 0.95；为抑制谐波干扰，保证电源质量，变电所的 0.4 kV 配电母线侧采用模块化调谐式电抗、电容器组。对于无功功率容量大且相对集中的负荷，采用就地补偿。

在照明控制方面，智能照明控制方式实现了对公共区域照明的集中管理。系统可定时、延时控制地下车库、公共走道等场所的照明，对于可自然采光的区域，则通过光传感器自动调节照度。此外，系统还能实现照明分区控制，每个区面积不超过 250 m^2。智能照明控制不仅提升了照明系统的智能化水平，还有效降低了能耗，实现了能源的高效利用。

2. 精神卫生专科医院设计中电气主要技术要点

1）负荷等级

在精神专科医院中，存在特殊的医院场所，例如隔离室、电抽搐治疗室、光疗室等，这些医疗场所分类及恢复供电时间可以参见表 3-21。

表 3-21　精神专科医院特殊医疗场所分类及恢复供电时间

部门	医疗场所以及设备	场所类别			自动恢复供电时间		
		0	1	2	$t \leqslant 0.5$ s	$0.5\ \text{s} < t \leqslant 15$ s	$t > 15$ s
住院部	隔离室	—	√	—	—	√	—
医技部	电抽搐治疗室	—	√	—	—	√	—
	光疗室	—	√	—	—	√	—
康复治疗科	作业疗法、音乐疗法、职业疗法	√	—	—	—	—	√

对于医院用电负荷等级的划分，需要将我国建筑电气标准和医院医疗场所恢复供电时间相结合考虑。以上海市精神卫生中心重性精神疾病临床诊疗中心为例，作为一个一类高层建筑的三级甲等专科医院，用电负荷等级可按表 3-22 划分。

表 3-22 上海市精神卫生中心重性精神疾病临床诊疗中心用电负荷等级的分类

负荷等级	负荷名称
特级负荷	手术室、术前准备室、术后复苏室和麻醉室等场所中涉及患者生命安全的设备及照明用电
一级负荷	影像科的诊疗设备及照明用电，医用培养箱、恒温箱用电，病理科的取材室、制片室、镜检室设备用电，门诊部、医技部及住院部 30%的走道照明，医用气体供应系统中的真空泵、压缩机、制氧机及其控制与报警系统设备用电，隔离室、电抽搐治疗室、光疗室设备用电，手术室和 ICU 的空调设备、消防电源(包括消防泵、喷淋泵、正压排烟风机、消防电梯、消防中心用电及应急和疏散照明等)、值班照明、警卫照明、障碍照明，主要业务和计算机系统用电，安防系统用电，信息机房用电，客梯用电，排污泵、生活水泵用电
二级负荷	影像科诊断设备用电、高级病房照明用电、贵重药品冷库
三级负荷	空调制冷机组，普通照明，景观照明，充电桩设备等设备

2）供电电源

对于精神专科医院建设，通常需要设置应急电源。首先，精神专科医院是一个特殊的医疗机构，其运行涉及许多重要的医疗设备，这些设备在医疗过程中起着举足轻重的作用，它们的正常运行对于保障患者的生命安全至关重要。因此，在电源供应方面，精神专科医院需要有高度的可靠性和稳定性。其次，由于精神专科医院患者心理状态的特殊性，他们可能更容易受到外界环境的影响。如果医院发生电力故障，导致照明、空调等系统失效，可能会进一步加剧患者的焦虑或恐慌情绪，不利于他们的康复。因此，设置应急电源可以确保在电力故障发生时，医院的基本运行和患者的生活环境不会受到太大影响。此外，精神专科医院中还有一些关键区域，如手术室、重症监护室等，这些区域的电力供应要求更高。如果主电源发生故障，应急电源能够迅速切换，保障这些关键区域的正常运行，避免因电力中断而对患者的生命安全造成威胁。精神专科医院建筑设置应急电源是为了确保医院在紧急情况下能够持续、稳定地运行，保障患者的生命安全，维护医院的正常医疗秩序。同时，这也是提升医院整体安全性、可靠性和服务质量的重要举措。

以上海市精神卫生中心重性精神疾病临床诊疗中心为例，市电采用 10 kV 双重电源，并预留了柴油发电机接入的接口，以保障紧急状态下的电力供应。同时，对于中断供电时间小于或等于 0.5 s 的负荷，设置了不间断电源装置。

3）安全防护

作为提供精神卫生服务的重要场所，其内部环境的安全性对于患者的康复和治疗效果具有至关重要的影响。其中，电气装置的安全性尤为关键，因为精神类患者常常存在不可预见的行为，所以对于电气设施的使用和防护需要特别关注。对于精神专科医院内的配电箱、控制箱的设置位置需要特别考虑，要防止患者接触到这些设备，从而避免危险事件的发生。配电箱作为建筑电力系统建设的关键环节，其设置与管理对于整个建筑的安全运行至关重要。一般来说，楼层配电箱都会被安排在楼层的强电间内，这是一个专门的电气设施房间，用于集中放置和管理配电设备。出于安全考虑，强电间的门通常会安装锁具或者门禁系统，以确保非专业人员无法随意进入，从而避免潜在的电气安全风险。然而在实际应用中，有时由于建筑设计或功能需求的原因，配电箱和控制箱不可避免地需要安装在公共场所。在这种情况下，为了确保安全，应当尽量将这些设备安装在医生、护士或者管理人员经常停留的区域。这些区域通常是监控较为严密的地方，这样即使发生电气故障或意外，也能迅速得到专业人员的响应和处理。同时，对于安装在公共场所的配电箱和控制箱，必须采取严格的安全防护措施。例如，可以安装防护罩或防护栏，以防止人员意外触碰或靠近。

对于患者可接触到的精神专科建筑内的电气装置应安全牢固，不宜拆卸。这是因为精神类患者可能会出现攻击性、破坏性或自伤行为，如果电气设施不牢固，很可能被患者拆卸或损坏，从而引发触电、火灾等安全事故。因此，建筑内的插座、开关、灯具等电气设施应选用质量可靠、安装牢固的产品，并定期进行检查和维护，确保其处于良好的工作状态。

对于精神专科医院而言，照明系统的安全性也尤为重要。患者可接触的照明装置需采用封闭式设计，以防止患者触及并造成安全隐患。这些装置的高度不应低于 2.4 m，以确保患者无法轻易触及。同时，为了美观和实用，这些装置可采用嵌入式或吸顶式安装。

4）照明设计的特殊性

在精神专科医院的病房中，照明系统的设计需考虑患者的特殊需求。如图 3-100 所示，除了设置一般照明外，还应配备夜间照明，以满足患者在夜间起床或如厕时的照明需求。此外，每个病房至少应有一只照明灯具的电源接自应急电源系统，以在紧急情况下确保房间内有一定的照度，降低患者恐慌的情绪。封闭区病房的照明控制位置也需精心设计。为了方便护士在病房外进行操作，这些照明装置的控制开关应设置在易于操作的位置，如护士站或病房门外。这样的设计不仅提高了护士的工作效率，也确保了患者的安全。

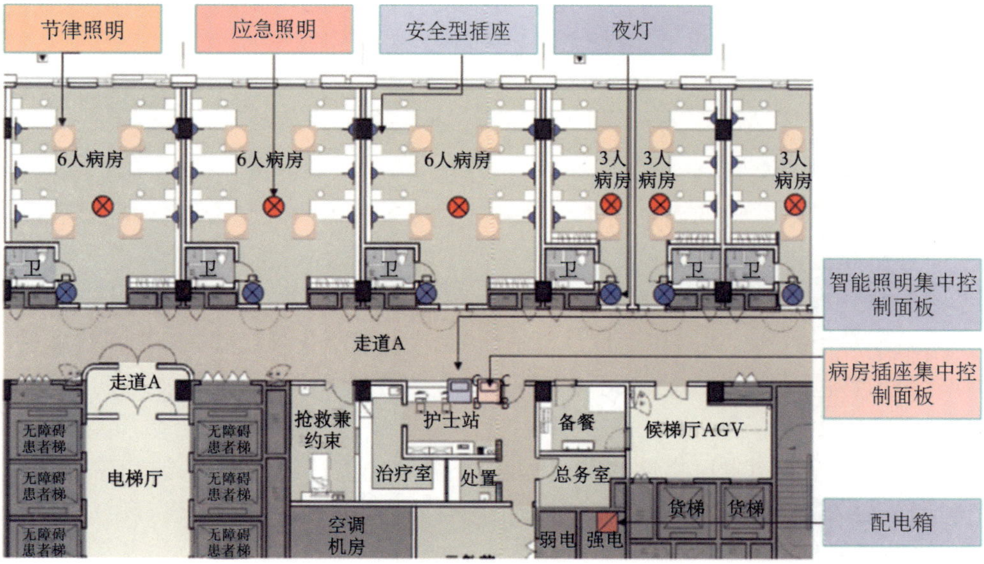

图 3-100　病房区电气点位布置示意图

节律照明，又称为生物钟照明，是一种根据人体生物钟规律设计的照明方式。它通过模拟自然光的变化，调整光照强度、色温等参数，以影响人体的生物钟，从而改善睡眠质量、调节情绪等。在精神类医院中，许多患者因为生物钟紊乱而面临睡眠问题。节律照明可以帮助患者调整生物钟来改善其睡眠质量。例如，在夜晚逐渐降低光照强度，模拟日落的场景，有助于患者逐渐进入深度睡眠状态。节律照明不仅有助于改善睡眠质量，还能在一定程度上调节患者的情绪。例如，在早晨逐渐增加光照强度，模拟日出的场景，可以激发患者的积极情绪，减轻抑郁症状。此外，节律照明还可以通过调整色温等参数，为患者创造一个舒适、宁静的治疗环境，有助于缓解焦虑症状。

5）病房区电气终端装置的设置

在上海市精神卫生中心重性精神疾病临床诊疗中心的病房照明设计中，对于患者和医护人员的需求进行了仔细思考。这种关注体现在每一个细节之中，从插座的设置到灯光的控制，都充满了人性化的关怀。为了满足日常清洁和消毒的需求，病房门口设置了打扫插座。这些插座不仅方便医护人员使用清洁设备，还确保了病房整洁的卫生环境，有助于维护患者的健康。考虑到患者的治疗需求，每个病床或每两个病床之间都设置了一个安全型插座。这些插座在护士台设置集中控制通电、断电的装置，方便医护人员日常管理，保障患者日常的用电安全。病房配电箱被集中设置在护士台处，这样既可以确保患者的安全，又便于医护人员进行监管和维护。同时，病房内接入了自动灯光控制模块，通过护士台上的灯光智能控制板，可以实现对公共区域和病房的智慧灯光控制。这种设计不仅方便了医护人员统一管理灯光，还为患者创造了一个舒适、宁静的治疗环境。值得一提的是，精神专科医院的病房还设置了夜间照明。在走廊上设置夜间照明模式，到了夜晚可以降低照度，既为患者和医护人员提供一定的照明，同时又不影响他们的休息。病房内的夜灯被巧妙地设置在病房入口处，亮度适中，既方便夜间医生查房时观察房间内情况，又不会打扰患者的休息。为了确保在紧急情况下的照明需求，每个病房至少有一只照明灯具电源接自应急电源系统。这样，在突发情况下，病房内仍能保持一定的照明，为医护人员提供足够的视觉信息，为患者提供必要的安全保障，降低患者恐慌的情绪。

3.6.4 给排水篇

1. 综合医院的设计要点

综合医院给排水系统的确定需结合建设项目周边的市政配套条件、环境影响报告表、项目可行性研究报告的立项批文及绿色建筑评定的星级要求，考虑设置安全、可靠以及节能的系统；诊疗中心楼设置空气源热泵热水及太阳能热水系统、雨水调蓄系统以及卫生器具的用水效率等级达到2级及以上标准等适当的节水、节能及海绵措施。项目建成后，既是以精神专科为特色，集医疗、教学、可研和康复为一体的专科医院，又是新型的高层次教学培训和科学研究中心。

医疗建筑在保证用水可靠性的前提下，应充分利用市政给水压力；诊疗中心楼一层及以下楼层均采用自来水管网直接供水；节能措施得当，给水灵活采用市政直供、屋顶水箱重力供水，以节约能源。

节约用水应遵循“节流为先”的原则，应根据用水场合的不同，合理选用节水水龙头、节水便器、节水淋浴装置等。所有用水器具应满足国家现行标准《节水型生活用水器具》(CJ 164)及《节水型产品技术条件与管理通则》(GB/T 18870)的要求。随着技术的发展，1 级节水器具便器、水嘴等在实际项目中被经常使用，对于精神专科医院，可以做到 50%以上数量的节水器具采用Ⅰ级节水器具，其他用水器具的节水效率不低于Ⅱ级。医疗建筑用水设备及卫生洁具均采用节水型，坐便器采用节水型的，所有用水器具的出水流量要求满足节能、节水评定的要求。

生活给水系统所有给水水池、水箱的溢流水位和低水位均设置报警。水池、水箱均做水位控制，超高水位时均关闭进水电动阀，避免大量水溢流，造成水资源浪费。

医疗建筑内不同使用功能、区域的使用要求，需考虑分别设置水表进行计量。计量方式为：从市政给水管网引入管、地下室机房给水、车库冲洗、绿化浇灌、空调补水等不同使用性质的区域均单独设置远传水表计量，远传水表应具有数据统计功能。远传水表与传统的机械水表相比较优势还是非常的明显的，由于添加了网络通信的功能，能够在后台了解各个供水分表的用水信息并且保存，对于物业维护单位了解用水信息十分方便、快捷；由于其内部没有电池而是通过总线供电，且只有在操作过程中时会耗电，所以它的使用寿命更长。

医院生活热水热源需结合当地的实际情况，在稳定、可靠的前提下选择使用经济、节能的热源，诊疗中心楼生活热水热源来自太阳能—空气源热泵集中热水系统；其中高区生活热水先由集中式太阳能热水系统预热后，再由空气源热泵辅助加热至使用温度。于 B 楼屋顶设置太阳能集热器，太阳能集中热水供水系统采用强制循环间接加热。该工程太阳能集中热水供水系统作为高区生活热水系统的预加热水用。空气源热泵热水系统技术是基于逆卡诺循环原理而建立起来的一种节能、环保制热技术。热泵热水机通过吸收环境中空气所蕴含的低品位热能，并将其转化为可供日常生活热水使用的高品位热能(图 3-101)，在这个过程中它需要消耗一定的电能。现阶段市场中常见的空气源热泵产品的能耗比(COP 值)可达 3～4.5，也就是说消耗 1 kW・h 的电能，可让空气源热泵输出相当于 3～4.5 kW・h 电能的较高品位的热能。充分利用绿色能源——太阳能及热泵热水机，达到节能、环保效果。

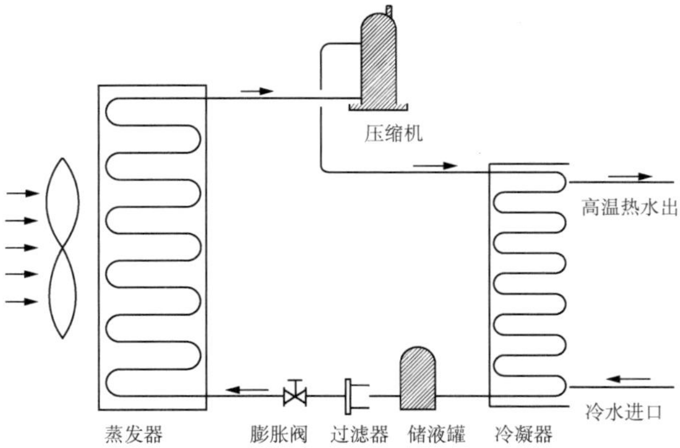

图 3-101　空气源热泵运行原理示意图

医院产生的污水中含有一些特殊的污染物，如：含有病原体、重金属、消毒剂、有机溶剂、酸和碱等有害物质；此外，在设有核素诊疗的医院污水中还含有放射性物质。上述污水如不经有效处理，会成为一条疫病扩散的重要途径并严重污染环境。所以医院污水需要处理、达标后方可外排。医院产生的所有污、废水均须排至污水处理站进行处理，并经消毒灭菌达到《医疗机构水污染物排放标准》(GB 18466—2005)中的排放标准及满足《医院污水处理设计规范》(CECS07:2004)的要求，并严格执行“环境影响评价报告”和“环保局批复”的要求后方可排入城市污水管网(图 3-102)。

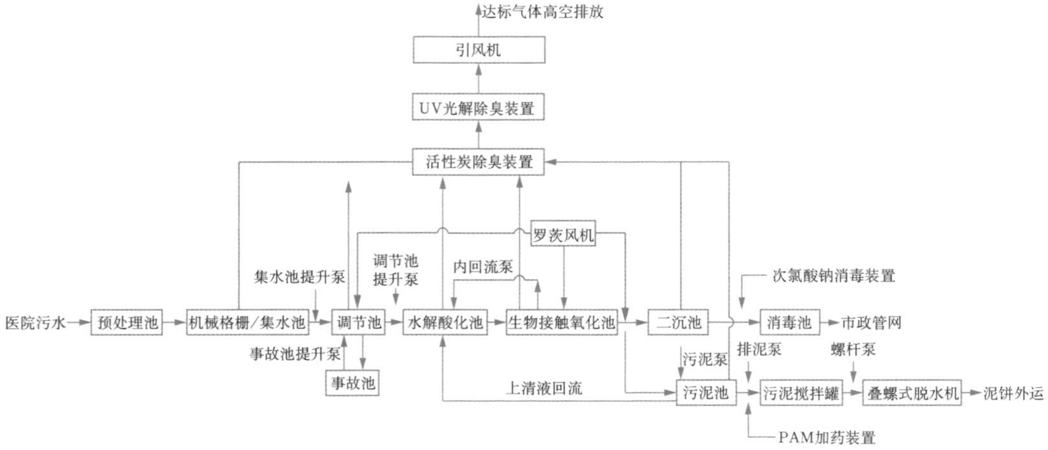

图 3-102 污水处理工艺流程示意图

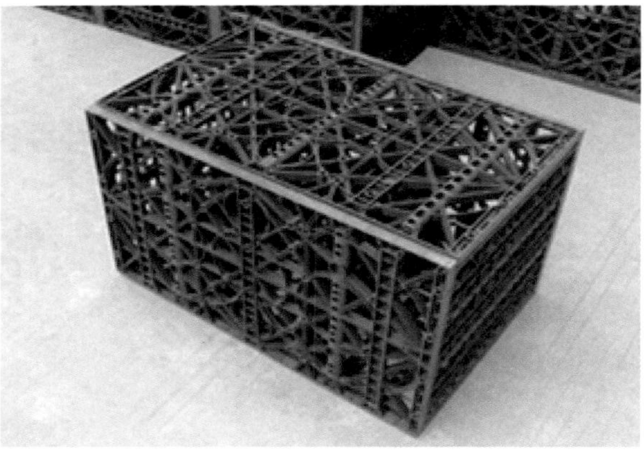

图 3-103 雨水模块示意图

海绵城市设计是一种综合性的城市雨洪管理模式，通过构建雨水基础设施，适应环境变化和应对雨水带来的危害，具有良好的修复弹性(图 3-103)。海绵城市融入生态理念，充分利用场地铺装，提高雨水的自然积存和净化能力。“海绵城市”建设是在城市开发建设中，通过源头减排，采取设置屋面绿化、透水铺装、下凹式绿地和雨水调蓄等设施，使建筑与小区、道路与广场、公园和绿地、水系等具备对雨水的吸纳、蓄滞和缓释作用，有效地控制雨水径流，实现“小雨不积水、大雨不内涝、水体不黑臭、热岛有缓解”。从源头控制径流系数、缓解城市内涝、削减城市径流污染负荷、节约水资源、保护和改善城市生态环境的有效设施，是新型的城市雨洪管理理念，是城镇可持续发展的重要手段。海绵城市常用的技术措施有绿色屋面，下凹式绿地，雨水花园，硬质透水铺装路面，雨水回用系统，雨水调蓄池等；医院建设工程需按照“海绵城市”的建设要求，考虑海绵措施。诊疗中心楼设置雨水调蓄池调节雨水排放；雨水调蓄水池可以将地块内的雨水高峰流量做暂存，待雨量高峰过后再由水泵将调蓄池中的雨水慢慢地排入市政管网；它既能规避雨量高峰对市政管网的冲击，又能减轻初期雨水中的污染物影响市政雨水管网的情况。

医院环境较容易被病原微生物污染，为避免接触交叉感染，室内公共区域的洗手盆、小便器、大便器、诊室及检验科的洗手盆、室内有无菌要求的卫生器具等均应采用非手动开关。

2. 精神专科类医院的设计要点

精神类专科医疗建筑的卫生间器具及消防设施的配置应从患者的特点出发，充分考虑使用的安全性。

医院患者用沐浴热水的设施均考虑设置防烫伤措施，确保患者的住院用水的安全性。为避免病患利用给排水、消防设施肇事、肇祸，精神类专科医院的给水、排水及消防管线应采用暗装的方式；淋浴喷头应采用与墙或吊顶齐平的安装方式；在病区设置的自动喷水灭火系统的喷头宜采用隐蔽式或齐平式喷头。

病区设置的卫生洁具要求考虑患者使用的安全性出发做选型，不得选用有尖锐突出部、易碎情况的产品。

病区内消火栓的选型应避免采用玻璃门，选用钢制、铝合金制或者不锈钢制的产品，设于医护人员监管不便部位时，尚需考虑采取安全防护措施。

总之，患者使用、停留及医护照看不便区域的设施应简单、牢固、耐用。

3.7 精神专科医院的结构设计要点

3.7.1 深基坑围护设计与实践

1. 设计原则及结构选型

深基坑工程是工程建设领域的重大风险源，稍有不慎就可能酿成巨大的工程事故。因此，基坑和周边环境的安全是基坑工程设计的首要目标。同时，作为临时性工程，经济和可持续也是设计需要考虑的重要因素。

1）安全性要求

影响基坑安全（主要为强度及稳定性）的主要因素为：①临时性工程导致的安全储备小；②地下工程面临水文、地质条件的不确定性大；③设计理论不成熟导致的理论与经验结合的设计模式。

《基坑工程技术标准》（DG/TJ 08—61）根据开挖深度划分基坑安全等级，开挖深度加深，安全等级及与之对应的控制指标相应提高。以上海精卫中心闵行项目为例，基坑安全等级及控制指标如表 3-23 所列，在满足控制指标的前提下进行结构的强度验算。

表 3-23　基坑安全等级及控制指标

单体	开挖深度 H/m	基坑安全等级	控制指标
车库基坑	11.6	二级 12 m＞H≥7 m	$\gamma_{RL}\geq 1.90$ $\gamma_{RQ}\geq 1.10$ $\gamma_{RZ}\geq 1.25$

注：γ_{RL} 为坑底抗隆起安全系数；γ_{RQ} 为抗倾覆安全系数；γ_{RZ} 为整体稳定性安全系数。

2）环境保护要求

受限于土体特性，基坑工程必然会对周边环境产生影响。当工程场地周边分布有建（构）筑物、地下管线、市政道路等保护对象时，环境的容许变形量成为基坑工程设计和施工的主要制约因素。

《基坑工程技术标准》（DG/TJ 08—61）根据被保护对象的重要程度及其与基坑的距离确定环境保护等级，等级越高，围护结构容许变形量越小。以上海精卫中心闵行项目为例，基坑与周边环境的位置关系如图 3-104 所示，车库基坑西侧的科研楼、报告厅和古树、东侧道路及管线位于基坑变形影响范围内（2～3 倍基坑开挖深度），在施工过程中需要重点保护。基坑环境保护等级及变形控制指标如表 3-24 所列。

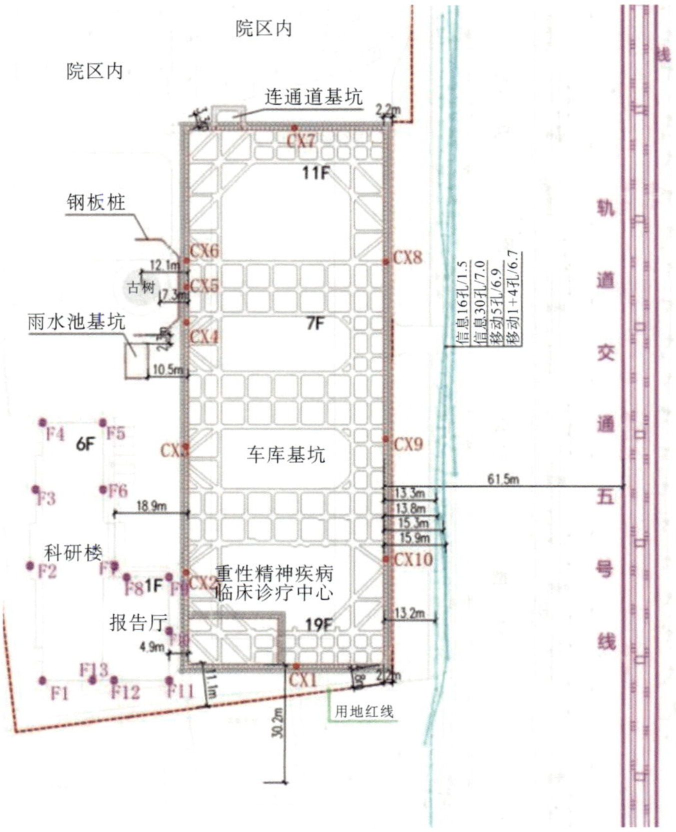

图 3-104　基坑周边环境图

表 3-24　基坑环境保护等级及控制指标

单体	环境保护等级	控制指标
车库基坑	西侧近既有桩基础建筑二级	$\delta_1 \leqslant 34.8$ mm(0.30%H) $\delta_0 \leqslant 29.0$ mm(0.25%H)
	其余三级	$\delta_1 \leqslant 58.0$ mm(0.50%H) $\delta_0 \leqslant 46.4$ mm(0.40%H)

注：δ_1 为围护结构最大侧移，δ_0 为坑外地表最大沉降。

3）经济性及可持续发展的要求

基坑工程属于高能耗项目，围护结构需要大量的混凝土、钢材等。因地制宜地选用围护形式，节约资源，降低工程造价，是基坑工程实现可持续发展的必然要求。

以上海精卫中心闵行项目为例，地库基坑一般区域开挖深度为 11.6 m，承台区域最深 13.6 m，局部深坑区域最深 16.0 m，属于上海地区典型的“深基坑”工程。开挖深度深，地质条件差（坑底附近为淤泥质软土），需要合理选用围护形式，确保基坑安全。可供比选的围护形式为型钢水泥土搅拌墙（SMW 工法）、钻孔灌注桩＋止水帷幕及地下连续墙。

型钢水泥土搅拌墙［SMW 工法，剖面示意如图 3-105(a)所示］是在水泥土搅拌桩中插入型钢形成的既挡土又止水的围护结构，一般适用于面积适中、开挖深度 11 m 以内、环境保护要求一般的基坑工程。在围护结构变形较小的前提下，型钢水泥土搅拌墙结构抗渗性较好。典型项目如图 3-105(b)所示。

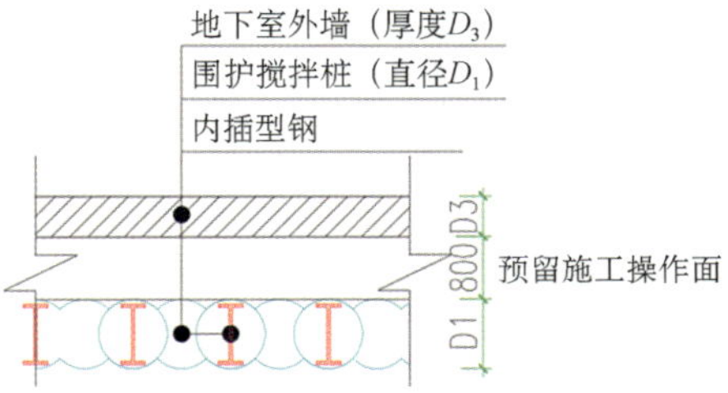

(a) 剖面示意图

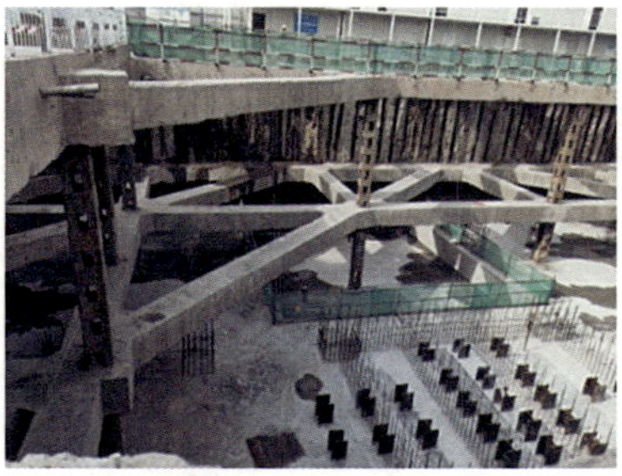

(b) 围护桩实景
（开挖深度10 m,SMW工法桩+两道钢筋混凝土支撑）

图 3-105　SMW 工法桩

钻孔灌注桩排桩＋止水帷幕［剖面示意如图 3-106(a)所示］是传统的基坑围护结构形式，由钻孔灌注桩挡土，止水帷幕挡水，应用广泛。其施工工艺简单，质量易于控制，施工时对周边环境影响小，一般适用于开挖深度 14 m 以内的基坑工程。典型项目如图 3-106(b)所示。

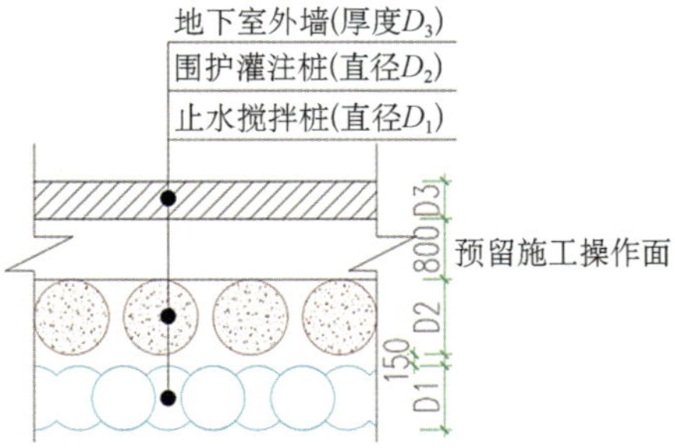

(a) 剖面示意图

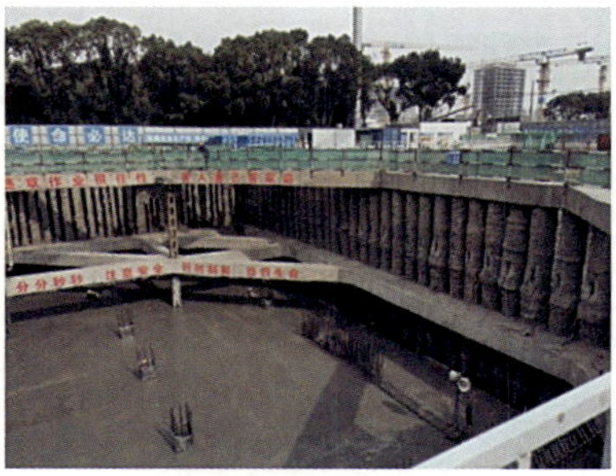

(b) 围护桩实景
（开挖深度11 m,钻孔灌注桩+两道钢筋混凝土支撑）

图 3-106　钻孔灌注桩

地下连续墙［剖面示意如图 3-107(a)所示］在上海地区是一种传统和成熟的围护形式，通过分幅设置的墙体形成刚度大，整体性好的围护体系。适用于开挖深度超过 14 m 或不超 14 m 但周边环境保护要求较高的基坑。典型项目如图 3-107(b)所示。

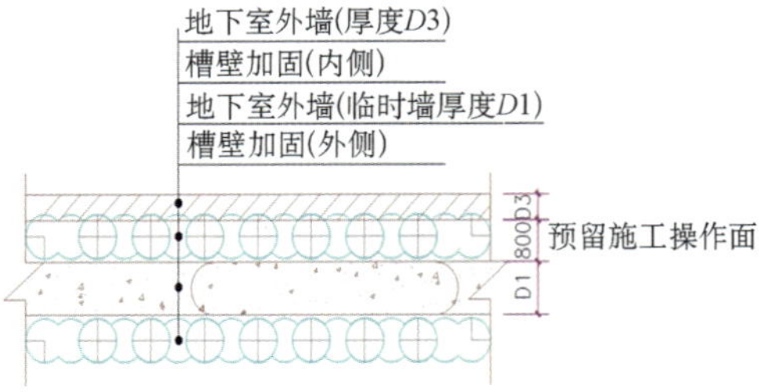

(a) 剖面示意图

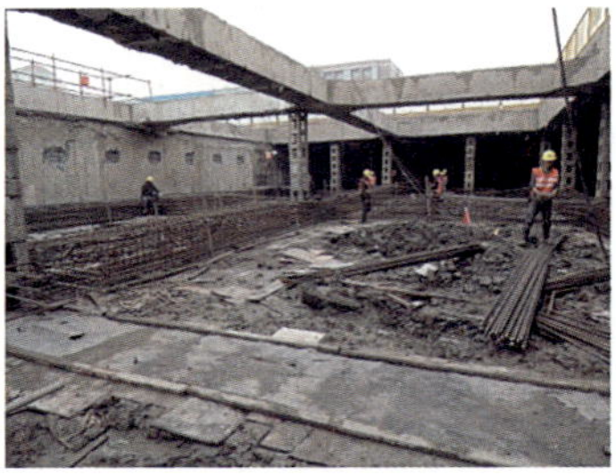

(b) 围护墙实景
(开挖深度10 m，近轨交，地墙+两道钢筋混凝土支撑)

图 3-107 地下连续墙

通过比选，遵循安全可靠、经济合理、技术可行、施工便利及可持续发展的原则，建议采用钻孔灌注桩+止水帷幕的形式，比选过程见表 3-25。

表 3-25 车库基坑围护结构比选表

围护形式	安全性	环境保护	止水效果	施工效率	经济性
SMW 工法	开挖深度 10 m 左右适用性较好	变形控制能力一般，型钢回收时会产生二次变形	当围护桩变形稍大时，易发生渗漏	工艺简单，施工效率最高	经济性最优
钻孔灌注桩	开挖深度 14 m 以内，适用性较好	刚度大，可根据环境保护要求调整桩径，适用性较好	止水帷幕单独设置，止水效果可靠	施工效率稍低，可通过合理安排工序，缩短工期	较 SMW 工法高约 20%，较地下连续墙低约 30%
地下连续墙	开挖深度大于 14 m，适用性好	整体刚度大，变形控制能力最好	止水效果最可靠，且渗漏点易发现	施工工艺复杂，对场地要求高，施工效率低	造价最高，经济性最差
选型小结	结合基坑的特点：a. 开挖深度深；b. 开挖面附近为深厚的第③层软土层，土质较差；c. 浅部第$③_j$层砂质粉土层，渗透系数大，浅部赋存有第$④_2$层微承压含水层需要隔断，止水效果要求高；d. 邻近院内既有建筑，环境保护要求高，综合以上特点，建议采用钻孔注桩+止水帷幕的围护形式(典型剖面详见图 3-108)				

2. 针对基坑特点及难点的对策

“开挖深度深”是上海精卫中心闵行项目基坑工程最突出的特点，由此导致周边环境保护、地下水及局部深坑处理难度增加。设计采用了多种针对性措施，满足了经济性及可持续发展的要求。

1) 对周边环境的保护措施

(1) 科研楼及报告厅距离基坑最近不足 5 m，保护要求很高，考虑基础形式为桩基，具有一定的抗变形能力，采用如下保护措施减小基坑施工的影响(图 3-108)：

① 为减小首道支撑施工阶段的影响，采用外侧搅拌桩内插槽钢的措施；

② 钻孔灌注桩桩径增大至 Φ1 100，采用旋挖工艺施工，保证围护桩质量。

(2) 古树距离坑边最近约 7 m，据《上海市古树名木和古树后续资源保护条例》，古树保

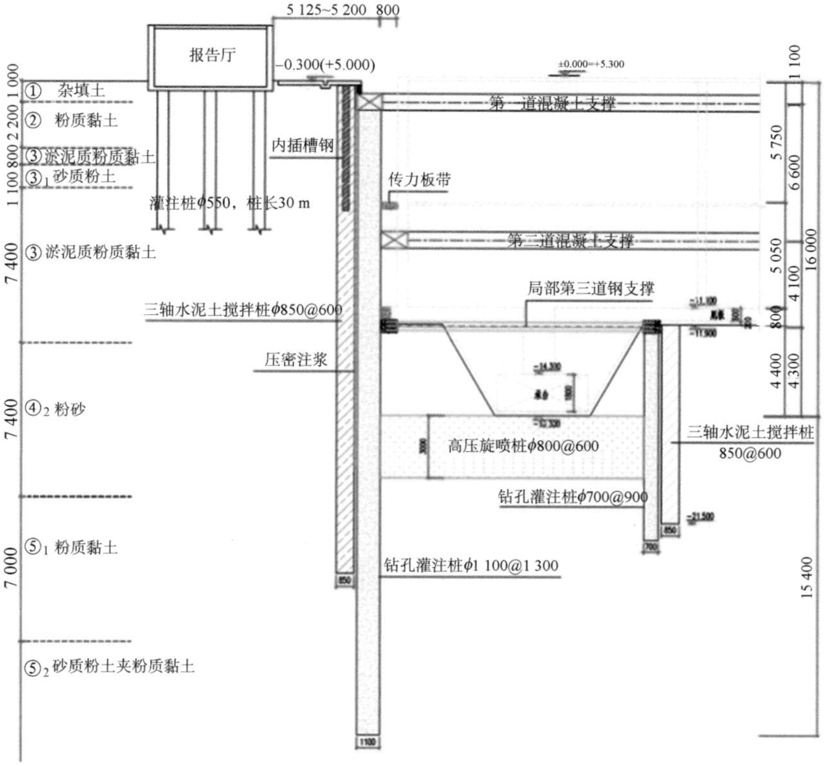

图 3-108　地库基坑近报告厅区域围护结构剖面图(单位:mm)

护区范围为树冠垂直投影外 5 m,为隔离水泥浆对古树根系的不利影响,采用措施如下:

① 在保护区外设置 12 m 长拉森四号钢板桩;

② 采用 U 字形开口布置,保持土壤的透水、透气性。

2) 针对潜水、(微)承压水的应对措施

场地内水文地质条件复杂,基坑开挖过程中会涉及潜水疏干及微承压水降压等问题。

(1) $③_j$ 层潜水及$④_2$ 层微承压含水层层顶埋深小于基坑开挖深度,基坑开挖期间会揭露,采用措施如下:

① 结合$④_2$ 层的埋置深度及搅拌桩设备的施工能力,将三轴水泥土搅拌桩止水帷幕的深度加深至 23.6 m,确保对$③_j$ 及$④_2$ 层的隔断效果;

② 在坑内设置联合降水井,对$③_j$ 层潜水进行疏干兼做$④_2$ 层的泄压及疏干井;

③ 在坑外设置潜水及承压水水位观测井,及时监测水位的动态。

(2) $⑤_2$ 层微承压含水层,在开挖局部深坑区域时有突涌风险,可选措施为隔断、悬挂或不设置针对微承压含水层的止水帷幕。由于含水层赋存深度为 24.2~41.4 m,若采用隔断或悬挂帷幕,帷幕长度将超过 30 m,需采用超深三轴、TRD 或 CSM 等工艺,止水帷幕造价将增加 600 万元以上。同时考虑承压水降压主要影响对象为坑边的桩基础建筑,有一定抗变形能力,故采用如下措施:

① 不设置针对该微承压含水层的止水帷幕;

② 坑内设置降压井，严格落实“按需降压”的要求，“适时”“适量”降压，加快施工进度，缩短降压时间；

③ 坑外布置观测井兼备用回灌井，依据水头及变形监测情况，适时回灌。

3）针对底板局部落深的对策

底板区域承台厚、落深多，按照一般设计经验，落深大于 1.5 m 的局部深坑需采用搅拌桩或旋喷桩加固。在安全的前提下，从经济性考虑，采用措施如下：

① 考虑坑底附近地质特点（$④_2$ 层灰色粉砂层，疏干后强度较高），对于落深小于 2 m 的非贴边承台及局部深坑区域，采用降水加固的方式（降水井加深，滤管加长），如图 3-109 所示，此项节约造价约 150 万元；

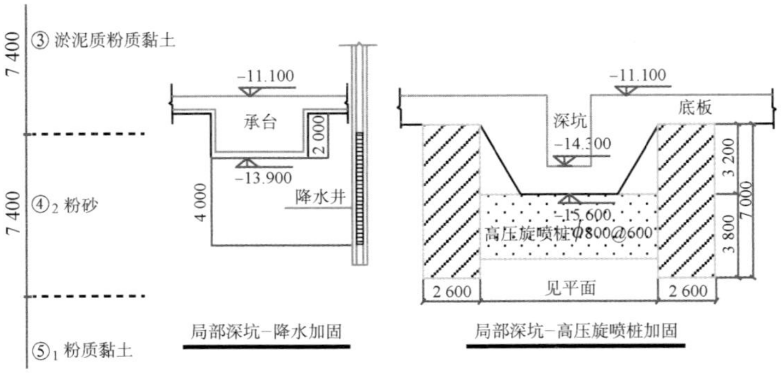

图 3-109 地库基坑坑内加固典型剖面图（单位：mm）

② 对于落深大于 2 m 的局部深坑，采用高压旋喷桩加固及封底的方式；

③ 对于落深 4.4 m 的贴边深坑，采用局部设置围护灌注桩＋局部设置第三道支撑的方式。

3. 监测情况

设计成果需要经过实践的检验，基坑监测结果是基坑状况最直接的反映。通过分析基坑在各个施工工况下的监测结果，可以实时掌握基坑现状。

1）施工工况

地库基坑的施工工况：①工况 1：开挖第一层土方，施工第一道支撑；②工况 2，开挖第二层土方，施工第二道支撑；③工况 3，开挖第三层土方，施工垫层、底板及换撑；④工况 4，拆除第二道支撑，施工地下二层结构及换撑；⑤工况 5，拆除第一道支撑，施工地下一层结构及换撑；⑥工况 6，基坑回填。

2）监测结果与分析

在基坑施工过程中，对围护体中围护桩顶位移、围护墙体测斜、坑外水位、地表沉降、立柱隆沉及轴力进行监测，并对基坑周围建筑物、管线等变形进行监测。其中，较直观反映基坑变形的是灌注桩测斜及建筑物的沉降监测数据。

如图 3-110 所示为钻孔灌注桩在基坑施工期间的测斜变形监测曲线，从图中可以看到：①总体上，围护桩的变形随开挖深度的加深而增大；②在开挖到第二道支撑时围护桩变形（最大变形 30.22/18.21 mm）继续发展，直至支撑形成（最大变形 42.12/32.73 mm），此阶段变形占总变形量的 60/43%；③在开挖至坑底时围护桩变形（最大变形 55.08/50.94 mm）继续发展，直至底板形成（最大变形 59.29/60.82 mm），此阶段变形占总变形量的 25/37%，且变形主要集中在坑底附近，桩底在这一阶段也发生了近 20～30 mm 向坑内的位移；④拆撑阶段变形增量不显著，主要变形发生在坑底以上，此阶变形占总变形量的 15%～20%左右。

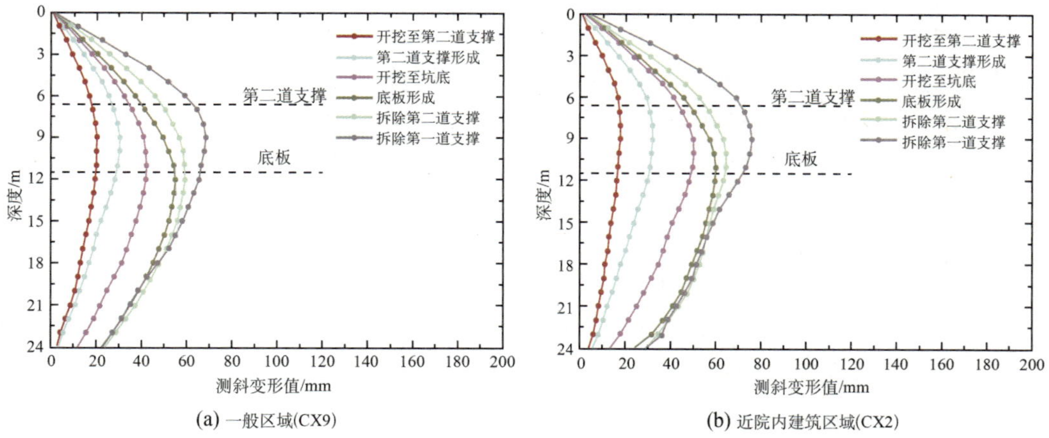

图 3-110　钻孔灌注桩侧斜变形监测曲线

以上监测结果表明：①坑外动载对围护桩变形影响较大。由于 CX9 邻近施工栈桥区域，坑边动载频率较高，第二道支撑形成过程中变形发展速率显著大于 CX2 区域。②围护桩底的嵌固作用与水文条件相关。CX9 区域桩底位于第⑤$_1$ 层粉质黏土层，土质一般，嵌固作用不显著，表现为桩底发生一定位移。但桩底位于第⑤$_2$ 层砂质粉土层中的 CX2 区域，土质较好，桩底也发生类似位移，主要原因为该层微承压水的降压导致桩底位移有一定程度的发展。

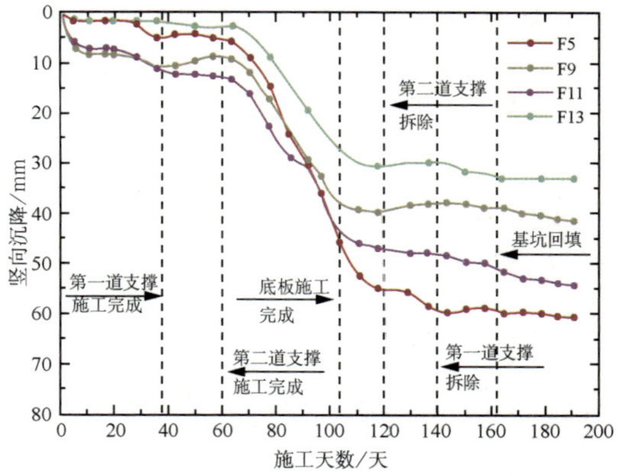

图 3-111　近车库基坑周边建筑沉降监测曲线

图 3-111 为在车库基坑施工过程中（桩基施工至变形稳定）院内建筑沉降监测曲线。从图中可以看到，居民楼变形可以分为三部分：第二道支撑施工完成前阶段（约占总变形量 15%），底板形成前阶段（约占总变形量 75%）及底板完成后阶段（约占总变形量 10%）。

根据监测结果分析可知，对于桩基础建筑，基坑开挖对其的影响可以分为两个部分：①基础下土体水平应力卸载导致的基础沉降。如第二道支撑形成之前及底板形成后，但总体影响程度不大。②桩底持力层降压引起的基础沉降。如第二道支撑形成至底板形成的阶段，由于承压水的抽降，沉降变形发展最快。因此，落实“按需降压”的要求，加快施工进度，尽量减少降压抽水量、缩短降压时间是保护周边环境的有效手段。

3）结论

以上海精卫中心闵行项目深基坑工程为例，介绍了在深厚软土地区，针对开挖深度深、周边环境保护要求高及承压水问题突出等特点及难点，设计所采取的一系列围护措施。监测结果显示，基坑及周边环境在施工过程中均处于安全可控的状态。

（1）钻孔灌注桩＋三轴水泥土搅拌桩止水帷幕的围护形式，止水效果可靠，变形控制效果较好，对于土质差、挖深深（12 m 以内）及环境保护要求高的深基坑工程适用性较好。

（2）（微）承压水的控制、局部深坑的加固等，应在安全的基础上，充分利用有利的地质及水文条件，节约工程造价，体现基坑工程的经济性及可持续发展的特点。

（3）影响围护体变形的因素较多，在基坑施工的过程中应遵循控制坑边超载、缩短土方开挖后支撑的形成时间、适时适量抽取承压水、注重信息化施工等原则，减小基坑施工对周边环境的影响。

3.7.2 结构设计要点概述

结构是建筑的骨骼，要承受建筑中各种力的作用，来形成支撑体系，是建筑物赖以存在的物质基础，通过满足技术要求来满足建筑的使用功能，形成特定的建筑造型。好的结构设计可以在资源上节约成本支出，还能够实现在有限条件下建筑功能水平的最优化，提高空间的利用率。

在工程方案阶段进行时，结构专业便应该提前介入方案设计，结合建筑平面布置的使用要求，根据建筑平面布置、建筑高度等，在满足受力合理、传力明确及经济节约的设计原则下，选择适合的结构形式。建筑高度对结构形式影响极大，多层医院一般采用框架结构，高层医院根据布局形式可采用框架结构、框剪结构、核心筒结构等不同形式。

3.7.3 结构选型分析

结构选型是在建筑设计过程中，根据项目的特点和要求，选择合适的结构形式和材料。结构前期应从装配率要求、建筑使用空间、结构造价等方面进行多方位对比，选择合适的结构设计方案。

1）装配率对比

以上海精卫中心闵行项目为例，诊疗中心综合楼属于高层建筑，位于上海市闵行区，单体需满足《上海市装配式建筑单体预制率和装配率计算细则》（沪建建材〔2019〕765 号）要求，为满足装配率，单体一般可采用为钢结构或预制混凝土结构（PC 结构）两种结构类型，表 3-26 所列为钢结构与 PC 结构优缺点对比分析。

表 3-26 钢结构与 PC 结构优缺点对比分析

钢结构	PC（预制构件）结构
优 点	
结构自重较轻，基础造价较低	造价较低

（续表）

钢结构	PC(预制构件)结构
施工便利，可节省工期	
地下柱截面尺寸较小，提供实际使用面积	维护简单
缺 点	
造价略高	结构自重偏大，基础造价偏高
维护期较短，3～5年需进行面漆维护	需构件厂家预制结构构件，施工场地堆放要求较高，施工工期较长
	结构柱截面尺寸较大，降低建筑实际使用率
	预制结构工艺难度较高，施工质量难以把控

预制混凝土结构即为常见的PC结构，常用于住宅等民用建筑，适用于较为规整的建筑类型，而医院建筑由于使用功能的多样性，难以做到各楼层的标准化。上海精卫中心闵行项目前期向专业预制公司进行了咨询，咨询公司出具报告显示，若采用PC结构形式，综合楼中合适的预制梁、柱、板比例不高，最终预计建筑预制率约为31.46%，不满足上海40%预制率要求。咨询公司另外提供了预制率降低可行性分析说明，说明显示预计降预率不超过5%，仍然无法满足上海对预制率的要求。采用钢框架方案时，梁、柱均为钢结构，板采用钢筋桁架楼承板，均可按预制构件考虑，构件预制率约为57.5%，可以满足上海相关预制率40%预制率的要求。

2）建筑使用空间对比

结构构件大小对建筑使用功能影响较大，从结构构件截面大小来分析，钢筋混凝土结构相较于钢结构，构件的截面一般放大30%以上。以上海精卫中心闵行项目为例，采用PC结构时，框架柱截面一般为1 200 mm×1 200 mm及1 000 mm×1 000 mm；而采用钢结构时，柱截面一般为800 mm×800 mm及700 mm×700 mm；PC结构梁高为800 mm，钢结构梁高为500 mm。PC结构对建筑实际使用面积、楼层净高有较大影响，钢结构对建筑实际使用影响更小。

3）建筑造价对比

从结构成本上考虑，PC结构相较于钢结构有一定优势，一般认为，地上部分钢结构造价相较于PC结构提高10%～20%，但考虑到建筑自重多于建筑基础的影响，钢结构在基础部分可以节省约20%造价，建筑高度越高，两种结构形式影响越小，一般PC结构造在多层及小高层建筑中造价优势较大，但对于高层建筑，PC结构造价优势不再明显。

4）结构选型总结

综上所述，不同结构形式适用的建筑高度不同，根据建筑方向的不同，结构形式的选择是多样化的，在上海精卫中心闵行项目中建筑总高度为80 m，属于高层建筑，综合装配率、使用空间、结构造价等多方面的影响，最终上海精卫中心闵行项目选用少墙钢框架结构。

3.7.4 上部结构设计

上海精卫中心闵行项目建筑单体为大底盘多塔结构，上部共两个塔楼，北塔地上 12 层，屋面高度 47.655 m；南塔地上 19 层，屋面高度 79.15 m，在 1～7 层范围内，两塔楼连体形成大底盘。平面最大长度约 123 m，最大宽度约 31 m。主要功能为医疗用房。

结构体系采用少墙钢框架结构体系（底部框架倾覆力矩比大于 50%），墙体采用防屈曲波纹钢板剪力墙形式。其中，防屈曲波纹钢板剪力墙在大震时仍保证弹性，提供刚度，中震和大震下的附加阻尼采用黏滞阻尼墙提供。标准层的钢梁典型截面为 $H\times B\times t_w\times t_f=500\ \text{mm}\times400\ \text{mm}\times12\ \text{mm}\times30\ \text{mm}$ 和 $H\times B\times t_w\times t_f=400\ \text{mm}\times200\ \text{mm}\times8\ \text{mm}\times12\ \text{mm}$；钢柱典型截面为 BOX 800 mm×600 mm×30 mm 和 BOX 600 mm×500 mm×24 mm；楼板采用钢筋桁架楼承板。图 3-112 为结构建模展示。

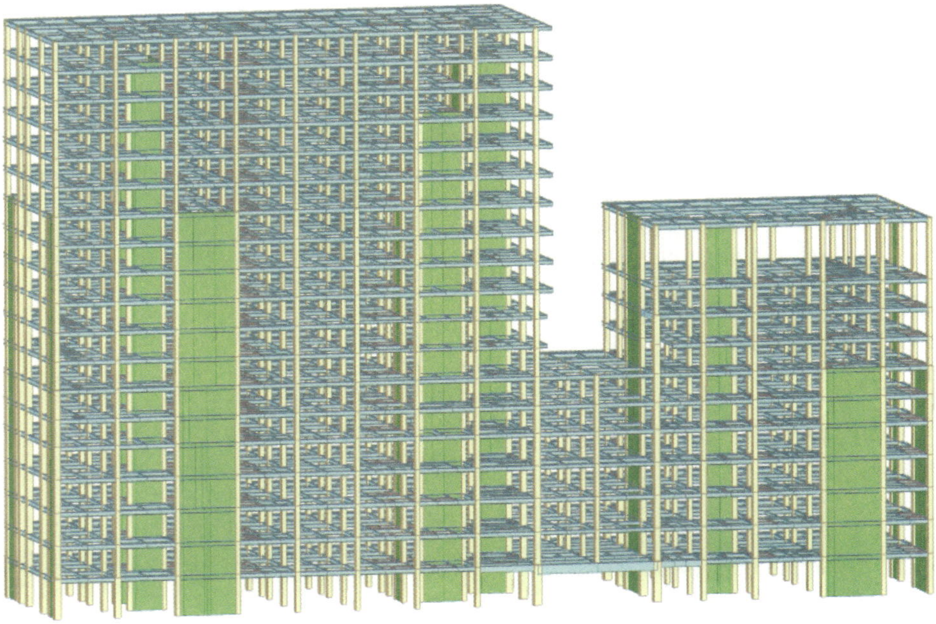

图 3-112 结构建模

上海精卫中心闵行项目单体预制率的计算依据是《上海市装配式建筑单体预制率和装配率计算细则》（沪建建材〔2019〕765 号）。该计算细则适用范围包括混凝土结构、钢结构、竹木结构和混合结构等结构类型，涵盖剪力墙结构、框架结构、框架-剪力墙（筒体）结构及框架-支撑结构等结构体系。塔楼的预制率为 57.5%，满足装配式建筑预制率不低于 40% 的要求。表 3-27 所列为诊疗中心单体预制率计算。

表 3-27 诊疗中心单体预制率计算

构件类型权重	权重系数	修正系数	预制比例	构件预制率
墙	0.25	0.90	0	0

（续表）

构件类型权重	权重系数	修正系数	预制比例	构件预制率
柱/斜撑	0.20	1.00	100%	20%
梁	0.25	1.00	100%	25%
楼板	0.25	0.30	100%	7.5%
楼梯	0.05	1.0	100%	5%
建筑预制率				57.5%

上海精卫中心闵行项目地下室共2层，建筑功能为设备用房和地下车库等，采用钢筋混凝土框架结构，局部结合建筑隔墙、楼电梯间墙及汽车坡道设置混凝土墙，增加地下室的整体刚度。地下室为整体地下室，相关范围内地下室顶板无大开洞，故可将结构的嵌固端设置在地下室顶板中，室内楼板为厚度 180 mm 的单向板，室外覆土区域考虑防水构造，采用 250 mm 板厚的梁板结构。刚度比满足地下一层结构楼层侧向刚度大于一层结构楼层侧向刚度 2 倍(剪切刚度)的要求。

防屈曲波纹钢板墙是同济大学研发的一种新型耗能-抗侧双功能构件，具有较大的面外刚度和屈曲承载力。其中，波纹钢板通过采用最优波型和控制整体高宽比、宽厚比等重要参数，可保证其在水平抗侧力作用下，不需要额外设置面外约束就能充分发挥其耗能能力，在达到极限承载力之前不会发生屈曲，滞回性能强且稳定。在设计中，通常让其在小震作用下保持弹性，为结构提供抗侧刚度，在大震作用下进入屈服并耗散地震能量，能为结构提供一定刚度并提高结构延性。相比屈曲约束支撑，防屈曲波纹钢板墙的优点是布置灵活，不需满跨布置，只需在柱边有隔墙的位置小范围布置，满足建筑对空间的要求。

上海精卫中心闵行项目由于梁柱截面受限，中震及大震结构刚度不足，在结构设计中，采用防屈曲波纹钢板墙，使其在中震及大震情形下提供刚度，有效调节和改善结构位移角、位移比、周期比和上下层刚度比。

防屈曲波纹钢板墙基本构造如图 3-113 所示。其中，波纹钢板在水平力作用下，可达到全截面剪切屈服，且剪力均匀分布，但波纹钢板不承受竖向荷载和面内弯矩；两侧边缘构件主要承担竖向荷载和倾覆弯矩，同时也为波纹钢板提供足够的边界约束，以保证其充分发挥抗侧和耗能能力。

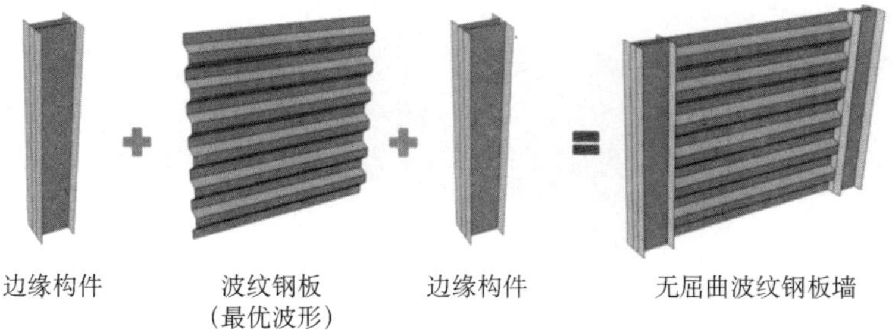

图 3-113 防屈曲波纹钢板墙基本构造

在水平力作用下，波纹钢板墙的变形由 n 个单波的变形串联而成，波形参数如图 3-114 所示。

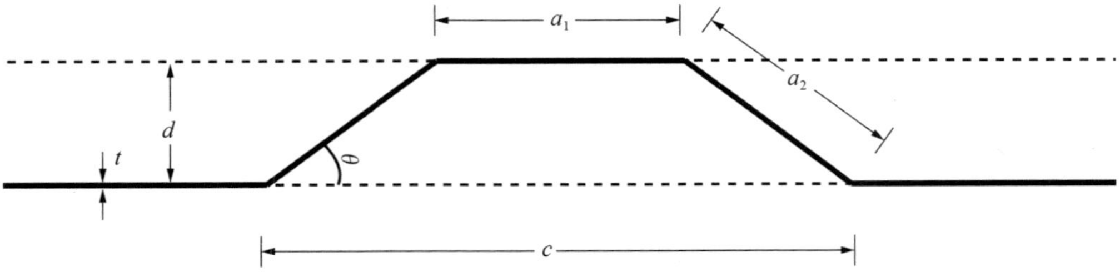

图 3-114　防屈曲波纹钢板墙波形参数

单波的主要变形包括剪切变形和扭转变形两部分，如图 3-115 所示。

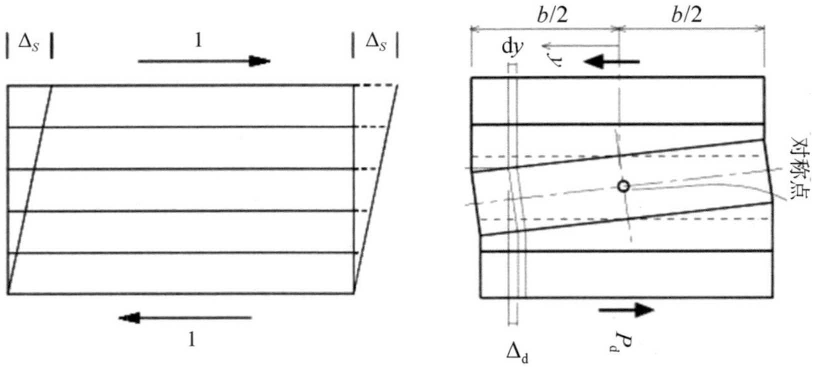

(a) 单波剪切变形　(b) 单波扭转变形

图 3-115　防屈曲波纹钢板墙基本原理

根据现有研究结果，在单位水平力作用下，单波的剪切刚度为

$$K_s=\frac{1}{\Delta_s}=\frac{Eta}{4(1+\upsilon)(a_1+a_2\cos\theta)}$$

其中，υ 和 E 分别为钢材泊松比和弹性模量，t 和 a 分别为墙厚和水平方向长度，α_1 和 α_2 为单波波型的尺寸参数。

单波的扭转变形则假定单波截面在扭转或弯矩作用下绕对称点变形，通过能量法得到单波的扭转刚度为：

$$K_d=\frac{1}{\Delta_d}=\frac{Et^3a^3}{144Dd^3a_1^2}$$

其中：

$$D=\frac{a_1^2}{8d(a_1+a_2\cos\theta)}$$

依据 n 个单波串联的关系，得到防屈曲波纹钢板墙的弹性抗侧刚度设计公式为：

$$K=\frac{1}{n\left(\frac{1}{K_s}+\frac{1}{K_d}\right)}$$

另外，近似地将波纹钢板墙等效成传统四边连接钢板墙，借鉴后者对其边缘柱的刚度需求公式，可得到防屈曲波纹钢板墙边缘构件的刚度需求公式为：

$$I_c=\frac{0.003\ 07\ t_w b^4}{a}$$

防屈曲波纹钢板墙耗能能力和变形能力的已有理论和试验结果如图 3-116～图 3-118 所示及表 3-28 所列，从图、表中可以看出其滞回曲线饱满，具有良好的抗侧和耗能能力。

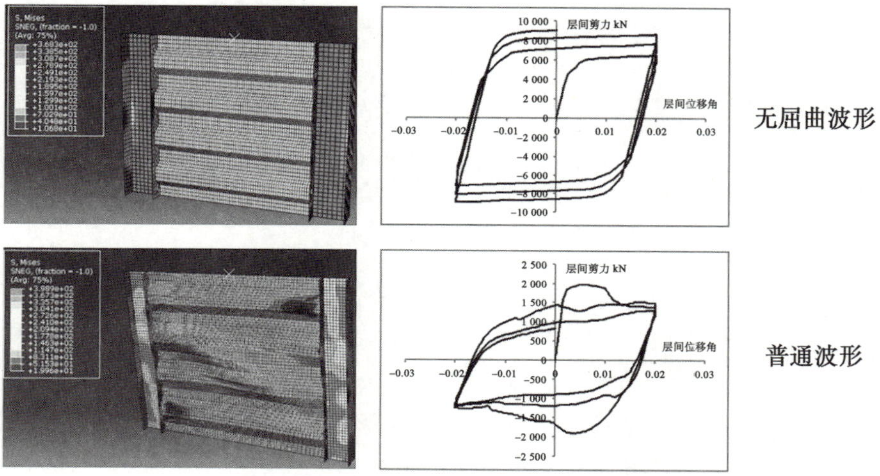

图 3-116　防屈曲波纹钢板墙有限元计算

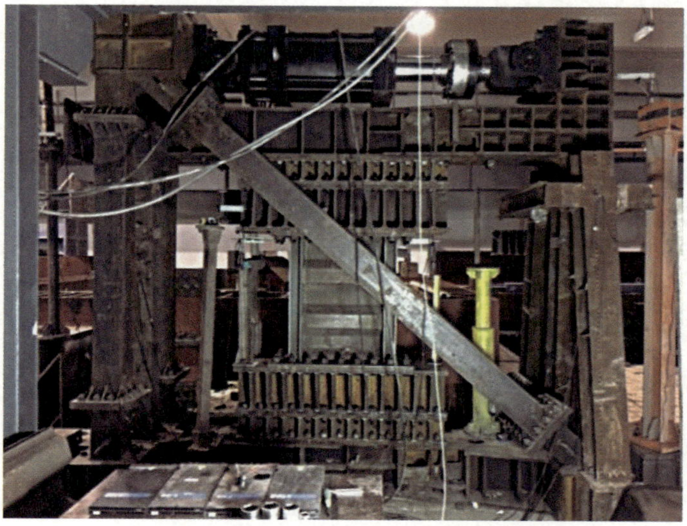
图 3-117　防屈曲波纹钢板墙试验

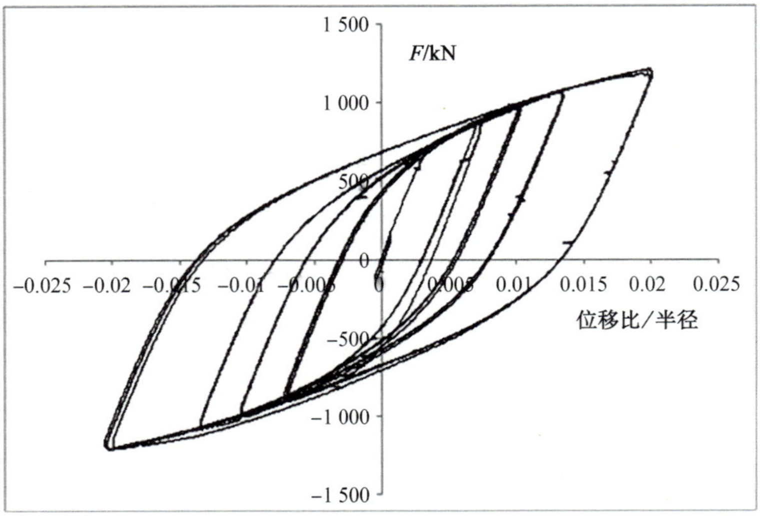

图 3-118 防屈曲波纹钢板墙试验滞回曲线

表 3-28 防屈曲波纹钢板墙性能参数

性能参数	理论值 T_1	试验值 T_2	相对误差 $(T_2-T_1)/T_1$
屈服承载力(kN)	753	785	+4%
弹性刚度(kN/mm)	186	172	−7%

上海精卫中心闵行项目结构形式为钢框架结构+无屈曲波纹钢板墙，上部结构为19层，建筑高度为79.15 m。抗震设防烈度为7度(0.1g)，场地类别为Ⅳ类，设计地震分组为第二组，场地特征周期为0.9 s。为提高结构的抗震性能，增设防屈曲钢板墙(BRW)，由于本工程对设防地震下位移角的需求较高，为适应上述要求，保证大震情况下BRW不屈服，仅为结构提供抗侧刚度。

3.7.5 地基基础设计

上部结构设计初步完成后，结构需根据上部结构选型结果、荷载等，配合项目地勘勘察报告，选择合适的基础结构形式。

根据上海精卫中心闵行项目勘察报告显示，本场地场地类别为Ⅳ类，属稳定场地。根据工程地质条件，场区抗震设防烈度为7度，设计基本地震加速度为0.10g，设计地震分组为第二组。据现场土层鉴别、原位测试及土工试验资料综合分析，场地地表以下20.0 m深度范围内，无饱和成层分布的砂质粉土层或砂土层分布，故不需要考虑地基土液化问题。不考虑软土震陷影响，场地环境类别按Ⅲ类考虑。场地内的地下水和地基土对混凝土结构有微腐蚀性；长期浸水及干湿交替时，地下水对混凝土中的钢筋具有微腐蚀性；地下水对钢结构有弱腐蚀性；对材料耐久性的要求需考虑上述影响。

地下水高水位埋深取设计室外地坪以下0.50 m，低水位埋深取设计室外地坪以下

1.5 m。图 3-119 及表 3-29 为工程地质情况及土层情况。

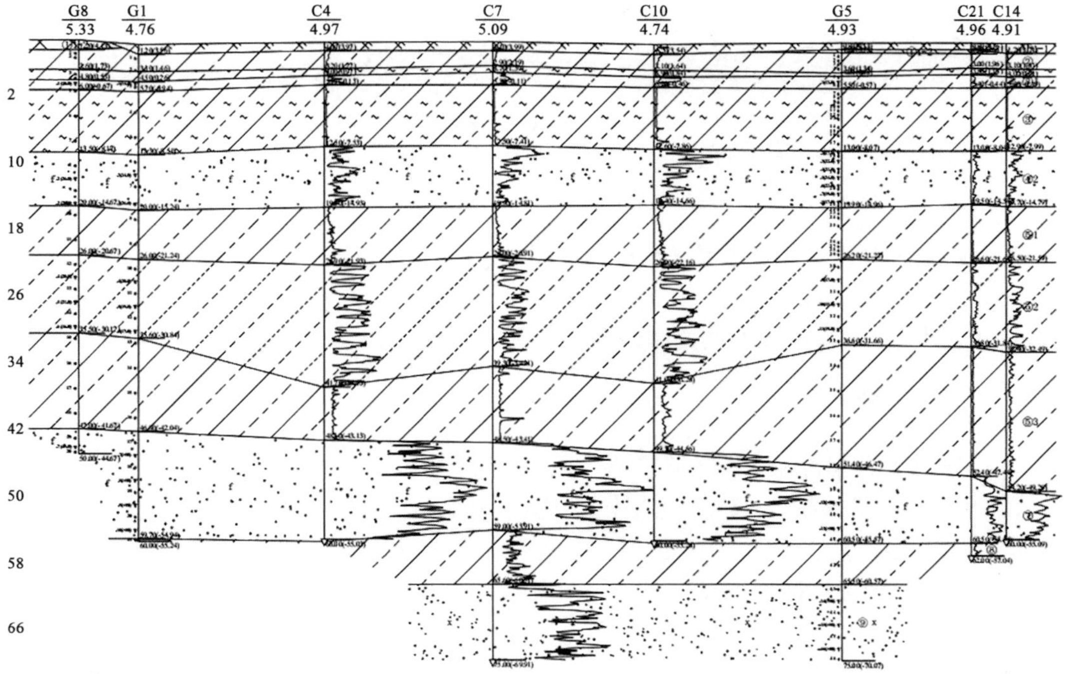

图 3-119　工程地质情况

表 3-29　场地土层情况

层序	土层名称	静力触探 P_s(MPa)	预制桩		钻孔灌注桩		抗拔承载力系数 λ
			f_s(Pa)	F_k(Pa)	f_s(Pa)	F_k(Pa)	
②	灰黄色粉质黏土	0.68	15		15		0.70
③	灰色淤泥质粉质黏土	0.51	15		15		0.70
$③_1$	灰色砂质粉土	2.60	6 m 以上 15		6 m 以上 15		0.60
			6 m 以下 40		6 m 以下 35		
③	灰色淤泥质粉质黏土	0.51	15		15		0.70
$④_2$	灰色粉砂	3.82	50	2 000	40		0.60
$⑤_1$	灰色粉质黏土	1.34	50		40		0.70
$⑤_2$	灰色砂质粉土夹粉质黏土	4.19	55	2 500	45	950	0.65
$⑤_3$	灰色粉质黏土夹粉土	1.84	65	1 800	55	700	0.65
⑦	灰色粉砂	21.39	115	7 500	75	2 300	

根据上海精卫中心闵行项目的特点及地质条件情况，基础拟采用桩基承台加筏板的形式，桩型为钻孔灌注桩。表 3-30 为各单体桩型汇总表。

表 3-30　各单体桩型汇总表

单体	桩型 1	桩型 2	备注
诊疗中心楼	P_1 700 mm 直径后注浆灌注桩 7 层/43～45 m 承压 3 500 kN	P_2 500 mm 边长预制方桩 抗拔桩/24 m 承压 1 150 kN 抗拔 750 kN	

底板厚度 600 mm。基础沉降计算采用 YJK，沉降为 0～20 mm，满足规范要求。

塔楼与裙楼及纯地下室之间不均匀沉降所产生的附加应力，以及楼层高差的变化将在设计中予以考虑，并将沉降差值控制在允许范围之内。

3.7.6　超限设计

上海精卫中心闵行项目单体高度未超限，但不规则项较多且存在特别不规则项。依据《建设工程抗震管理条例》，按照《高层民用建筑钢结构技术规程》(JGJ 99—2015)，并参照《建筑抗震设计规范》(GB 50011—2010)的相关要求，拟定上海精卫中心闵行项目抗震性能目标为 D 级(个别关键构件提高为 C 级)，具体如表 3-31 所列。

表 3-31　抗震设防性能目标

地震烈度		小震	中震	大震
规范抗震概念		小震不坏	中震可修	大震不倒
性能水准		性能水平 1	性能水平 3～4	性能水平 4～5
层间位移角限值		1/250	1/200	1/80
计算方法		弹性反应谱 弹性时程分析	弹性反应谱 动力弹塑性分析	动力弹塑性分析
程序		YJK/MIDAS BUILDING	YJK SAUSAGE	SAUSAGE
关键构件	二层转换梁、转换柱	弹性	抗剪弹性，抗弯不屈服	不屈服
	连体部位梁柱及内扩一跨梁柱 收进处上下各 2 层塔楼周边框架柱 钢板墙周边框架梁柱	弹性	不屈服	中度损坏
普通竖向构件	其他框架柱、钢板剪力墙	弹性	部分构件中度损坏	部分比较严重损坏
耗能构件	其他框架梁	弹性	中度损坏，部分比较严重损坏	比较严重损坏

（续表）

消能构件子结构	非消能构件的梁、柱	弹性	弹性	满足抗弯不屈服、抗剪弹性
	与消能器连接部件	弹性	弹性	弹性
	黏滞阻尼墙	滞回耗能	滞回耗能	不超过设计阻尼力
楼板	楼板	小震弹性	中震不屈服	/

小震时所有结构构件均处于弹性状态，控制结构层间位移角不大于 1/250。

中震时消能子结构处于弹性状态，关键构件按不进入屈服阶段控制，其中二层转换梁柱按抗剪弹性控制；普通竖向构件允许进入塑性状态，部分构件允许中度损坏；耗能构件允许中度损坏，部分构件允许较严重损坏。此外，控制结构层间位移角不大于 1/200。

大震时消能子结构连接部件处于弹性状态，非消能构件梁柱按抗剪弹性控制；关键构件允许中度损坏，其中二层转换梁柱不允许进入屈服阶段；普通竖向构件允许进入塑性状态，部分构件允许较严重损坏；耗能构件允许发生较严重损坏；控制层间位移角小于 1/80。

结构的抗震性能，如：弹塑性层间位移角、构件屈服的次序、结构的薄弱部位和整体结构的承载力不发生下降等通过动力弹塑性计算加以深入分析和确定。

结构采用 YJK 和 MIDAS BUILDING 两种不同力学模型的三维空间分析软件进行整体模型计算，模型如图 3-120 所示，采用弹性方法计算结构荷载和多遇地震作用下内力和位移，采用弹性时程分析法进行补充验算。计算模型中定义了竖向和水平荷载工况。其中，竖向工况包括结构自重、附加恒荷载、活荷载。水平荷载工况包括地震作用、风荷载。对于小震的水平地震分别考虑了双向地震以及偶然偏心的影响；水平地震作用采用了振型分解反应谱法，并采用时程分析法进行了补充计算；计算嵌固端取为地下室顶板。

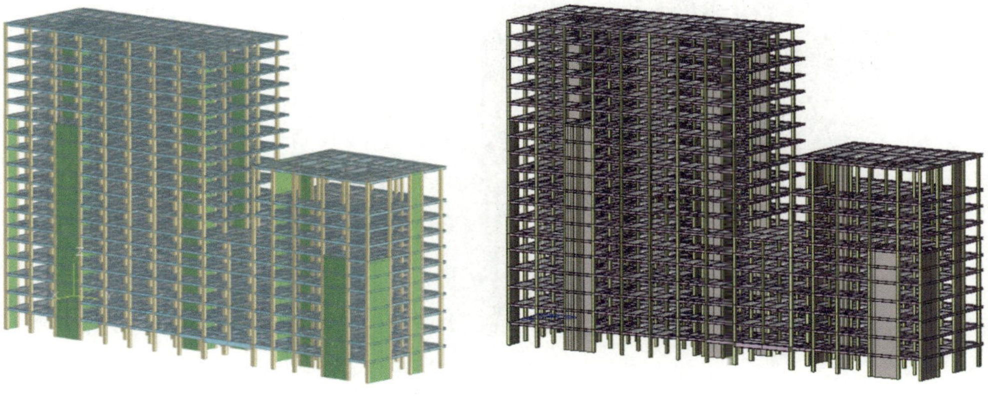

图 3-120 塔楼整体结构三维效果图(左为 YJK，右为 MIDAS BUILDING)

3.7.7 减隔震设计

根据《建筑工程抗震管理条例》要求，医疗建筑需采用减隔震设计，结构设计时需根据项目的特点、适用性选择采用减震或隔震设计，必要时可以进行相关减隔震方案对比。

减隔震即建筑隔震和建筑减震(结构消能减震)技术的简称。

建筑隔震是在房屋基础、底部或下部结构与上部结构之间设置由叠层橡胶隔震支座组成具有整体复位功能的隔震层,以延长整个结构体系的自振周期,减小输入上部结构的水平地震作用,达到预期防震要求。

建筑减震(结构消能减震技术)是在结构物某些部位(如支撑、剪力墙、连接缝或连接件)设置耗能装置,通过该装置产生摩擦、弯曲(或剪切、扭转)、弹塑性(或黏弹性)滞回变形来耗散或吸收地震输入结构的能量,以减小主体结构的地震反应,从而避免结构产生破坏或倒塌,达到减震控制的目的。

以上海精卫中心闵行项目为例,项目单体高度较高,钢框架结构刚度较弱,风荷载下位移角比较敏感,为满足设计规范要求,隔震支座多设置铅芯支座,并需要在隔震层设置抗风构造措施,导致减震系数较高,效果较差。而采用减震设计时,无须设置隔震层并附加抗风构造措施,减震阻尼器可以发挥较大作用,通过提高建筑阻尼比来满足建筑抗震需求。综合单体高度、建筑布局,减震效果和性价比等多方面因素考虑,选择采用减震设计。

消能器减震装置主要分为速度相关型及位移相关型等。速度相关型主要指黏滞消能器等,其中黏滞阻尼墙使用广泛,一般仅提供阻尼,不提供刚度;位移相关型中常见的为屈曲约束支撑(Buckling Restrained Brace, BRB)。其中BRB支撑特点为小震、中震时提供刚度,大震时进入屈服阶段提高建筑整体阻尼比,黏滞阻尼器及黏滞阻尼墙无法提供刚度,但小震、中震、大震均可提高建筑阻尼比。考虑到医院建筑中震下正常使用要求,BRB中震下无法提高阻尼比,故不考虑使用。黏滞阻尼器及黏滞阻尼墙主要差异为外形差异,黏滞阻尼器一般为筒式阻尼器,对建筑布局影响较大;黏滞阻尼墙可以与建筑墙体重叠,对建筑布局影响较小,如图3-121所示。

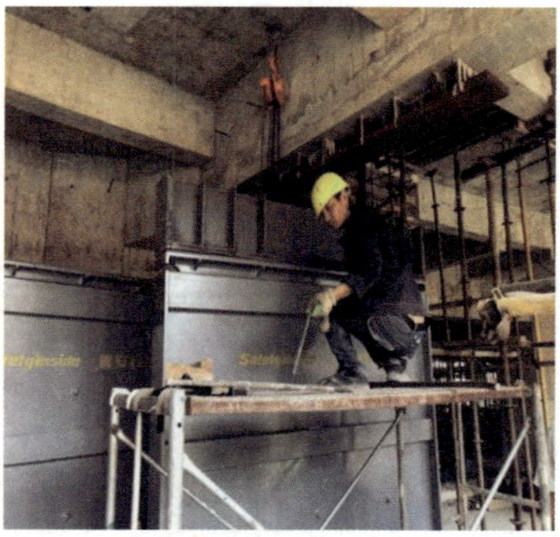
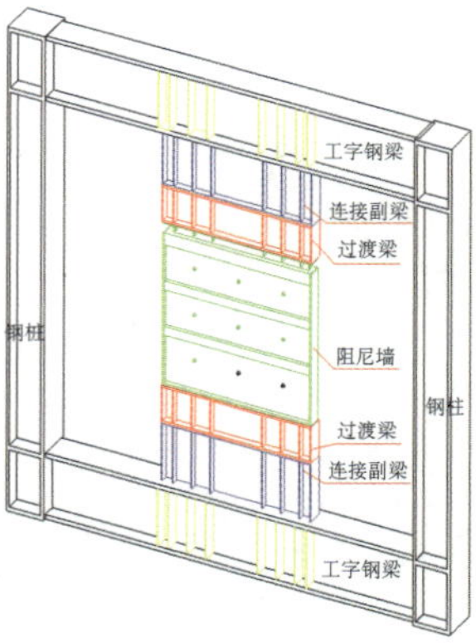

图 3-121　黏滞阻尼墙构造图及实物图

上海精卫中心闵行项目使用消能减震技术,其抗震设防目标为:当遭受低于本地区抗震设防烈度的多遇地震(小震)时,消能部件可发挥部分效能功能,主体结构不受损坏,可继续使用;当遭受相当于本地区抗震设防烈度的地震(中震)时,消能部件应充分发挥效能功能,主体结构的非主要构件可能发生破坏,但经一般修理或不需要修理仍可继续使用;当遭受罕遇地震(大震)时,消能部件应发挥最大效能,主体结构不致倒塌或发生危及生命的严重破坏。

为达到上述目标，进行下述概念设计和设计措施。

（1）概念设计：以强柱弱梁、强剪弱弯的原则贯穿本设计及以后的施工图设计，提高结构抗震的性能。

（2）消能减震设计：本工程为重点设防类（乙类）建筑，钢结构，消能器采用黏滞阻尼墙（VFW），小震、中、大震下均可耗能。消能子结构的构造措施按设防烈度提高 1 度实施；楼梯部分连接均按规范要求进行加强。消能子结构连接部件，按照大震弹性设计；消能子结构主体结构，按照中震弹性及大震不屈服设计。

3.7.8　消能减震技术

通过在建筑物的抗侧力体系中设置消能部件，由消能部件的相对变形或相对速度提供附加阻尼和附加刚度，来消耗输入结构的地震能量，减小结构的地震响应，提高建筑物的可靠性和安全性，对建筑有着重大意义。

本工程属乙类建筑，采用悬臂墙形式将黏滞阻尼墙（VFW）布置在填充墙位置，建筑功能基本不受影响。

（1）在消能减震设计中，主体结构的要求为：在多遇地震（小震）作用下，其建筑结构须完全保持弹性，且非结构构件无明显损坏；在罕遇地震作用下，其减震消能器系统仍能正常发挥功能。

（2）减震设计依据预期的水平向地震力和位移控制要求等参数，计算出减震结构所需求的附加阻尼比，据此选择适当的消能器，并配置在适当的位置。

（3）消能器配置在层间相对速度较大的楼层，同时采用合理形式增加消能器两端的相对速度，提高消能器的减震效率。

（4）消能减震结构设计时按各层消能部件的最大阻尼力进行截面设计。

（5）对含减震消能器的结构进行整体分析，分别进行小震、中震、大震下的时程分析。

（6）位于消能器之间传递作用力的构件与接合构件需适当设计，使其在罕遇地震作用下仍维持弹性或不屈状态。

消能减震结构主要是通过设置消能减震装置以控制结构在不同烈度地震作用下的预期变形，从而达到不同等级的抗震设防目标。

消能减震结构之所以能提高建筑抗震性能，消能器起了关键作用。如何比较准确地评估消能器的减震作用，是减震结构设计的首要问题。在减震结构设计中，引入附加阻尼比，可以在新的减震设计和传统抗震设计之间建立一座相互连通的桥梁。这样，就能有效地利用熟知的抗震设计方法来解决减震设计中的新问题。在对减震结构进行强度设计时，可以根据附加阻尼比来考虑消能器的作用，从而确定减震后的地震作用，减震效果可通过减震前后的结构位移、楼层剪力等来体现。

针对上海精卫中心闵行项目，其具体设计内容主要包括如下。

（1）确定 SAUSAGE 软件中结构的减震目标，确定消能器参数和数量，以及消能器的安装位置及形式；

（2）计算附设消能器的减震结构在多遇地震作用下的结构响应；

（3）进行时程分析，计算减震结构在设防地震下的附加阻尼比；

（4）在罕遇地震作用下，进行弹塑性位移验算，对承载力不足的构件进行相应调整，最后完成与消能器相连的消能子结构连接部件和消能子结构主体结构。

上海精卫中心闵行项目采用了黏滞阻尼器的消能减震技术。采用 SSG 有限元分析软件对结构在小中大震作用下的结构性能分别进行计算分析，得出以下几点主要结论。

（1）根据与 YJK 计算结果比较分析可知，采用 SSG 建立的模型是正确的。

（2）地震波的选取符合《建筑抗震设计规范》（GB 50011—2010）（2016 年版）的要求。

（3）上海精卫中心闵行项目所设置的 112 套黏滞阻尼器，在小震下可为结构附加 5.40％阻尼比；在中震下可为结构附加 3.06％阻尼比，满足中震附加 3％的需求目标；在大震下阻尼器为结构附加的最小阻尼比为 2.52％，效果较佳。

（4）该减震结构，在中震下最大位移角为 1/202，满足 1/200 的性能目标要求；在大震下最大位移角为 1/86，满足 1/80 的性能目标要求。

（5）该减震结构，在中震梁柱无损伤，可满足正常使用要求；在大震下为基本无损坏，结构的安全性能较为理想。

针对单体超限的情况，结构采取了以下应对措施。

（1）对扭转不规则，加强外围构件的刚度。

（2）对楼板开大洞楼层，上下相邻层楼板加强，上下层楼板加厚，双层双向拉通配筋。

（3）首层由于楼板标高变化，楼板面产生高差，为有效地传递结构水平力的作用，在楼面高低交界处（高差大于 0.6 m）的梁采用加腋的形式，同时对错层墙提高钢筋配筋率、错层柱采用抗震等级提高一级的抗震措施，并全高加密箍筋。

（4）对多塔结构竖向体形突变部位的楼板加强，采用钢筋桁架楼承板，楼板取 150 mm，进行楼板应力分析，根据分析结果进行双层双向拉通配筋，且控制配筋率不小于 0.25％；对体形突变部位上下层楼板加厚，取 130 mm。

（5）对多塔体型收进部位上、下两层塔楼周边竖向结构构件的抗震等级提高一级，减小体型收进处结构刚度的变化，确保上部收进结构的底部楼层层间位移角不大于相邻下部区段最大层间位移角的 1.15 倍。

（6）对转换梁及转换柱的抗震等级提高一级，控制小震下转换梁柱应力比不大于 0.80，增大转换梁刚度，控制转换梁挠跨比不大于 1/400。

（7）对穿层柱进行屈曲分析，确保穿层柱的稳定性。

（8）对连体部位梁柱及相邻一跨梁柱抗震等级提高一级。

3.8 精神专科医院的疗愈空间景观设计

3.8.1 疗愈空间景观建设的背景及必要性

（1）景观建设的背景：随着精神病学的推广与普及，昔日人们对精神疾病的病耻感在逐渐下降，国家精神疾病医学中心（上海市精神卫生中心）入驻知名视频网站 Bilibili，带动一大批在职的精神科医生开通了自己的账号，“在线接单治疗”使得年轻人将平日难以启齿的话，都愿意和医生诉说一下。这种得益于现代互联网的普及与院方不断地推动的科普工作，使得“宛平南路 600 号”这个昔日上海市民的调侃梗变成为医疗界中的“解忧杂货铺”，成了现代人的精神寄托。印有医院门牌号的手机壳、帆布袋等周边文创产品成为年轻人追逐的潮品。从避之不及到受人追捧，转变的是人们对精神疾病的认知。

（2）景观建设的必要性：优美自然的环境对舒缓情绪的作用不言而喻，最近流行的“公园 20 分钟效应”，在 2024 年的春天受到了追捧。2023 年《国际环境健康研究杂志》发表了一篇论文，研究人员发现，每天在户外待上一小段时间能够让人更加快乐。即便不做运动，只是到公园待上 20 min，也能让状态更好。虽然没有翔实科研数据背书，但是凭借朴素的感受判断，接触到自然、感受到自然，确实是无可置疑让人放松的方式。

在这种认知大前提下，上海精卫中心闵行项目对现有医院环境进行提升非常必要，一是具有疗愈辅助作用的景观能为患者及家人提升就医感受。二是还可以为工作紧张的医护人员提供片刻放松的场地，抚慰疲劳的身心。

不同于其他类型的公共建筑配套景观设计，上海精卫中心闵行项目的配套景观除了常规的景观绿化要求外（例如达到相关规范规定的绿地率等），同时还需要将医患的需求与设计绿地的景观功能相结合。因为建设时间与场地的客观原因，本次疗愈空间的景观设计主要针对大楼七层的屋顶花园。

3.8.2　疗愈康复景观的定义与理论支撑

1. 疗愈康复景观的定义

本书对疗愈康复性景观的定义采用埃里森·威廉姆斯在《康复景观：场所与福祉之间的动态》中提出的定义概念，即疗愈康复性景观是与疗愈或康复相关的景观类型。指那些与治疗或康复相关的物质、心理和社会的环境所包含的场所，它们以能达到身体、精神与心灵的康复而闻名。

2. 环境心理学体系

1）自然助益假说

康复性景观的环境心理学的理论体系，源于美国环境心理学家罗杰·沃尔里奇，他认为自然景观中的水、绿色植被以及花卉等自然元素对人是有益的，接触这些元素能够缓解压力、安定身心，被称为“自然助益假说”。在 20 世纪八九十年代，更多的研究证实自然景观对人类的健康有积极的作用，身处自然环境之中，甚至仅仅通过观看自然内容的照片，都能对康复起到促进的作用。

2）感官在疗愈景观中的积极作用

感官一般指向五感，即为：视觉感受、嗅觉感受、听觉感受、味觉感受与触觉感受。当不同的感官感受被调动起来，便交织形成对事物的感受。积极的感官感受可以舒缓压力、安抚悲伤焦虑的情绪。

在中国近代心理学家胡正凡、林玉莲所著的《环境心理学》中，人的视觉过程被分为了三部分，第一部分是感觉，即外界刺激作用于视觉器官所产生的基本生理反应；第二部分是知觉，即以感觉为前提，借助过去的经验或知识对事物产生基本认识；第三部分是认知，即通过感知、表象、记忆和思维等获得知识的过程。

综上所述，在疗愈景观中注重五感的体验，被国内外多项研究实践被证明是行之有效的。例如马达弛(Madachi)等(2000)实验证明观叶植物和观花植物对人的感情的影响是有差别的，观花植物对人的感情(如气质和自信等)有更加积极的影响。

3) 景观疗法在医学上的作用

景观疗法(Landscape Therapy)，亦可称为环境治疗(Environmental Therapy)，“景观治疗是借由景观元素所组成的环境作为刺激感官的工具，也可以说是以外在的环境来当作治疗的工具”。一个充满自然色彩、舒适、干净的外在空间对人的身心将会产生积极的影响；反之，一个阴暗、杂乱、嘈杂的环境也会引起人的感官与心理的不适。

针对病患的使用，马里兰大学帕克分校的内奥米・阿莱娜・萨克斯教授(Naomi Alena Sachs)对精神类型医院中康复性景观提出了一些设计原则的建议：①设计隐私程度不同的花园，满足不同病患的需求；②内部和外部空间相辅相成，如果患者使用外部空间，那么内部空间由工作人员使用，对工作人员来说，长期监测患者尤为重要；③入口便捷且易于寻找，户外小路的宽度需要满足两台轮椅相错而过；④郁郁葱葱、色彩缤纷、种类繁多的植物品种非常重要；⑤疗愈恢复性景观中的声音和味道也很重要，也可增加一个白噪声播放系统。

4) 园艺疗法

根据台湾学者郭毓仁的定义：“园艺疗法(Horticulture Therapy)是指与植物与园艺有关对疾病的处理的治疗方法。”根据美国园艺治疗协会的定义：“园艺治疗是通过园艺活动，如花卉及蔬果种植、干花手工艺、治疗性园林设计等，从而令参加者获得社交、情绪、身体、认知、精神及创意方面的益处。”

早在 1876 年，美国宾州费城的朋友医院(Friends Hos)盖了一间温室，将园艺活动变成治疗的一部分。这种需要设计不受外界干扰的相对独立空间，合适高度的种植台，可以操作的场地，便利的工具储备空间及充足安全水源等。

3.8.3 感官在疗愈景观中的积极作用

当不同的感官感受被调动起来，便交织形成对事物的感受。积极的感官感受可以舒缓压力、安抚悲伤焦虑的情绪。

听觉、嗅觉、触觉和味觉在整个景观的设计中也起到不可替代的作用。声景中包含水声、鸟叫虫鸣、风鸣叶响等；植物花朵或枝叶散发出来的芳香；触觉包括物体的质感、温感、湿度等；味觉包含各类可使用花朵叶片果实的味道。

综上所述，在疗愈景观中重注五感的体验，是行之有效的设计方法。在本次设计中，针对不同的五感设置了不同的实施路径(图 3-122)，具体体现为：以朴素自然的铺地作为底色；小块绿地中种植了颜色丰富、气味不同的花境植物；整个屋顶花园在大楼的七层位置，通风良好；还结合上海市精神卫生中心的 IP 卡通形象设置了流动的水景，提供了潺潺的水声。

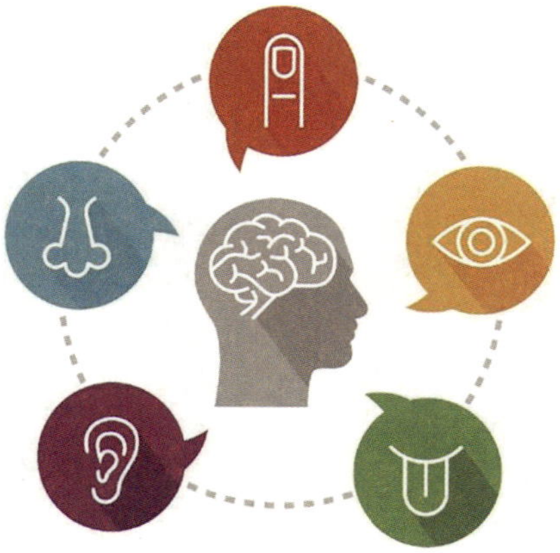

图 3-122　五感疗愈景观实施路径总结

3.8.4　疗愈景观设计前期分析

1. 疗愈康复性景观的使用者

上海精卫生中心闵行项目的使用者根据使用场景分为不同的两种类型：使用者及使用需求，具体见表 3-32。

表 3-32　疗愈康复性景观使用者与使用需求详表

场景＼类型	使用者	使用需求
屋顶花园	医护人员、外来科研与会者	休憩、散步、交流、拍合影、宣传

疗愈康复性景观的使用者也可以是健康人员，这类人员包括医院的医护人员、其他工作人员与院外的拜访者。优美的景观也可以给到访者积极的印象。

2. 不同人群的使用需要

首先要满足不同人群的使用需要，七楼的位置比较特殊，A 栋和 B 栋的交通穿行也需经过屋顶花园完成。那么在建设中要考虑快速到达的需要；其次，屋顶花园将来也会承载举办小型活动的功能需要，那么在设计中需要考虑小面积平坦场地的设置；最后，还有散步、交流和拍摄合影的功能需要，同样需要在这小小的 600 m^2 的空间中得以实现。几经讨论后，确定了如图 3-123 所示的功能安排。

3. 美观与生态的平衡

因为是在屋顶做疗愈景观，受结构的承重限制，屋顶花园的植物选择品种也相应受限，表 3-33 中列举了适合屋顶花园种植的品种。后期养护中可以根据需要分类选择不同品种和数量。建议结构植物约占 15%，季相植物约占 25%，地被植物约占 60%；地被植物片状群植，结构和季相植物分散点状丛植；以常绿、矮生植物为主，兼顾三季有花，四季不乱，兼具美观与生态两方面的平衡。

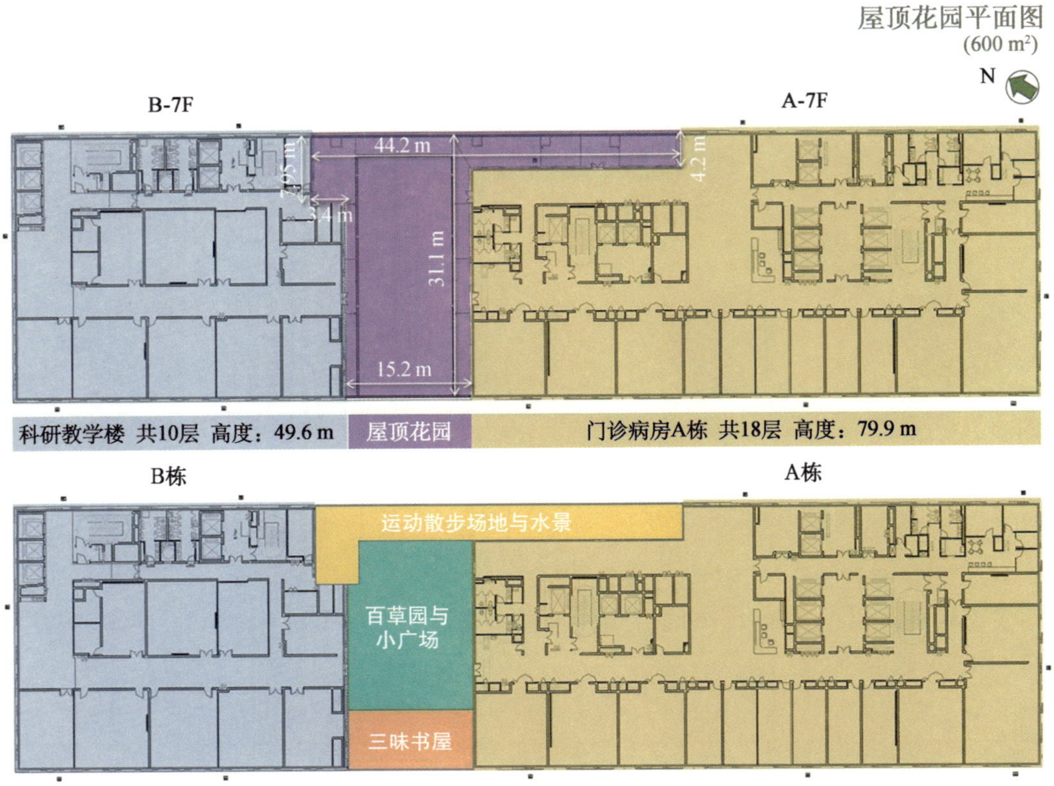

运动散步场地与水景：运动散步场地长度为45 m，是A、B两栋楼交通的通道，同时也是屋顶花园散步道，在散步道尽头设置了以精神卫生中心IP人物为主景的水景。

百草园与小广场：小广场约102 m²，铺设户外仿木防滑地砖，小广场平时可摆设户外防风遮阳伞及户外桌椅，如有合影等需求，可撤掉户外家具，成为一个弹性的使用空间。

三味书屋：三味书屋为屋顶花园主要的休憩场所，在有展览的需求时，也可成为一个展示空间。

图 3-123 屋顶花园功能分区布置图

表 3-33 屋顶花园设计与后期养护用材推荐表

序号	类别	植物名	最佳观赏期	用途
1	灌木	金叶大花六道木	4—10 月	结构
2	灌木	小叶(或小叶金叶)栀子花	4—5 月	地被
3	灌木	迷迭香	常绿，全年	结构
4	灌木	水果篮	常绿，全年	结构
5	观赏草	须芒草	6 月至次年 2 月	结构
6	观赏草	细叶画眉草	6 月至次年 2 月	地被
7	观赏草	重金属柳枝稷	6 月至次年 2 月	结构
8	观赏草	野古草	8 月至次年 2 月	结构

（续表）

序号	类别	植物名	最佳观赏期	用途
9	观赏草	鼠尾粟	8 月至次年 2 月	结构
10	观赏草	小兔子狼尾草	6 月至次年 2 月	地被
11	观赏草	金叶石菖蒲	常绿，全年	地被
12	景天类	佛甲草（或金叶品种）	常绿，全年	地被
13	景天类	八宝景天	8 月至次年 2 月	结构
14	多年生花卉	荷兰菊类	8—12 月	季相
15	多年生花卉	大花金鸡菊	5—10 月	季相
16	多年生花卉	石竹类	4—5 月	地被，季相
17	多年生花卉	紫松果菊（或矮生品种）	5—10 月	结构，季相
18	多年生花卉	德国鸢尾	4—5 月	季相
19	多年生花卉	火炬花	4—5 月	季相
20	多年生花卉	紫叶酢浆草	3—11 月	季相
21	多年生花卉	紫娇花（或花叶紫娇花）	常绿，全年	地被，季相
22	多年生花卉	柳叶马鞭草	5—10 月	季相
23	多年生花卉	虾蟆葱	常绿，全年	地被，季相
24	多年生花卉	西洋滨菊	常绿，全年	地被，季相
25	多年生花卉	橙花糙苏	常绿，全年	季相
26	多年生花卉	毛地黄钓钟柳	常绿，全年	季相，地被
27	多年生花卉	山桃草	常绿，全年	季相，地被

3.8.5 设计建造方案与效果展示

如图 3-124～图 3-127 所示，花园内设置了三味书屋与百草园，低矮的小桥跨越了旱溪与建筑相连。葱郁的百草园设置在休憩广场旁边，希望在咫尺天地中创造出一片具有景观效果的屋顶花园。南侧设置了散步道，尽头设置了水景，水景以上海市精神卫生中心 IP 人物为灵感，结合墙身上的立体喷壶，创造了一个活泼可爱的浇花场景（平面布置见下图）。

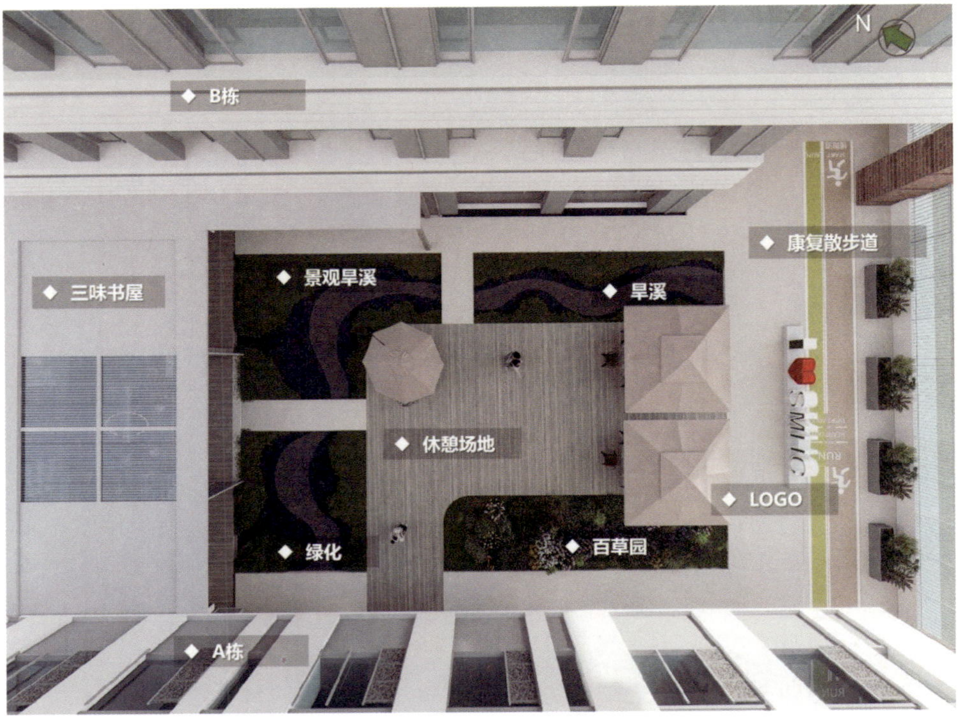

图 3-124 屋顶花园平面布置图

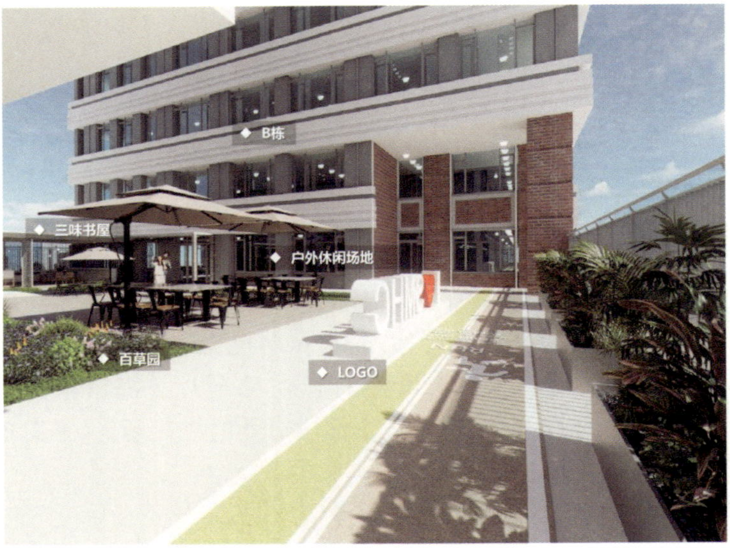

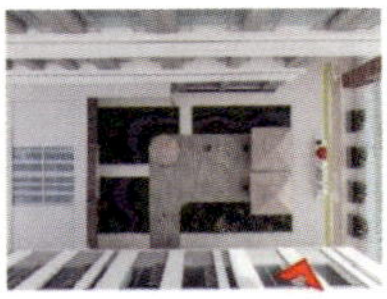

图 3-125 屋顶花园效果图 A

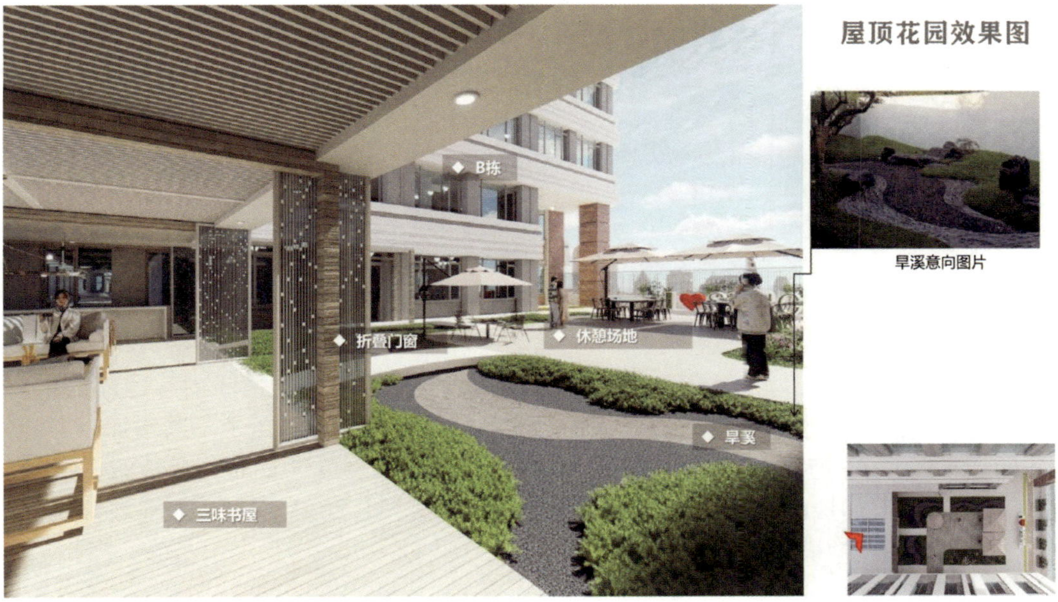

图 3-126　屋顶花园效果图 B

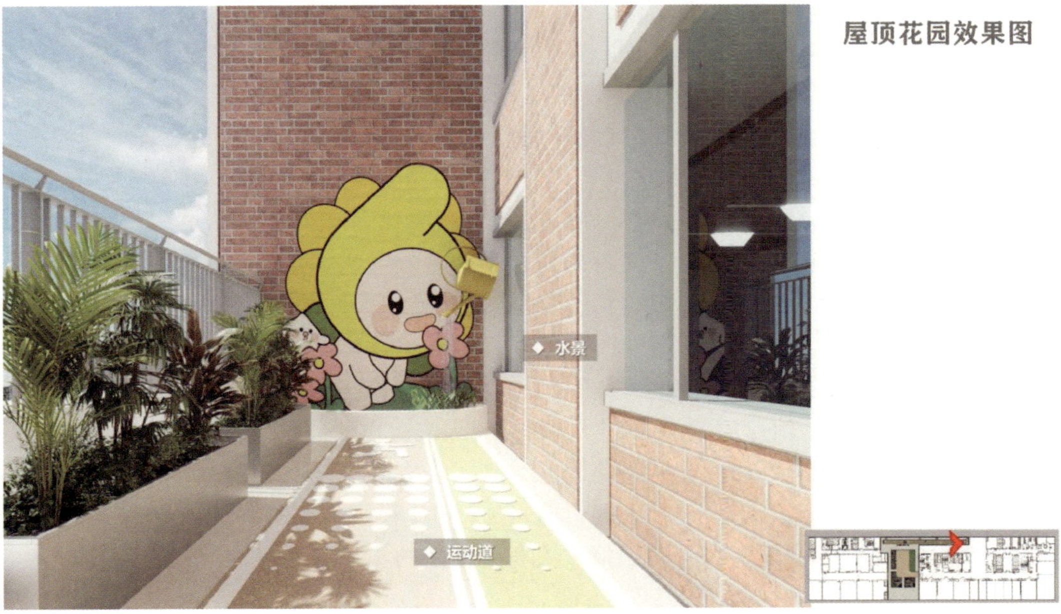

图 3-127　屋顶花园效果图 C

3.9 精神专科医院的光疗愈照明设计

3.9.1 精神专科医院的照明设计需求与光疗愈健康设计的必要性

1. 精神专科医院照明现状背景

在早期，传统精神病医院总是给人以充斥着消毒水的刻板印象，整体灯光一般无灯光设计或者简单设计仅满足“亮了”的需求，且为了防止住院患者自杀、逃跑，建筑夜景泛光的指导思想甚至为无照明要求。在夜幕下，外立面一片漆黑，仅住院楼层有些许冷白色内透光溢出。社会上普遍认为精神病医院是阴森、恐怖、可怕且没有人情味的冷冰冰的空间。随着当前社会正处于迅速变革的阶段，人们对新型精神卫生服务的需求不断增加。老龄化导致的老年性痴呆、老年抑郁、老年空巢等问题，亲子教育缺失导致的儿童情绪和行为问题，工作牛马阶层的抑郁焦虑等问题，都已作为重要的精神公共卫生问题，也对精神康复医院的建设提出了新的挑战。

2. 光疗愈照明的必要性

在目前人们对新型精神卫生服务需求不断提高的情形下，上海精卫中心闵行项目中提升现有光环境显得尤为重要。光具有视角效应、生物效应及心理效应，对其作相应的改善，一是对于来就诊的病患及家人提供温馨光环境，放松心理。二是可以为工作紧张压力大的医护人员提供宜人舒适的光环境，宽慰心灵。适宜的光疗愈环境将为医疗空间提供更安全的环境，让患者和医护人员感受到光的温度，将医疗空间变成兼具实用功能与人文关怀的地方，用舒服的灯光、健康的灯光来体现精神康复港湾的思想。

现代护理学的创始人南丁格尔在其著作《护理札记》(*Notes on Nursing*)中大力倡导医疗空间良好光线和色彩环境对患者健康及康复的积极意义。在光环境营造中，积极利用光照疗愈作用，使患者和医护人员处于更好的身体与精神健康状态是十分重要的。

除了疾病、临床治疗、不规律倒班作息之外，医院的物理环境中也存在着许多诱发生物节律紊乱的刺激因素，比如远窗病床缺少阳光、监测设备发出的声响、人员的来回走动等。越来越多的医院引入了昼夜节律照明系统，借助动态可调的光照来对抗这些刺激因素的干扰。特别是在那些由于治疗需要 24 h 常开照明，使人失去对时间的感知，处于分不清白天、黑夜的医疗空间中，动态节律性光照策略因此受到了极大的关注。

人员的情绪和医疗效率紧密关联，通过营造光环境，利用柔和舒缓、既不压抑也不过分刺激的光艺术作品，使身处医疗空间的每个人获得正面的心理感受。

3.9.2 光疗愈健康设计的理论支撑

1. 光环境与健康设计

1）光疗愈

在上海精卫中心闵行项目的照明设计中，可以通过调节灯光的不同的照度、色温及显色性来影响人的视觉、生理及心理状态。因此，精神类专科医院的照明设计要平衡患者在视觉、心理和生理三个维度的不同需求，通过合理的照明设计营造健康、舒适的诊治空间，促进患者身心康复。优质物理性环境能直透心灵，产生心理的改变，心理的疗愈是所有疗愈的起始。

2）光健康

上海精卫中心闵行项目的“光健康”强调更科学的照明方式。照明的要求主要包括三个方面：①功能性要求，即满足最基本的照明要求；②装饰性要求，即要求美观；③生理健康和心理健康要求。对于生理健康和心理健康的要求，要做到光谱平衡，因为人体健康标准是建立在太阳物理环境的基础上的，所以越接近太阳光谱值越健康。另外，灯光设计还需考虑以下几点“光隐患”避免日积月累后对健康产生危害：①照度过量/照度不足/照度不均匀。瞳孔长时间受到灯光刺激会破坏视网膜的感光细胞，从而影响视力。②眩光。眩光会造成视觉障碍，引起烦躁情绪，增加意外事故风险。③有害蓝光。蓝光危害会导致近视、白内障等眼科疾病，还会抑制褪黑色素分泌，影响睡眠质量。④频闪。长期在频闪光源下工作会导致视网膜过度疲劳，伤害视神经，引发其他不适症状。⑤显色性差。色彩感知是视觉神经的重要组成部分，无法有效地分辨物体本色很大程度会影响人的心情和食欲等。

2. 光视觉与人体节律

1）光照与生物节律

精神病患者对环境、光线、色彩往往会产生情绪波动，因此不同光空间、光氛围在照明设计中显得尤为重要。光通过对大脑皮层的作用，对人的心理活动、情绪等有直接影响。如紫外线、光色、色温以及光的闪烁等均会对人的生理或心理发生作用，从而对人们的身心健康产生影响。

一定量的日光照射，可以增加红细胞和血红素，增加唾液和胃酸，促进食欲，提高机体免疫力和对疾病的抵抗力，起到强健身体作用。

人工照明中的强烈彩色光会干扰大脑中枢的正常活动，打乱人体的平衡状态，引起人们烦躁不安，全身乏力，头晕目眩等。

2）光的情绪赋能

通常，光照通过视网膜神经节细胞刺激大脑中的视交叉上核来调节昼夜节律，还会影响激素的合成和分泌，进一步影响神经系统功能、调节情绪和认知。光线是帮助我们自身的生物钟与外界环境同步的重要元素。目前光照疗法已经作为抑郁症、昼夜节律睡眠障碍、倒班等精神心理疾病的重要辅助治疗方案。

3. 光环境与视觉感知

1）光对视知觉影响

眼睛是最为精密的人体器官，光照不足、阴影、眩光、频闪和过多视觉信息刺激等不良光照条件，不仅会导致视功能下降、视觉疲劳、作业绩效降低，还会妨碍人体活动的顺利进行。因此我们通过光环境调整，减少空间中需要处理的复杂视觉信息、消除视觉干扰要素，营造出舒适柔和的空间环境，从而借助光照的疗愈力量，提升患者的就医体验。

2）光空间舒适度

光是生命的来源，也是艺术的来源。结合不同的空间形态、结构、色彩及材料，通过不同的表现手法，可以营造不同的光空间环境氛围，影响人的情绪感知。

医院照明除了功能性外，更应注重光对于人的视觉舒适度、情绪与认知等精神及行为影响的重要性，随着人文关怀理念的深入，亟须加强对医院空间光疗愈环境的塑造。

3.9.3 光疗愈照明设计

1. 光空间设计需求

1）建筑特点分析

将建筑外表皮提取"神经元"交错且富有韵律的元素作为表皮肌理，隐喻精神类建筑特性。灯光设计提取建筑的设计理念，用光来生长为一张自然有机的建筑表皮，旨在体现生命的力量及成长，用动态、能量、增长在视觉方面显示文化性和独特性。

2）精神卫生中心对光环境需求分析

精神专科医院是精神疾病患者就诊、治疗和康复的集中场所，精神科病房的设计和建造都应围绕精神疾病患者的特点和需求来开展：首先，患者和医护人员的安全必须得到保护，这是最基本的原则；其次，要给患者提供一个舒适的诊疗环境，减轻患者的心理压力，这有助于患者主动配合治疗和积极康复；最后，精神专科医院的设计理念应贯穿以人为本并体现人文关怀，切不可设计成钢铁牢笼，而应体现精神康复港湾的思想。

医院照明是体现医院现代化形象的一个重要手段。现代化医院拥有良好的照明系统，在明亮舒适的环境下能够舒缓患者的不良情绪，使患者能安心地等待就诊和治疗，为治疗带来积极的效果，保证医务工作者能高效、快捷地完成各项工作，缓解医护人员精神及身体的疲劳以提高工作效率。因此，要充分考虑各类不同医疗场所的使用功能，结合具体房间的形状、墙面色彩以及采光等因素，采用合理的灯具及布灯方式来满足使用要求。

对于上海市精神卫生中心而言，需要足够稳定和平和的空间环境，确保患者的情绪不会受到光线的影响从而影响治疗；同时针对医护人员，在医护人员的特殊休息区内，设置可调节色温灯具，从而缓解和调节工作人员巨大的工作压力，舒缓情绪。

2. 光空间设计特点

1）室外不同光立面空间设计特点

(1) 建筑塔楼立面

当前，现代建筑外立面形式在不断革新发展，外立面幕墙造型更加多样、多变。建筑以"神经元"韵律为肌理，竖向幕墙铝板尺寸不再局限于单一垂直体系，而是更多营造"树杈"造型作为幕墙结构。对于这类特殊造型的装饰铝板，首先选择合适的、成熟稳定的线型灯具；其次，在此基础上对灯具表面设计适合该项目的防眩措施，增加斜向 45°的防眩光格栅；最后，与幕墙融合，提前预留 L 形灯槽，将灯具与幕墙完美地结合，使建筑、灯光一体化。

同时，外立面横向幕墙也预留 L 形灯槽，安装灯带将建筑竖向与横向层层贯通起来（图 3-128、图 3-129）。在灯光的呈现上，将神经元及血液流动的场景淋漓尽致地展现出来，赋予建筑在夜晚的生命和张力，用灯光充分展示数字化、智能化、光疗愈。

(2) 建筑裙房立面及入口

裙房采用原闵行医院本土化红砖的元素。在灯具选择上，为还原建筑本真之美，选择了暖黄色色调的 LED 夜景灯光，可以将人瞬间拉回原院区的记忆中。考虑到经典的红砖结构，选择线型埋地投光灯，以面光的形式将建筑立面的红砖肌理更好地展现出来，用光影点缀着历史的故事(图 3-130、图 3-131)。

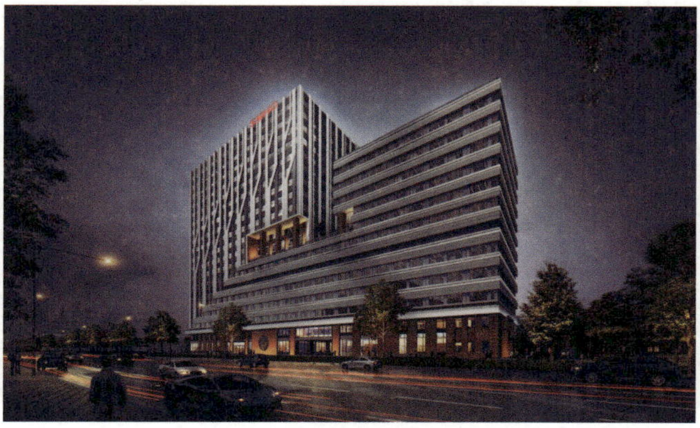

图 3-128 东北视角夜景效果图(4 000 K)

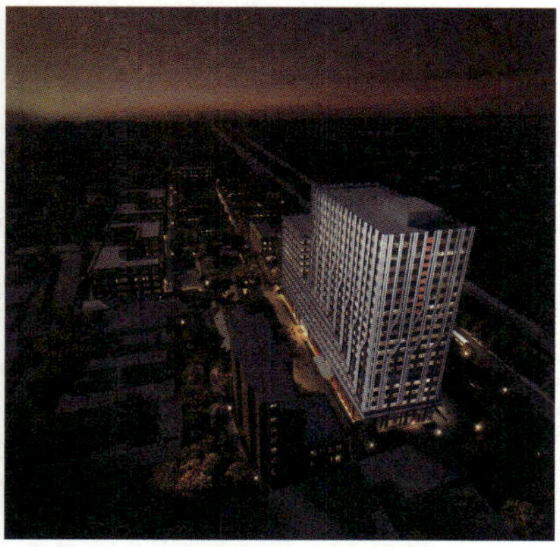

图 3-129 西南视角夜景效果图(4 000 K)

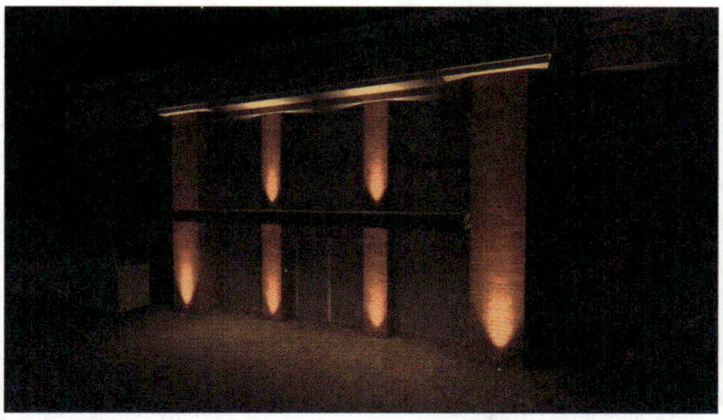

图 3-130 北立面入口三维照度模拟图

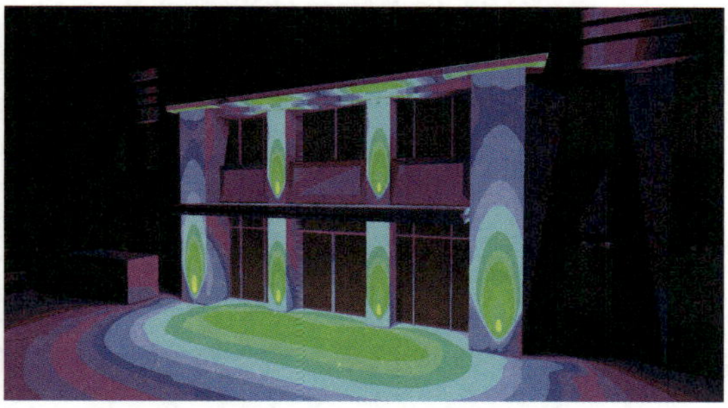

图 3-131 北立面入口三维照度伪色图

医院入口是社会空间转向医疗空间的过渡空间，是患者对医院产生第一印象的空间，同时也是就诊体验的开始。入口雨棚采用筒灯下照的方式，提供地面的功能性和安全性照明，有利于提高夜间就诊人员快速、紧急地安全通行(图 3-132、图 3-133)。

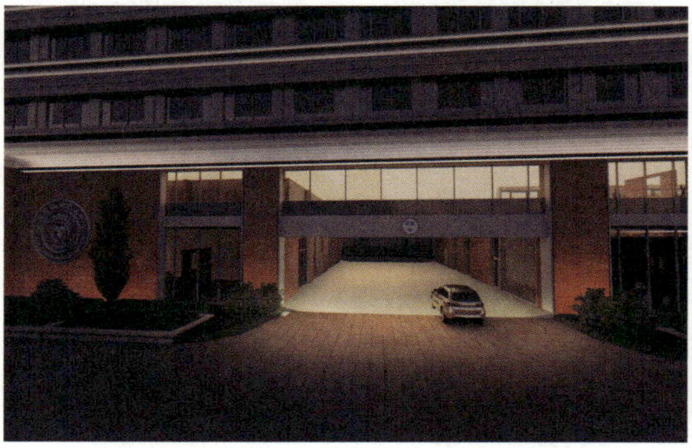

图 3-132 东西立面车行入口效果图

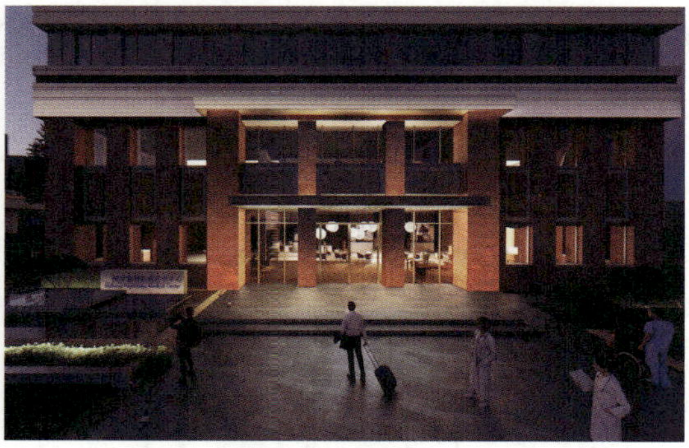

图 3-133 北立面车行入口效果图

(3) 建筑风雨连廊

建筑强化南北轴线关系，通过丰富的界面与景观的引入，形成高低有序的空间，成为整个建筑的亮点，为患者提供休息和活动的“绿地山丘”。此空间建筑采用古典柱廊的结构，在灯光手法上，追求精美轮廓剪影的效果更显中国传统建筑艺术的含蓄之美。将建筑顶部天花洗亮，内侧的墙壁照亮，让外侧的柱子形成剪影的效果，注重强调建筑的明暗关系（图 3-134、图 3-135）。

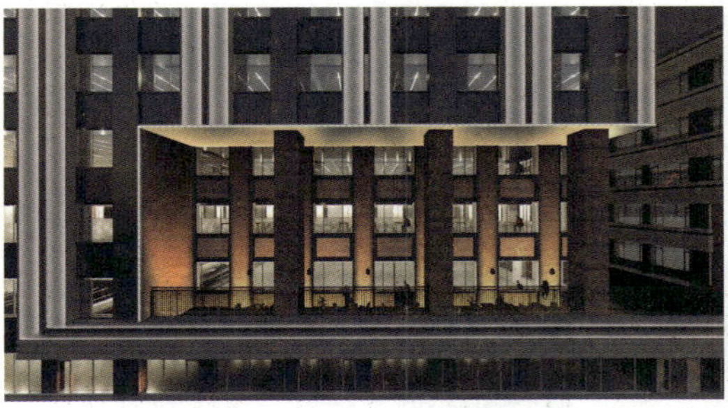

图 3-134 建筑风雨连廊效果图

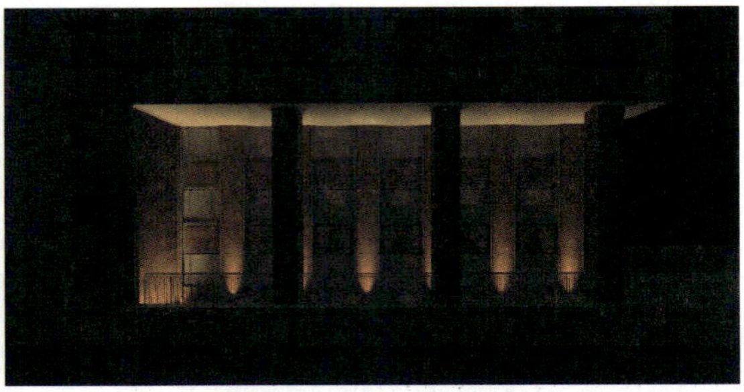

图 3-135 建筑风雨连廊入口三维照度模拟图

2）室内不同光空间设计特点

（1）门急诊大厅空间

入口大厅是人员流动最为频繁的中枢地带，照明设计要注重整体环境的吸引力和对患者的导引指示。入口大厅与室外相连，室外自然光色温较高，应处理好自然光与人工照明的平稳转换，让自然光更好地过渡到室内，建议采用 4 000 K 色温的暖白光来平衡自然光（图 3-136、图 3-137）。

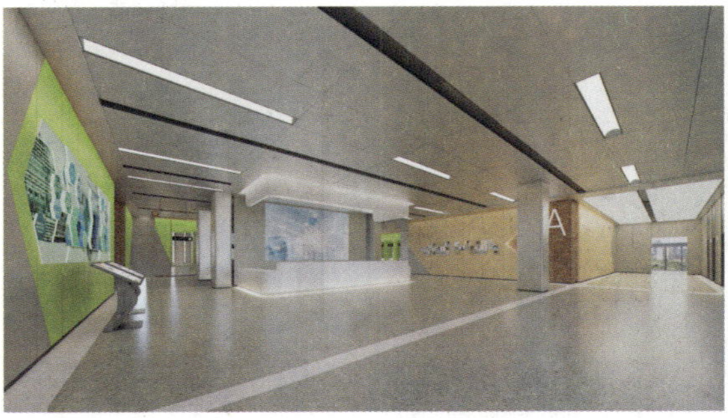

图 3-136 室内效果图

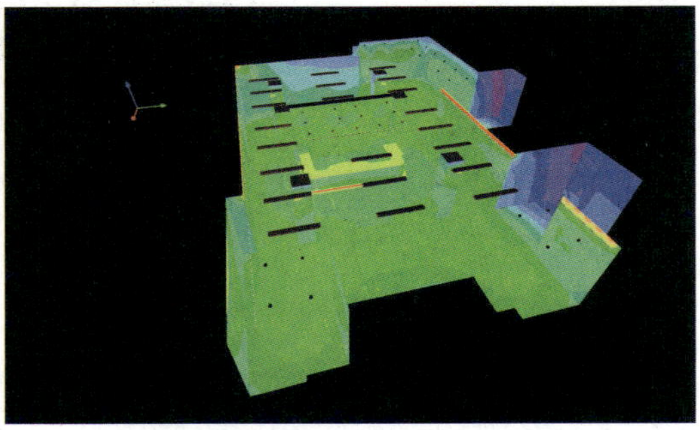

图 3-137 室内空间伪色图

（2）行政大堂

行政楼大堂照明大量应用了二次反射面板灯，它结合天花造型被设计成各种形状，通过导光板散发出来的灯光无交流频闪，良好的柔光效果让整体光线柔和舒适、均匀明亮（图 3-138）。

（3）复健休息区

根据空间尺度与功能特性，在复健区域设置专门的仿晴天光照效果场景（图 3-139）。日间照度动态可调 300～1 500 lx、色温可调 2 700～6 500 K、眩光值小于 10、照度均匀度大于 0.8、显色指数 *Ra* 大于 90，无明显频闪。通过情境照明综合使用光、图像色彩、气候等手段，让整体环境变得温馨舒适，从而让患者分散注意力，降低恐惧心理，有一种私人空间的感受，并且让他们适应情绪、呼吸平缓。

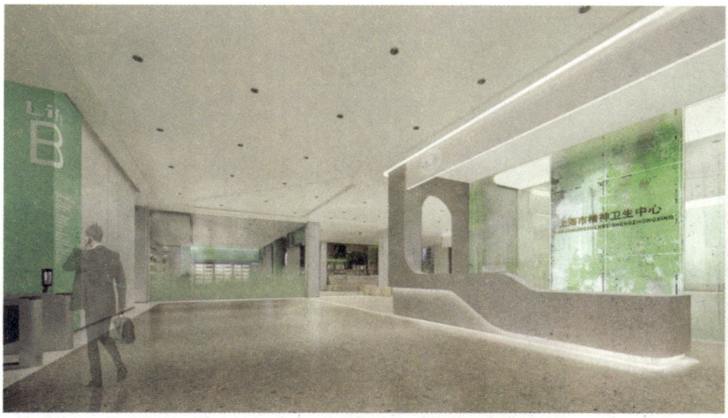

图 3-138　室内效果图

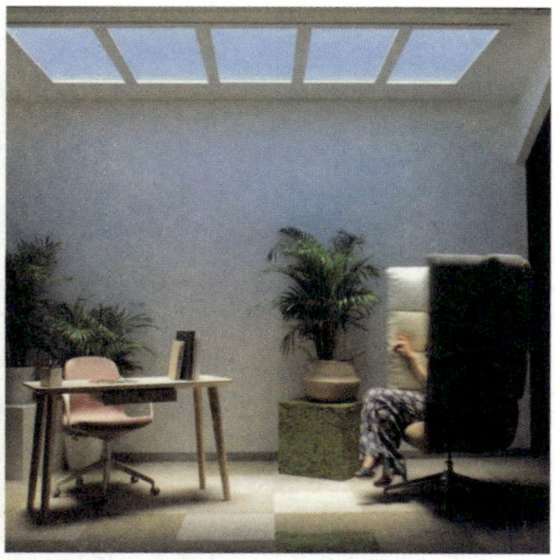

图 3-139　实景案例

(4) 开放病房

白色灯光作为基础照明，二次反射后光色散漫到四周的空间，嵌入式筒灯安装在患者的脚部上方，避免眼睛直视着光源。通过色温控制，赋予空间不同属性，通过光疗愈改变褪黑素、皮质醇激素，提升人体生理及心理的性能指标(图 3-140、图 3-141)。

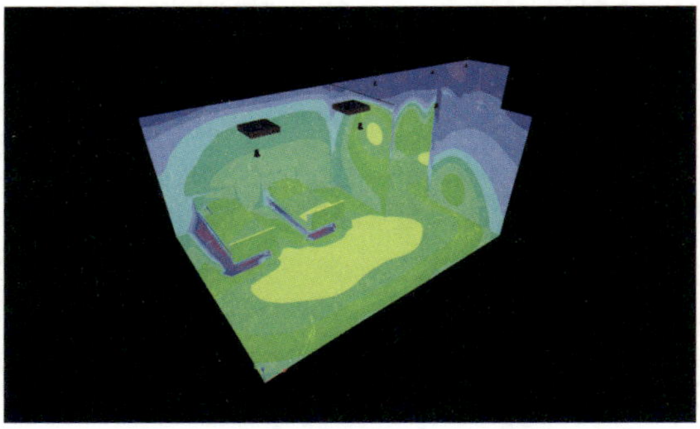

图 3-140　室内空间伪色图

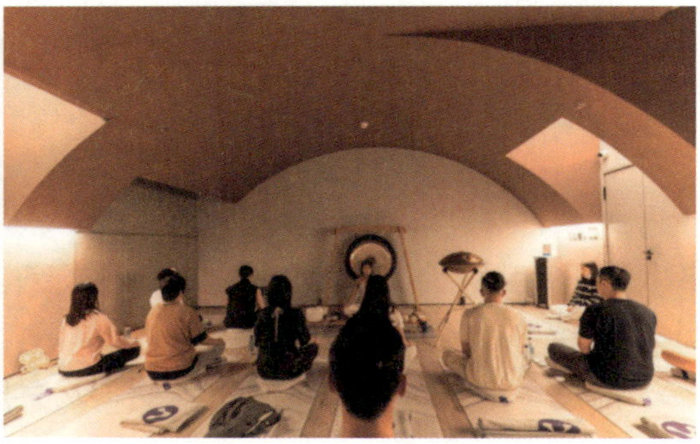

图 3-141　实景案例

(5) CT 诊室

室内功能空间与节律调节的双重光照需求，在不改变视觉舒适光环境与照度的基础上，通过光谱调整提供具有节律效应的光照刺激和情绪疏导。利用光介质与媒体界面的构造技术，将光照情绪应用于特殊空间，实现对特定人群、特殊环境下的情绪引导(图 3-142)。

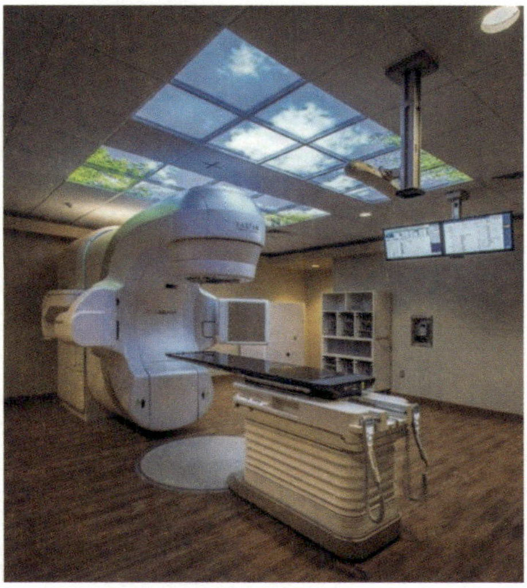

图 3-142　实景案例

3. 光空间解决手法

1) 智能互联照明解决手法

(1) 智能控制赋予夜晚建筑灵动性

在夜晚，外立面竖向“神经元”幕墙与下部横向幕墙预留 L 形灯槽，通过竖向的 LED 洗墙灯与横向的 LED 灯带，将建筑竖向与横向层层贯通起来。

建筑外立面灯具采用了每米 8 段控制考虑，通过 DMX512 控制。

除此之外，立面采用双色温灯具传达不同的情绪感受。在春夏时节，采用 4 000 K 或以上色温，营造凉爽的夜间感受（图 3-143）。在秋冬时节，采用暖色调（≤3 000 K），营造温暖舒缓的夜间氛围（图 3-144）。

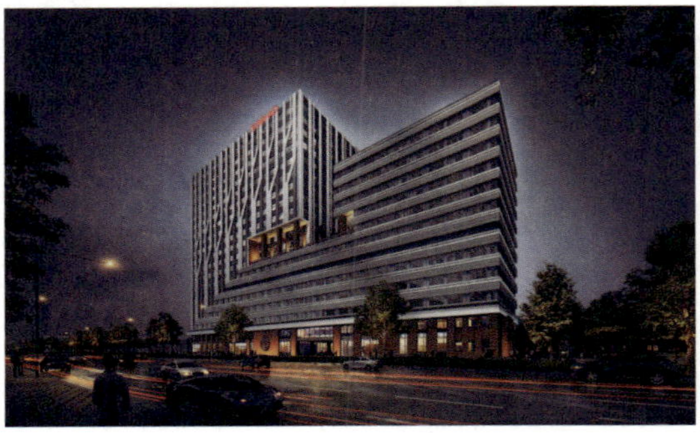

图 3-143 建筑春夏时节冷色温效果图

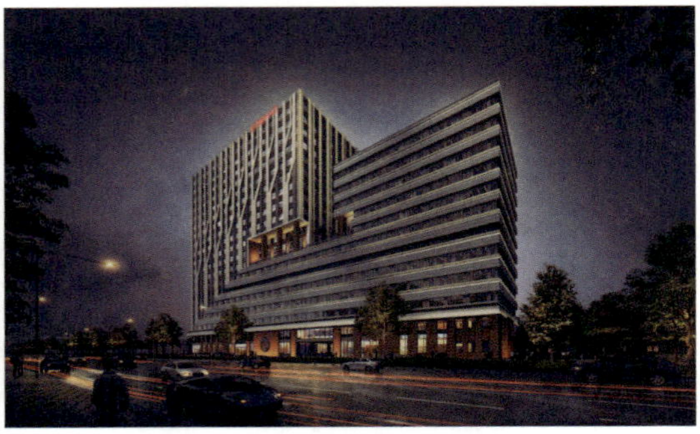

图 3-144 建筑秋冬时节暖色温效果图

（2）节能环保为“双碳”目标赋能

通过实时控制，照明系统可以根据实际需求灵便调节灯光亮度和开启时间，以最大限度地减少能源消耗。

2）人本照明构建智慧空间

（1）智能控制改善人体节律

好的灯光环境还能影响生物体的机体功能。科学研究发现表明，在环境中使用健康的节律灯光可以有效调节生理作息，达到有效休息的效果，从而提高身体恢复效率，进而提高生活体验。

通过智能控制为患者设定周期睡眠时间，灯具会根据时间变换色温：清晨为低强度的暖色温；上午为冷色温；下午为高强度冷色温；晚上为低强度暖色温。这种变化有利于避免外在干扰压制人体自然模式，让患者保持一种规律的睡眠习惯。

（2）智慧空间打造绿色低碳

智能化控制：通过多种方式对灯具进行智能控制，实现对不同场景的快速响应和智能调节，以达到最优的舒适度和能源利用效率平衡。

多种控制方式：支持多种控制方式，包括定时控制、手动控制、远程遥控和自动控制等。

灵活的扩展性：系统的多层次结构，可以按需进行系统的扩展，便于未来的升级维护。

多样化的场景模式：系统支持多种场景模式的设置，如日常模式、会议模式、清洁模式等，且能够快速切换，方便医院的管理。

能源节约：系统采用了照明节能技术，实现对灯具的精准控制和能源利用优化，有效降低能源消耗和运营成本。

以上新智能照明系统将为医院提供更加高效、舒适、可持续的照明服务，有助于提高医院的管理水平、社会效益，迎合双碳理念打造绿色智慧医院。

3.10 精神专科医院的物流设计

3.10.1 精神专科医院的智能物流设计背景与必要性

当今，随着医疗技术的迅速发展、医疗服务的不断提升、医院规模的不断扩大，大型、超大型医院数量呈现高速增长的趋势，医院面临着诸多新的挑战。医院大楼越盖越多/高、就诊病患人数的增长、医疗流程的新增和细分，造成医院运营所需的各类物资及医疗服务后产生的物品种类剧增，这些物资、物品的运输流通需求都面临着巨大的压力。

医院的物流传输工作，涉及医院几乎所有部门的日常工作和管理活动，是医院生存的基础和发展的保证，也是医院医疗工作的重要支持系统，设计并建设与医院规模相匹配的物流系统，并使之在后续的使用中高效运行，能够帮助医院优化物流程序，节约运行成本，提高运作效率，提升医院的品质和竞争力。

高效、有序的医院物流系统是医院运营的后勤保障，是整个医院建设过程中一个非常重要的部分。专业的物流规划可以提升医院的管理水平和服务质量、优化就医环境，降低院内感控风险、患者的轮候时间及后勤运营成本，从而提升医院的竞争力和医院品牌影响力。

随着医院规模的不断扩大，传统人工运送物品的方式越来越不能满足现代化医院的实际需求。传统人工输送方式主要存在以下几个方面的问题。

（1）人流物流混杂、易感染；

（2）交通冲突多；

（3）垂直运送效率低；

（4）运送不及时；

（5）成本高，难管理。

以上问题是目前多数大规模医院普遍存在的问题，而且随着医院规模的不断扩大会越来越突出。现代化医院的建设产生了对物品运送的新需求，这不仅是理论上的，而且也是实际存在的迫切需求。

3.10.2 常见物流系统介绍与选型

1. 洁物物流系统介绍

国内常见的医院洁物物流系统包括智能轨道物流系统、智能气动物流系统、智能箱式物流系统和智能机器人物流系统等。

1）智能轨道物流系统

通过特定的水平和垂直轨道连接设在各临床科室和各病区的物流传输站点，由运载小车装载物品后沿最近路径的轨道运输，实现临床病区、医技科室及医院各管理部门之间立体点对点的物品传输（图 3-145）。

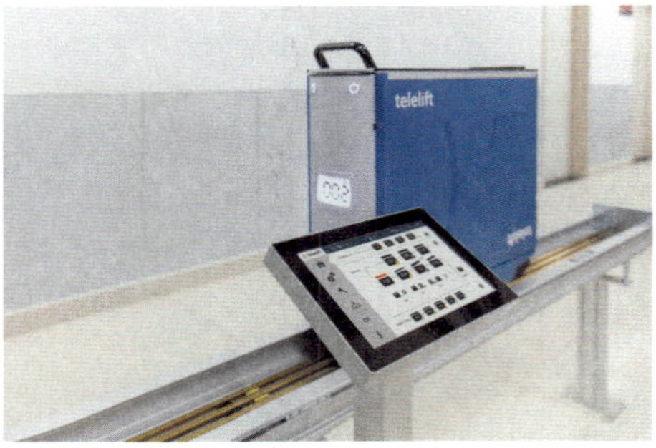

图 3-145　轨道物流输送系统实景图

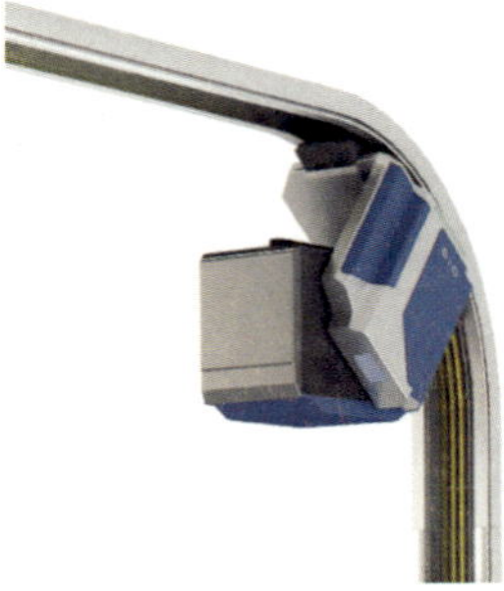

图 3-146　搭载主动式水平稳定技术的新一代智能轨道物流系统运载小车

伴随着通信技术和科技的进步，运载小车的各项功能已经十分完善，随着新建医院规模不断扩大、后勤高质量发展的需求提升，市面上的主流厂商已推出全新一代智能轨道物流系统，小车载重从原有的 10～20 kg 提升至 50 kg、行进速度最高可达 1.0 m/s、容积提升至 60～70 L；同时，为确保医用物品运输安全，小车还配有主动水平稳定系统，箱体在垂直轨道、水平轨道以及弯轨的任意角度，均保持水平向上(图 3-146)，内部物品不会出现翻转，确保了医用物品运输稳定、安全。

2) 智能气动物流系统

通过以大功率风机抽取及泵送高压空气为动力，以传输瓶作为载体，在密闭的不锈钢或 PVC 管网中进行物品的传输，并通过计算机网络集中控制，各工作站相当于系统的终端，操作者只需键入目的站代码即可完成一次发送任务，随之目的站点的终端便完成了一次接收任务(图 3-147)。系统主要用于运输小型物品，如，检验样品、少量药品等重量一次不超过 5 kg 的物品，故主要用于检验科、病理科、中心药房、门急诊及手术室等科室进行检验样品、门急诊用药等物资的高速传输。

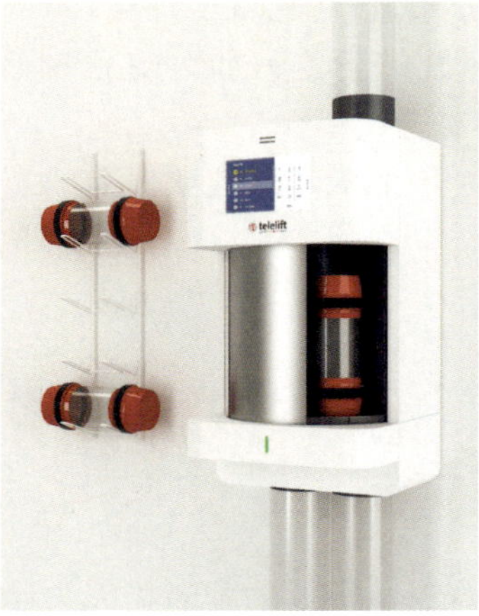

图 3-147　智能气动物流系统

3) 智能箱式物流系统

通过在院内搭建独立的传输通道，实现物资在任意部门之间的自动化传输。以传输箱为载体，全自动地完成医疗物品的快速、安全、高效发送与接收，其主要由智能收发站、垂直提升机、水平输送线、智能传输箱和控制信息系统等部件组成。

4) 智能机器人物流系统

一般分为 AGV(自动导车机器人)和 AMR(自主移动机器人)两种系列，可承担医院全院大宗物资或封闭区域内中小型管控物资的运输任务。因其具备智能、灵活的控制系统，能够在相对复杂的环境下实现自主导航、高效、多任务和信息自动化物流运输，有效解决传统人力模式下低效、人力资源紧张、易出错和易交叉感染等难题，填补医院物流管理特殊领域物流自动化的不足。

2. 污物物流系统介绍

国内常见的医院污物物流系统包括动力式垃圾被服传输系统、重力式垃圾被服传输系统、动力式厨余垃圾收集系统等。

1）动力式垃圾被服传输系统

可分为投放后由全程负压动力传输并集中收集的全程负压动力收集系统，以及投放后无动力传输的收集系统，例如直接在建筑底部收集的重力式收集系统。

2）重力式垃圾被服传输系统

主要由投放口、投放竖槽、垃圾集装箱或被服卸料装置组成，收集流程较为简单，适用于独立楼栋内单组投放竖槽的垃圾/被服快速收集。

全程负压动力收集系统主要由投放口、排放阀、传输管网、气物分离器、密闭集装箱、除尘除臭过滤器及风机组成（图3-148）。垃圾废弃物投入投放口后，自控探测器会发出信号给中央垃圾站，风机工作，当水平管网产生一定负压时，投放口底部排放阀自动打开，垃圾废弃物靠高速负压气流输送，负压气流可达70～100 km/h。经管网运达中央垃圾站，通过气物分离器进行气/固分离，最终进入密封的垃圾集装箱，运输至垃圾处置场进行最终处理；产生的气体通过除尘、除臭等空气净化处理达标后排放至室外大气中。

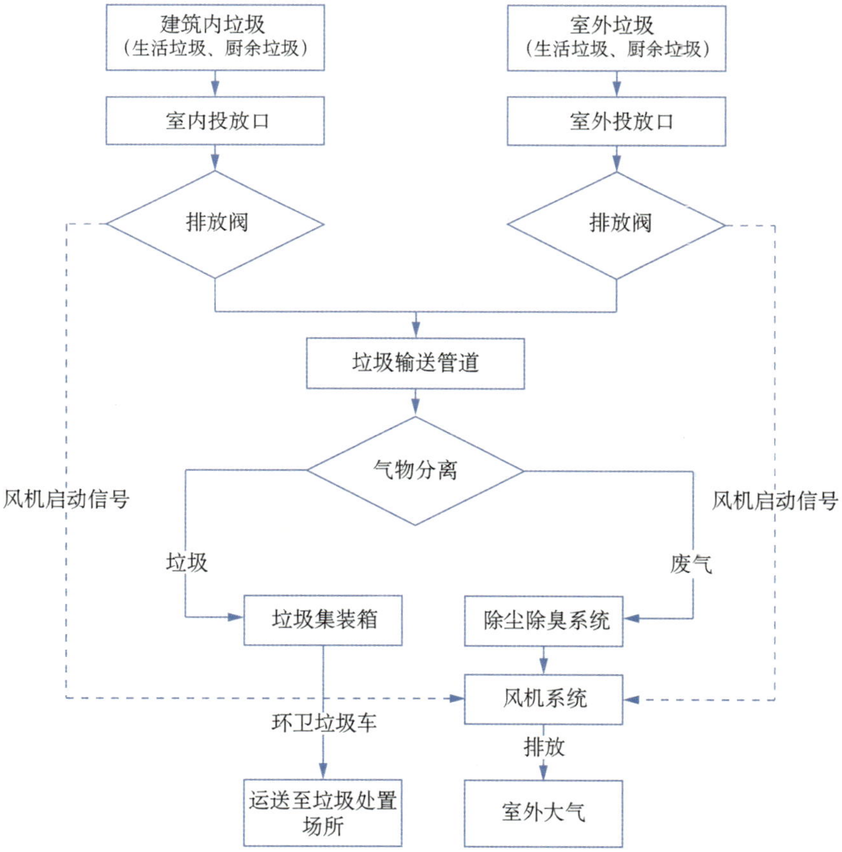

图3-148　智能垃圾被服动力收集系统

3）动力式厨余垃圾收集系统

以负压气体为输送动力源，将餐厨垃圾从专用的投放口投入，经由不锈钢管道运送至餐厨垃圾收集站，将抽吸气体与餐厨垃圾分离后，餐厨垃圾集中收集到储存罐内，最终由环卫车当日进行一次性大批量清运。系统在医院内收集物品的对象主要为厨余垃圾(湿垃圾)、餐厨垃圾,服务区域可覆盖病区、食堂、餐厅。

3. 精神专科医院物流选型

精神专科医院科室设置及医疗流程等与综合性医院存在较大差异,因此物流传输需求也不尽相同,包括传输物资种类和每日传输量等方面,因此应根据实际情况选择合适的物流系统,主要考虑医院规模、传输物资频次和种类及自身预算等。

3.10.3 物流系统方案设计

1. 项目设计背景

目前精神专科医院应用智能物流系统的案例较少,一般仍然采用传统"人力+手推车+电梯"的运输方式,相关应用还处于探索阶段。

上海市精神卫生中心为全国规模最大、业务种类最全、领衔学科最多的三级甲等精神卫生专科医院,其学科种类设置、医疗流程设计及后勤服务运营模式完全有别于国内三级甲等大型综合医院,这为精卫中心新大楼物流系统设计及运营提出了创新性的设计及运营方案挑战。最终上海精卫中心精神疾病临床诊疗中心项目设计规划了数套智能物流系统,覆盖洁物和污物等各种物资的传输需求,同时就该项目的实际情况和精神专科的特点,在方案设计上做了诸多针对性改良设计,进一步探索适合精神专科医院运用的智能物流系统和运营模式,以助力精神专科医院后勤管理效率和服务质量的提升,同时改善患者就医环境,顺应医疗服务,满足医院后勤管理高质量发展需求。

2. 洁物物流系统设计方案

一般综合医院的物资传输需求,中小型物品以静脉配液量、药品和检验样本为主,相比之下,该项目的静脉配液量和检验样本数量均大大减少,以药品发送为主,因此中小型物品选用智能气动物流系统进行运输;而大型洁净物品,主要包括每日餐食和洁净被服,精神卫生中心患者采用统一集中进餐管理,用餐时间、地点集中,且患者住院周期长,出入院患者少,制服与床品供应量小于综合医院,因此特别适合采用智能导车机器人(AGV)来配送。

如表3-34所列,气动物流系统共设置21个站点,其中前置式标准工作站19个,多重发送工作站1个,多重接收工作站1个。配备传输瓶80个,清洁传输瓶1个。运输物资包含口服药、煎药、静脉配液、针剂、检验标本、辅助耗材、病历、文件等。

表3-34 气动物流传输系统站点表

上海精卫中心闵行项目				
气动物流传输系统站点表				
楼层	重性精神疾病临床诊疗中心综合楼			站点数量
8～18F	标准病房(护士站内)			11
7F	康复中心(治疗准备室内)			1
6F	GCP病房(护士站内)			1
5F	手术室(一次性物品库内)	ICU(护士站内)		2

（续表）

4F		检验科×2（多发、多收，检验大厅内）		2
3F				0
2F				0
1F	药房（药房内）			1
B1F	物流中转间（被服及其他洁净发放房间内）	生物样本库（生物样本库内）	气动物流站房	3
合计				21

智能气动物流系统共配置 2 台风机，机房位于 B1 层，系统设计如图 3-149 所示。一台风机主要用于病区物资传输，另一台用于医技科室物资传输。

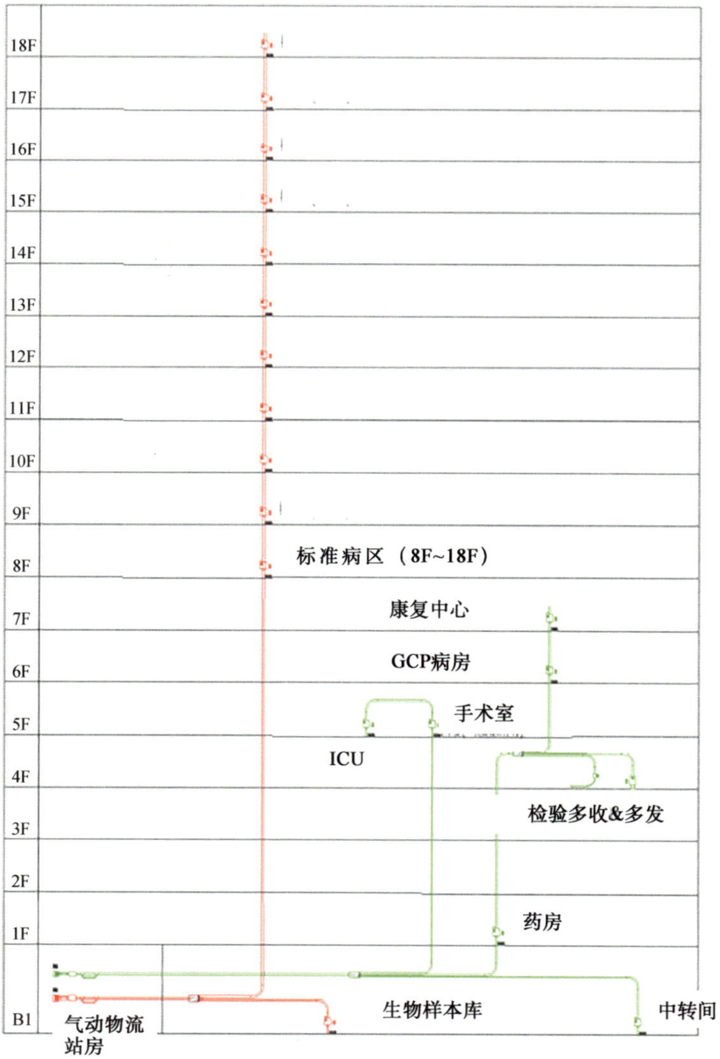

图 3-149 智能气动物流系统设计图

大宗物资主要包括餐食和被服，对于相关物资的运输需求，调研结果如表 3-35 所列。

表 3-35 用餐数量及时间统计表

营养室→住院病区	规格与数量	时间要求
早餐	分普食、软饭、治疗饮食、营养粥等，7 个不锈钢圆筒，75 kg	6:30 之前
午餐	分普食、软饭、治疗饮食、营养粥等，7 个不锈钢圆筒，75 kg	11:00 之前
晚餐	分普食、软饭、治疗饮食、营养粥等，7 个不锈钢圆筒，75 kg	16:45 之前
被服间→住院病区	规格与数量	时间要求
制服	每周更换	周三、周六上午
床品	每月更换	周一至周五

最终系统配备智能机器人 6 台，收发站点 37 个。站点表和系统图分别如表 3-36 所列和图 3-150 所示。

表 3-36 智能轨道物流传输系统站点表

上海精卫中心闵行项目			
智能轨道物流传输系统站点表			
楼层	重性精神疾病临床诊疗中心综合楼		站点数量
8～18F	每层标准病房×2		22
7F	康复中心		2
6F	GCP 病房×2		2
5F	手术室/ICU		1
4F	门诊/检验科		1
3F	门诊		1
2F	门诊		1
1F	药房		1
B1F	小车暂停区×4	物流中转间×2	6
合计			37

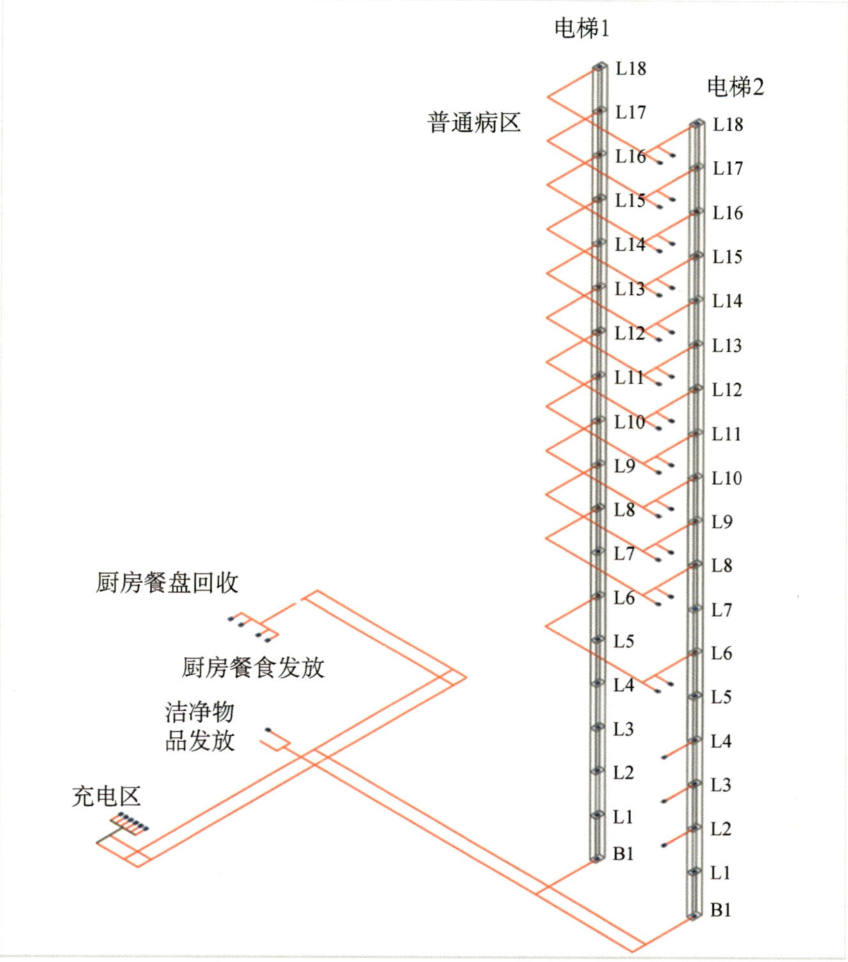

图 3-150　智能机器人物流系统设计图

3. 污物物流系统设计方案

精卫中心日常重点分类收集的主要为干垃圾、湿垃圾、厨余垃圾及污衣被服，各类污物日均收集量统计信息如表 3-37 所列。

表 3-37　精卫中心生活垃圾、污衣被服、厨余垃圾日均收集量统计

项目	生活垃圾		厨余垃圾	污衣被服
	干垃圾	湿垃圾		
日均收集量	22 桶，约 60 kg/桶，合计：1.32 t	4 桶，约 100 kg/每桶，合计：0.4 t	9 桶，约 100 kg/每桶，合计：0.9 t	600 kg
收集频率	2 次/d	3 餐后收集 3 次/d	3 餐后收集 3 次/d	职工：更换制服，2 次/周； 患者：病服被套床单 1 次更换/2～3 周，或随脏随换。 总收集织物布草约 1 500 件/d

由表 3-37 中数据可见，精卫中心每日需回收的污物日均量及人力投入规模较大，这对未来病房及行政大楼污物回收的创新后勤服务模式提出了新的挑战。

为了有效地简化医院垃圾被服收集流程，提升医院感控水平，营造更为良好的就医环境，计划在新建诊疗中心内设计采用多套智能污物收集系统，取代传统人工污物收集方式，同时就诊疗中心的实际情况和精神病专科特点，在方案上进行针对性设计。最终决定干垃圾采用动力式垃圾收集系统，厨余垃圾采用单独一套动力收集系统，被服采用重力式收集系统。污物系统设计如图 3-151 所示和表 3-38 所列。

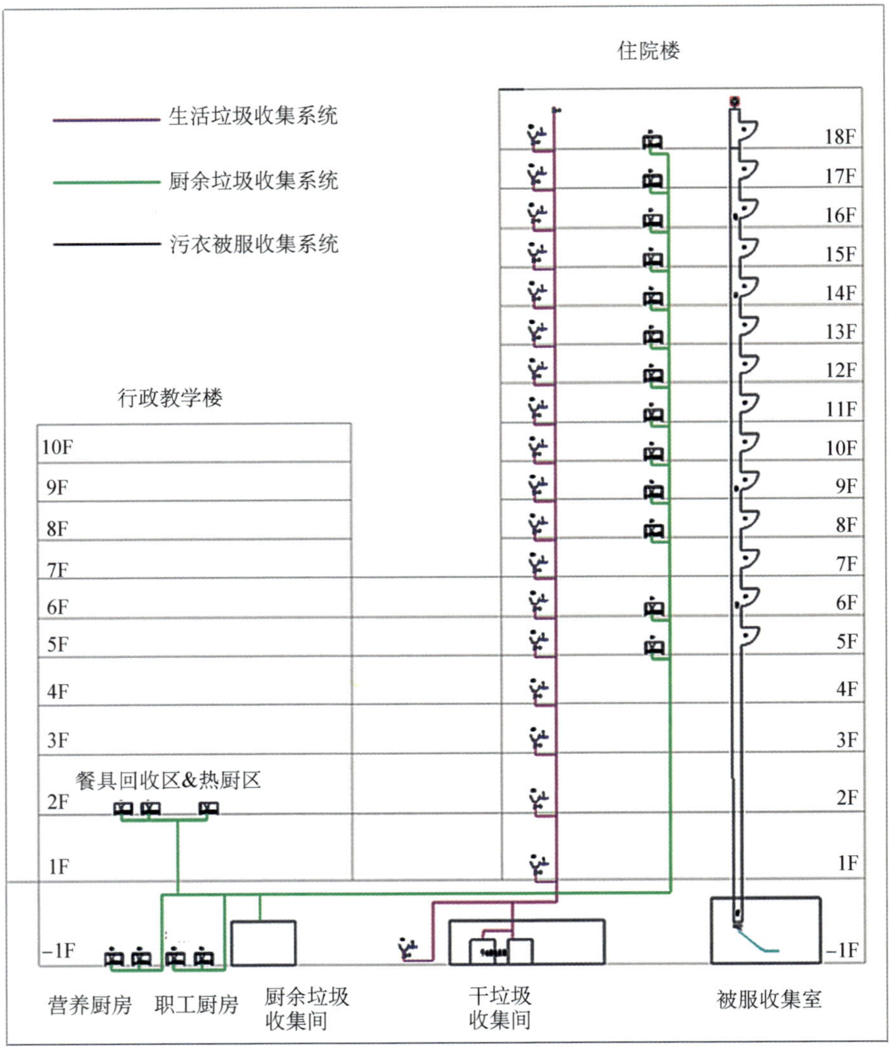

图 3-151 污物物流系统设计图

1）干垃圾收集方案

目前国内医院项目中采用的垃圾收集系统多采用 500 mm 管径的管道，占用空间较大。前期调研后发现，精卫中心每天干垃圾量约为 1.32 t，远小于同规模综合医院每天产出的垃圾量（仅为二分之一左右）。同时诊疗中心项目为老院区内的新建大楼，空间布局十分紧凑。因此经综合考量，规划设计采用一套非常规的 ϕ220 mm 管径的垃圾动力收集系统，此系统在国外一般用于养老和康复机构等垃圾量较少的项目，同时占用空间更小，安装施工方便，因此更适合新建的诊疗中心项目。

此外，在投放口的位置规划中，也充分考虑到了精神专科医院的实际情况，通常同类系统的投放口一般设置在病区的污洗间，虽有刷卡等权限控制功能，但患者仍能接触到投放口从而存在一定的侵入风险。因此，诊疗中心项目的投放口规划设置在医护内部区域，从流线上隔绝了患者接触的可能，进一步降低了可能存在的风险。

2）厨余垃圾收集方案

厨余垃圾与湿垃圾的性质相似，含水、含油量高，不可与干垃圾采用同一套系统进行收集。根据上海市的相关规定，厨余垃圾不允许装袋投放，故选用可直接倾倒投放的不锈钢管道收集系统，投放口刷卡开启且设置在医护内部区域，保障安全。同时在系统末端设置一套生物降解发酵系统，收集的厨余垃圾经脱水生物降解后转化为有机肥料，符合国家厨余垃圾资源化利用和无害化处理的政策要求。

3）污衣被服收集方案

重力式的污物收集系统适用于独立楼栋内单组投放竖槽的污物快速收集，精卫中心诊疗中心项目的被服收集需求集中在新建的病房大楼区域，单根竖槽就能覆盖全楼的需求，且相比动力式收集系统，重力式系统无须额外的站房设备，极大地减少了对站房的空间要求，更适合空间紧张的诊疗中心项目。投放竖槽下方卸料口所在的地下室局部区域，即可作为污衣被服收集点。同时，在被服收集频次和总量上，精神专科医院的床位周转率远低于普通综合医院，每天被服量仅为同规模综合医院一半左右，采用重力式收集系统完全可以满足被服收集需求。投放口同样设置在患者或家属无法到达的医护内部区域，最大程度地保证安全。

表 3-38　精卫中心智能污物收集系统总览

项目	生活垃圾		厨余垃圾	污衣被服
	干垃圾	湿垃圾		
特性	含水量低，可打包长距离收运	含水、油量较大，不宜打包并长距离收运		单次收集打包后体积较大
政策管理要求	可装袋投放，环卫部门派专用车上门收集	须破袋投放		/
收集规模	病房楼、行政楼所产生的所有干垃圾	病房楼配餐室产生所有湿垃圾	职工餐厅及地下厨房产生的所有厨余垃圾	病房所产生的病服被套床单、员工制服
垃圾被服收集系统设计思路	智能垃圾动力收集系统（全程负压，ϕ220 mm 不锈钢管道）	智能垃圾动力收集系统（全程负压，不锈钢管道，末端生物降解发酵处理）		智能被服重力收集系统（重力式，ϕ500 mm 不锈钢管道）

4. 物流系统设计方案应用价值

1）高效可靠

与人工运送相比，物流系统具有快递、准确、可靠及可追溯等特点，物流输送系统可提供连续不间断工作，为医院 24 h 医疗活动提供了基础保障。物流效率提升了，医院物品供应速度就加快了，无形中使医院各部门的工作效率都得到了不同程度的提高。不仅提高了检验标本、抢救药品、血液等物品的输送效率，而且为抢救患者赢得了时间。

2）优化流程

物流系统优化了物品递送流程，依靠信息化的优势使医院物品输送过程变成简单的“傻瓜型”操作；同时避免了物品运送与人流抢电梯状况，尤其避免了某些部门、某些时段对部分电梯的垄断使用造成的矛盾。

3）降低差错

传统的物流模式最大的困扰就是差错问题。由于护工知识层次普遍较低，无法理解众多专业问题，与医务人员沟通不到位而导致一系列差错，包括送错目的地，没有及时送达，没有及时分类导致交叉感染等。也有一些是由于医务人员自身的差错，如填写错误，填写不完整，标本留置不当等。物流人员限于专业知识不足不能及时发现这些差错，从而延误正常诊疗工作。这些差错严重时会导致医疗安全问题。物流输送系统由于采用信息化管理，沟通完全依赖于信息化，减少了人员参与环节，可以大大降低差错。

4）控制成本

实践证明，物流输送系统的使用，可以大大节约医院在物流方面耗费的人力成本，让护理人员有更多的时间为患者服务或者承担更多的工作，还在一定程度上减轻了电梯的工作量，节约了电能，另外，降低了二级库存量，从而降低库存成本。

5）提升管理

由于物流输送系统采用全过程信息化管理、全过程监控等方式，因此带来了医院运行一系列的变革，有利于提高医院整体运营管理水平和医院整体运营效益；同时体现了医院后勤保障的信息化、智能化。

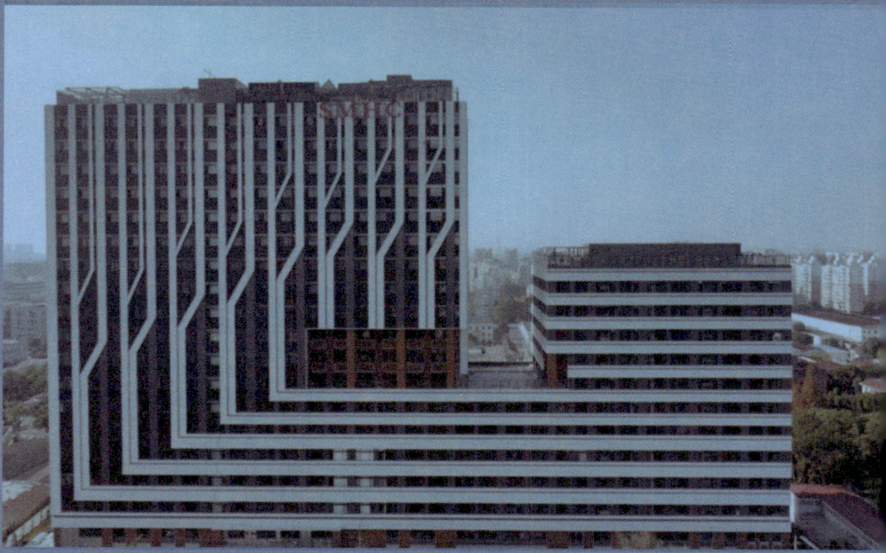

Chapter Four

第 4 章
工程项目施工

4.1 精神专科医院项目施工前总体施工部署

精神专科医院是负责对患有精神疾病的患者进行检查、诊断和治疗的专科医院，还具有预防精神疾病和培训专业人员、进行科学研究的任务。同时除了专业性以外，考虑精神病患者在住院治疗过程中同时会伴有各类其他疾病，因此大型精神病医院应该具备与综合医院相似的门诊、检查、检验和住院等基本功能和条件，以保证精神患者躯体疾病的诊疗需要。

精神专科医院项目施工部署应当考虑一般医院工程施工内容，也应考虑精神类医院的特殊性。施工部署过程中需要考虑以下几个方面：①场地交通问题。主要包括施工场地内交通运输、场地内与已有市政道路关系，如遇到改建扩建工程还需要结合原有道路。②已有构建筑物保护。应当考虑施工场地内、场地外存在的已有建筑保护，若存在古树、高压电缆等特殊情况的需要编制专项方案，专项保护。③扬尘、静噪措施。精神专科医院内长期居住着精神疾病患者，施工过程中应当充分考虑扬尘、静噪措施。④封闭施工。⑤除常规围护、结构、装饰装修施工部署外，应当考虑特殊设施设备（包括是否存在特殊设备，特殊实验室）、物流布置等施工情况。

上海精卫中心闵行项目位于沪闵路 3210 号，位于现有上海市精神卫生中心闵行院区内南面场地。总建筑面积 73 757.58 m^2，主要由综合楼 A 楼、综合楼 B 楼和裙楼等组成（其中综合楼 A 楼高度 79.95 m，综合楼 B 楼高度 51.65 m，室内外高差为 0.3 m）。地下室为地下两层现浇混凝土框架结构，地上结构采用钢框架＋中心支撑结构体系结构。主要功能包括：门急诊用房、医技科室、手术室、ICU、中心供应室、住院用房、上海市重点实验室、教学用房、规培基地、行政用房、生物样本库、地下车库及配套用房等。图 4-1 为项目各楼层功能分区示意图。

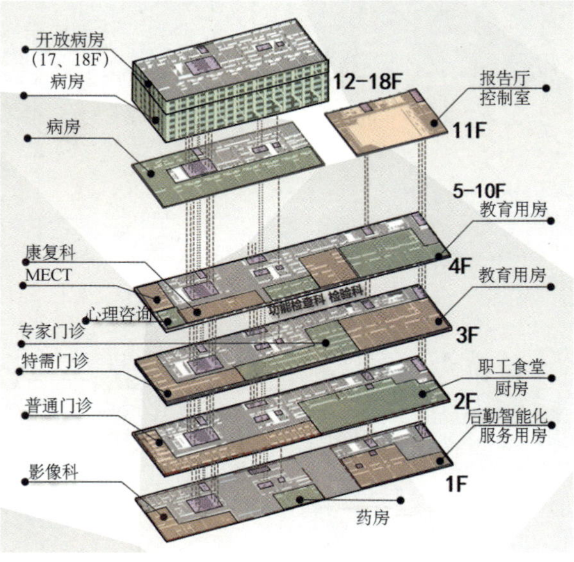

图 4-1 各楼层功能分区示意图

精神专科医院既有专业医院的特殊性，又需具备综合类医院的基本功能和条件，针对精神专科医院的组织总体施工部署对项目的顺利开展具有重要意义。

4.1.1　精神专科医院项目施工重点、难点分析及措施

精神专科医院施工过程中均会面临一系列突出的技术难点。例如，施工场地狭小，周边环境对土体变形、声光尘污染等极为敏感，低扰动施工要求高，医院为了尽快投运而造成工期紧张。除此之外，在营医院还具有交通组织、医院人流组织难度大，医院不停诊，医疗管线及既有建筑保护要求高，等等。

上海精卫中心闵行项目作为一个标准的精神类在营改、扩建项目，前期策划过程中针对存在的技术难点进行分析，研究出一套完善的技术措施。

1. 施工场地狭小、交通组织困难

精神专科医院院区在原有院区范围内进行改、扩建，施工时存在场地狭小、交通组织困难的问题。

上海精卫中心闵行项目围护外边线东侧距离沪闵公路距离约 13 m，设置 4.5 m 宽重型道路，南侧距离围墙最窄处 2 m，西侧基坑围护外边线至医学研究中心最近距离 6.5 m，北侧基坑边设置 4 m 重型道路（图 4-2）。基坑施工过程中场地内无法形成环形通路，不利于施工交通组织。

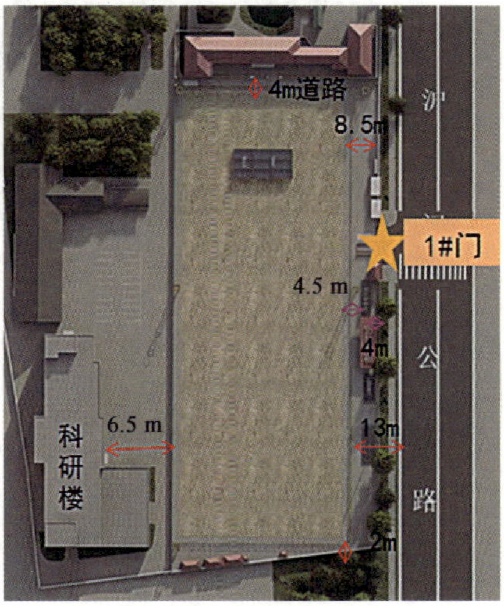

图 4-2　周边场地平面图

施工前采用 4D 模拟技术针对场地现状进行合理布置，东侧设置南北纵向栈桥，中间设置五道栈桥，同时对局部影响场内通行的结构进行甩项，优化底板方案采用“跳仓法”以取消后浇带，确保场内道路能满足基坑区域施工机械设备的场地需求。施工过程中合理安排现场施工车辆及机械配置，使场内施工有序进行（图 4-3）。

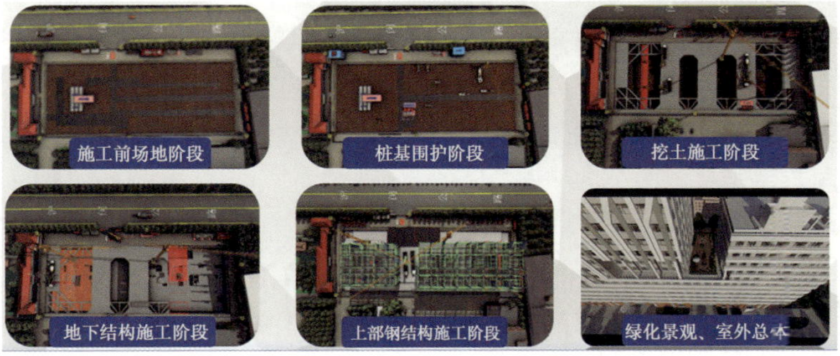

图 4-3　施工精细化策划示意图

2. 既有建筑保护

工程周边存在已有建筑，离施工场地距离近，同时需进行深基坑施工，需对原有结构采

取保护措施。

上海精卫中心闵行项目基坑普遍挖深 11.60 m，西侧紧靠院区内医学研究中心大楼，医学研究中心大楼为地上 6 层，距离西侧基坑围护外边线仅 6.5 m，医学研究中心大楼的科研楼报告厅至基坑围护外边线最近距离为 2.8 m，施工过程中正常使用。针对医学研究中心大楼，施工前对原有结构进行必要的结构鉴定，施工过程中加强监测监控，必要时采取结构补强措施等(图 4-4)。

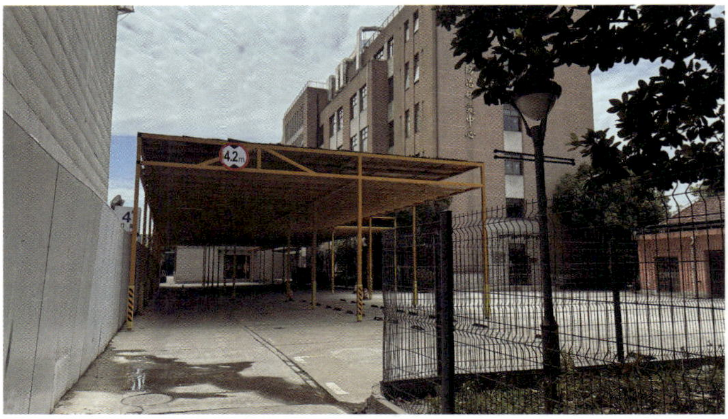

图 4-4　研究中心大楼与基坑围挡

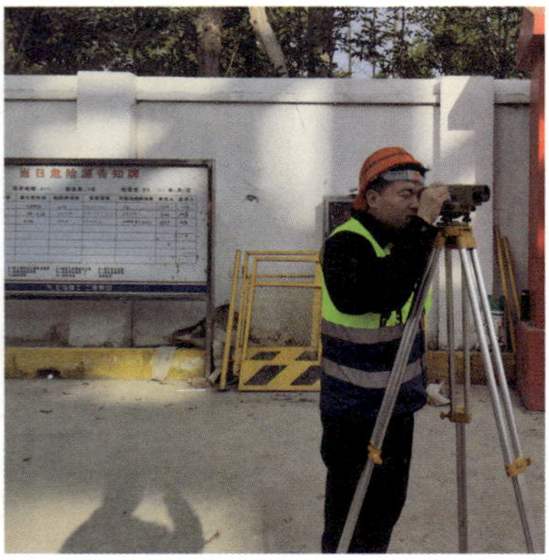

图 4-5　房屋监测

在工程不同施工工程阶段，我们可以采取针对性措施，具体如下。

(1) 在施工前期，对临边建筑进行检测，出具房屋结构检测报告。

(2) 在深基坑施工期间，对临边建筑区域进行重点监测，派专人负责每天查看医学研究中心区域的监测数据，发现异常时及时停止施工，出现紧急情况及时采取应对措施。

(3) 在结构施工阶段，塔吊选型及布置避开临边建筑区域并尽可能覆盖施工场地。同时尽量避免夜间施工，以减小对医学研究中心内人员生活的影响。施工过程中严格把控支护工程质量，降低挖土施工对围护体造成的形变，以减小对医学研究中心产生的影响(图 4-5)。

3. 周边环境复杂，影响因素多

上海精卫中心闵行项目东侧临近沪闵公路(基坑外边线距离公路约 13 m，图 4-6)，东侧存在高压线(距离基坑外边线约 9 m)，西侧为现状疾病防治研究中心楼(其中科研楼报告厅距离开挖边线约 2.8 m，图 4-7)，西侧存在树龄 80 年的广玉兰(开挖边线距古树约 12.6 m，树冠 5 m，保护范围距开挖边线最近约 2 m，图 4-8)，施工部署难度大，特别对围护施工和塔吊机械布置。

常规解决措施如下。

(1) 管线：工程前期做好场地排摸，充分了解施工范围内及周边的管线，对场地内管线位置做好标识，同时对每个进场单位做好管线交底，保证安全施工。如存在高压线的，编制专项保护方案，经电力部门审批后做好防护再进行施工(图 4-9)。

(2) 古树：经设计，古树保护单位确认古树保护措施及方案，施工过程中避免泥浆、混凝土等碱性液体流入古树根须范围，塔吊等机械吊装过程中避开古树范围或者做好防护棚(图 4-10)。

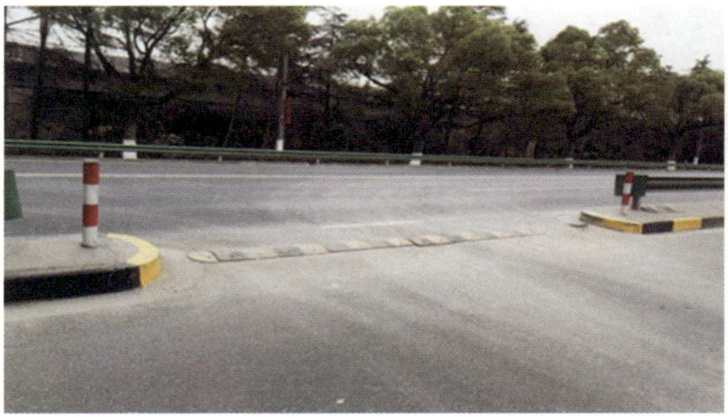

图 4-6　东侧道路（隔离带距基坑约 13 m）

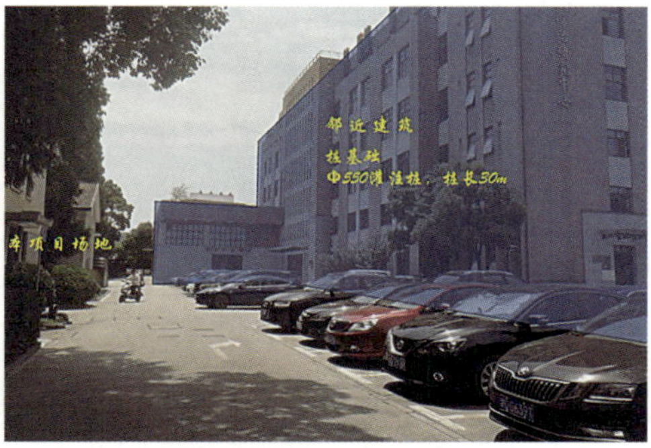
邻近建筑
桩基础
Φ550灌注桩，桩长30m
本项目场地

图 4-7　西侧科研楼

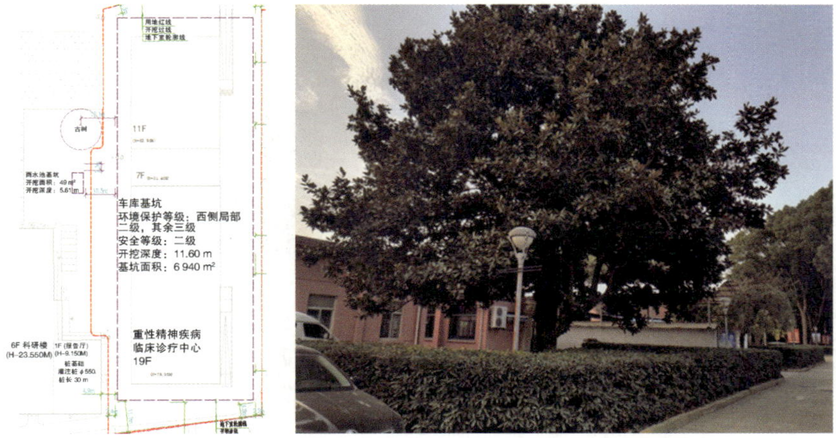
用地红线
开挖边线
地下室轮廓线
古树
11F
7F
雨水池基坑
开挖面积：49 m²
开挖深度：5.61 m
车库基坑
环境保护等级：西侧局部二级，其余三级
安全等级：二级
开挖深度：11.60 m
基坑面积：6 940 m²
重性精神疾病
临床诊疗中心
19F
6F 科研楼
(H-23.550M)
1F (报告厅)
(H-9.150M)
桩基础
灌注桩 φ550
桩长 30 m

图 4-8　西侧保护古树现状图

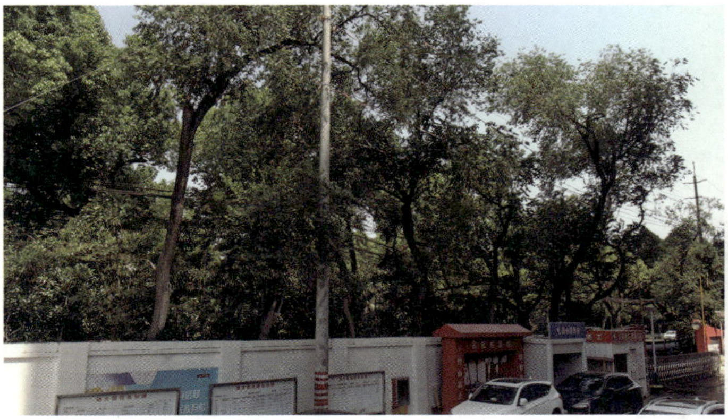

图 4-9　高压电线防护

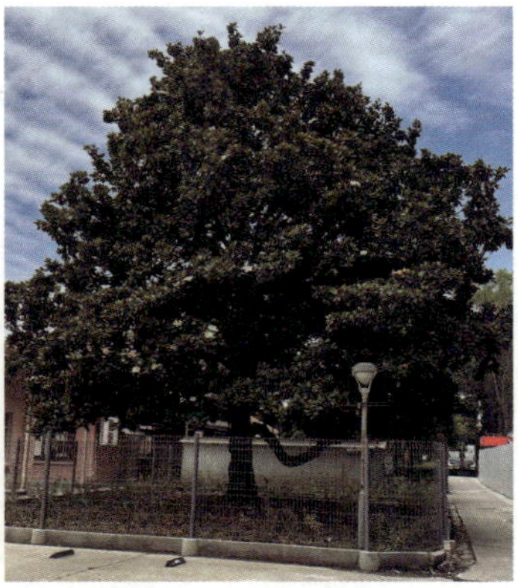

图 4-10　古树保护

4. 工程管综复杂，特殊设备、物流布置等错综复杂

精神类医院内除了普通医院需要具备的设施设备外，还需要一些满足精神类疾病治疗、研究的特殊功能用房，因此此类工程往往管线排布复杂，部分设施设备要求高，给工程深化、施工造成困难，特别是管线碰撞、净高分析等往往需要多次核对修改，反复深化图纸。

上海精卫中心闵行项目包含门急诊用房、医技科室、手术室、ICU、中心供应室、住院用房、上海市重点实验室、教学用房、规培基地、行政用房、生物样本库、地下车库及配套用房等，地下二层为人防及设备用房、地上M层为设备用房(位于5～6层之间)，涉及人防、水、电、暖通、消防、弱电、物流、电梯、设备安装和装饰装修等，在1～2 m空间内排布各类管线并完成装饰面，对管综排布和净高分析提出高要求，且各类设施设备要远离患者，具备防护措施。

上海精卫中心闵行项目管综设计复杂，工程量大，参建单位多，易出现各类碰撞问题。依照建模及优化标准对相关部位机电管线进行综合排布，通过BIM软件进行碰撞检测，输出冲突报告，做到施工前管道的预留、避让、移位等措施优化，出各机电专业平面图、复杂节点剖面图以及部分三维表达图辅助现场施工(图4-11)。

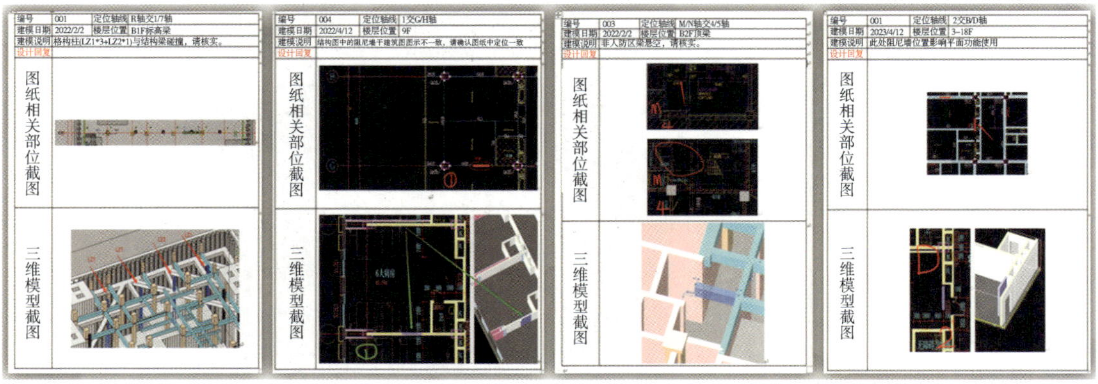

图4-11　管综深化

4.1.2　精神专科医院项目施工筹划

随着工程安全文明、施工质量要求的不断提高，各类项目都做好了积极创优创奖的准备，在有限条件下更快更好地完成工程内容。

上海精卫中心闵行项目自2023年3月31日开工，计划2025年6月28日竣工，项目绝对工期为818天，以争创鲁班奖为目标，对工程质量、安全、文明施工提出了高要求。通过工程创优策划和数字化管理体系形成“立体化”的组织结构，组建专门团队，在前期借助数字虚拟建造技术进行建模深化，专业碰撞，节点优化等；中期采用BIM+AR技术进行巡检校核，同时采用项目信息化管理平台利用针对性地对技术质量、生产安全等问题进行精确定位；后期通过建立智慧运维系统，保障多源数据集成与各系统模块有序交接(图4-12)。

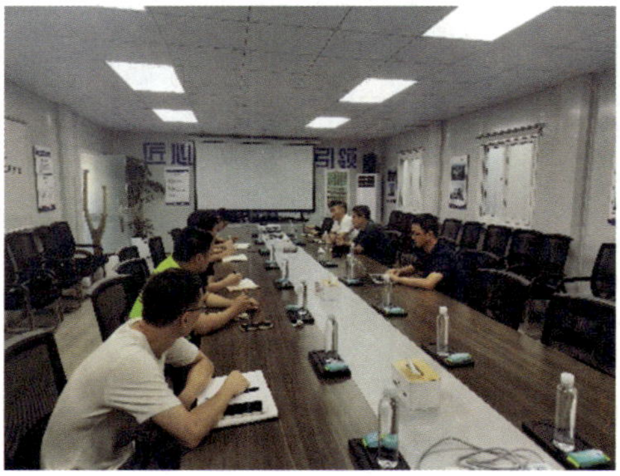

图4-12　数字化会议

1. 临时用水布置

工程临时用水主要包括施工用水、生活用水、消防用水等。施工用水需要考虑各阶段施工工艺及施工工况下现场的最大用水量，同时考虑进水口的水压、出水口的水压以及取水点的便利程度，合理布置水头距离，通过施工用水量计算合理布置用水，在水压不够的范围可能需要设置增压泵等设施，为全工程施工提供完整的用水。生活用水主要用于办公区、生活区，计算工程最高峰人员数量满足最大人员使用。消防用水需要单独设置，确保水压、水流稳定(图 4-13)。

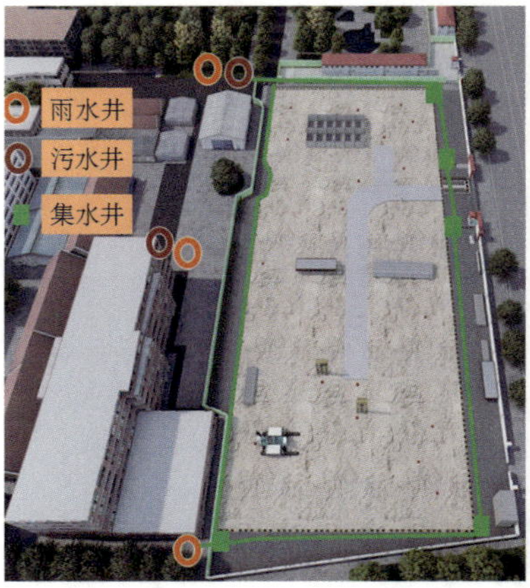

图 4-13　排水布置图

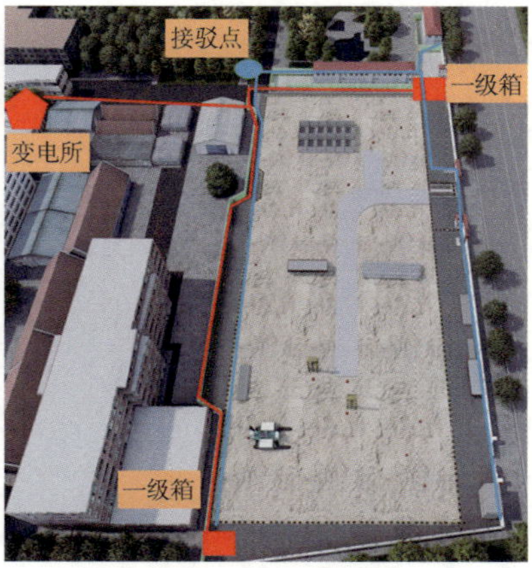

图 4-14　临电布置

2. 临时用电布置

工程临时用电按照各阶段工程施工的机械、设施设备、用电电器等的需求，利用院区已有开关站合理分配，设置一级箱、二级箱、三级箱等，如遇到高峰期用电不满足现场施工需求，合理配备发电机(图 4-14)。

3. 场地布置

根据施工图纸、合同要求、施工组织设计及该策划指导现场施工；组织具有丰富施工经验的项目班子和精干的作业班组进场施工，并从装备和周转工具、材料供应以及劳动力等多方面确保各项目标的实现；一如既往地充分利用各种有利条件以敬业、求实的工作作风，创一流的管理水平、一流的工作质量、一流的工程进度顺利完成该工程的建设任务。

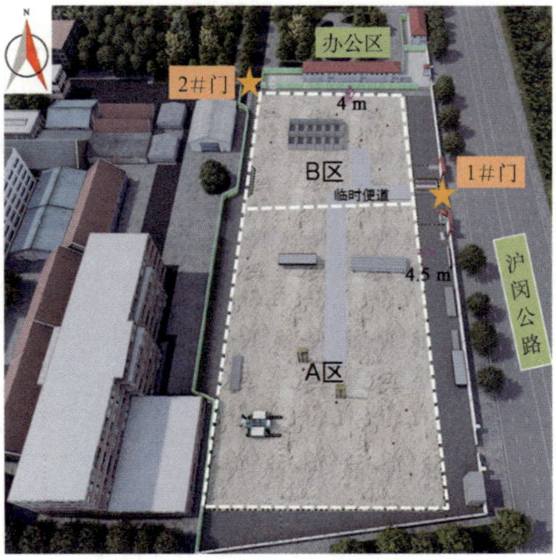

图 4-15　临时道路示意图

根据现场场地情况和施工机械情况，优先在现场形成环形道路，没有条件形成环形道路的应充分考虑车辆会车、掉头等情况，并根据道路使用需求合理配置钢筋、混凝土级配等，以满足施工使用需求。

上海精卫中心闵行项目结合主体建筑功能分区及结构外墙柱网布置，结合中庭区域充分考虑基坑场地紧张状况，基坑内部东西向形成临时环形施工便道，将基坑分成南、北两个大区域进行实施，并按照基坑周长及土方开挖时空效应，将南、北侧各分为四个面积均衡的小区域。东侧设置 4.5 m 施工便道，北侧设置 4 m 施工便道（图 4-15）。

4. 各阶段施工筹划

1）施工总体流程

根据工程实际情况，将工程划分成若干个阶段，并按阶段分别进行策划分析，采取分阶段施工的手段，简化工程，深化筹划，按照分部分项划分工程量，细化关键节点，制订工程目标。

上海精卫中心闵行项目将项目实施划分为桩基围护施工阶段、地下室施工阶段、地上结构施工阶段和装饰装修施工阶段，每个阶段单独细化，优化节点目标流程，提高工程实施效率。

（1）桩基围护施工阶段：本次施工采用 1 台静压桩基施工，5 台钻孔灌注桩钻机施工，根据主楼区域将工程划分为 2 个施工段，分为 A 区、B 区（图 4-16、图 4-17）。

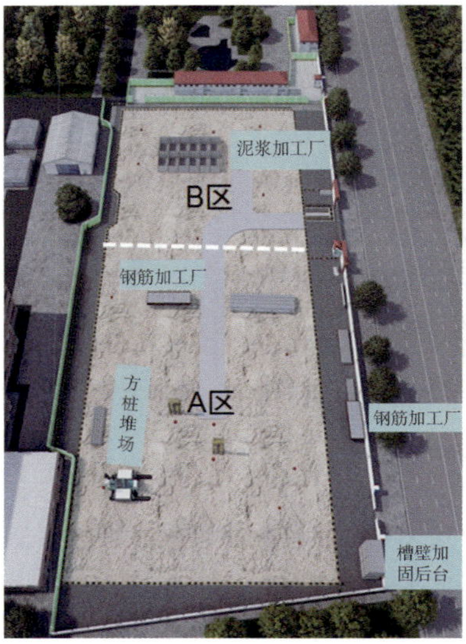

图 4-16 试桩施工场地布置

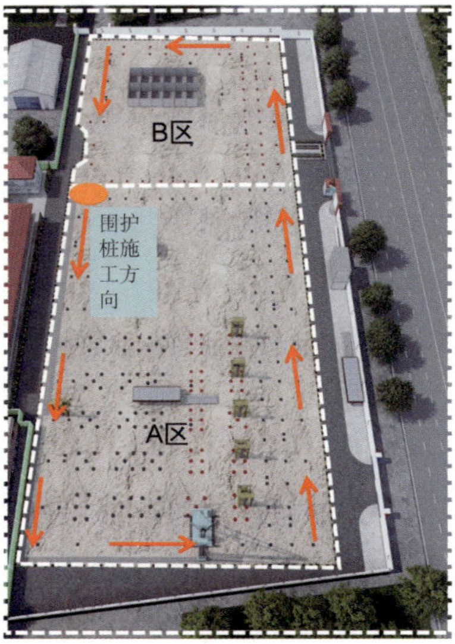

图 4-17 围护桩施工流程

（2）地下室施工阶段：基坑划分为 4 块，采用顺作法自南向北依次施工，底板采用跳仓法施工（图 4-18）。

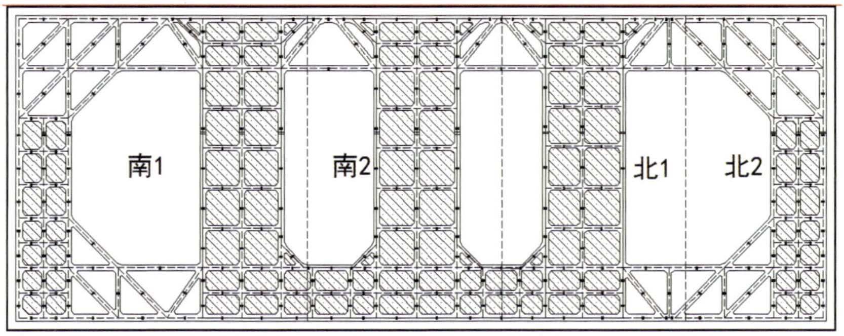

图 4-18 基坑分区示意图

土方开挖、地下结构施工自南向北施工，根据现场实际情况及支撑栈桥位置，将整个基坑划分为四块，分别为：南 1 区（1/OA—F 轴），50 m×52 m；南 2 区（F—K 轴），33.5 m×52 m；北 1 区（K—P 轴），32 m×52 m；北 2 区（P—S 轴），25 m×52 m（图 4-19）。

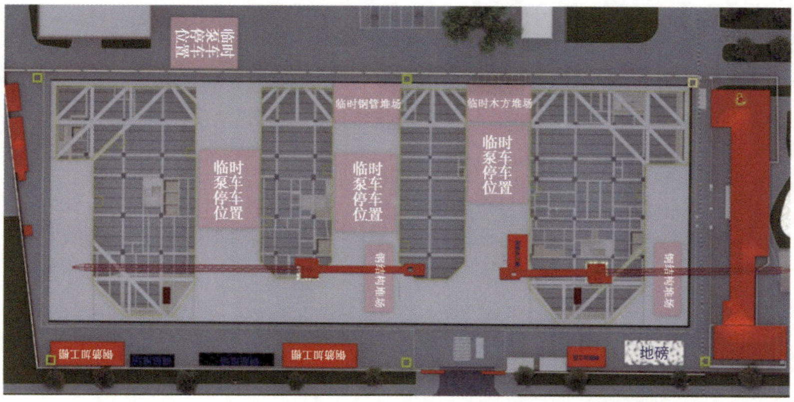

图 4-19　地下结构施工阶段场地平面布置图

（3）地上结构施工阶段：地上结构主要分为 A 楼、B 楼及群楼部分，结构形式为钢结构。现场采用 2 台型号塔吊，先 A 楼后 B 楼，依次施工（图 4-20）。

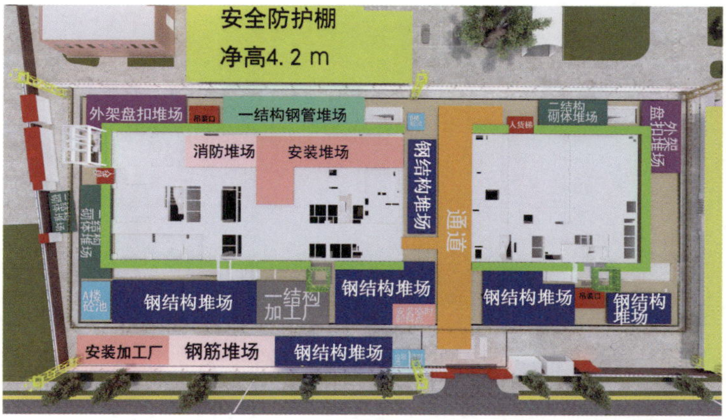

图 4-20　钢结构施工场地布置图

（4）装饰装修施工阶段：地下室结构施工完成后进行二结构施工，装饰装修依次跟进；地上结构划分为 2 个施工段，A 楼、B 楼独立施工（图 4-21、图 4-22）。

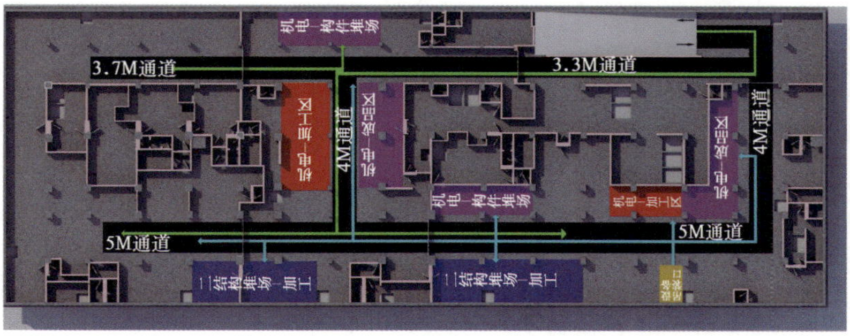

图 4-21　地下一层机电安装场地布置图

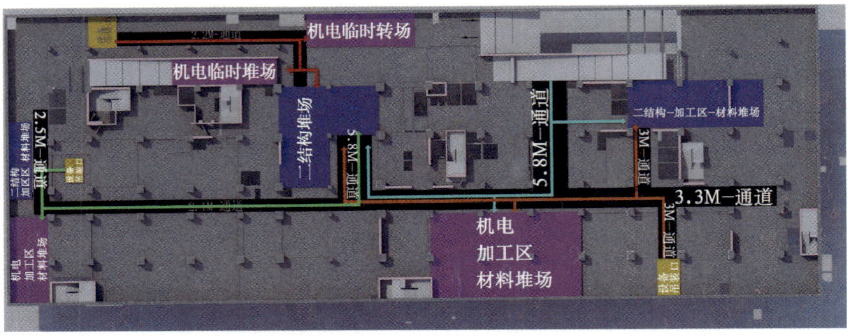

图 4-22 地下二层机电安装场地布置图

2）制订目标

项目施工前对项目质量目标、安全目标、进度目标做精细化分析和定位，有目标，有动力，有组织，有效率。

上海精卫中心闵行项目工程目标如下。

（1）质量目标

具体如表 4-1 所列。

表 4-1 质量评奖计划

序号	奖项	申报时间	评奖时间	获奖时间	备注
1	优质结构(第一阶段)	2023.12	2024.1		地下结构
2	优质结构(第二阶段)	2024.7	2024.9		地上结构
3	白玉兰	2025.6	2025.9		
4	全国金刚奖	2024.5	2024.6		
5	申安杯	2024.1	2024.12		
6	全国安装之星	2025.5	2025.9		
7	全国装饰金奖	2025.5	2025.11		

（2）关键工期进度计划

桩基围护施工：2023.4—2023.6。

首道混凝土支撑栈桥施工：2023.6—2023.7。

大底板施工：2023.9—2023.10。

地下室结构封顶：2024.1。

上部结构施工：2023.12—2024.9。

二结构及装饰施工：2024.2—2024.10。

精装饰施工：2024.9—2025.5。

机电安装施工：2024.4—2025.6。

外立面施工：2024.6—2024.12。

总体工程施工：2024.11—2025.3。

竣工验收：2025.3—2025.7。

3）制订计划

根据工程特点制订各阶段劳动力计划、材料准备计划、机械设备计划等，相对于机械设备，材料计划、劳动力计划更为复杂。在上海精卫中心闵行项目中，编制各专业劳动力计划包括不限于桩基及围护专业劳动力计划表、土建专业劳动力计划表、给排水专业劳动力计划表、钢结构专业劳动力计划表、二结构专业劳动力计划表、幕墙专业劳动力计划表、机电安装专业劳动力计划表、装饰专业劳动力计划表、成套设备专业劳动力计划表及室外总体劳动力计划表等(图 4-23)。

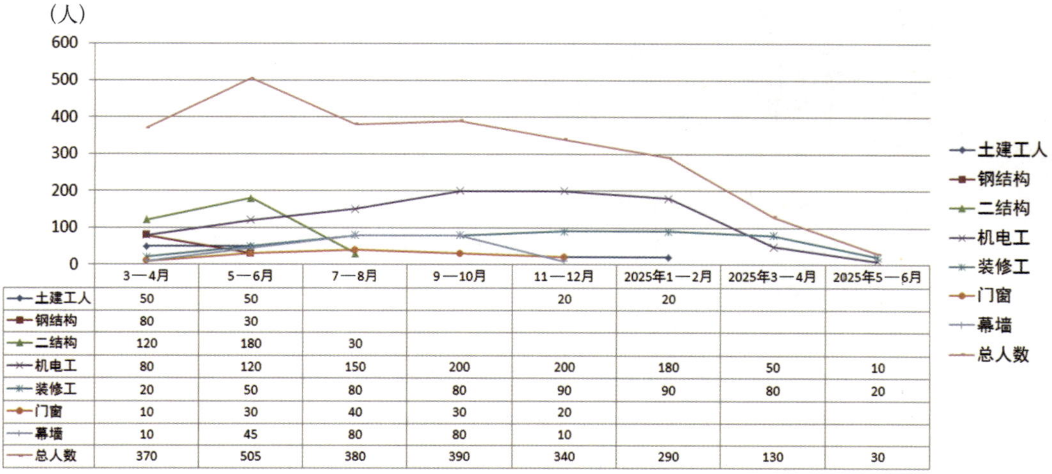

	3—4月	5—6月	7—8月	9—10月	11—12月	2025年1—2月	2025年3—4月	2025年5—6月
土建工人	50	50			20	20		
钢结构	80	30						
二结构	120	180	30					
机电工	80	120	150	200	200	180	50	10
装修工	20	50	80	80	90	90	80	20
门窗	10	30	40	30	20			
幕墙	10	45	80	80	10			
总人数	370	505	380	390	340	290	130	30

图 4-23　劳动力计划统计图

4.2 地下工程施工技术

地下工程是指深入地面以下为开发利用地下空间资源所建造的地下土木工程，以充分满足配套停车、地下空间利用和人防工程等功能要求，减少挤占地面空间。在工程施工前，根据相应地勘报告及设计图纸分析建筑地下结构的形式、施工过程中的重难点以及材料设计要求等，合理配置人、材、机，把控工程整体的质量。施工前应确定合理的施工部署、所需材料及设备、人员配备、相应工序适用的施工技术等一系列问题，以满足整个地下施工阶段各工序有序进行，确保工期和质量及成本控制在目标范围内。

地下工程施工部署时应当充分考虑场地限制与工期要求，在保证安全质量的前提下，合理安排施工机械班组，考虑各工序搭接，合理利用资源，减少场地内场地的布置转场。地下施工围护施工部署时应当充分了解工程地质情况，结合设计围护体系编制专项方案，以围护变形量、围护渗漏情况作为围护施工的考核点，提高工程质量。

4.2.1 地下工程施工技术重点难点分析

1. 雨水、污水排水困难

工程初期周边雨、污水管管网不健全或者排水、排污量不满足工程局部时间内排水需求，雨季时易造成场地、基坑大量积水。

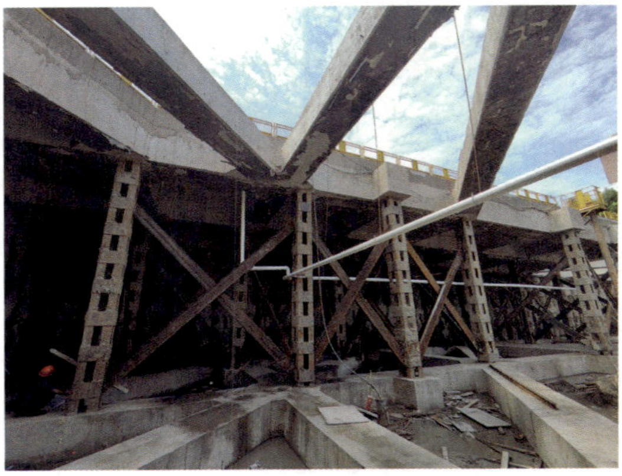

图 4-24 栈桥明水收集集中处理

夏季雨水量大，偶尔有台风天气，周边无可以直接接入的市政雨污水井，桩基围护施工期间存在大量泥浆、污水，需通过医院原有雨污水管网排入市政管网。现场采用泥浆分离系统减少排水，同时沿基坑四周设置排水沟，接入三级沉淀池，排摸院区内管道，选择合适雨污水井进行排水。

首道混凝土支撑栈桥施工期间在栈桥板预留泄水孔，使用管道收集雨水，集中抽排，减少基坑内积水(图 4-24)。

2. 大体积混凝土浇筑

地下工程施工往往伴随着大体积混凝土施工，特别是基础底板连同承台浇筑，浇筑厚度一般在 1.2～2.5 m。考虑到基础底板需要具备防水抗渗，混凝土的特性导致混凝土大体积浇筑时极易产生裂缝，混凝土浇筑质量控制是重中之重。

3. 不同结构形式之间的交接处理

地上结构为钢结构，地下一层为钢立柱，钢立柱与地下一层梁板连接处需预埋，为了保证楼栋整体受力的可靠性，需要保证立柱的垂直度。

4.2.2 地下工程施工策划

地下工程通常包括地下房屋和地下构筑物，为了提高空间资源利用率，目前大多医院都存在地下室，地下室层数在一～三层。在上海精卫中心闵行项目中进行了以下几点策划。

1. 场地策划

先进行场地情况分析，明确用地红线、基坑边线与各工程围护桩平面位置，在不影响正常施工的情况下，合理布置场地(图 4-25、图 4-26)。

2. 工程桩、围护桩施工筹划

工程桩基围护的主要形式一般有钻孔灌注桩、预制混凝土方桩、三轴搅拌桩、SMW 工法桩、压密注浆及高压旋喷，多重工序交叉施工，钻孔灌注桩桩机、三轴搅拌桩桩机、静压桩机等大型机械交叉施工，为了更好地完成桩基、围护施工，项目团队进行了精细化策划，并采用 4D 模拟对每一天工况进行实际模拟，有效提高施工效率。做到有策划，有计划，有执行，有结果。通过 4D 模拟合理布置，有效缩短工期 13 d。

1) 工程量统计

策划前做好工程量等基本数据收集、统计。

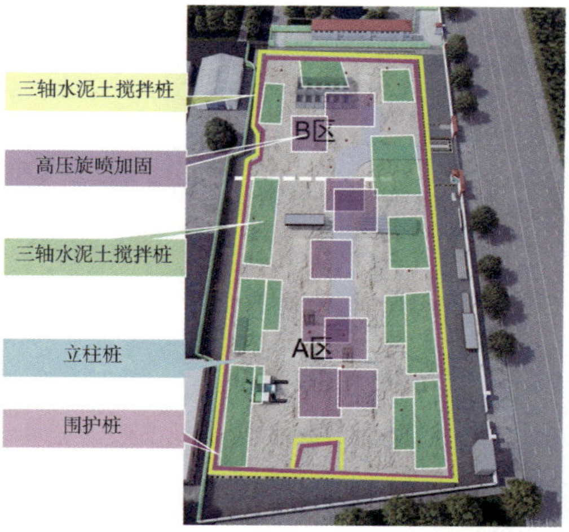

图 4-25　围护工程与场地平面关系

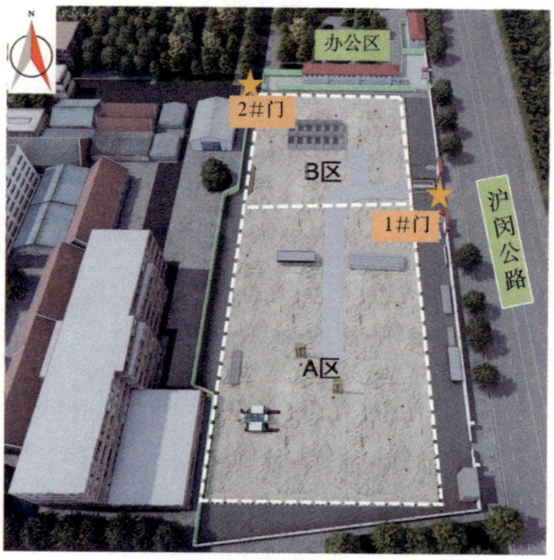

图 4-26　场地布置平面图

2）明确施工顺序，制订初步计划

钻孔灌注桩→预制混凝土方桩→三轴搅拌桩→围护桩→坑内高压旋喷加固(图 4-27)。

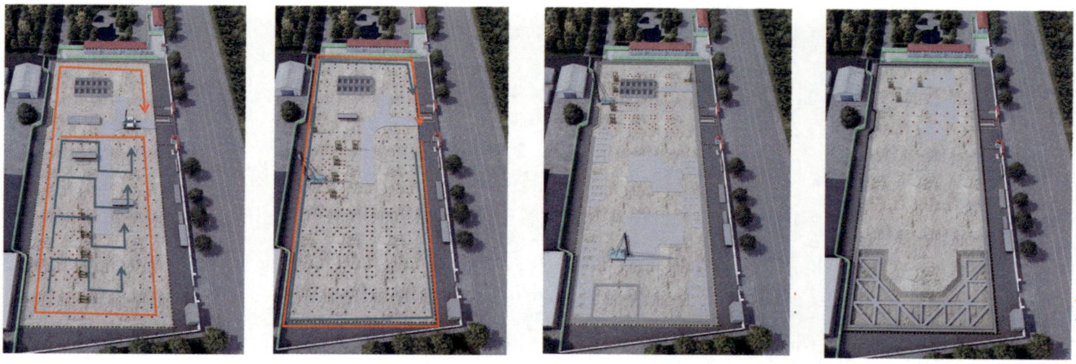

图 4-27　桩基、围护施工流程示意图

3）4D 模拟优化

通过 4D 模拟的方式，实地模拟每一天现场工况，在初步计划的基础上优化施工方案，精细施工策划(图 4-28)。

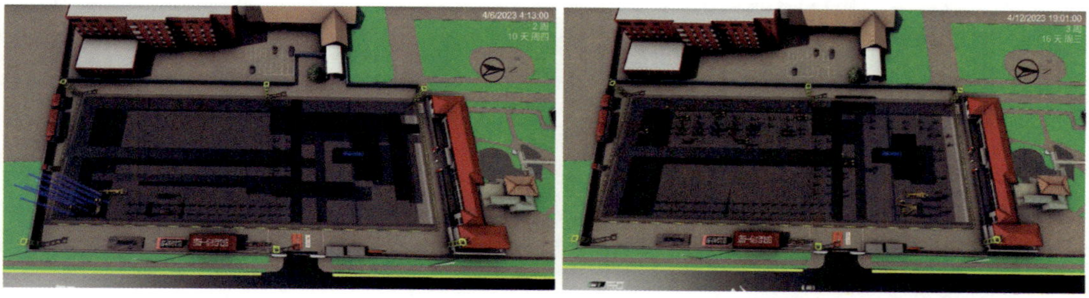

图 4-28　4D 模拟策划细化

3. 挖土支撑施工筹划

1）施工准备

完成开挖条件验收：降水试验报告完成并将水位保持在开挖面 1 m 以下；围护工程相关检测完成；人员、机械设备到场符合施工条件。

2）施工筹划

为加快施工进度，将支撑强度等级提升一个级配。根据基坑情况将基坑分为 A1、A2、A3、A4 四个分区，基坑分块示意如图 4-29 所示。

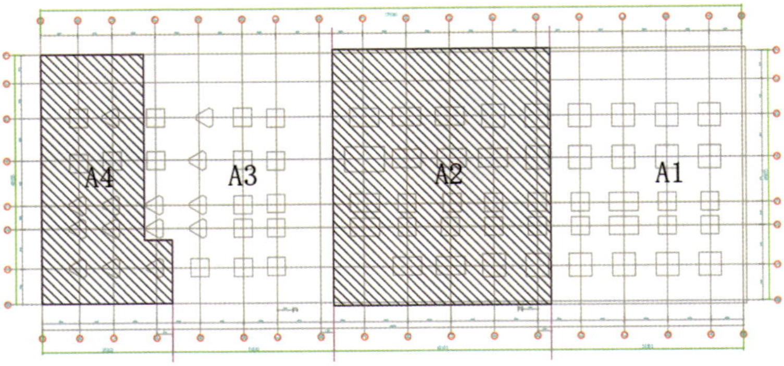

图 4-29 基坑分块示意图

根据支撑标高情况，将基坑分层，并根据每层土方量及工程量制订计划。

4. 底板施工

地下室底板一般采用跳仓法施工，即把整体结构按施工缝分段，隔一段浇一段，也可以采用跳仓递推法施工，相邻块混凝土可依次浇筑，经过不少于 7 d 时间再填浇成整体。用此方案施工既可避免一部分施工初期的激烈温差及干缩作用，大量消减施工期间的温度伸缩应力，有效控制裂缝，还能加快施工进度。在受力较小处设置分仓施工缝，分仓施工缝应避开基础承台、基坑落深坑以及主体结构纵向梁、柱（图 4-30）。

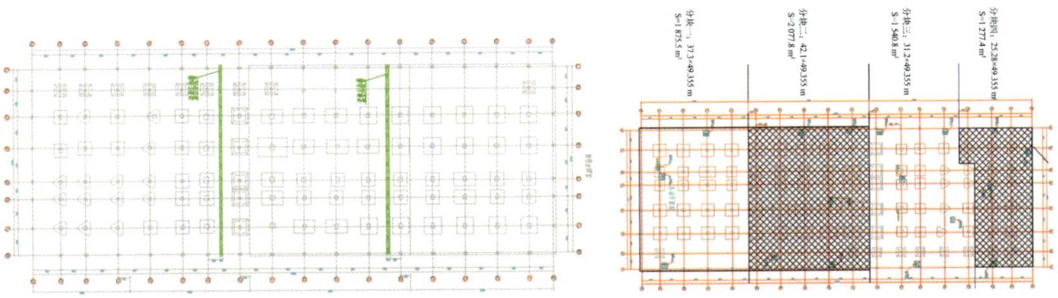

（a）底板温控后浇带平面图　（b）底板跳仓法分块示意图

图 4-30 跳仓法施工

5. 支撑拆除及结构回筑

1）支撑拆除

基础底板达到设计强度的 80%后，拆除第二道混凝土支撑，施工地下一层结构梁板，并在结构缺失处设置临时支撑；待地下一层梁板及换撑构件及临时换撑达到设计强度的 80%后，拆除第一道混凝土支撑，施工结构顶板。

2）栈桥拆除

每道支撑拆除顺序结合地下室结构施工顺序进行，根据结构施工后浇带划分，每道支撑分区域进行拆除。

第一道支撑分南 1、南 2、北 1、北 2 区，按照南 1→南 2→北 2→北 1 先后进行拆除。

第二道支撑分南 1、南 2、北 1、北 2 区，按照南 1→南 2→北 1→北 2 先后进行拆除。

拆除分块及顺序如图 4-31 所示。

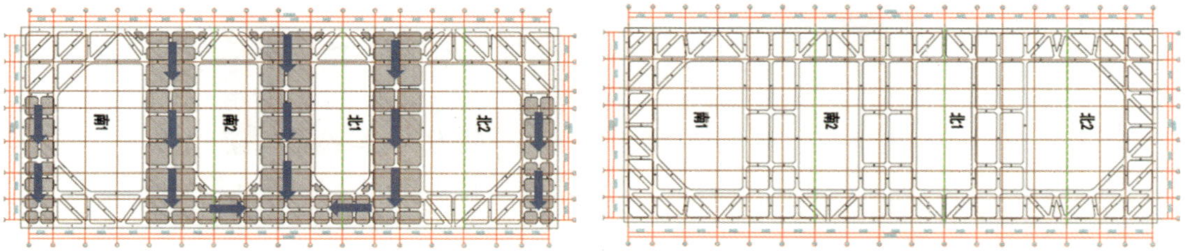

图 4-31　支撑栈桥拆除流程图

地下室结构回筑与支撑拆除交叉施工，并形成流水作业，同时采用 4D 模拟，对支撑拆除与结构施工情况进行全过程模拟，在保证安全施工的前提下加快工程进度（图 4-32、图 4-33）。

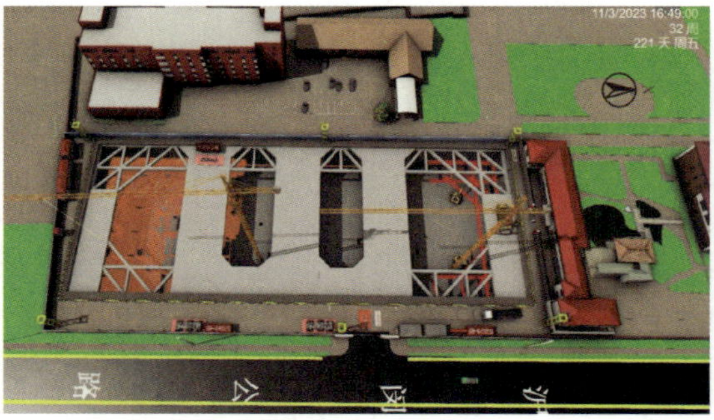

图 4-32　4D 模拟第二道混凝土支撑拆除

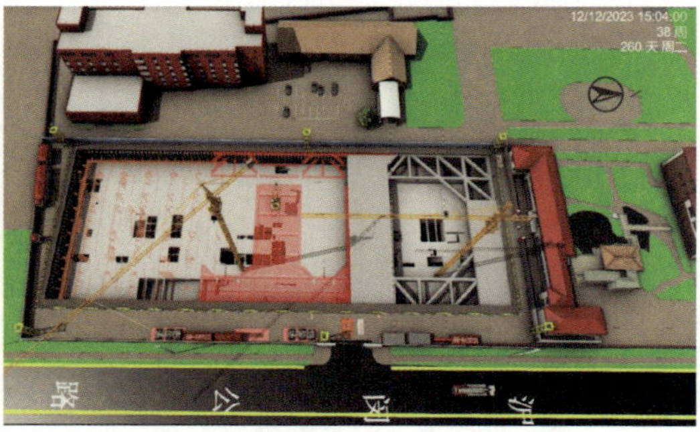

图 4-33　4D 模拟首道混凝土支撑栈桥拆除

4.2.3　地下工程施工技术汇总

1. 桩基、围护工程施工技术

随着地下空间的开发与利用，地下工程施工也在不断地发展，地下工程的桩基、围护形式也在不断完善，不断丰富，以满足施工工艺对各类地质工况、工程施工质量安全的需求。上海精卫中心闵行项目工程桩基围护的主要形式有钻孔灌注桩、预制混凝土方桩、三轴搅拌桩、SMW 工法桩及压密注浆等，如图 4-34 所示，施工采用 1 台静压桩机，5 台钻孔灌注桩钻机，根据主楼区域将工程划分为 2 个施工段，分为 A 区、B 区。预制混凝土方桩与灌注桩同步施工，5 台钻孔灌注桩机由北向南，流水施工。

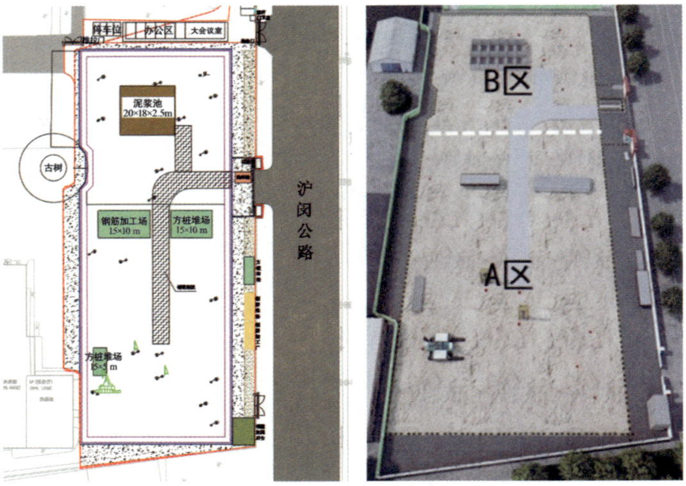

图 4-34 施工段划分示意图

1）工程泥浆处理

地下施工阶段各类施工工艺都会产生大量泥浆，又因场地不足无法设置大量泥浆箱，为解决工程施工过程中产生的大量泥浆废浆，泥浆处理采用泥浆分离系统，不同于传统的操作流程，通过液压和滤网系统，现场提取出清水和块状土，清水将再次用于成孔过程中，块状土可采用土方车外运或用于场内回填等。施工场地内选好泥浆池地点，泥浆池周围采用栏杆加滤网围护，灌注桩灌注时产生的废弃浆液由泥浆泵抽送至泥浆池中（图 4-35）。

当泥浆池中有一定量废浆时，开动泵机，将废浆抽送至泥浆分离系统。针对工程特点，泥浆分离系统由中控操作平台、滤网、液压系统、传动小车、清水收集、泥浆桶及水泵组成，分别介绍如下。

（1）中控操作平台：中间空洞为滤片和液压系统提供支持（图 4-36）。

（2）液压系统：通过调整液压值，配合读取液压表度数，保证每次压浆达到设定度数（图 4-37）。

（3）清水收集：在控制台两侧设有集水沟，将清水统一收集并再次利用（图 4-38）。

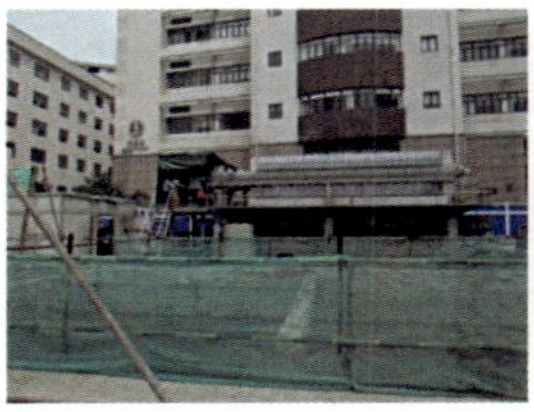
图 4-35 泥浆池及防护

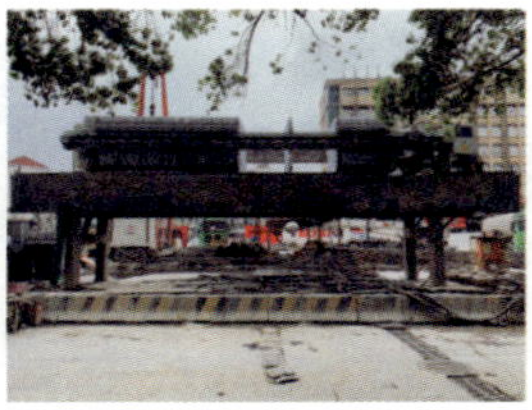
图 4-36 中控操作平台

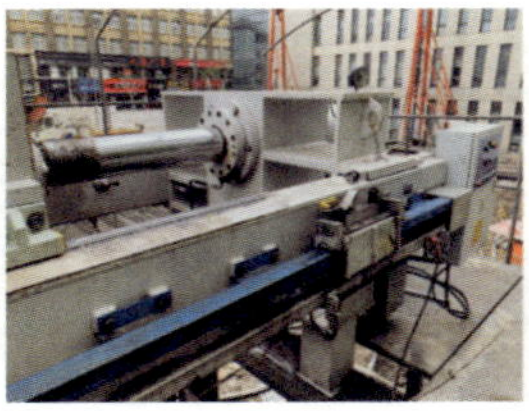
图 4-37 液压系统

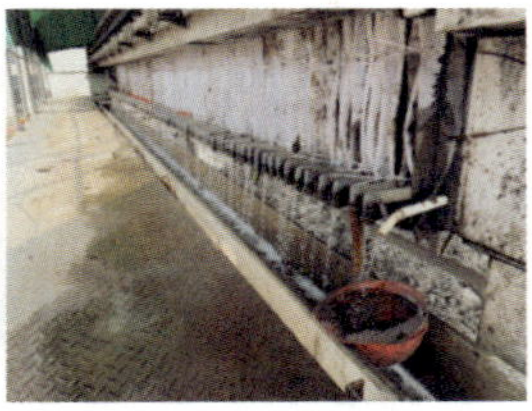
图 4-38 清水回收

（4）块状土收集：泥浆经过滤片后逐渐累积，并通过液压系统压紧，单次处理可收集约 15 m^3 块状土，再通过土方车定期外运。

2）挤土效应控制

预制方桩具有承载能力强、施工快捷、高效节能的特点，可以作为建筑物的基础，桥梁中桥台和桥墩的基础，也可以作为地基加固的材料，起到承载重量和稳定建筑物的作用。预制方桩主要用于地下室车库范围内的桩基。共计钻孔灌注桩 794 根，三轴搅拌桩 1 052 根，预制方桩 157 根，压密注浆 327 根，在 90 d 内完成以上工程内容（预制方桩 10 d 完成），因而极易产生挤土效应。

为减小因打桩挤土作用对后续施工打桩的影响，细部打桩施工遵循以下几点。

（1）控制沉桩速率，一般控制在 1 m/min 左右；并制订有效的沉桩流水路线，根据桩的入土深度，宜先长后短、先高后低。

（2）条形基础隔桩跳打，由外向内打，以减少土体挤压对桩位偏差的影响。

（3）开挖地面排土沟，消除挤土效应。

（4）施工前沿基地周围打应力释放孔，沉桩过程中应加强邻近建筑物、地下管线的观测、监护，对靠近特别重要的管线及建筑物处可改其他桩型。

（5）控制施工过程中停歇时间，避免由于停歇时间过长，摩阻力增大影响桩机施工，造成沉桩困难。

2. 地下结构工程施工技术

地下工程整体位于地下，基础底板作为工程底部承受正负弯矩的主要工作部位，受地下承压水及地上荷载的双重作用，地下室底板结构易产生结构裂缝，造成底板渗漏等问题，且后期处理成本高，修补难度大。为提高工程质量，减少后期底板渗漏等问题，地下室底板施工过程中会采用各类措施预防。在上海精卫中心闵行项目工程中采取了下以下几种措施。

1）跳仓法施工

考虑到工程的特殊性和工期要求，在该项目前期策划过程中，参建各方达成一致，利用跳仓法的优势将基础底板中温度后浇带改为施工缝，在受力较小处设置分仓施工缝，并且结合承台位置、落深坑位置将底板分为 4 块进行混凝土浇筑，且保证混凝土浇筑时间间隔不少于 7 d。

跳仓法施工方法是以“缝”代“带”，其关键是“跳仓”间隔浇筑。底板、楼板及侧墙钢筋、模板、混凝土均可“小块”分仓流水施工，通过缩短流水节拍从而可缩短工期。同时把两道施工缝变为一道施工缝，相邻混凝土浇筑接缝紧密，融为一个整体，取消了二次浇筑。在控制配合比及浇筑质量的前提下，能尽量降低混凝土浇筑中的温差，减少收缩而产生的裂缝，从而减少渗漏隐患。底板跳仓法分化如图 4-39 所示。

2）大体积混凝土质量控制

大体积混凝土结构在建筑工程中的应用越来越广泛，可以通过以下几个方面对大体积混凝土施工质量进行控制。

（1）在设计阶段，应合理确定混凝土的强度等级、配合比和结构形式，尽量减少混凝土的水泥用量，降低水化热，同时设置后浇带、变形缝等，以释放混凝土的收缩应力。

（2）控制原材料使用，主要包括水泥、骨料等，对外加剂、掺合料慎用，混凝土级配满足设计要求。

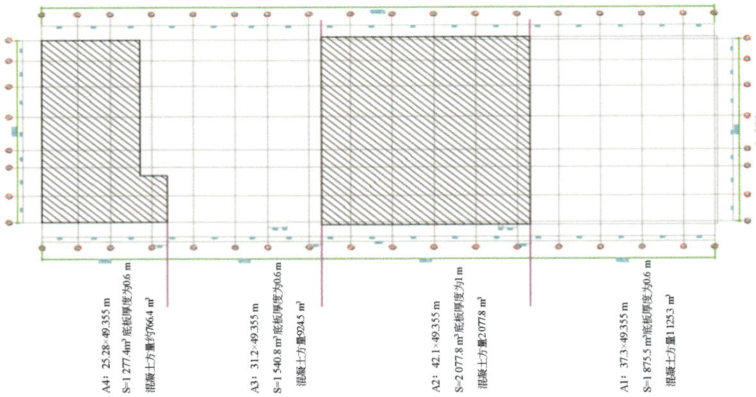

图 4-39 底板跳仓法分块示意图

（3）施工过程质量控制：①严格控制混凝土搅拌时间和投料顺序，确保混凝土搅拌均匀；②根据混凝土供应链和结构特点，合理确定浇筑顺序和分层厚度，采取分层分段、斜面推进等浇筑方法，保证混凝土的整体性和密实性；③浇筑过程中振捣均匀、密实，避免漏振和过振，振捣时间以混凝土表面不再显著下沉、不再出现气泡、表面泛浆为准；④在混凝土内部设置冷却水管，通过循环水降低混凝土内部温度，同时对混凝土表面进行保温保湿养护，减少内外温差。

（4）混凝土浇筑完毕后，应及时进行覆盖保湿养护，养护时间不少于 14 d。养护期间应保持混凝土表面湿润，避免混凝土表面水分蒸发过快而导致收缩裂缝的产生。

在该项目实施时应用了智能大体积混凝土温度测温系统（图 4-40～图 4-42），该系统可与工程云端相连，智能记录每个时间节点、每个位置的数据信息，为大体积混凝土结构做全天的数据检测，并通过云端实时分享。该系统有两个特点，其一是全时段温度监控。测温数据传输均采用无线方式，免去烦琐的布线过程。每个设备都能与工程云端相连，自动上传每个时间节点，每个位置的数据信息，为混凝土结构做 24 h 的数据监控。项目部无须安排人员现场值守记录。其二，可以轻松获取实时数据。

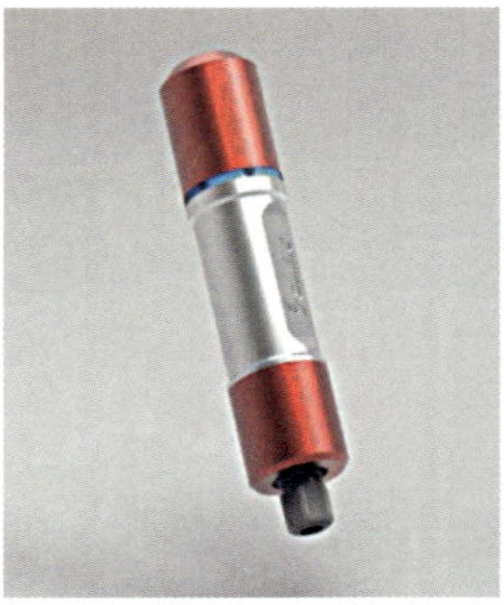

图 4-40 采集器

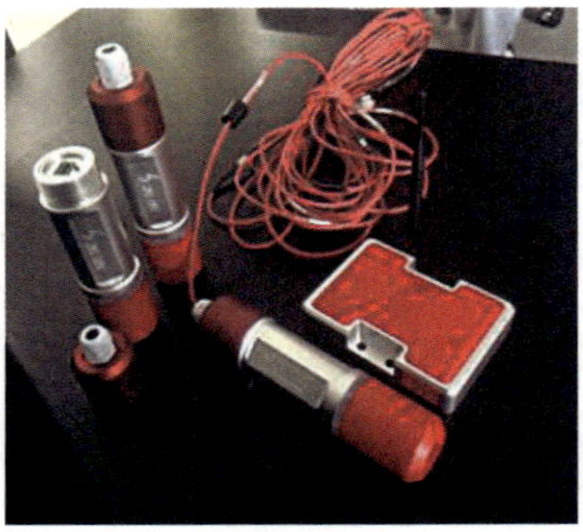

图 4-41 无线网关和测温耗材

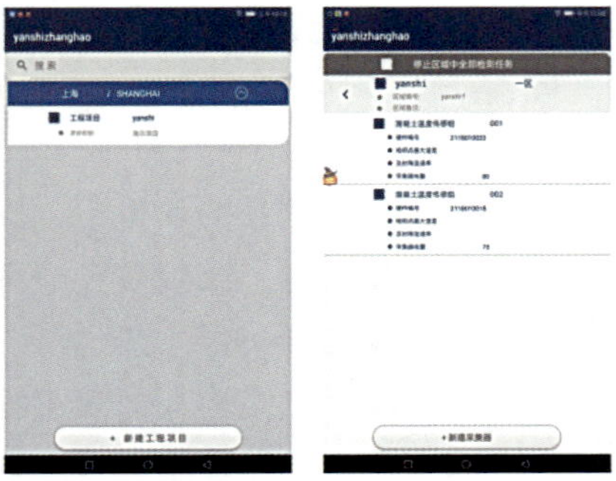

图 4-42 温控 App 系统

通过本套设备，实时观测混凝土温度，如发现局部温度过高、温差过大，可及时采取养护措施，减小混凝土内外温差。

3）泄压孔留置及封井施工

留置的泄水孔作为确保底板结构安全和结构整体抗浮稳定的重要措施，由于泄水孔设置不当引起的严重渗漏、流砂情况曾多次发生。因此留设的泄水孔必须按图施工，消除不必要的风险，并采用安全的方式进行封井。在设计压载未完成的地下车库项目时，地下车库底板须按照 900 m^2 预留泄压孔，严禁地库顶板覆土前封闭泄压孔。降水深井与泄压孔相结合（一井两用），挖土、结构施工阶段作为降水深井使用，设计压载未完成前按照泄压孔设置要求预留部分降水深井作为泄压孔，待设计压载完成后再进行封井（图 4-43～图 4-46）。

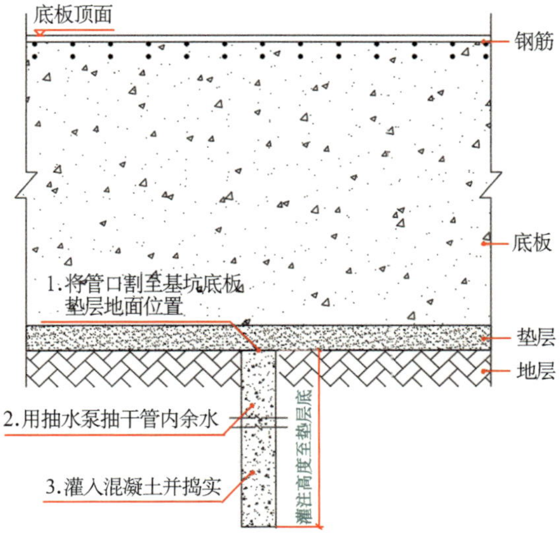

图 4-43　封闭在垫层以下的真空疏干深井封井节点图

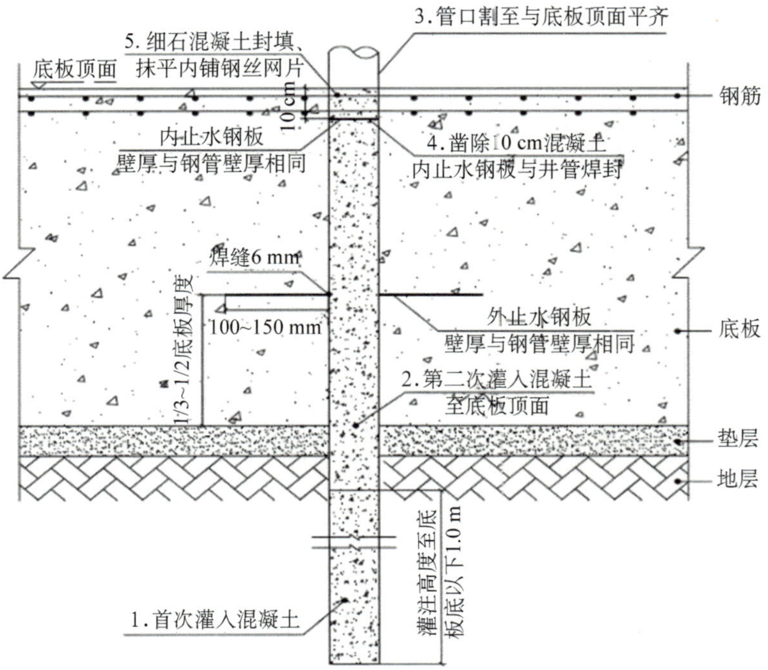

图 4-44　保留在底板中的坑内疏干降水管井封井示意图

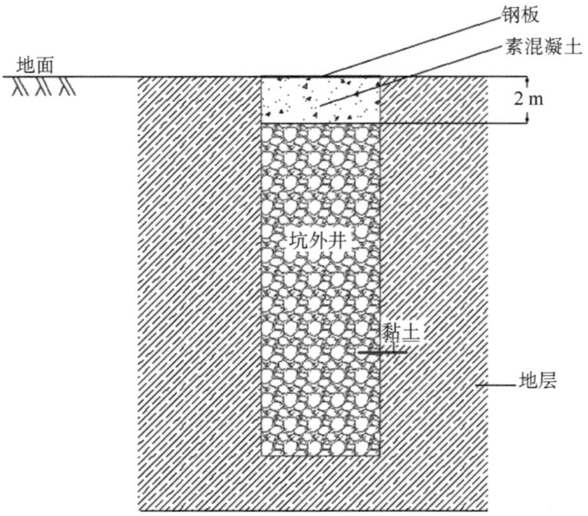

图 4-45 坑外井封井示意图

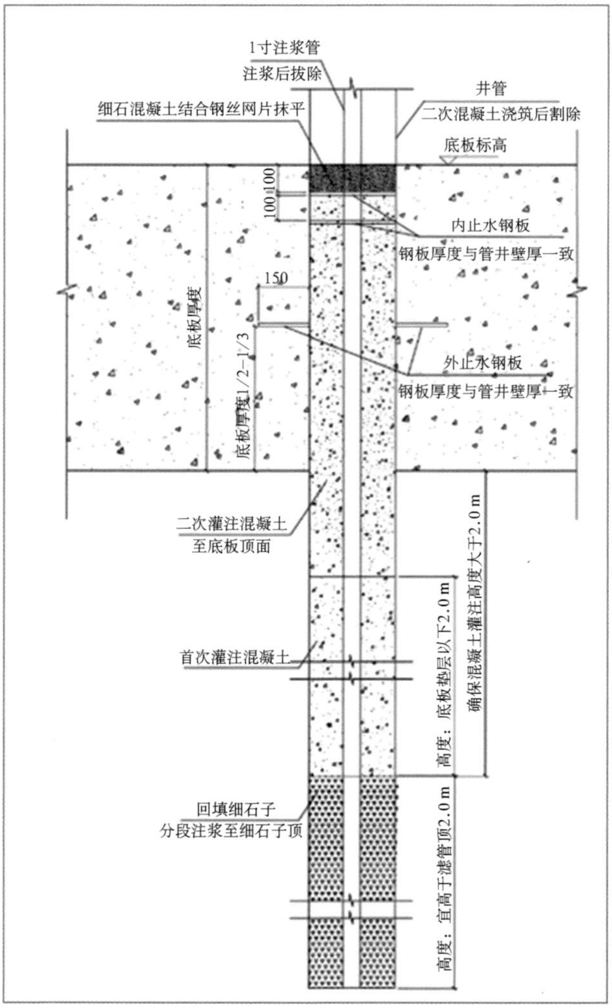

图 4-46 保留在底板中的坑内减压降水管井封井示意图

4.3 钢结构主体结构施工技术

钢结构施工技术是指在建筑施工中，用于钢结构部分的建造和安装的技术和方法。这些技术包括了钢结构的制作、运输、安装、连接、防腐和涂装等各个环节。在工程施工前，需要根据设计图纸进行深化节点、分析钢材的设计要求等问题，施工过程中分析重点、难点以及各钢结构施工工艺等，上述问题关乎后续施工的人、材、机等合理投入以及对工程整体的质量把控。根据分析数据在施工前应确定合理的施工部署、所需材料及设备、人员配备及相应工序使用的施工工艺等一系列问题，以满足整个钢结构施工阶段的有序进行，确保工期和质量及成本控制在目标范围内。

钢结构施工前应当完成结构深化，充分考虑钢结构施工完成后与后续装饰装修的搭接节点（窗边洞口、楼梯间、临边立柱等）；构件进场前对构件进行编号，规划好各部位构件的堆放位置，充分利用场地提高钢结构吊装施工效率；施工过程中严格控制钢支柱、钢梁、高强螺栓、楼层板、栓钉及防火涂料等的施工质量。

4.3.1 施工重难点分析及措施

1. 高层钢结构焊接易变形

施工过程中的不均匀沉降差、钢柱的压缩变形量等环节进行计算分析，得出各类型补偿值，并提交设计方确认。如需调整，将加强层的下一层设为调整段，以保证每个最终安装尺寸与设计尺寸相吻合。具体调整量根据现场实测量，与设计协商确定。施工误差在安装阶段逐层、逐段调整；累积误差通过设置调整段来调节，焊接误差通过钢柱加工时进行预放量，现场焊接多层多道焊、对称焊、焊后消氢处理等多种手段相结合来消除误差。

2. 楼板焊接易出变形、裂纹

钢结构楼板厚度不一，部分钢结构楼板厚度大，焊接容易出现裂纹和层状撕裂，焊接变形较难控制，如何控制好焊接变形和焊缝质量是重难点之一。

为解决这一问题，首先按《钢结构焊接规范》的相关规定进行焊接工艺评定和焊工资格考试，制订焊接工艺程序，焊工全部持证上岗。并对参与工程实施的焊工进行同类构件、同类材料、同类厚度附加考试，合格后才能上岗焊接，并严格限定作业范围。其次对焊接工艺进行优化，根据母材性能、技术要求及项目的装备条件，现场焊接主要以采用半自动药芯焊丝气体保护、半自动实芯焊丝气体保护焊为主。

3. 临边洞口多，高空作业频繁

钢结构施工高度高，钢结构屋面临边洞口多，现场需多点区域大面积同时展开，吊作施人员众多，高空作业频繁；对作业人员要进行安全培训教育及技术交底；跟随结构安装做到安全措施先行，后施工的安全施工要求，设置有针对性的安全措施，如：安全带、安全绳、安全网、登高爬梯等；现场常驻 1 名安全监督者，规范现场作业行为，重点检查临边作业和高处作业，提前识别危险源。

4.3.2 钢结构施工总体部署

1. 机械设备布置

为满足钢结构施工吊装需求，满足最大构件吊装，综合考虑吊装半径、起重量、吊装功效等因素，设置 2 台塔吊，如图 4-47、图 4-48 所示。同时结合工程实际情况，穿插使用汽车吊协调作业。

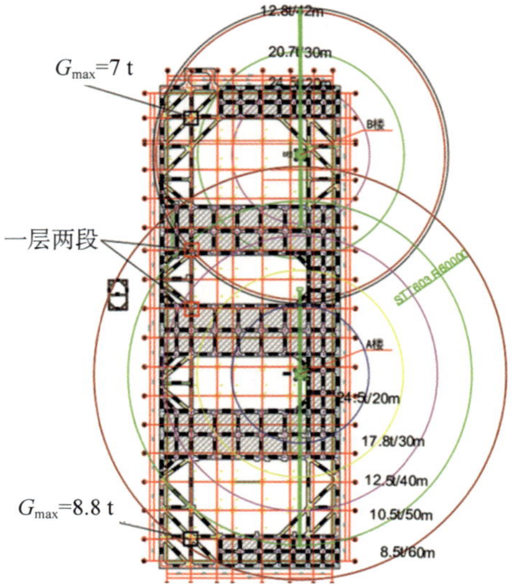

图 4-47 地下阶段塔吊、汽车吊作业覆盖范围

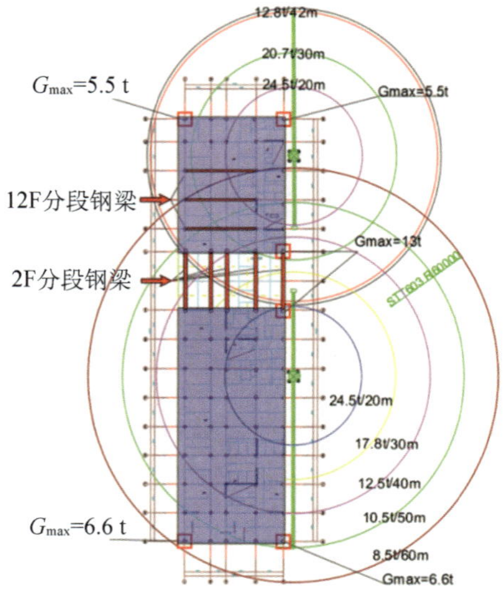

图 4-48 地上阶段塔吊作业覆盖范围

2. 施工顺序筹划

1）地下部分

地下阶段钢柱施工结合地下室工程施工顺序，自南向北依次吊装(图 4-49)。

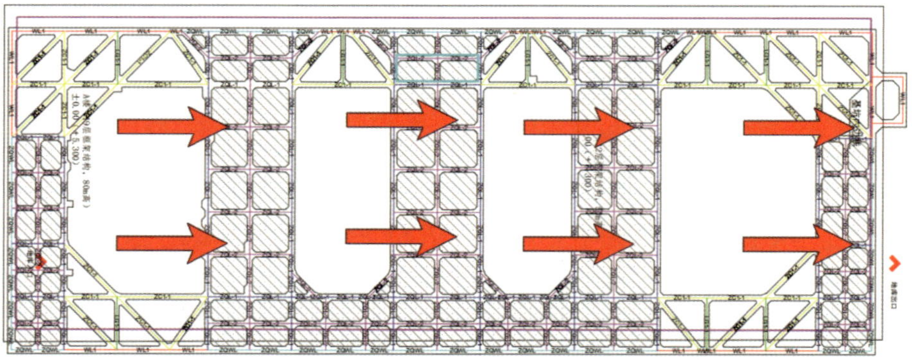

图 4-49 地下阶段钢柱吊装顺序

2）地上部分

地上部分的钢结构安装包括 A 区塔楼、B 区塔楼和中间 C 区连廊。按照总体要求，C 区连廊最后施工。

A、B 两个塔楼同时施工，并按“先柱后梁、先主后次”的原则依次安装。单根框架柱安装完成后立即拉缆风绳固定，待第二根框架柱完成后相应安装两框架柱间框架梁，使结构尽快形成一稳定体系。单层钢结构吊装完成后，跟进楼承板铺设，楼承板施工落后钢结构吊装 2～3 层；在楼承板、栓钉相继施工完毕后，土建开始楼板钢筋绑扎、混凝土施工，楼板钢筋绑扎、混凝土施工落后楼承板、栓钉施工 2～3 层。以此类推，各层同步进行形成立体流水施工工作面(图 4-50～图 4-59)。

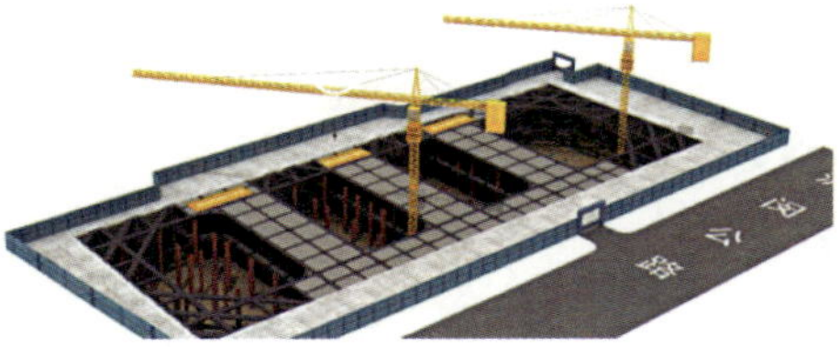

图 4-50　施工流程 1

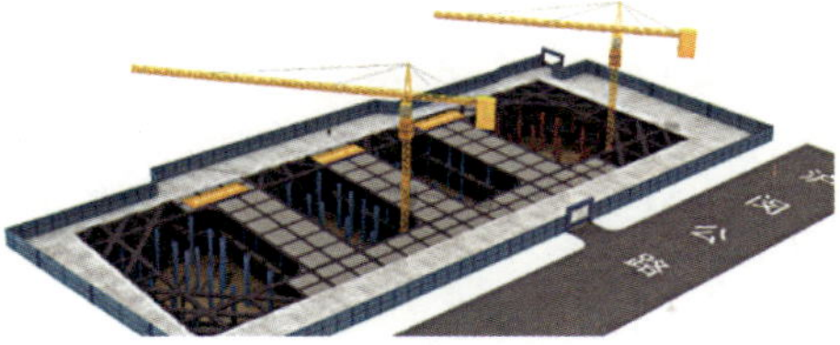

图 4-51　施工流程 2

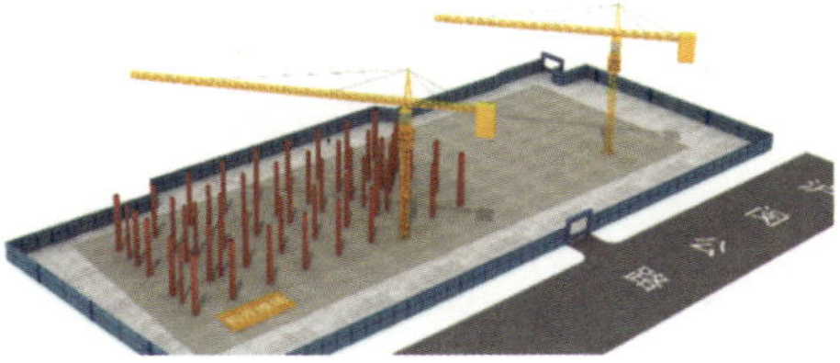

图 4-52　施工流程 3

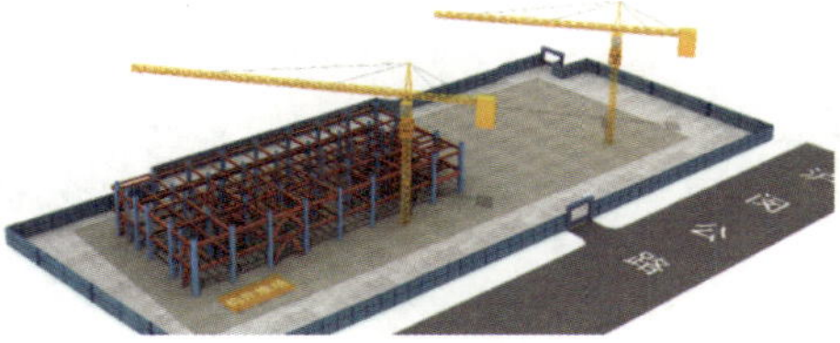

图 4-53　施工流程 4

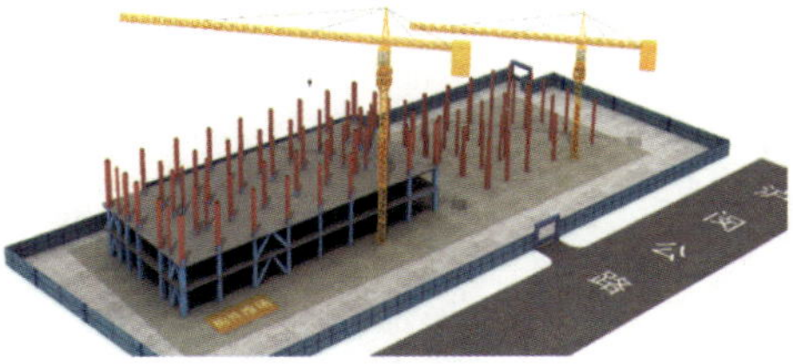

图 4-54　施工流程 5

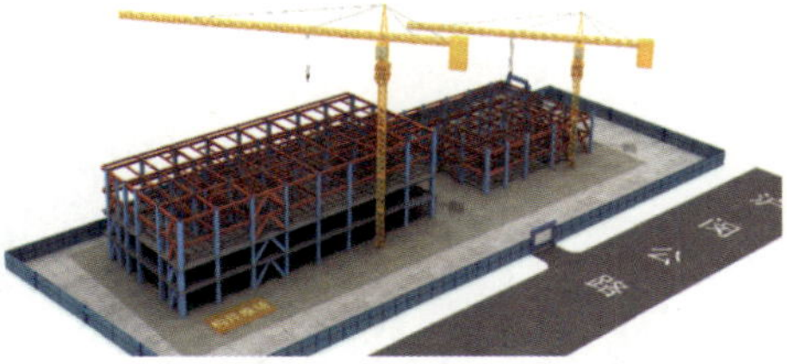

图 4-55　施工流程 6

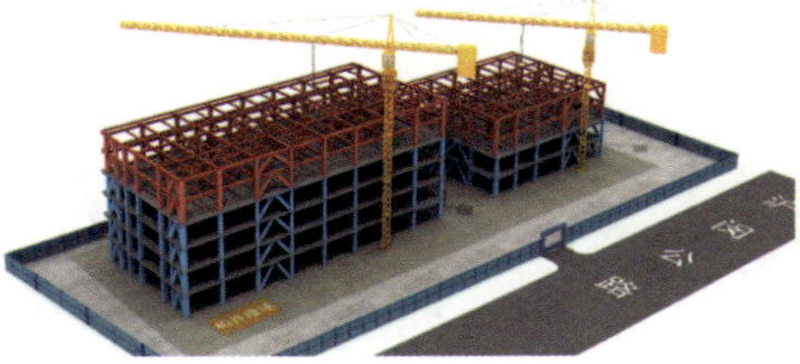

图 4-56　施工流程 7

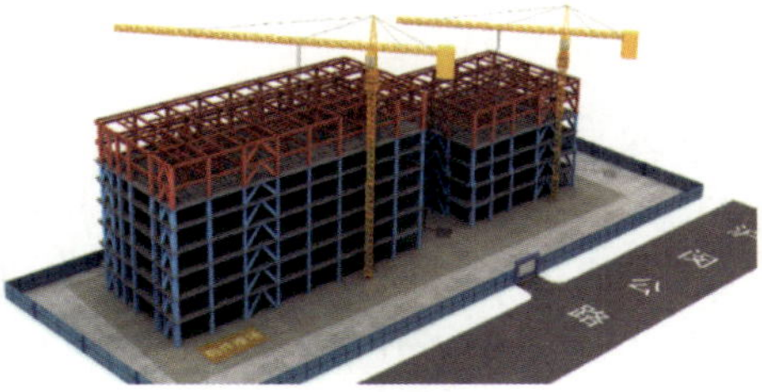

图 4-57　施工流程 8

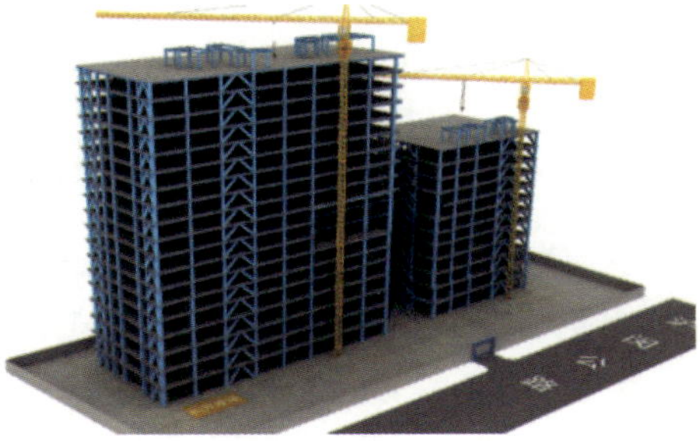

图 4-58　施工流程 9

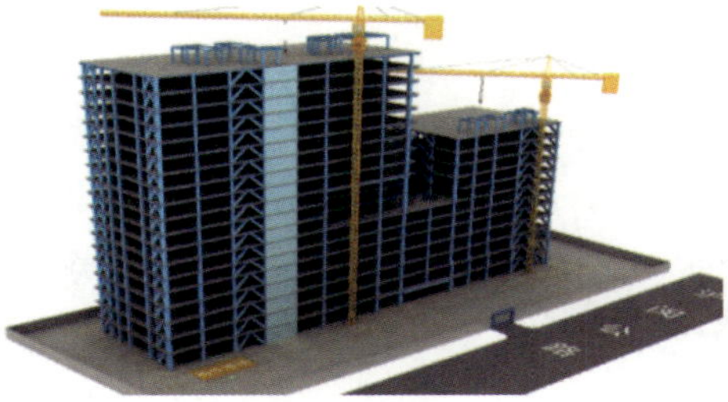

图 4-59　施工流程 10

4.3.3 精神专科医院钢结构施工工艺的控制要点

钢结构主要由型钢和钢板等制成的钢梁、钢柱、钢桁架等构件组成，主要施工内容包括钢柱、钢梁、楼层板施工等。

1. 钢柱吊装工艺

钢柱施工主要流程为：构件进场验收→施工准备→搭设平台及安全防护措施→钢柱吊装（临时固定）→测量校正（检验）→焊接（探伤检测）→下节钢柱吊装准备。

吊装流程如图 4-60～图 4-63 所示。

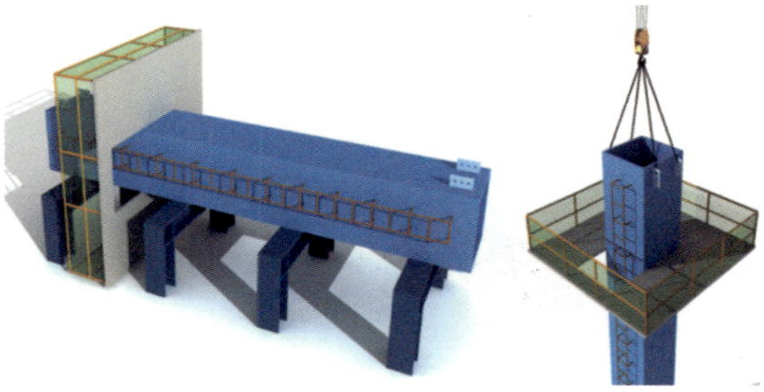

图 4-60　设置钢柱爬梯及操作平台

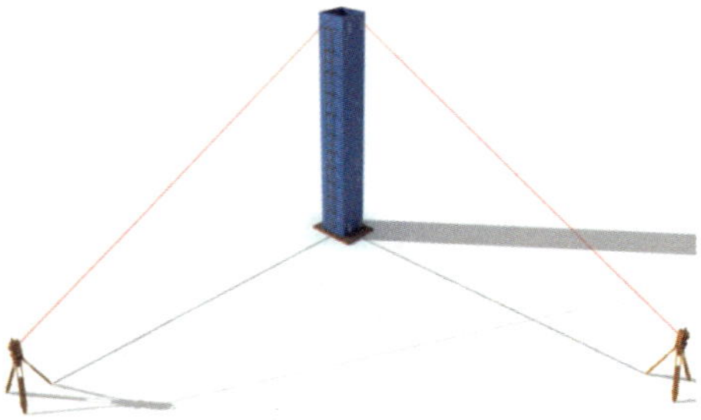

图 4-61　首节钢柱吊装、复核及定位

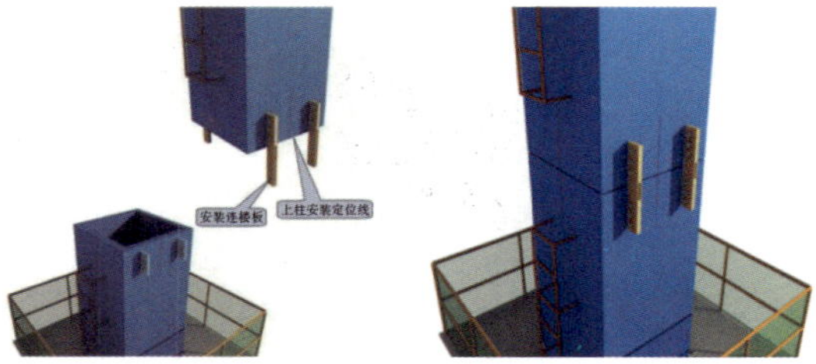

图 4-62　上、下节柱对接，临时固定

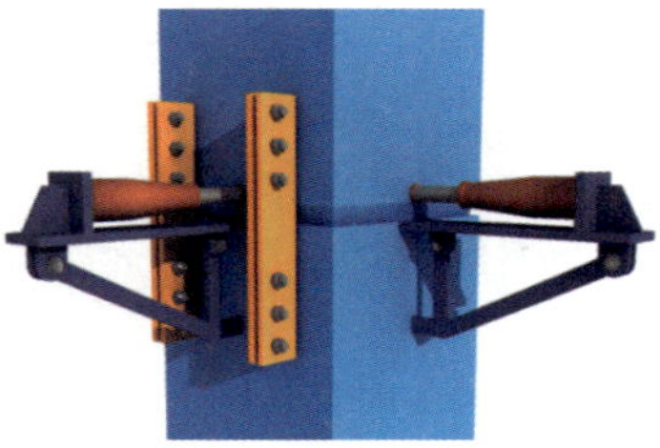

图 4-63　柱身标高、垂直度调整

2. 钢梁吊装工艺

钢梁为 H 形钢截面和箱型截面，与钢柱连接为刚接节点，悬挑主梁与钢柱之间亦为刚性节点，次梁与主钢梁连接一般为铰接节点。

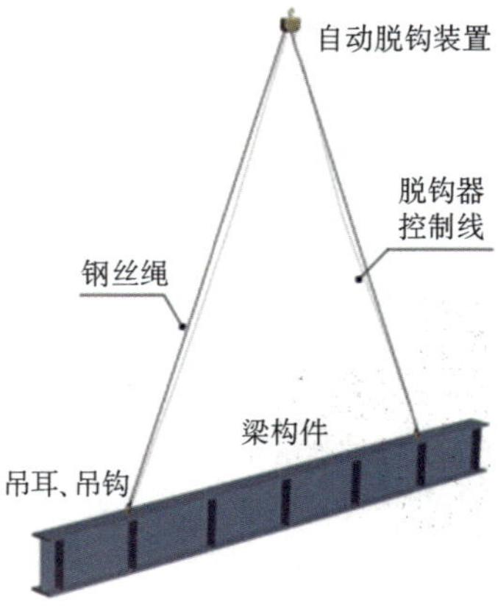

图 4-64　钢梁吊装示意图

框架梁主要包括主梁、次梁结构等钢梁，每个区域钢柱安装时，及时安装每节柱上层的钢梁，以形成稳定的结构体系，其余钢梁在钢柱整体校正后进行安装。每完成一个区域，框架平台梁系紧随其后完成，方进入下一个区域安装（图 4-64～图 4-66）。

3. 高强螺栓施工工艺

采用 10.9 级扭剪型高强螺栓连接处构件接触面采用喷硬质石英砂或铸钢棱角砂的处理方法，构件抗滑移系数为 0.45。普通螺栓性能等级为 8.8 级，施工临时安装螺栓可采用 C 级螺栓。吊装前对于摩擦面的油污、尘土、浮锈要进行清除，要求摩擦面保持干燥、整洁，不应有飞边、毛刺、焊接飞溅物、焊疤、氧化铁皮及污垢等。若有的话，需用钢丝刷及时清除，以提高其抗滑移系数。雨天严禁作业，雨后应用压缩空气吹净，干燥后方能进行作业。

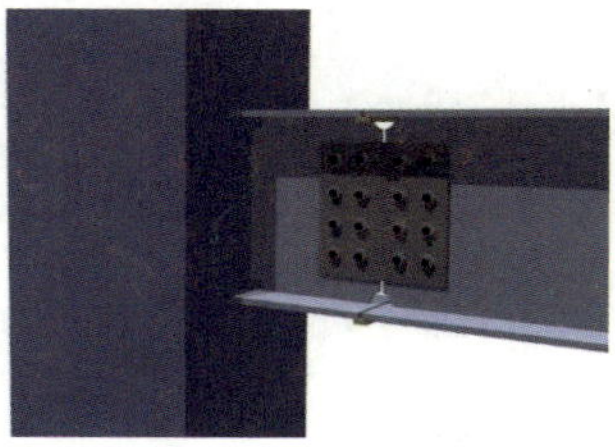

图 4-65　钢梁铰接示意图

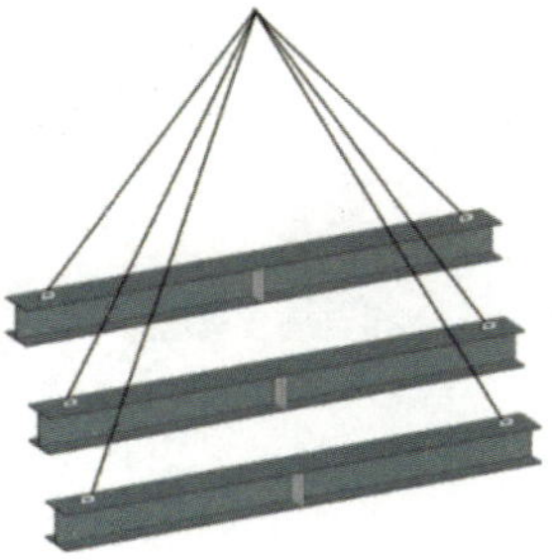

图 4-66　钢梁串吊示意图

高强螺栓连接副初拧、复拧和终拧原则上应以接头刚度较大的部位向约束较小的方向、螺栓群中央向四周的顺序操作。典型节点的施拧顺序如图 4-67 所示。

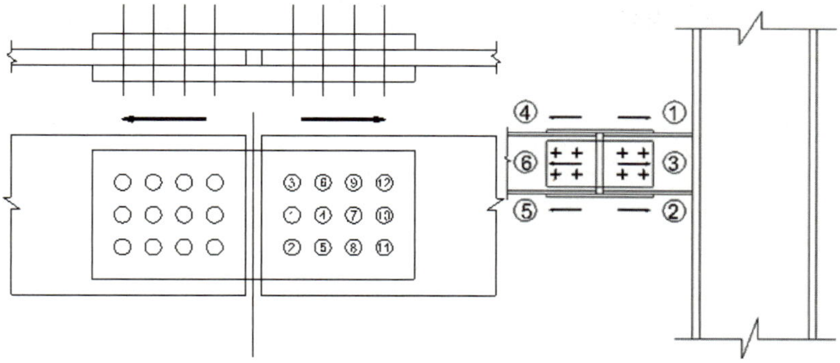

图 4-67　螺栓群施拧的方向

4. 楼承板施工工艺

楼承板施工流程如图 4-68 所示。

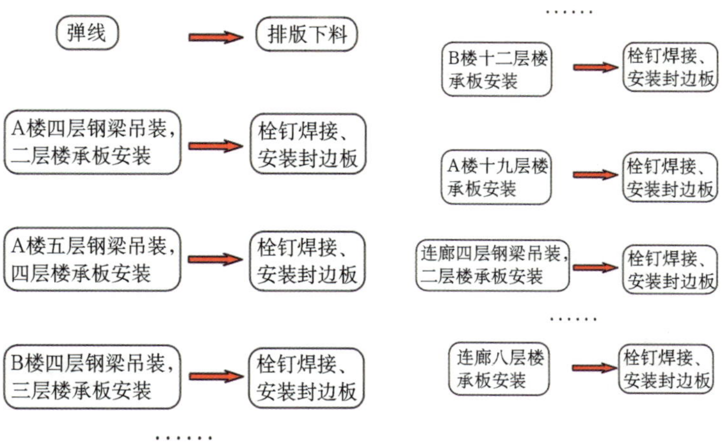

图 4-68　楼承板施工流程图

楼承板采用型号为 HB2-100 的钢筋桁架板。每个楼层有相应的楼承板排版设计图，以排版设计图为依据进行制作和现场安装，楼承板安装流程如图 4-69～图 4-74 所示。

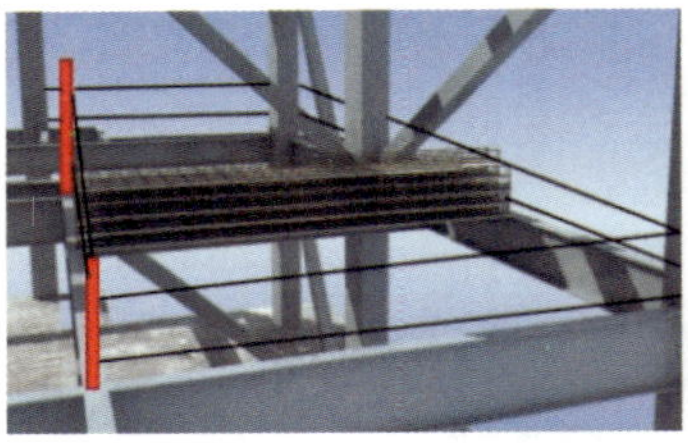

图 4-69　楼板吊装准备

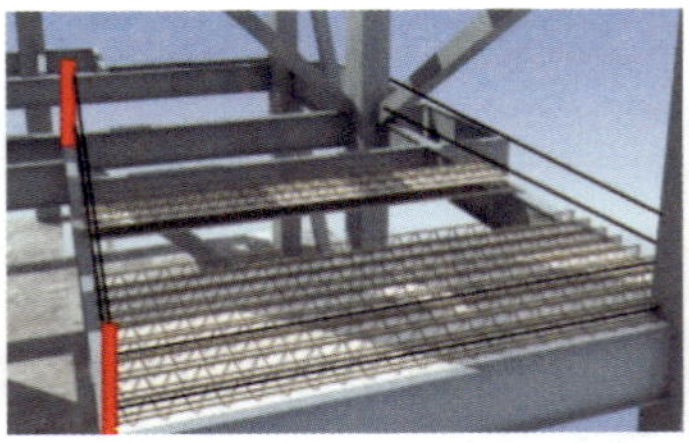

图 4-70　铺设楼承板

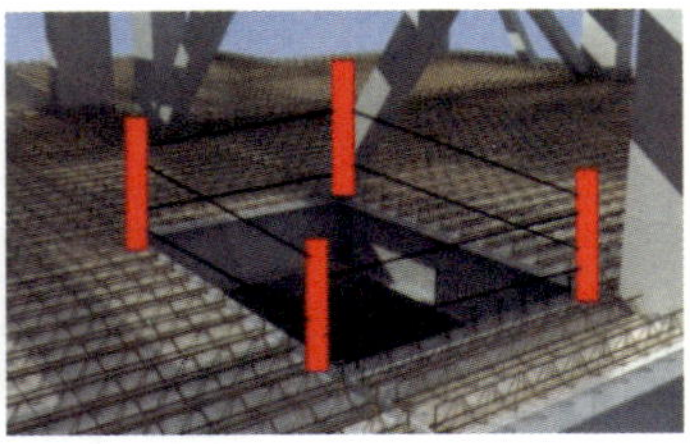

图 4-71　栓钉焊接，放线

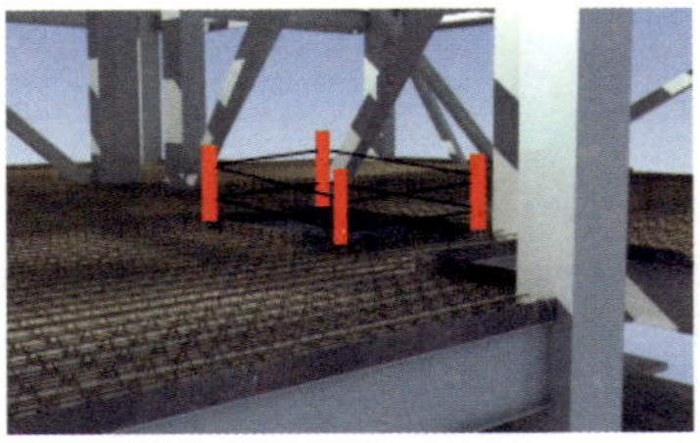

图 4-72　洞口及边模施工

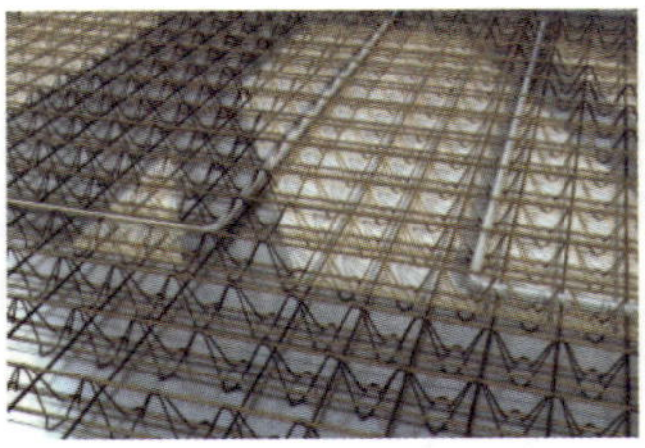

图 4-73　管线施工

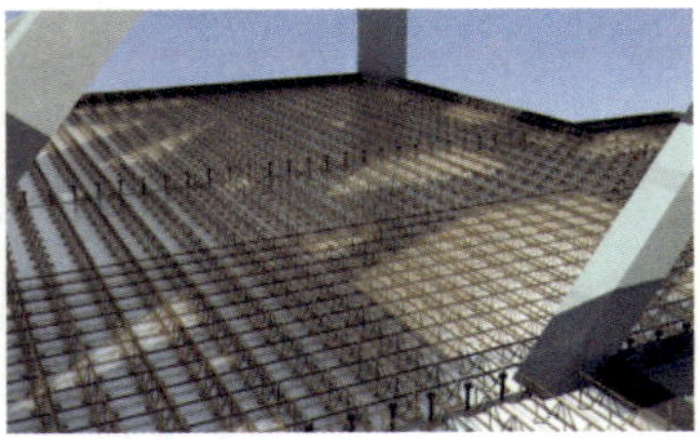

图 4-74　钢筋绑扎及浇筑

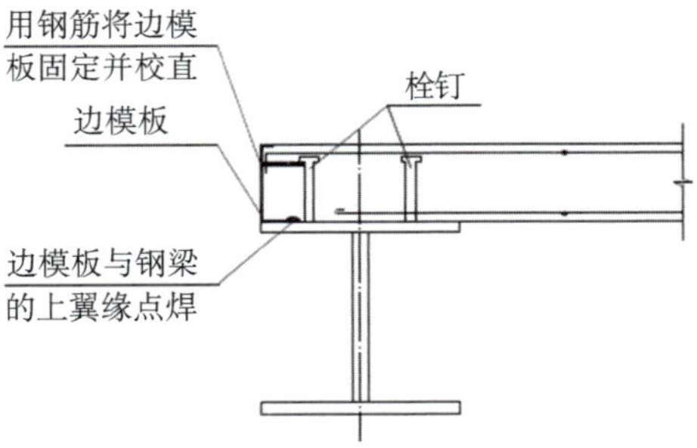

图 4-75　封边板封堵示意图

为防止楼板混凝土浇筑时漏浆，保持楼承板密封严密和四边结构尺寸，在楼承板四周设置封边板，封边板厚度由楼承板厂家设计而定。安装时将封边板紧贴钢梁面，与钢梁表面每隔 300 mm 间距点焊一处，点焊长度 20～30 mm。安装完成进行全面检查，确保所有封边板都已按施工图要求安装完毕，保证无漏浆部位的存在；封边板是阻止混凝土渗漏的关键部件，封堵方法如图 4-75 所示。

5. 栓钉焊接工艺

铺设焊接栓钉，则是确保楼承板稳定性和安全性的关键环节。焊接栓钉是一种通过焊接工艺固定在钢梁或钢板上的钢筋连接件。栓钉焊接具有高效连接、承载能力强、施工方便和经济实惠的特点，被广泛应用于钢结构楼承板与钢梁之间的连接，栓钉焊接过程如图 4-76 所示。

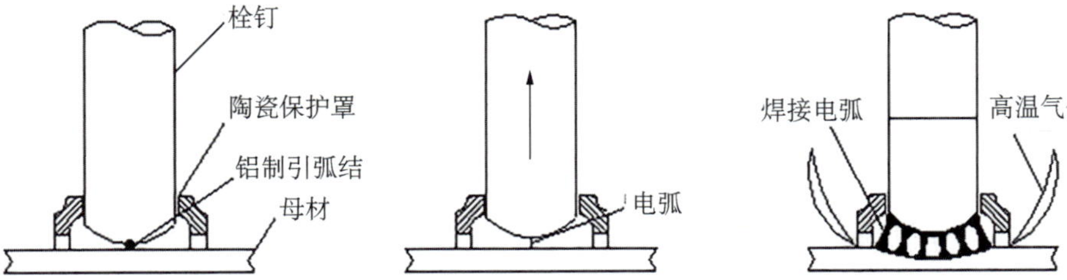

(a) 焊接准备
（栓钉端部与母材接触）

(b) 引弧
（按动开关，上提栓钉
产生引导电流）

(c) 焊接
（强电流使栓钉端与
一部分母材加热熔化）

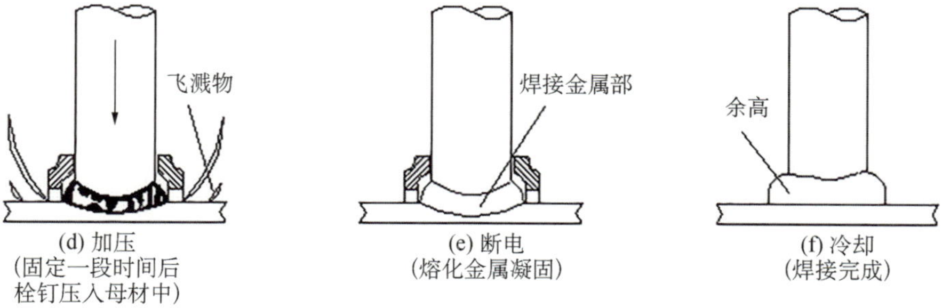

图 4-76　栓钉焊接过程示意图

6. 防火涂装施工工艺

钢框架柱采用厚型防火涂料(非膨胀型),涂层厚度宜为 30 mm;钢梁、钢桁架等采用厚型防火涂料(非膨胀型),涂层厚度宜为 20 mm;钢楼梯、屋顶承重构件等采用厚型防火涂料(非膨胀型),涂层厚度为 16 mm。防火涂料施工流程如图 4-77～图 4-80 所示。

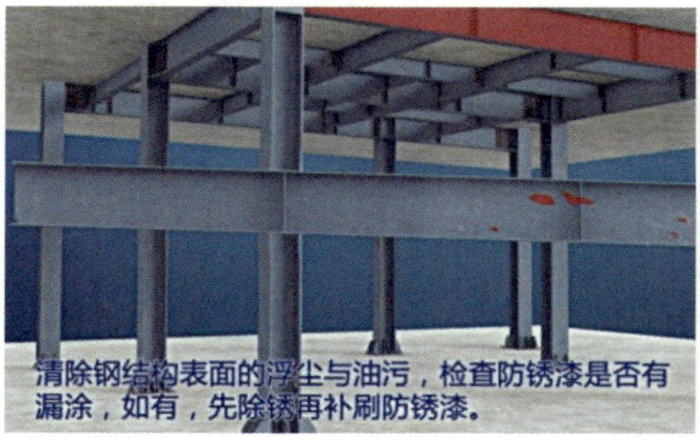

图 4-77　钢结构外观检查及油漆补涂

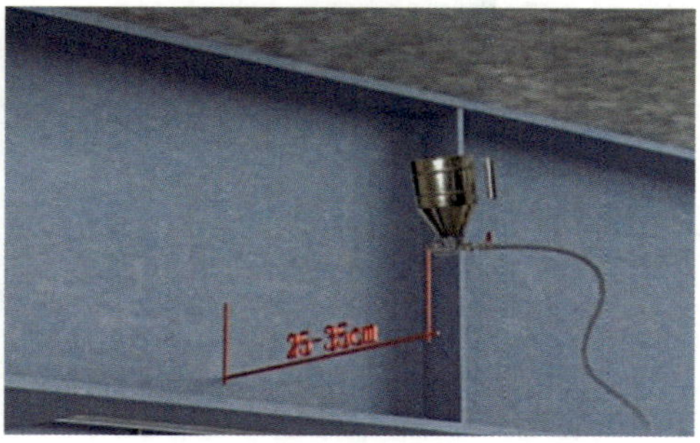

图 4-78　喷涂作业

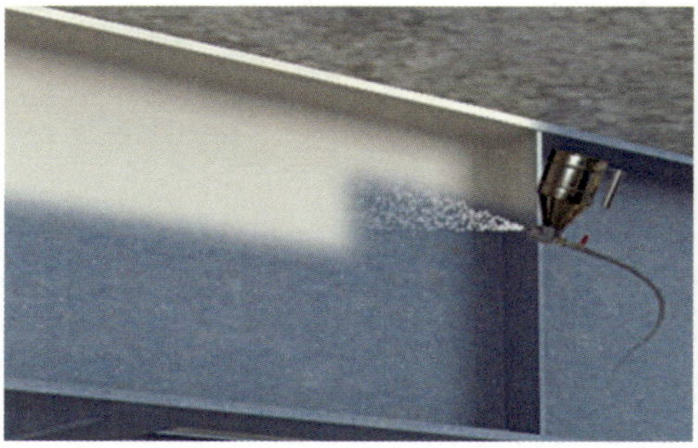

图 4-79　采用自上而下,自左向右的喷涂顺序

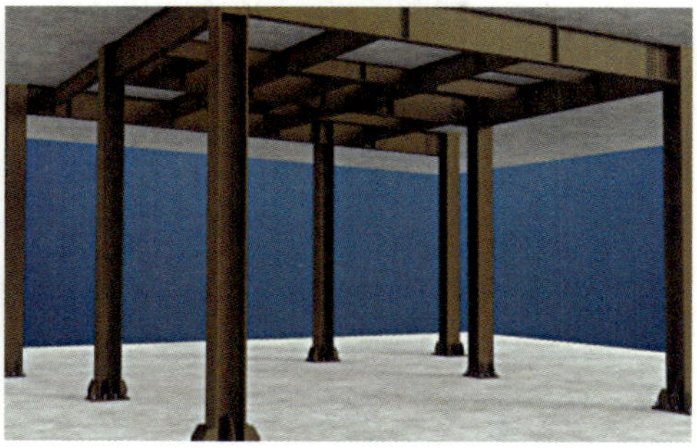

图 4-80　喷涂成型

4.3.4　精神专科医院钢结构施工特点

1. 大跨度钢箱梁吊装工艺

钢结构施工中经常遇到大跨度钢梁施工,以上海精卫中心闵行项目为例,最大钢箱梁大跨度为 20.8 m,单根钢梁重达 45 t。为了安全有效地完成钢箱梁安装施工,项目部针对大跨度钢梁进行专项策划施工。

1）临时设置胎架

如图 4-81 所示，十二层大跨钢梁分段工况及胎架布置：3 个轴线大跨度钢梁整段最重 21 t，分两段吊装，L/3 分段梁重 7 t，2L/3 分段梁重 14 t；每轴设置一个支撑胎架，分段口在梁跨 1/3 处，采用全熔透一级焊缝；胎架底部位于结构钢柱钢梁顶端，为不影响楼承板施工作业，胎架底部通过四根小立柱支撑，与结构钢梁焊接固定，立柱上部搭设转换梁与胎架主体连接。

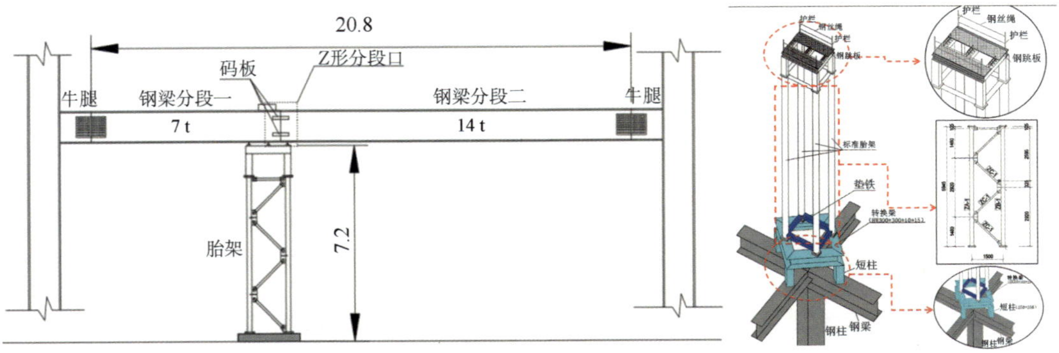

图 4-81　临时胎架设置图

2）钢箱焊接措施

胎架顶部焊接 L50 角钢，贯通拉设生命线，底部铺设钢跳板，满足作业人员焊接要求，详见图 4-82。

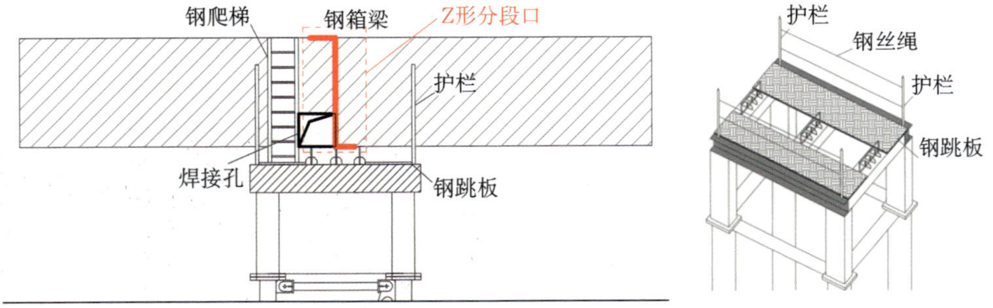

图 4-82　钢箱梁焊接示意图

3）胎架安装

利用测量工具确定构件拼装的位置，在地面上做好标记，以作为后续拼装的定位基准点。

对地面铺设的钢板或 H 形钢地梁进行抄平，利用全站仪在拼装平台上放线，确定胎架中心线，然后用钢尺和角尺定出胎架柱脚位置。根据预先设定的胎架立柱高度进行制作。胎架安装时先装立柱，后装立柱顶部横梁，安装过程中即时进行垂直度及标高测量控制。

4）胎架拆除

卸载过程应循序渐进，严格执行过程监测，确保按预定的卸载步骤进行。

火焰切割法卸载：根据卸载步骤，在支撑胎架顶部钢板支撑点处依次画出卸载切割线。同一个卸载区内根据需卸载点数量配备人员及工器具。卸载指令下达后各点同时切割支点钢板，开始卸载。第一次级切割完成，钢梁下降至预定位置，确认同步卸载各点全部完成，统一开始下一步卸载，直至卸载完毕(图 4-83)。卸载完成后支撑胎架不直接拆除，对钢梁连续监测 3 日，无异常后拆除。

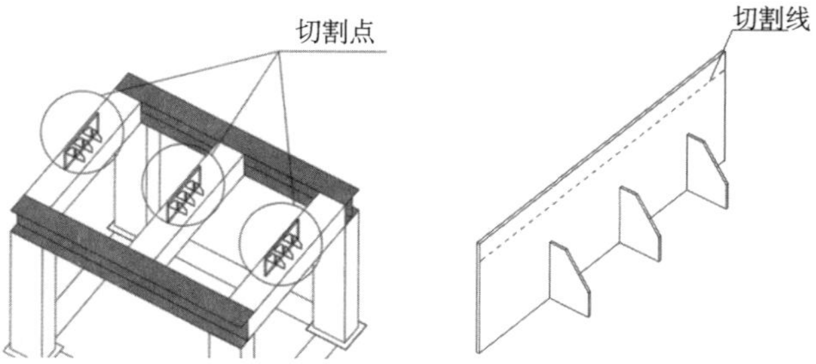

图 4-83　切割点示意图

2. 波纹钢板墙

波纹钢板墙主要组成部分为波纹板、边柱、小梯形板以及与上、下节点板连接的封边板组成。波纹板采用软钢折叠而成，箱型边柱采用 Q235 钢板加工拼接而成。波纹板左、右侧边与箱型边柱焊接，上部同边柱与上 T 形封边板焊接，下部与下封边板焊接。小梯形板采用 Q235 钢板加工而成，上部的小梯形芯板与封边板在工厂焊接。下部的小 T 芯板需在现场将下边柱四周与主体柱坡口焊接后再进行现场单侧坡口焊接。小 T 芯板侧面与箱型边柱翼缘板焊接，底部与现场的下节点板连接。

波纹钢板墙在加工厂加工完成，随构件一并发往现场，配合主体结构一并吊运至指定安装位置，钢板墙下部与连接副梁满焊固定，上部与连接副梁做临时焊接固定，待主体结构封顶，建筑沉降趋于稳定，再作正式焊接固定，楼层内焊接作业采用剪刀车配合施工。其余以此类推至全部安装完成。

1）钢板墙焊接

焊接前临时固定措施：检查钢板墙与节点板贴合度，如有变形或缝隙大可采用千斤顶进行校正。焊接辅助人员应在焊接前对焊缝坡口进行打磨除锈，保证坡口平整清洁。焊接工人需在焊前检查有无污染物，如油漆，杂物等。

2）焊接工艺：

焊接顺序：先上、下节点横焊(从左—向右)—后立焊。平面中心对称，间隔跳跃的原则。横向上节点为熔透焊，下节点角焊缝围焊。立焊缝为角焊缝围焊，由于立焊缝为超长焊缝，应采用分段倒退焊接原理，焊接方法是自上而下分成若干个 600 mm 分段，每分段的立焊缝自下而上焊接，每 600 mm 的焊缝焊至三分之一焊缝高度之后再向下在下一位置焊接，依次顺序直到焊接完成。角焊缝安排两个焊工同时对点开焊，以减小焊接拉应力。焊接质量满足图纸施工要求。

3. 黏滞阻尼墙

黏滞阻尼墙主要由两块外钢板、一至多块内钢板组成，在外钢板构成密闭空间内注入高黏度的黏滞体。黏滞阻尼墙的外钢板和内钢板分别与建筑的上、下楼层连接,当建筑结构产生震动时,内、外钢板之产生相对速度,从而产生阻尼力,吸收震动能量,相应减少结构震动。如图 4-84 所示,将工厂加工好的黏滞阻尼墙在主结构安装过程中一并吊运至楼层安装位置,下部与下方副梁进行焊接,上部与副梁临时间断焊固定,直至整体钢结构封顶后,上部再作正式焊接固定。

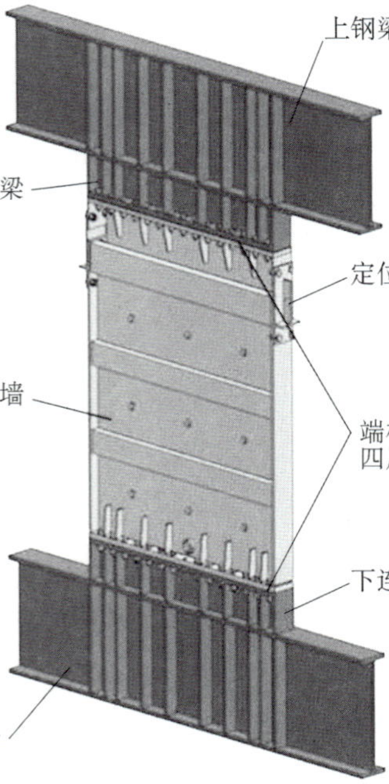

图 4-84　黏滞阻尼墙示意图

阻尼墙栓接:黏滞阻尼墙采用高强螺栓连接固定,每片黏滞阻尼墙上下端各有 20 个螺栓与连接副梁连接,对于安装精度要求极高。

安装前复核螺栓孔位的定位和尺寸,根据孔位布置调整连接端板的定位位置,使上、下孔位最大限度重合;对于仍有偏差的孔位,采用后扩孔方案处理。螺栓孔与螺栓有偏差部位进行扩孔前标记,标记好偏差量,现场采用铰刀进行螺栓扩孔微调整,扩孔后的孔径不应超过 1.2 倍的螺栓直径。

4.4 幕墙工程施工技术

建筑工程幕墙工程主要起到建筑装饰的作用,在提高建筑物美观度以及现代感的同时,幕墙还可兼具一部分的隔音、隔热、防水的效用;医院幕墙考虑到使用环境的影响,幕墙的结构从安全性及稳定性的角度考虑,通常采用钢结构或铝合金结构框架;在幕墙施工过程中首先进行幕墙施工整体策划,分析幕墙施工中存在的重难点,再针对分析的结果进行施工部署,采用各技术手段实现幕墙工程的顺利实施。

4.4.1 幕墙施工重难点分析及应对

1. 工程造型多,测量放线的工作量大且精度要求高

幕墙工程主要从装饰角度出发,在设计时往往会存在造型较多的情况,针对不同造型的幕墙,测量放线工作量是巨大的,并且对测量的精度要求也很高,测量质量好坏直接关系到幕墙工程施工和安装质量,以及施工速度。为了克服这一难点,首先,在轴线确认无误的前提下,利用幕墙公差,在合适的位置设立参照基准轴线,反复核对无误后,确立为辅助基准轴线,以此来达到施工的高质量;其次,依据现场原有的基准点、线位置来确定面,考虑到

温差对计量的误差，以及地面不平造成的误差，采用全站仪通过棱镜复核相互之间的几何关系，搞清楚点线面之间的关系，以及相互间的几何尺寸，通过点线面的精度来提高幕墙施工精度；最后，在确保每个幕墙系统间以及沉降缝的宽度的前提下，使各种累积误差在大面幕墙内消化。

2. 加工制造以及安装的精度要求高

幕墙的加工制造、安装精度直接影响到幕墙的质量，幕墙在加工制作、拼装过程中，会产生一定的加工误差；龙骨与连接件的安装中，也会产生一定的安装偏差，在龙骨安装中各龙骨的间距偏差也很容易产生误差，在面材、板材的安装中也存在一些误差，这些误差累加到一块，会严重影响工程质量。为解决这些施工难点，我们在上海精卫中心闵行项目实施过程中对加工、制作、安装的每一环节都严格把关，派专人到现场驻场监督幕墙加工全过程，在幕墙构件运送至现场前在场内就先行验收，有任何质量问题都在加工厂内消化完成，严格按质量管理程序办事，力争将各类误差控制在最小范围。

3. 幕墙防渗漏要求高

建筑幕墙主要由支撑体系和面板组成，要使幕墙具有良好的防渗漏性能，就必须从根本上抓起。首先在做好结构强度计算的基础上重视幕墙的防渗漏设计；其次严格控制材料使用，对施工过程中的各个环节进行严控，保证施工质量，将幕墙发生渗漏的可能性降到最低；最后，框架幕墙的施工重点在装饰扣盖的安装，以及防渗水上，特别是竖向装饰外扣盖是幕墙施工的难点。防渗水问题主要在横竖扣盖交接处，在外扣盖未扣之前采用硅酮胶进行密封后再扣扣盖就能有效地防止渗水。

4. 幕墙收边、收口的细节施工对整体幕墙施工质量影响大

幕墙收边、收口即指幕墙面板安装完成后幕墙面板及面板之间细部处理以及幕墙面板和其他装饰材料交界面的细部处理工作，对每个工程来说收边、收口都是幕墙施工的重点，收边、收口的好坏直接影响幕墙施工的质量。在上海精卫中心闵行项目中，针对项目中可能存在收边、收口的情况统一提前梳理，提前确定收边、收口的具体做法及细部节点工况，通过 BIM 模拟进行现场实施交底，施工实施阶段在收边、收口工作上严格把关，避免后续的返修处理。

4.4.2　幕墙施工总体部署

在幕墙专业工程总体施工部署中，须明确幕墙工程施工中管理人员的岗位职责，对幕墙图纸进行学习，编制好施工方案后对现场进行技术交底，在施工过程中要注意对成品的保护以及在最后施工完成后对幕墙施工质量进行一定的评定，幕墙工程总体施工流程详见图 4-85。

在上海精卫中心闵行项目幕墙工程实施前期通过对幕墙图纸的学习研究，首先确认项目幕墙结构有铝板幕墙、铝合金格栅及陶板幕墙等幕墙系统；其中铝板幕墙面积为 22 879.09 m^2，陶板幕墙面积为 2 243.57 m^2，铝合金格栅面积为 589 m^2。幕墙最大高度 79.8 m。幕墙工程概况详见表 4-2。

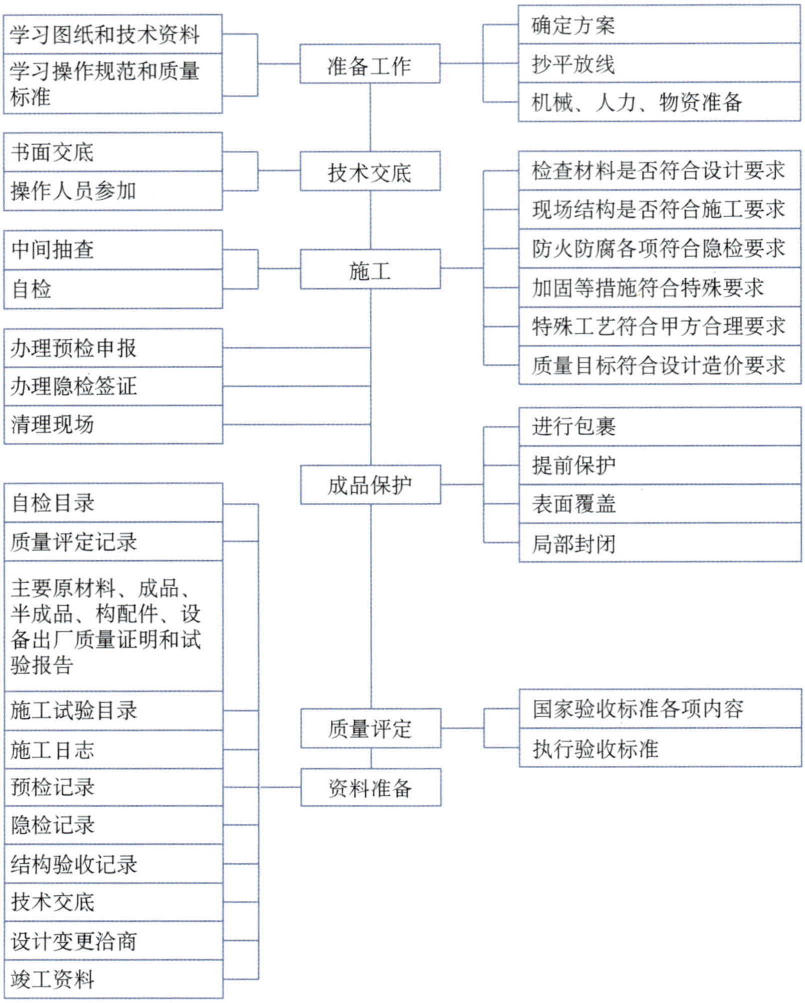

图 4-85 施工流程图

表 4-2 幕墙工程概况

单位工程名称	幕墙分项工程名称	规格	安装高度(m)	安装楼层	工程量(m^2)
综合楼 A	铝板幕墙	3 mm	7.500～79.800	2 层～顶层	16 015.36
	陶板幕墙	30 mm	−0.150～7.500	1 层～2 层	1 570.49
	铝合金格栅	2 mm 铝管	24.400～26.200	设备层	412.3
综合楼 B	铝板幕墙	3 mm	7.500～52.700	2 层～顶层	6 863.73
	陶板幕墙	30 mm	−0.150～7.500	1 层～2 层	673.08
	铝合金格栅	2 mm 铝管	24.400～26.200	设备层	176.7

在明确幕墙工程概况后对各类幕墙主要材料构件长度、最大板块重量进行统计，得出项目中幕墙工程采用构件的最大重量，详见表 4-3。

表 4-3　幕墙工程最大构件重量统计表

材料构件名称	规格、尺寸	重量(kg)	备注
120×60×5 方管	4.2 m	60.07	
最大板块铝单板	3 mm、2 100×1 400 mm	25.85	
最大板块陶板	30 mm、1 200×600 mm	49.08	

根据上述分析，在明确幕墙工程概况以及最大构件重量后，确定了所有幕墙材料构件均采用人货电梯将材料垂直运送到室内楼层，施工人员安装时从窗洞口部位向室外传递进行幕墙构件及面板的安装。幕墙完成后立面效果图及立面图分别如图 4-86、图 4-87 所示。

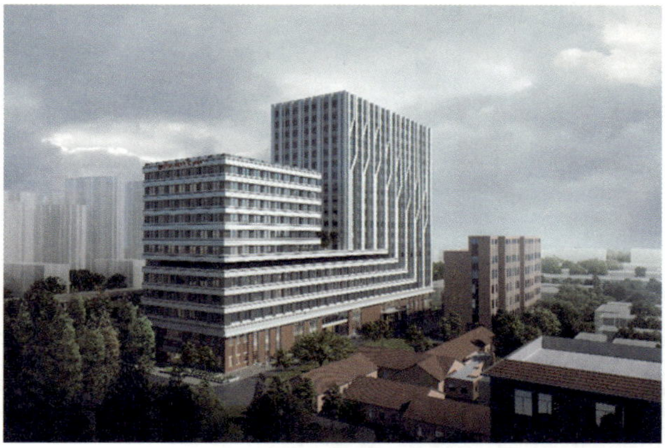

图 4-86　立面图效果图

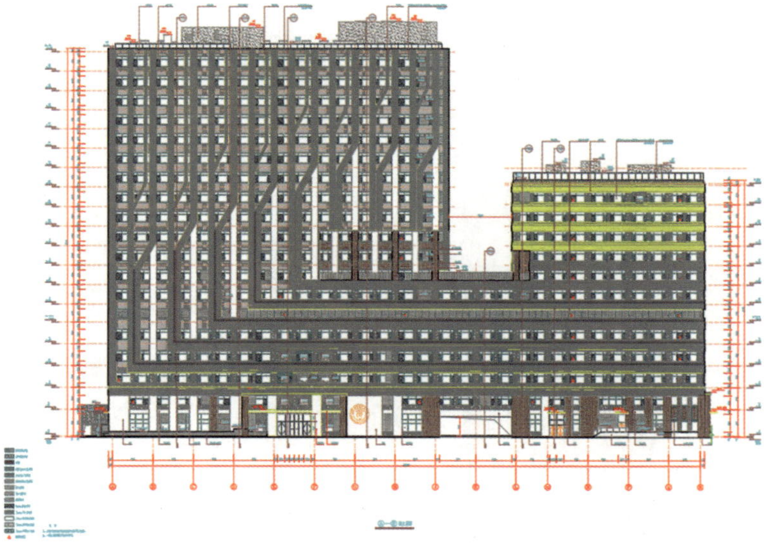

图 4-87　幕墙立面图

4.4.3　精神专科医院建筑幕墙深化的特殊性

传统医用建筑幕墙施工中幕墙深化工作也是幕墙施工前的重要工作，幕墙的深化决定了幕墙施工实施后能达到的使用效果。在上海精卫中心闵行项目实施过程中，由于精神卫生中心医院的特殊性，其建筑风格以及外立面结合灯光的要求也与常规医院有较大的不同。针对这个特点，在分析与了解院方实际需求后对幕墙与灯光的协同进行了针对性深化，在施工过程中严格按照深化进行施工。

（1）考虑精神卫生中心特殊性，幕墙竖向分格超宽、超高，加工较困难，平整度难以保证。

针对竖向分格的超宽、超高情况在幕墙深化阶段考虑对加强筋进行加密布置，正常情况下一般采用的 600 mm 间距改为 450 mm 间距；为确保分格的稳定性及安全性，对加强筋截面进行增大以增加其力学性能；加工过程全程监管，一旦发现平整度问题立刻进行返厂处理，确保运至现场的构件是合格及可安装的。

（2）为满足精神专科医院要求以及考虑精神类患者的实际需求，横向层间铝板展开高度 2 100 mm，宽度 2 800 mm，双边都超过铝板原材料尺寸。

在深化设计阶段，考虑其为双色铝板，且铝板位置处于凹处，可以在凹处的上、下部位增加胶缝，把铝板分为上、中、下三块，这样三块铝板的高度展开尺寸都在可加工范围内，顺利解决了这一难题。

（3）考虑精神类患者在户外活动时间较多，主入口雨棚的悬挑尺寸设计超 4 m，最大分隔间距 2.5 m，且不设置拉杆。

深化阶段为解决上述问题，考虑增加雨棚总体厚度，由原先的 600 mm 增加至 800 mm，在龙骨根部设置钢方管斜撑，斜撑在铝板完成面的范围内，前端尽量往前撑，减少根部受力。

4.4.4 精神专科医院建筑幕墙系统施工工艺

在幕墙加工生产工作中，传统建筑幕墙施工要注意加工的尺寸和质量问题，这关系到后续安装施工是否能够顺利进行，构件加工完成进场前需要对其进行进场验收。

上海精卫中心闵行项目外立面造型别致、新颖，主要以铝板幕墙为主，竖向铝板包柱采用 3 mm 白色铝单板，层间梁部位采用 3 mm 中灰铝单板，斜造型部位采用 3 mm 白色铝单板（图 4-88～图 4-90）。

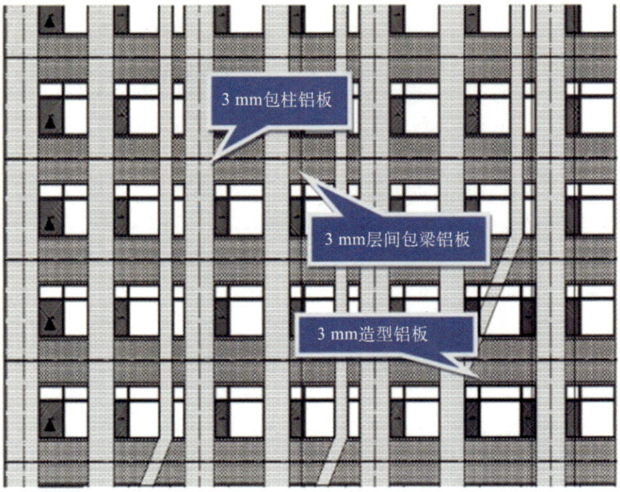

图 4-88 立面布置图

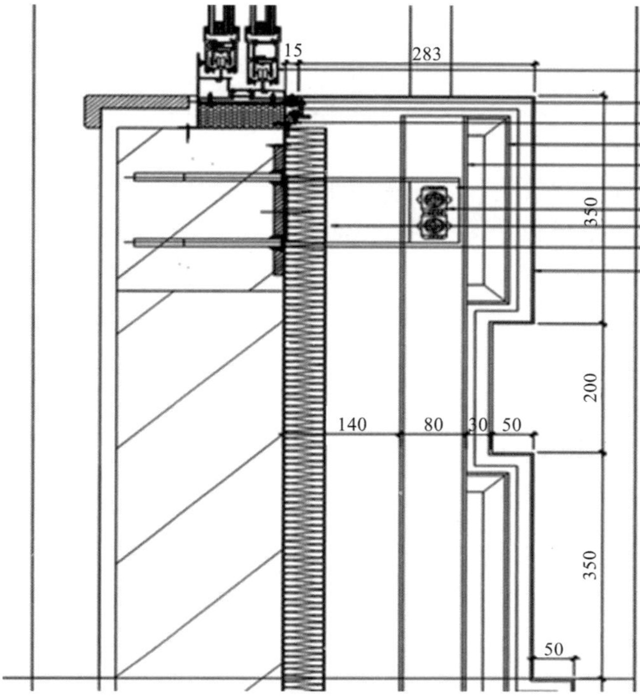

图 4-89　铝板梁部位节点详图

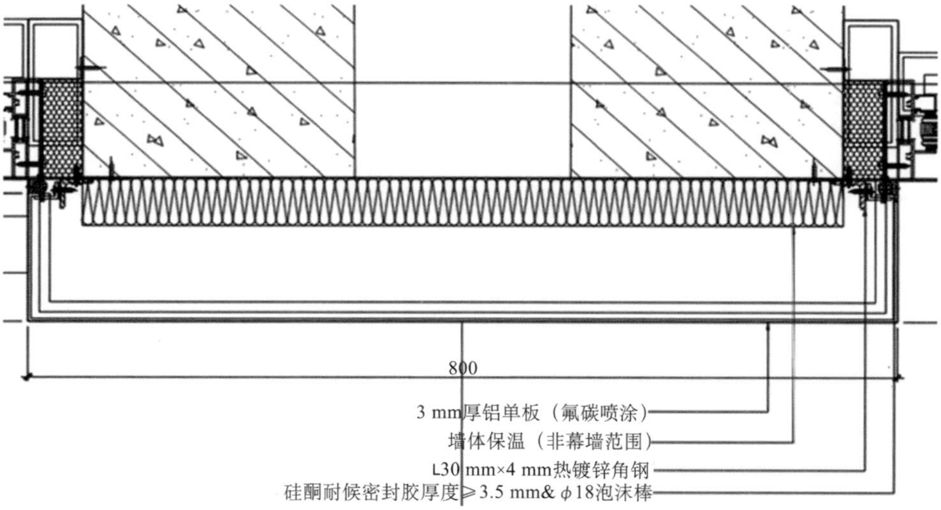

图 4-90　铝板幕墙包柱节点图

1. 施工流程

测量放线→连接件安装→竖向钢龙骨安装→横向钢龙骨安装→铝板面板安装→清洁打胶。

2. 施工方法

1）准备工作

上海精卫中心闵行项目铝板幕墙主要为层间铝板幕墙、铝板包柱、造型铝板幕墙，测量放线时结合注意幕墙施工图纸，在安装过程遵循以下步骤：拉设基准转接件的定位钢丝线；

钢丝线的复核，按复核后的定位钢丝线绳，进行点焊转接件施工；固定钢丝线托架；在托架上钻制穿线孔；拉设钢丝线；测量放线基准层面内基准转接件安装；转接件精确定位；基准转接件定位后，对转接件与预埋件先进行固定，待各标高的转接件全部安装完成，并经模板复核无误后全部转接件才可进行固定；对安装完成的转接件进行必要复核，转角部位需进行必要的复核。此过程相当于框架的预安装。只要转接件能与竖框模板吻合，就可实现板块的顺利安装。对于与测量放线基准层相邻层间的转接件模板，复核率应为 100%。

2）铝板幕墙钢龙骨安装

立柱的分格安装控制：立柱的安装，依据放线的位置进行安装。安装立柱施工一般从底层开始，然后逐层向上推移进行。为确保整个立面横平竖直，使幕墙外立面处在同一垂直平面上，首先将角位垂直钢丝布置好；其次安装施工人员依据钢丝作为定位基准，进行角位立柱的安装；最后放线施工人员在埋件上依据施工图标高尺寸弹出各层间的横向墨线，将其作为定位基准线。

先对照施工图检查主梁的加工孔位是否正确，然后用螺栓将立柱与连接件连接，调整立柱的垂直度与水平度，然后上紧螺母。立柱的前、后位置依据连接件上长孔进行调节，上、下依据方通长孔进行调节。立柱直线度校正、检查完毕，连接件安装完毕后，进行幕墙立柱从室内向室外水平运输工作。在幕墙立柱未向室外运输前，首先在底层埋件位置焊接好钢底拖来拖住立柱，立柱到室外就位后直接坐在钢底拖上。钢龙骨从室内水平向室外运输工作需 4 名工作人员完成，需借助绳子、S 形钢钩子等机具。运输前首先用 S 形钢钩子将龙骨底部钩住，绳子缠绕在钢立柱上系好，立柱上部两名工人，下部 1 名工人，其中 1 名工人站在室外脚手架配合。室内人员将立柱抬起从窗洞口移动至下一层室外操作平台，上部 2 名工人拉着绳子，脚手架上工人接应就位后放在事先准备好的钢托件上，确保安全立柱就位放稳后将绳子解开。立柱就位后，依据测量组所布置的钢丝线、综合施工图进行安装检查，各尺寸符合要求后，对钢龙骨进行直线的检查，确保钢龙骨的轴线偏差（图 4-91）。

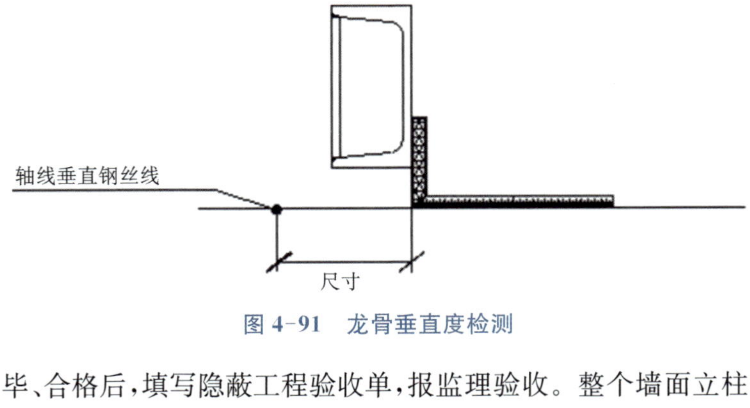

图 4-91　龙骨垂直度检测

待检查完毕、合格后，填写隐蔽工程验收单，报监理验收。整个墙面立柱的安装尺寸误差要在控制尺寸范围内消化，误差数不得向外伸延，各竖龙骨安装以靠近轴线的钢丝线为准进行分格检查。

3）安装横梁

立柱安装好以后，检查分割情况，符合规范要求后进行横梁的安装，横梁根据实际情况进行断料。横梁的断料尺寸，应比分割尺寸小于 3 mm，这样施工过程中安装比较方便。横龙骨的安装须依据水平横向线进行，将横料全部拧到 5 分紧后再依据横向鱼丝线进行调节、直接符合要求。

4）层间防火层安装

层间防火施工工艺：结构检查→防火钢托板安装→防火铁皮安装→防火棉安装→防火铁皮安装→密封打胶。

结构检查：层间防火由于结构偏差原因，会造成层间防火铁皮安装宽窄不一，现场剪切比较困难，因而在放线后对结构进行检查，各处结构偏差进行记录，并进行编号，编号后设计依据尺寸下料、加工，减少重复劳动。

防火铁皮的安装：防火铁皮的安装应与结构贴紧，不宜留有空隙，射钉离结构边应大于 50 mm，射钉与射钉的间距不应大于 300 mm。

防火棉的安装：防火棉进场要进行报验，报验合格后方可进行施工。防火棉必须放在干燥通风处，不得露天堆放。

防火铁皮的安装：待防火棉安装完毕，经检查合格后，方可进行防火铁皮的安装，防火板安装后，四周打防火胶进行密封。

3. 铝板面板的安装

垂直运输到室内的铝单板，通过窗洞口将铝板材料传递出来，室内 2 名工人将铝板抬起从窗洞口向室外传递，室外脚手架上 2 名施工人员在室外接应，将铝板水平运输到室外安装位置；将铝板贴向龙骨，2 名工人贴着龙骨将铝板拖起，控制好铝板的垂直、水平安装位置；在对应的铝板挂耳上用螺钉固定到龙骨上。调整板的位置，紧固上部的安装扣，此时要压住板面以保持板面铅垂，按同样的方法安装其他铝板。特别要注意所有的安装扣中心线与龙骨中心线需在同一水平面和铅垂面上，以确保所有铝板在同一平面。同时注意所有板面尺寸误差必须在对应的板缝中消化吸收，调整板块之间的缝量，不得有误差积累现象。

4. 清洁打胶

当一个立面的铝板安装完成后，将板面四周的保护膜撕开；在板的四周贴上单面胶带纸，贴胶带纸要牢固密实，转角及接头处连接顺畅且紧贴板边，胶带纸粘贴时不允许有张口、脱落、不顺直等现象；打胶工程中应保证缝胶光滑饱满，接头不留凹凸、纹路等缺陷；打胶后，应在胶快干时及时将胶带纸清理干净，并立即处理因撕胶带时碰伤的胶表面；打胶的厚度不能打得太薄或太厚。胶体表面应保持平整、光滑，板面清洁无污物。封顶、封边、封底应牢固美观、不渗水，封顶的水应向出水口里排；打胶完毕后，将胶带纸和保护膜一起撕下，并应及时把污染板面的胶清理干净。

4.5 机电各专业施工技术

随着国民经济的快速发展，人们生活水平的不断提高，对建筑物本身的质量和使用功能的要求也越来越高，现在机电设备已经成为建筑物的重要组成部分，对于建筑物后期的使用功能起着至关重要的作用。机电设备安装包含了建筑工程中的各种设备、电气、给排水、采暖和消防等安装，机电设备安装的施工范围很广，涉及领域众多，大规模机电施工开始于工程结构工程完成之后，在装饰工程开始时基本结束，贯穿采购、安装、调试等各个阶段。因此做好机电设备安装工作尤为重要。

4.5.1 机电安装工程施工重难点分析

1. 医院各专业较齐全，在安装过程中，吊顶内各专业管道排列走向较为困难

针对此种现象，一般都是在施工过程中才会发现管线走向问题，在上海精卫中心闵行项目实施前，充分理解设计意图，前期进行 BIM 建模对所有综合管线碰撞预处理，合理布局，做到按土建结构分块分析安装施工内容合理调整管线走向，在砌体结构内部施工综合考虑各专业管道的走向，合理布置，画出各楼层、各专业管道走向比较集中区域的综合布置剖面图，进行一些必要的设计调整，局部考虑在结构梁上预留洞口或钢套管。

2. 吊顶内各专业管道排列走向带来的困难会影响吊顶标高的控制

一般情况下遇到此类情况只能被迫降低吊顶标高，但同样的可以通过前期绘制 BIM 综合管线图来预控，并与业主土建、装饰单位进行协调，使得吊顶的标高问题在项目实施前期得以暴露，以提前介入修改管线排布来解决此类问题。

3. 总承包、总集成、一体化施工协调困难大

做好机电安装与土建的协调配合：施工初期阶段，就与土建单位进行详细的施工图 BIM 深化，核对所有人防、结构施工过程中的各类管线预留洞口，并最终反映到施工过程中去，按图预留施工，同时也便于过程中的核对。

在上海精卫中心闵行项目中采用了相关专利的支吊架预埋施工技术，在节约施工成本的同时，提高了施工效率，缩短了施工周期，同时也保证了钢结构质量不受破坏。在结构施工阶段提前完成钢结构内机电系统管线的深化设计，优化管线排布，确定管线走线与定位，确定如：风管、桥架等管线的具体支架点位，在钢结构楼板施工的同时进行预埋。

积极组织各机电专业进行施工区的施工准备，制订统一的安装技术标准，通过深化管线平衡，确定合理的支架形式和规定各管线的走向，使施工区的各类管线合理布局、安装牢固、运行正常。设计、精装修、机电三方根据各区域的布置情况，进行深化工作，确定每个开关、插座、洁具等须与精装修配合的位置，同时确定各方施工所需的参考尺寸，并绘制 BIM 综合深化图。在精装修施工前能据此图纸对机电系统的末端施工位置进行复核，发现有与原图纸或现场不符处及时修正，并据此在施工现场对吊顶高度、各类墙面和地面装饰完成面弹线。在施工时，机电安装应严格按照深化图确定的尺寸进行施工。

4. 施工工期紧，质量要求高，工期压力较大

精心进行工程的前期策划，预见性地做好施工前期准备工作。比如，施工图纸的深化设计、主要材料设备的采购进场、施工劳动力的储备、施工机械的综合平衡及工程资金的使用等。

在施工过程中，根据原定计划进行精心组织，加强沟通，充分注重与业主、监理、专业分包商间的协调与配合，加强对设备材料的跟踪，以平衡机电施工进度。同时多为专业分包商提供服务，以帮助他们对预埋预留的复测，加快机房收尾，为他们创造更多的施工作业面，以均衡整个机电工程与指定专用设备施工同步。从管理及技术各个方面确保工程按

期、高效、高质量地完成。

5. 工程装修后期，交叉施工情况多，成品保护要求高

施工中合理安排施工工序，避免施工中各工种的相互损坏污染。对已完成的施工产品要建立巡检制度，及时发现隐患，及时采取相应措施。房间内的灯具、开关、插座和洁具等安装完毕后及时封闭，禁止闲杂人等进入，且设备房尽量及早上好门锁，落实专人管理。

4.5.2　机电安装施工总体部署

1. 施工组织与管理策划

针对各个工程项目的特点来组建电气、给排水、弱电、消防和空调通风系统的安装工程项目管理运行班子，使项目生产要素合理投入和优化组合，管理层和各岗位以严谨的工作作风、合理的工作流程、到位的工作质量，确保一流的工程质量；操作层实施专业队负责制，优选技术素质高且有机电设备安装施工经验丰富的施工队伍参与，同时储备一定数量的劳务人员，视工程需要，随时组织操作层人员有序动态流动。

2. 施工部署

医用安装工程项目施工难度大、工期短，给组织施工带来较大的困难，给施工管理提出了更高的要求。为此需要根据专项工程的特点及施工进度，设备、材料交货等做好前期施工准备工作，有计划地组织均衡施工。对影响后道施工的作业，要创造条件进行抢建，重点抓好工程进度节点的考核，抓好安装工程质量的考核，确保各专业的精干施工力量，推进交叉施工作业，提高工效，确保工期。为此，在上海精卫中心闵行项目实施过程中将 B1 层垃圾车及干垃圾物流通道作为地下室区域加工场地，旁边有车道方便运输，此处受土建砌体结构的影响小；地上加工区及仓库设在 A 楼 1 层，此处设备管线少，靠近外侧马路，方便进出，产生的噪声对院区影响小。

3. 施工总体方针

在施工管理上强化计划、组织、协调和控制的管理职能，合理安排和使用施工资源。由于土建、安装交叉施工和过紧张的工期，为此建立定期的工程协调会制度，分层次、分专业协调施工，确保优质、高速、圆满地完成任务。在施工阶段，建设单位根据施工的实施进度确保提供各类设备及政府采购材料的到货时间，使安装工程顺利进行。同时要重点抓好对工程进度节点的考核，迅速解决现场突发的问题，力求按计划的要求实施。

4. 劳动力安排

整个工程大体分三个阶段：开始—高峰—收尾。施工队伍的安排按三个阶段的需要展开，由于工期短，任务重，因此高峰期人员相对集中，施工人数在 150～230 人。人员安排基本根据施工进度计划按表 4-4 进行配置和安排。

表 4-4　人员安排表

阶段 系统	结构配合	砌体结构	管线安装及精装饰	调试
	2023 年 8 月— 2023 年 11 月	2023 年 12 月— 2024 年 5 月	2024 年 6 月— 2025 年 1 月	2025 年 2 月— 2025 年 6 月
给排水	3 工/月	15 工/月	80 工/月	10 工/月

（续表）

系统 \ 阶段	结构配合	砌体结构	管线安装及精装饰	调试
	2023 年 8 月—2023 年 11 月	2023 年 12 月—2024 年 5 月	2024 年 6 月—2025 年 1 月	2025 年 2 月—2025 年 6 月
电气	10 工/月	20 工/月	100 工/月	15 工/月
暖通	3 工/月	12 工/月	50 工/月	8 工/月

5. 设备、材料管理

做好设备、材料的供应工作，是确保工程项目按时完成的基础。由建设单位提供的设备，应向安装单位提供设备到货情况及设备的装箱清单，并且根据安装的实际进度需要，做好设备的开箱检验工作，特别是设备附件的清点工作。对于大型设备以及电气设备，共同做好产品的保护工作。对工程中需要的材料，根据提供的施工图状况，首先做好工程施工预算，分各阶段汇总提供给甲方，以便备料。其次根据工程的实际进度，提前编制要料计划，便于落实。最后在施工时应加强施工现场的标准化建设，做好现场的保卫工作，班组按预算领料，尽可能地防止材料失窃现象的发生。

4.5.3 精神专科医院管道安装工程

1. 给水管道

管道安装统计见表 4-5。

表 4-5 管道安装统计表

管材连接	安装流程	安装示意图	
热镀锌钢管螺纹连接	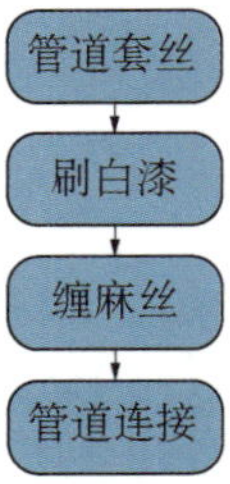	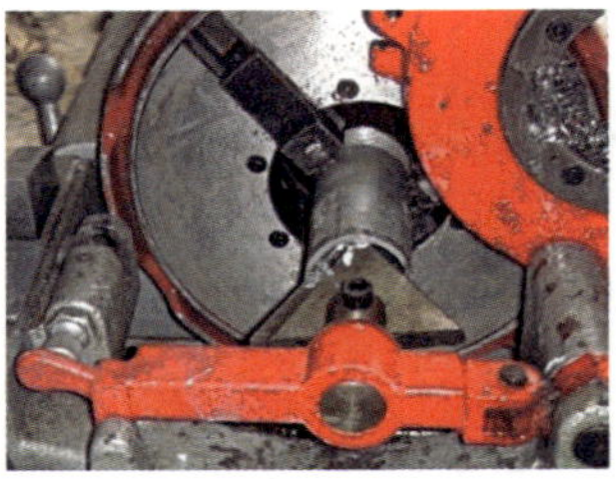 套丝	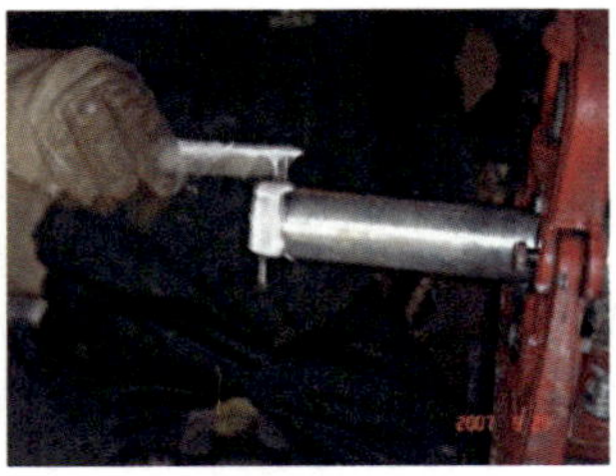 刷白漆
		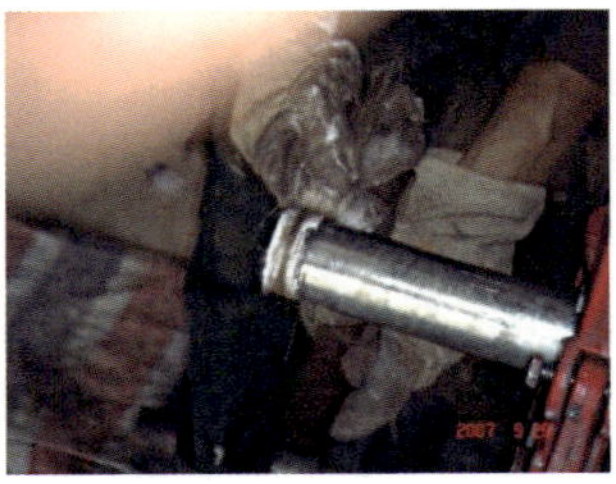 缠麻丝	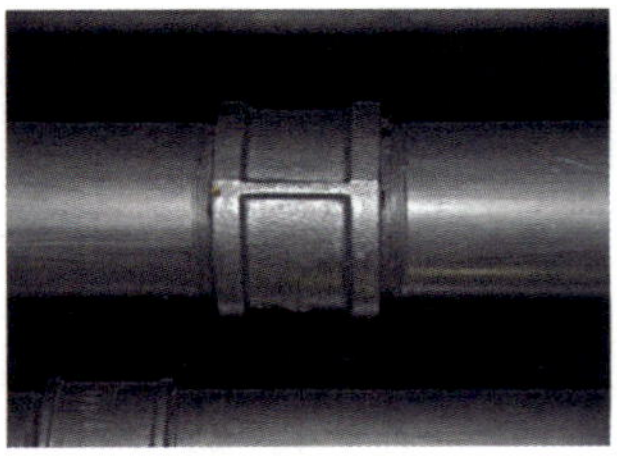 连接

（续表）

管材连接	安装流程	安装示意图		
硬聚氯乙烯管粘接连接	断管→管口清理→涂抹胶水→管道连接	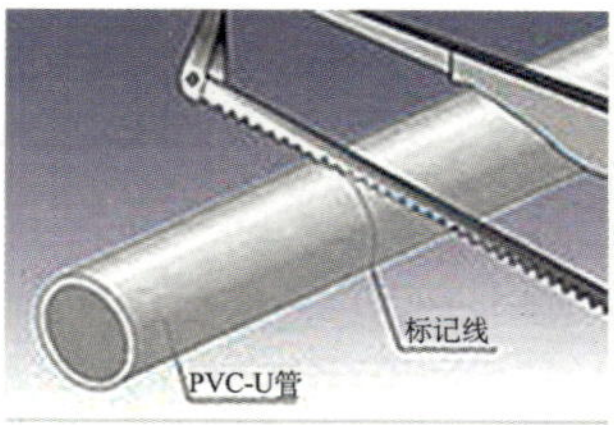 断管	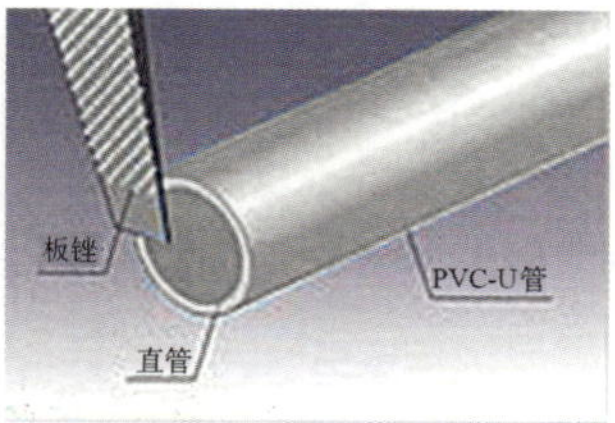 管口清理	
		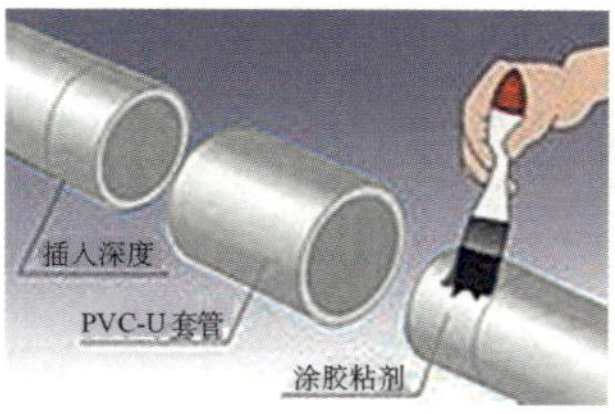 涂抹胶水	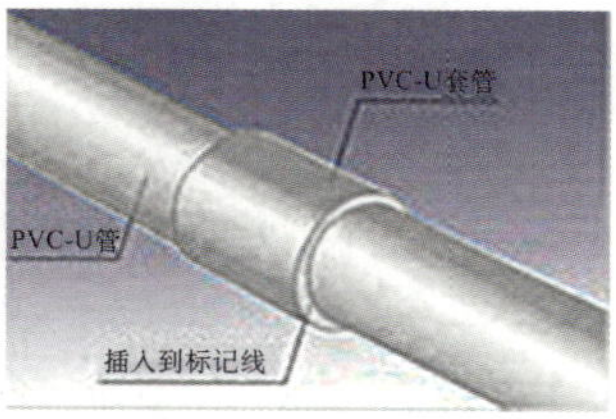 连接	
耐腐蚀聚丙烯静音管热熔连接	清理管头→断管下料→热熔→管道连接→冷却	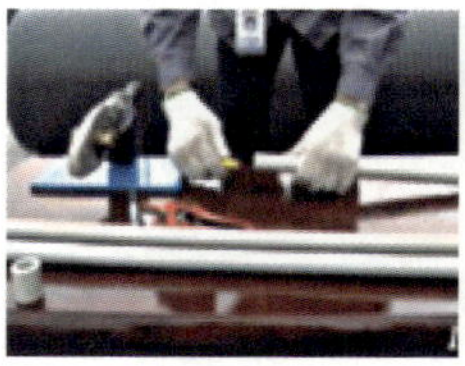 清理管头	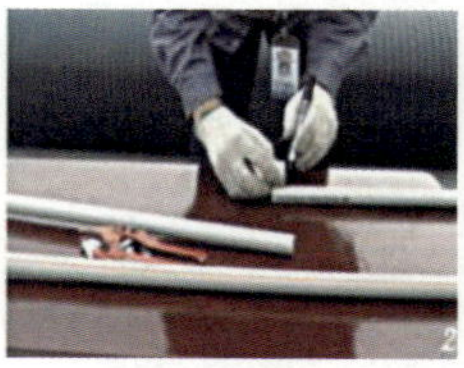 断管下料	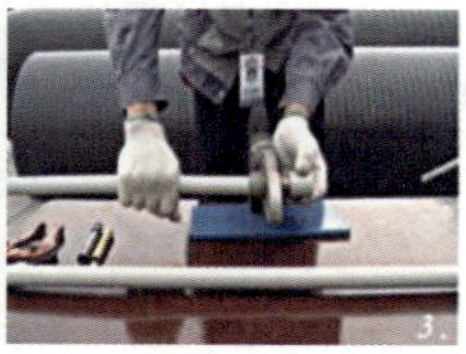 热熔
		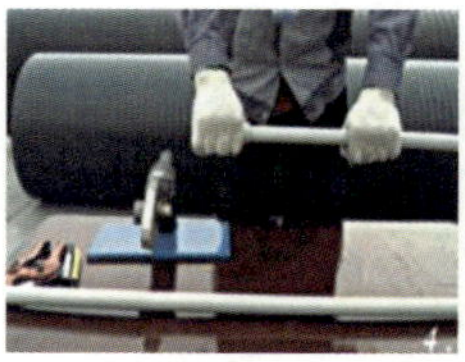 连接	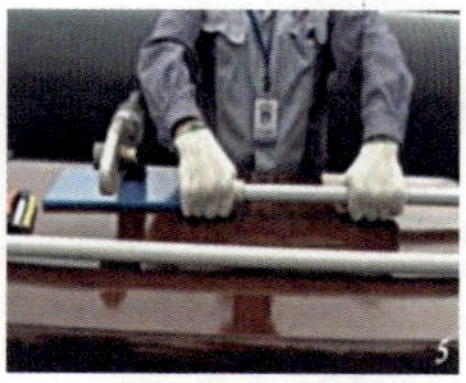 保持直至冷却	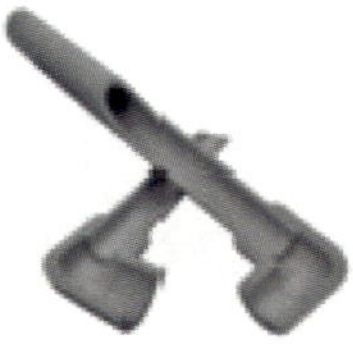 热熔效果

管道支架的安装统计见表 4-6。

表 4-6　管道支架安装统计表

支架类型	安装示意图	技术要求
普通吊架	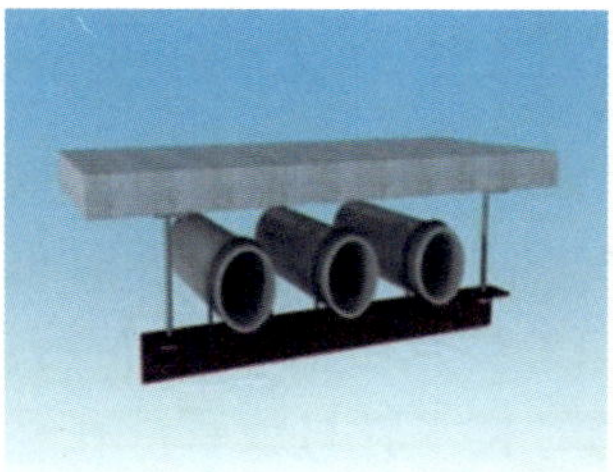	1. 位置正确，埋设应平整牢固。 2. 固定支架与管道接触应紧密，固定应牢靠。 3. 滑动支架应灵活，滑托与滑槽两侧间应留有 3～5 mm 的间隙，纵向移动量应符合设计要求。 4. 无热伸长管道的吊架、吊杆应垂直安装。 5. 有热伸长管道的吊架、吊杆应向热膨胀的反方向偏移。 6. 固定在建筑结构上的管道支、吊架不得影响结构的安全。

（续表）

支架类型	安装示意图	技术要求
普通防晃支架	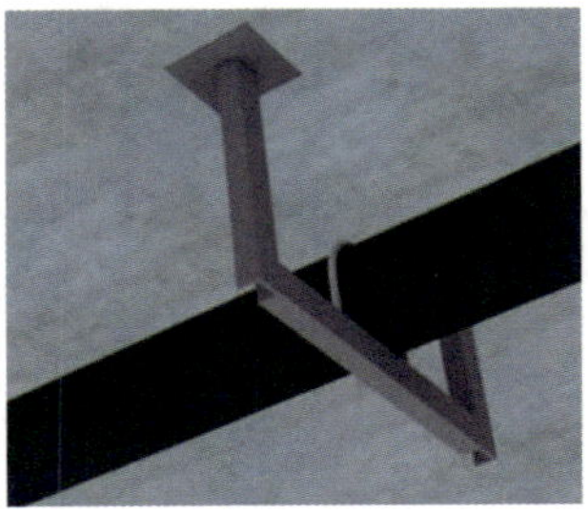	7. 管道支吊架安装不允许出现半明、半暗现象。 8. 各类材质管道支吊架间距按设计及规范要求执行。 9. 公共支架将在深化设计图中专门绘制，并须提供荷载计算书。 10. 给排水管材均为不能直接焊接的管材，采用对夹式承重支架，解决竖井内不允许焊接管道的承重支撑问题
立管普通支架	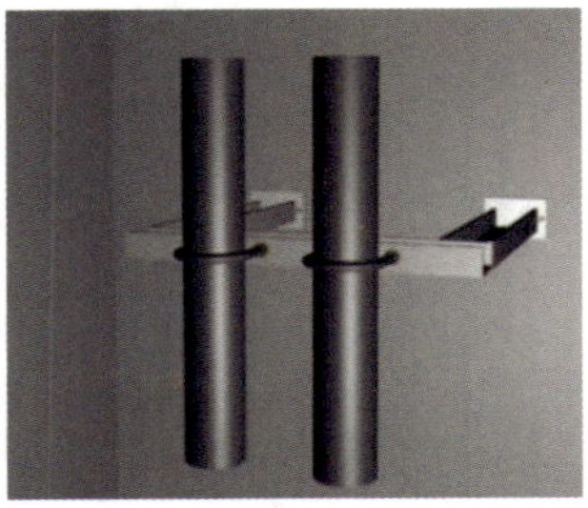	
立管固定支架	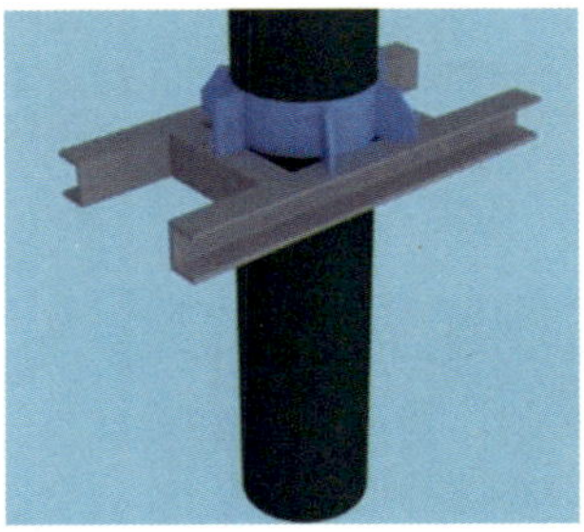	
减振支架	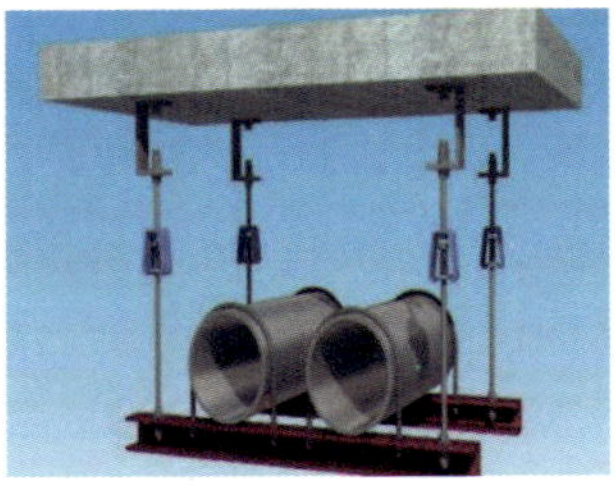	

2. 排水管道（包括静音塑料排水管、柔性铸铁管道安装）

静音塑料排水管及管件具有质检部门的产品合格证，并有明显标志标明生产厂家及规格，并持有国家专业检测单位的检验证明材料，管材的偏差应符合规定，管材和管件的颜色一致。管道安装前，用棉纱或干布将承口内侧和插口外侧擦拭干净，保持清洁，无尘砂与水迹，为保证管壁的光洁度，管道安装应在粉刷后进行。排水管材或管件在连接前当表面沾有油污时，须用棉纱蘸丙酮等清洁剂擦净。静音管连接时，检查并安装橡胶密封圈，用毛刷将润滑剂均匀地涂在橡胶密封圈表面，但不得将润滑剂涂到承口的橡胶圈沟槽内，禁止用黄油或其他油类作润滑剂。然后将管材插口部分画出深度线，用毛刷刷 30 mm 宽度润滑剂后，应即找正方向垂直插入管件内，如插入困难时，可采用紧线器捶击等方法辅助，但不能对产品造成破坏。管件与管材连接伸缩节应根据闭合温差决定。每一个承插口不可重复承插多次，必要时可将密封圈取出校对合适后，再进行安装。

3. 消防管道

当消防管径小于等于 DN50 时，采用热镀锌钢管，丝扣连接；当大于 DN50 时，采用热镀锌无缝钢管，沟槽式连接。采用的镀锌钢管及管件应符合设计要求，管壁镀锌均匀无锈蚀、无飞刺，壁厚符合设计要求。管材、管件均应有出厂合格证。无缝管及配件使用的管壁厚度、直径应符合设计及规范要求。

阀门的规格型号符合设计要求，阀体表面光洁，无裂纹、开关灵活，关闭严密，有出厂合格证。丝扣管件制作规范、厚薄均匀符合规范要求，管件无偏扣、乱扣、丝扣不全或角度不准。消防管路上的阀门有明显的启闭标志。消防管沟槽连接时，先用切管机将管子按所需长度切割，切口应平整，端面应垂直于管轴线，然后将需加工沟槽的管子水平架设在滚槽机和尾托架上；将管子端面与滚槽机止推面贴紧，管轴线与滚槽机止推面成 90°。启动滚槽机电机，同时缓慢压液压手柄，利用上、下压轮缓缓压出沟槽；停止电机，用游标卡尺量测沟槽的深度和宽度。在滚槽机滚压沟槽过程中，严禁管子移位（纵向或角向移位）。

管道的固定支架间距符合规范规定要求，位置正确，固定支架横平竖直，牢固可靠，螺孔不用电焊扩孔、气焊开孔，必须机械钻孔，支架安装必须先油漆后安装。消防水管进入消防箱横平竖直，不得斜进，进箱短管大于 50 mm 应设管卡固定。消防箱内消火栓口朝外，阀门中心距地面的标高如设计无规定时按规范执行。箱内物件放置应规范以利使用。

4.5.4 精神专科医院电气安装工程

1. 低压配电系统

1）低压配电柜

配电柜的布置（图 4-92）必须遵守施工图要求，并注意便于操作、监视、试验和接线工作的进行。配电室内除本室需用的管道以外，不应有其他的管道通过，特别是在配电柜的正上方，如确实不能避免，需采取有效防范措施。成排布置的配电柜其长度超过 6 m 时，柜后的通道应有两个通向本室或其他房间的出口。并布置在通道的两端，当两个出口之间的距离超过 15 m 时，其中还增加出口。

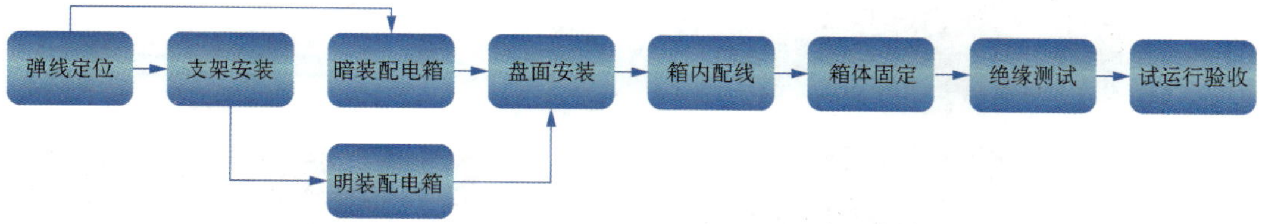

图 4-92　配电系统安装工艺流程图

2）电缆桥架

桥架安装如图 4-93 所示和表 4-7 所列。

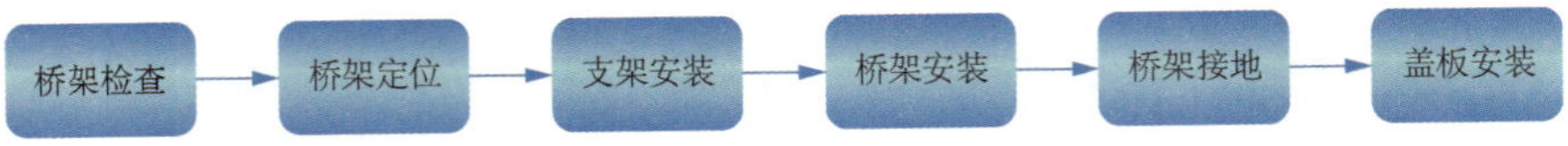

图 4-93 桥架安装工艺流程图

表 4-7 桥架安装统计表

名称	施工示意图	名称	施工示意图
垂直桥架	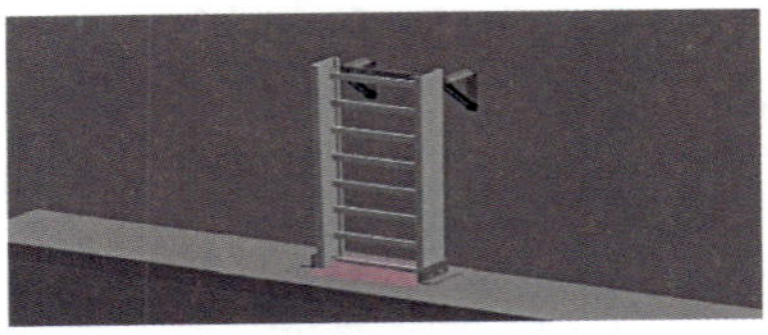	桥架穿越伸缩缝	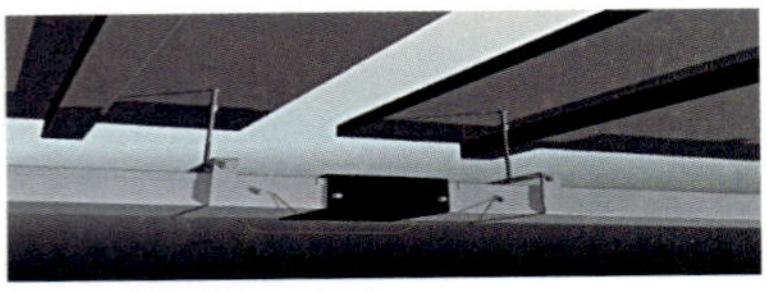
水平桥架	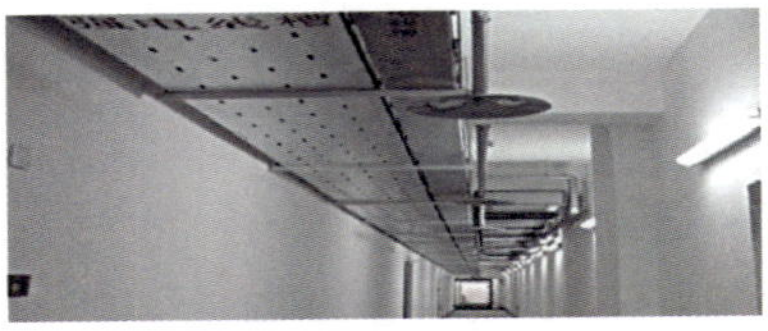	桥架跨接线	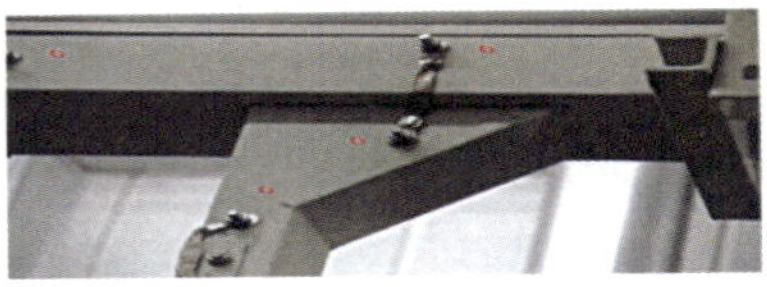
防火桥架	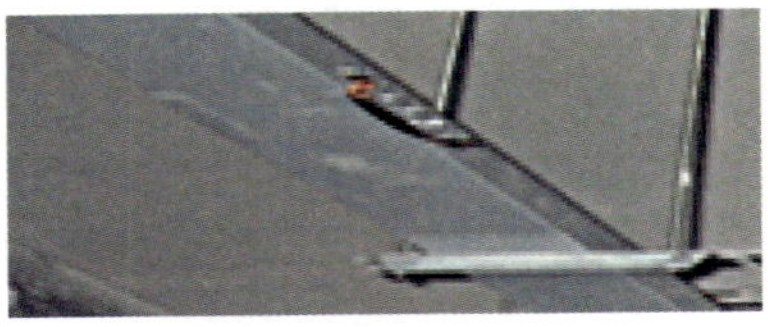	金属线槽	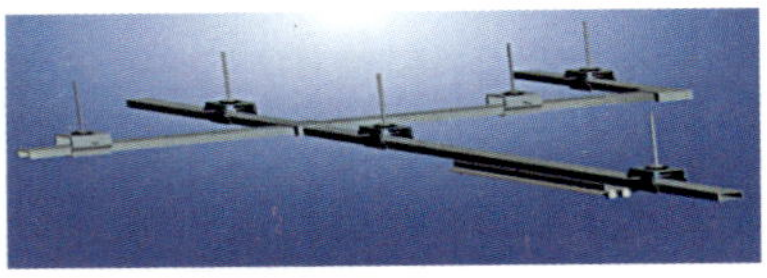

3）电缆敷设

电缆敷设安装如图 4-94 所示和表 4-8 所列。

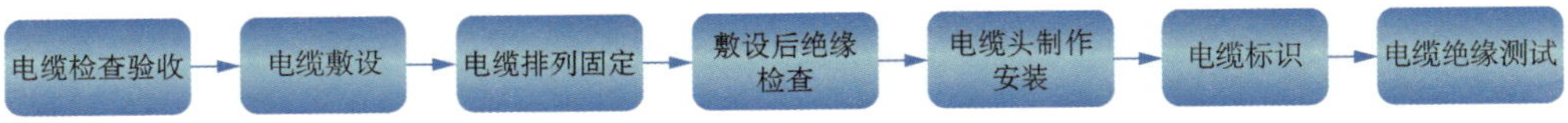
电缆检查验收
电缆敷设
电缆排列固定
敷设后绝缘检查
电缆头制作安装
电缆标识
电缆绝缘测试

图 4-94 电缆敷设工艺流程图

表 4-8 电缆敷设安装统计表

名称	施工示意图	名称	施工示意图
水平电缆敷设	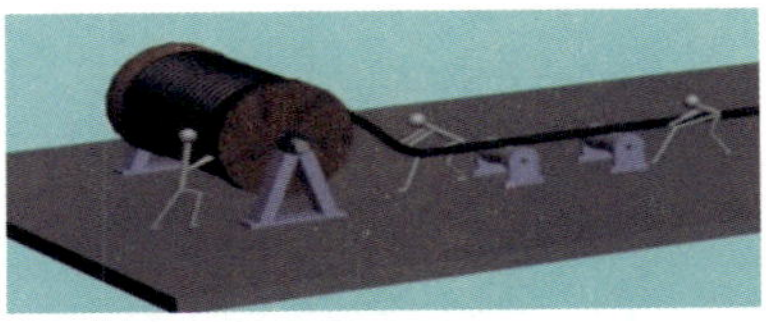	热缩电缆头	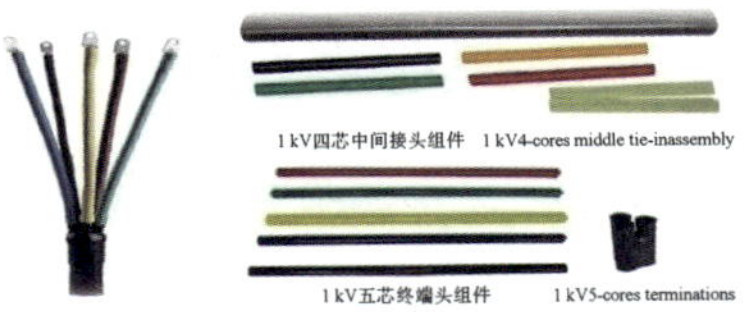
防火封堵	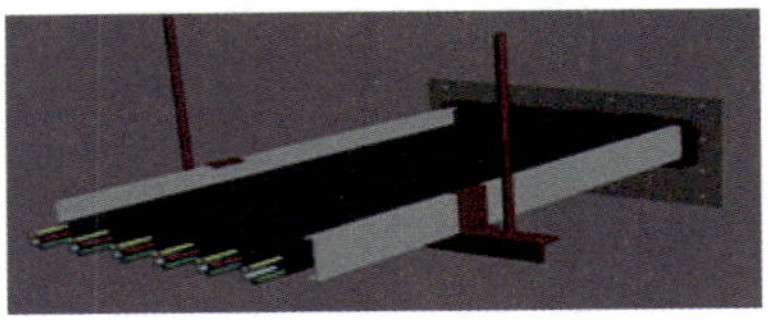	桥架内敷设电缆	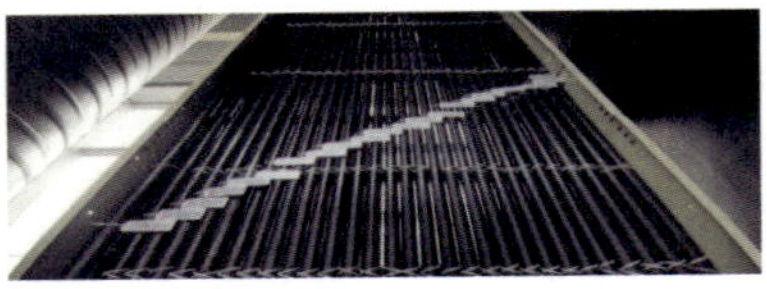

2. 动力设备接线及试运转

接线前，应对电机进行绝缘测试，拆除电机接线盒内连接片。用兆欧表测量各相绕组间以及对外壳的绝缘电阻。应符合额定电压为 1 000 V 以下，常温下绝缘电阻不应低于 0.5 MΩ，如不符合应进行干燥处理。引入电机接线盒的导线有包塑金属绕性管的保护，配以同规格的绕性管接头。引入导线色标应符合，A 相—黄色，B 相—绿色，C 相—红色，PE 线—黄/绿，N 相—蓝色(浅蓝)相间色的要求。

3. 电器照明器具安装

电器照明器具的安装质量直接关系到外观的美观性和可安装性，预埋时保证线盒按图纸准确到位，成排灯具安装时拉线找直，同一室内或场所成排安装的灯具，其中心线偏差不大于 5 mm。嵌入顶棚内的装饰灯具，应固定在专用搭设的框架上，导线不贴近灯具外侧且留有余量，灯具边框紧贴在顶棚面上，造型灯具应居中或对称。

4.5.5 精神专科医院暖通安装工程

1. 空调通风系统的施工

1) 风管管材选择及连接方式

风管选材见表 4-9。

表 4-9 风管选材表

风管形状	材质	用途	连接方式	厚度
矩形	镀锌钢板	防排烟系统	法兰连接	按《通风与空调工程施工质量验收规范》(GB 50243—2002)要求采用
圆形	镀锌钢板	加压送风系统	法兰连接	按《通风与空调工程施工质量验收规范》(GB 50243—2002)要求采用

2) 风管安装

控制风管平整度在 10 mm 之内，钢板拼接处应采用交叉焊，加固角钢及法兰角钢应采用点焊，以控制过热变形。按预制的编号，按系统逐一组对，用葫芦整体吊装。组对时要求法兰连接处垫片齐平，螺栓均匀，以保证其良好的严密性，同时保证管段平直。

3) 风管严密性试验

风管严密性检测按规范要求作漏光法检测。漏光法检测如图 4-95 所示：将 100 W 带保护罩的低压照明灯在夜间置于风管内，将灯沿被检测的风管作缓慢地移动，在风管外观察，当发现有光线射出，则说明查到明显漏风部位，并做好记录。

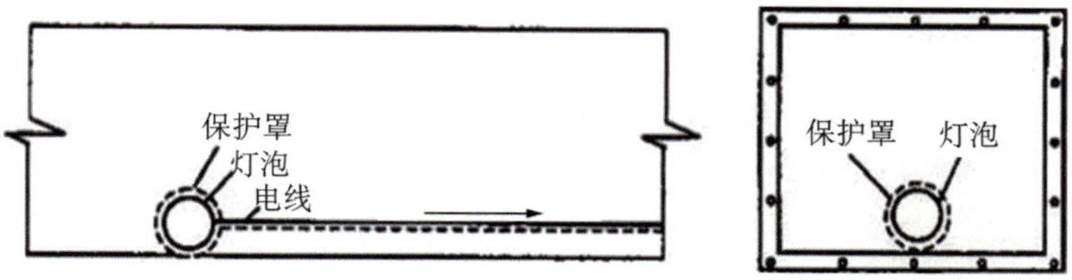

图 4-95 风管漏光检测法

风管系统漏光检测应采用分段检测、汇总分析的方法，被检测系统风管不应有多处条缝形的明显漏光。若系统风管每 10 m 接缝漏光点不超过 2 处，且 100 m 接缝平均不大于 16 处，则漏光检测合格。漏光检测中发现的条缝形漏光，应用密封胶密封处理。然后再进行漏光检测，直至漏光检测合格为止。

2. 空调水系统

1）空调水系统的施工流程

空调水系统施工流程如图 4-96 所示。

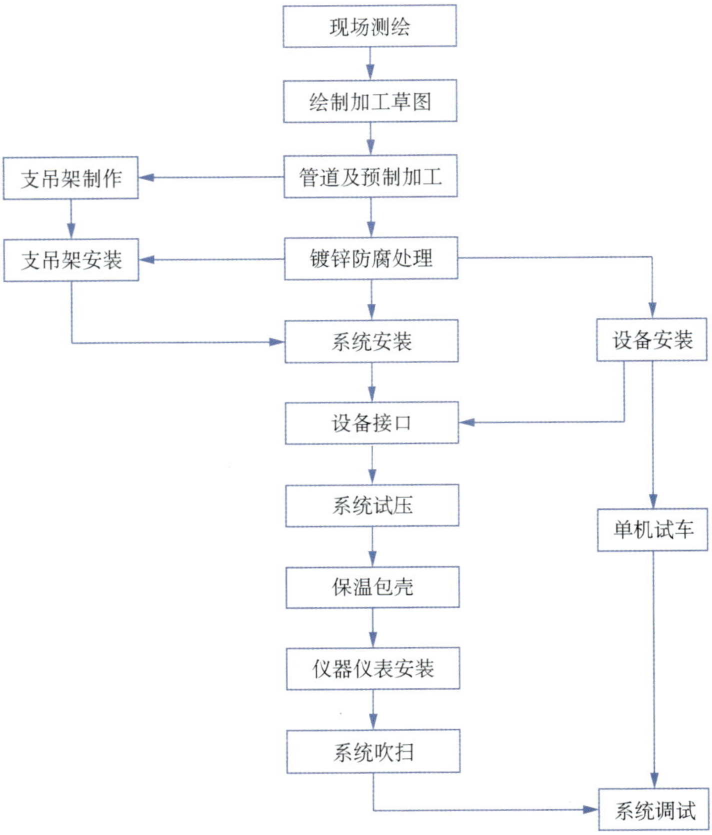

图 4-96　空调水系统施工流程图

2）空调管道系统施工要点

空调水系统管材和配件、附件按设计要求选用。空调冷热水管 DN 小于 50 mm、8 层以下采用无缝钢管焊接连接，9 层以上采用热镀锌钢管丝扣连接；DN 大于等于 50 mm，采用无缝钢管焊接或法兰连接。空调冷凝水管、空调排水管采用热镀锌钢管丝扣连接。管道、部件安装前必须清除内部污垢和杂物，安装完毕或停顿时的敞口处，应临时封闭。阀门安装前，应作耐压强度试验，试验方法和要求按规范规定进行。

3）空调管保温

所有保温管道在支吊架处，保温层不得中断，水管衬硬木管卡，厚度与保温相同。空调水管的所有配件都必须保温，保温接缝处必须密封。

4.6 室内装饰装修施工技术

医院作为重要的社会基础设施，承担着保障人民健康的重要使命。而医院装修施工作为医院建设的重要环节，直接影响着医院的形象、功能和环境，对于提高医院的服务水平和治疗效果具有重要意义。

近年来，随着医疗技术和理念的不断进步，医院装修施工技术也面临着新的挑战。传统的医院装修往往重视功能性和实用性，而忽视了医院的人性化和舒适性。因此，如何借鉴国内外先进的医院装修施工经验，结合医疗的特点和人性化需求，进行科学的装修施工，成为提高医院整体品质的关键。

4.6.1 室内装饰装修施工重难点分析

1. 工程实施专业多，医疗专业针对性强，与传统专业协同配合要求高

楼层上各类给排水、安装、暖通、医用管道等各类安装管道极其多，且各管道的种类、走向错综复杂，对墙面、顶面施工造成相当大的影响，故做好与机电安装单位的协调工作极其重要。

在上海精卫中心闵行项目实施中就考虑到楼层上各类水、电、暖管道及医用设备管道众多，装饰施工中涉及与安装单位的配合协调施工，包括管道高度调整、隐蔽工程等点位布置以及施工作业面安排等一系列问题要与安装单位及时沟通，以确保地面施工的顺利进行。

2. 各类安装管线设备成品保护在施工中尤为重要

各类给排水、安装、暖通管道、医用设备等管道众多，装饰施工各专业的作业施工会受到较大影响，上海精卫中心闵行项目安装及各专业的成品保护工作难度较大。成品保护工作的顺利实施可以减少因返工带来的工期损失以及引起的一系列拆改维修，因此这项工作在装饰装修阶段显得尤为重要。护、包、盖、封是进行成品保护四种常用手段。

（1）护：提前保护，以防止成品可能发生的损伤和污染。如，为了防止饰面墙面免受污染，在脚手架、安全护栏、进料频繁的地方要重点保护。具体方法是钉上干净的塑料布或纸板，对其转角部位用干净的软膜衬垫；门口最易碰伤的部位要用夹板护住，门窗安装好后要加楔固定；等等。

（2）包：进行包裹，以防止成品被损伤或污染。如花岗石采用立板包裹捆扎；楼梯把手油漆前采用裹纸保护；电气、插座、灯具及卫生洁具以及外露的五金配件（如锁、把手）都应包裹，防止磨损或污染。

（3）盖：表面覆盖，以防堵塞、损伤。花岗石楼梯应用木板加气板等覆盖，以防踩踏和物体磕碰；落水口、排水口安装好后应加以覆盖，以免落物堵塞；其他一些需要防晒、防冻、保温养护的项目，也要采取适当的覆盖方式加以保护。

（4）封：局部封闭。如，室内墙纸、地毯、木地板油漆完成后，均应立即锁门；室内防水做完后应封闭上层面的出入口；室内抹灰或浆结束后，应有专人定时开关门窗；等等。

在工程项目施工中必须充分重视成品保护工作。成品保护，除合理安排好施工工序，采取有效防护对策、措施外，还必须加强对保护工作的思想认识和实际操作检查，并制订相应的落实制度，以真正贯彻实施好这项工作，保护好自己和他人的劳动成果。

3. 医院内人流量大，人员复杂，安全文明施工要求较高

在医疗项目工程实施期间的施工过程，对就诊患者及医疗工作人员均会带来一定影响，因此对施工现场文明施工要求很高；进入装饰施工阶段，随着室内作业人员的不停涌入，施工用电的日益频繁，装饰材料量的不断增加，建筑垃圾的大量产生，对现场安全及文明施工的管理难度逐渐增大。

对于文明施工应制订规章制度，卫生管理遵循环保标准。明确垃圾临时堆放点、垃圾外运时间以及卸料点，并遵循统一装运原则。其中噪声管理是工程标准化管理的重点，已经形成较为完善的管理体系，通过各类措施对噪声进行有效控制。在工程施工全过程，优先采用低噪声设备，对噪声源进行区域限制、集中布置；对高噪声源预先制订施工时间和进度安排，以合理控制噪声。

真正在思想上做到重视是贯彻执行文明施工的有力保障。在进场之前对进场人员组织培训，进行文明施工教育，从思想上引起重视。形成人人知道，人人维护、人人执行的良好机制。

以“思想认识、责任落实、教育培训、经费投入、动态管理、技术措施”为抓手，配以健全的现场安全生产及文明施工管理制度和可靠防火措施，认真执行当地有关建筑施工安全生产条例和规定，做好现场安全及文明施工的全面管理，在杜绝重大安全事故发生的同时做好社会综合治理工作，确保达到文明施工标准要求。

4.6.2 室内装饰装修施工总体部署

合理的施工部署是工程实施前的重要保证。施工场地布置、劳动力、机械等是施工顺利推进的前提，针对施工流程的总体要求，将从上述等方面做好策划及准备工作，确保工程稳步实施。

1. 部署原则

在劳动力准备方面，选用集团合格名录内的分包商，工人组成要求70%以上为四级及以上工种，各工种具有相应上岗资格证书。同时拟定备选方案，确保各施工阶段劳动力能按预定方案顺利配备及补充。同时做好突发工作引起的工期变化的应急工作，以保证工期。

在机械准备方面，进场前做好进场检验、测试、登记等手续，确保所使用机械、设备必须符合国家及上海市有关要求，并在检验有效期内。

在场地布置方面，施工区域内合理设置生产区、施工区、材料堆放区等，且根据有关防火要求布置灭火设施。针对特殊设备采取降噪、防尘措施，保证场内施工有序。

2. 施工安排

1）进场筹备阶段

为确保项目能够顺利、有序地开展，在各分包单位进场前，按要求张贴施工信息牌、文明施工告示牌等“七牌二图”及相关现场布置，同时召集工程推进会议，听取各单位要求及建议，在施工前做好图纸答疑、工序协调、目标分析等各类的准备，尽量避免因准备不足造

成不便。

2）协调准备阶段

在装饰施工准备阶段，主要以系统协调配合各相关单位为主，包括为机电单位提供平面及标高基准、与幕墙单位明确搭接节点、配合结构单位消除施工偏差等；同时，根据图纸及现场实际情况进行放样与排布，开展具备施工条件的各类墙面基层制作，栏杆预埋件制作等基层施工，计算施工材料实际数量，以及材料加工、到场初划，做好施工资源准备，为装饰中间验收及大面积施工的顺利展开创造工作面与条件。

3）装饰施工阶段

在同一楼层施工中首先进行各类隐蔽安装点位的复核确认工作，再进行饰面板基层及卫生间墙、地面砖湿作业的施工，后续进行吊顶基层的龙骨安装工作以及部分墙顶面涂料等内容的施工，完成隐蔽工程验收后，开始各类工厂化部件的现场拼接、安装。

施工中组织好工序之间的流水搭接，特别要协调配合好机电安装工程和专业分包工程的施工顺序，以便能够与装饰工程形成良好的流水搭接，确保上道工序不影响下道工序的及时展开。施工顺序遵循先上后下，先大部后细节。墙面饰面板、吊顶制作安装、墙地砖铺贴以及墙面涂料等施工后，应确保后续工序无交叉污染。

4）施工收尾阶段

工程收尾阶段主要工作内容包括配合协调安装设备的调试、装饰零星维修、配合组织验收、竣工资料移交及总体清理等。

4.6.3 精神专科医院装饰施工方案

1. 地面装饰工程

1）地面石材铺贴施工

（1）用材要求

水泥宜采用硅酸盐水泥或普通硅酸盐水泥，其强度等级不应大于 32.5 级以上；不同品种、不同强度等级的水泥严禁混用；砂应选用中砂或粗砂，含泥量不得大于 3%；大理石的规格品种均符合设计要求，外观颜色一致、表面平整，形状尺寸、图案花纹正确，厚度一致并符合设计要求，边角整齐，无翘曲、裂纹等缺陷(图 4-97)。

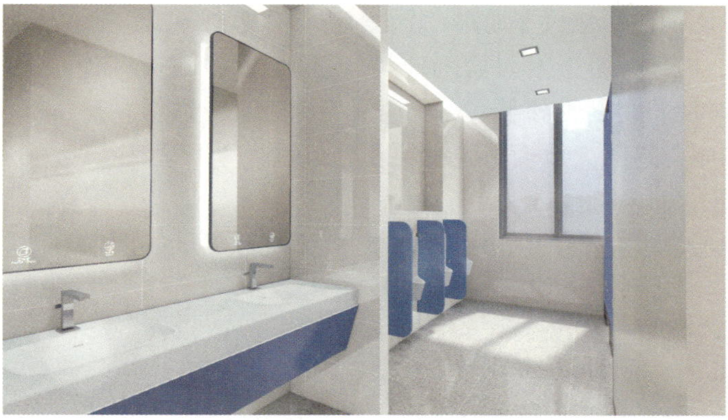

图 4-97　卫生间大理石地板效果图

(2) 施工技术准备

审查图纸,了解大理石的排布和详细做法及要求。根据要求编制详细的施工方案,审批通过后进行详细的技术、安全、质量交底,验收大理石面层下的各层做法是否符合设计要求。同时制作样板间或样板块取得业主方认可。

(3) 工艺流程

检验水泥、砂、大理石质量→试验→技术交底→试拼编号→准备机具设备→找标高→基底处理→铺抹结合层砂浆→铺大理石→养护→勾缝→检查验收。

2) PVC 塑料地板施工

(1) 施工准备工作

施工用材料要求:地板宜采用防静电半硬质聚氯乙烯块状塑料地板(图 4-98),导电胶的电阻值应小于 104 Ω;铜箔(或铝箔)厚度为 0.01～0.05 mm,宽度为 20～40 mm;酒精应为工业级;焊条的直径为 2～5 mm。

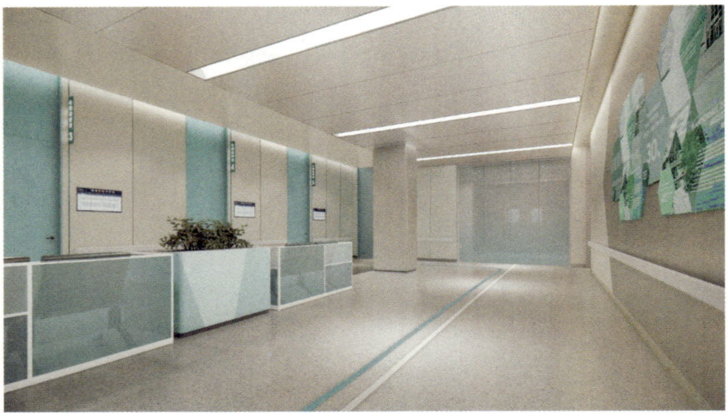

图 4-98 PVC 塑料地板效果图

(2) 铺设地板主要施工工艺流程

首先用刮板先涂抹部分地面的导电胶;待导电胶手感似黏非黏的情况下开始铺设地板,铺设时从中心位置开始逐块向四周展开,边贴边用橡皮锤头敲打。地板与地板间保持 1.5～2.0 mm 的间距;继续镘涂导电胶,涂满地板,直到铺完整个应施工的地面;在铺设地板过程中,必须保证铜箔在地板下通过;用焊枪将焊条高温软化,将地板与地板间的间距填充起来。将焊条凸出部分用美术刀切割掉,完成整个地面施工;在施工过程中经常用兆欧表测试地板表面对铜箔间是否导通,如有不通需找出原因重新黏贴,以保证每块地板的对地电阻在 105～108 Ω 之间。地板铺设完后表面必须清理干净。

(3) 施工要点

地板表面的对地电阻应为 105～108 Ω,表面无气泡、无脱壳现象。施工完毕后焊接缝隙并清洗干净。

3) 环氧水磨石施工工艺

(1) 施工工序

准备工作→结构层基面处理→砂浆找平层→环氧底漆找平→安装玻纤布→涂刷柔性

膜→精准放样→固定分隔条→精准拌料→搅拌摊铺→养护固化→面层粗磨→面层中磨→面层补浆→面层细磨→面层二次补浆→面层精磨→涂刷密封晶面剂→成品养护→成品保护。如图 4-99 所示。

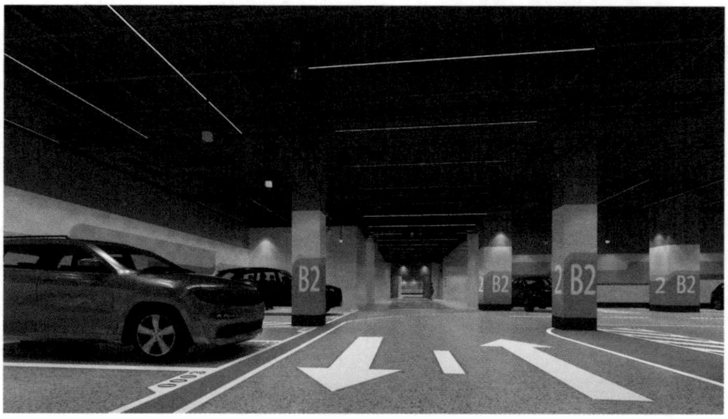

图 4-99 地下室环氧地坪效果图

(2) 注意事项

以施工大样图和加工单为依据,熟悉了解各部位尺寸和做法,弄清洞口、边角等部位之间的关系。

基层处理:将地面垫层上的杂物清净,用钢丝刷刷掉黏结在垫层上的砂浆,并清扫干净。

弹线:为了检查和控制大理石块的位置,依据墙面 100 cm 标高线找出面层标高,在墙上弹出水平标高线,弹水平标高线时要注意室内与楼道面层标高要一致。

4) 阻燃地毯施工工艺

(1) 施工工序

基层处理→细石混凝土找平→地面清理打磨→自流平浇筑→打磨清理→弹线布置→专用胶水滚涂→地毯铺贴。

(2) 主要事项

注意成品保护,24 h 内不允许踩踏;地毯铺装对基层面要求必须平整、洁净,含水率不大于 8%,并已安装好的踢脚板下延至地面间隙应大于地毯厚度 2~3 mm;准确测量房间尺寸和计算下料尺寸,以免造成浪费;地毯表面平整、无打皱、鼓包现象,拼缝密实平整;地毯与其他地面收口处或交接处应顺直。

2. 墙面装饰工程

1) 墙面砖铺贴施工工艺

(1) 工艺流程

基层处理→选砖→墙面弹线→浸砖→铺设结合层砂浆→铺砖→养护→勾缝→检查验收。

(2) 操作工艺

首先对基层进行处理,把沾在基层上的浮浆、落地灰等用錾子或钢丝刷清理掉,再用扫帚将浮土清扫干净。墙砖铺贴前,应进行选材,凡有缺棱掉角、色差、几何尺寸相差大、板面翘曲者,不得使用,并应远离现场;根据室内标准水平线和设计厚度,将地面标高线、墙砖饰面高度控制线、水平分格线和垂直分格线等,在基层表面一一弹出;放线后应进行复核,可用量对角线长度的方法进行复核弹好线后还应在墙上做水平标志块,控制墙砖的平整度;瓷砖铺贴前应在水中充分浸泡,以保证铺贴后不致吸走灰浆中的水分而粘贴不牢。浸水后的瓷砖应阴干备用,阴干的时间视气温和环境温度面定,一般 3～5 h,以瓷砖表面有潮湿感但手按无水迹为准。瓷砖铺设前应将基底湿润,并在基底上刷一道素水泥浆或界面结合剂,随刷随铺设搅拌均匀的干硬性水泥砂浆。浆砖放置在干拌料上,用橡皮锤敲打找平,之后将砖拿起,在干拌料上浇足量素水泥浆,同时在砖背面涂厚度约 1 mm 的素水泥膏,再将砖放置在找过平的干拌料上,用橡皮锤将瓷砖按标高控制线和方正控制线坐平、坐正。砖面层铺贴完 24 h 内应进行养护,养护时间不得小于 7 d。当砖面层的强度达到可上人的时候,进行勾缝;勾缝时采用同种、同强度等级、同色的水泥膏或 1∶1 水泥砂浆;要求缝清晰、顺直、平整、当滑及深浅一致,且缝应低于砖面 0.5～1 mm;或者用 1∶3 水泥砂浆加水重 20%的界面剂胶或专用瓷砖胶在砖背面抹 3～4 mm 厚粘贴即可。但此种做法其基层灰必须抹得平整,而且砂子必须用窗纱筛后使用。

2) 轻钢龙骨阻燃板施工工艺

(1) 工艺流程

弹线→安装天地龙骨→安装竖龙骨→安装通贯龙骨→机电管线安装→安装横撑龙骨→门窗等洞口制作→安装阻燃板基层(一侧)→安装饰面层。

(2) 操作工艺

首先在地面上弹出水平线并将线引向侧墙和侧面,并确定门洞位置,结合罩面板的长、宽分档,以确定竖向龙骨、横撑及附加龙骨的位置以控制墙体龙骨安装的位置、龙骨的平直度和固定点。

对天地龙骨进行安装,天地龙骨与建筑顶、地连接及竖龙骨与墙、柱连接可采用射钉或膨胀螺栓固定。轻钢龙骨与建筑基体表面接触处,应在龙骨接触面的两边各粘贴一根通长的橡胶密封条,或根据设计要求采用密封胶或防火封堵材料。

由隔断墙的一端开始排列竖龙骨,有门窗者要从门窗洞口开始向两侧排列。当最后一根竖龙骨距离沿墙(柱)龙骨的尺寸大于设计规定时,必须增设一根竖龙骨。

待竖龙骨安装完成后进行通贯龙骨的安装,通贯横撑龙骨的设骨:低于 3 m 的隔断墙安装 1 道;3～5 m 高度的隔断墙安装 2～3 道。在竖龙骨开口面安装卡托或支撑卡与通贯横撑龙骨连接锁紧,根据需要在竖龙骨背面可加设角托与通贯龙骨固定。机电安装应按照设计要求,隔墙中设置有电源开关插座、配电箱等小型或轻型设备末端时应预装水平龙骨及加固固定构件。消火栓、挂墙卫生洁具必须由机电安装单位另行安装独立钢支架,严禁消火栓、挂墙卫生洁具等重量大的末端设备直接安装在轻钢龙骨隔墙上。

当隔墙骨架高度超过 3 m 时,或罩面板的水平方向板端(接缝)未落在岩顶岩地龙骨上时,应设横向龙骨。选用 U 形横龙骨或 C 形竖龙骨作横向布置,利用卡托、支撑卡(竖龙骨开口面)及角托(竖龙骨背面)与竖向龙骨连接固定。门框制作应符合设计要求,一般轻型门扇(35 kg 以下)的门框可采取竖龙骨对扣中间加木方的方法制作;重型门根据门重量的不同,采取架设钢支架加强的方法,注意避免龙骨、罩面板与钢支架刚性连接。

龙骨安装完毕后进行阻燃板基层安装。阻燃板基层安装宜竖向铺设,其长边(包封边)接缝应落在竖龙骨上。曲面墙体罩面时,阻燃板基层宜横向铺设。阻燃板基层单层铺设,也可双层铺设,由设计确定。安装前应对预埋隔断中的管道和有关附墙设备等,采取局部加强措施。阻燃板就位后,用自攻螺钉将板材与轻钢龙骨紧密连接。自攻螺钉的间距为:沿板周边应不大于 200 mm;板材中间部分应不大于 300 mm,双层石膏板内层板钉距板边 400 mm,板中 600 mm;自攻螺钉与石膏板边缘的距离应为 1 015 mm。自攻螺钉进入轻钢龙骨内的长度,以不小于 10 mm 为宜。自攻螺钉帽涂刷防锈涂料,有自防锈的自攻钉帽可不涂刷。

3) 墙面大理石干挂施工工艺

(1) 施工准备

所用石材的品种、颜色、花纹和尺寸必须符合建设方要求,并且严格控制检查其抗折、抗拉及抗压强度,吸水率、耐冻融循环等性能。合成树脂胶黏合剂用于粘贴石材背面的柔性背衬材料,要求具有防水和耐老化的性能。膨胀螺栓、不锈钢干挂件、不锈钢连接件等配套的钢垫板、垫圈、螺帽以及骨架固定的各种设计和安装所需要的连接件的质量,必须符合要求,有出厂合格证。另外,大理石施工主要涉及的器械有电焊机、台钻、无齿切割锯、冲击钻、力矩扳手和开口扳手等。

在大理石施工前应当检查石材的重量、规格、品种、数量、力学性能和物理性能是否符合设计要求,并且进行表面处理工作;搭设架子需对结构基层进行处理,并且已经做好隐预检记录,合格后方可进行安装工作。水电及其设备、墙上的预埋件需提前安装完毕;外门窗确保已经安装完毕,安装质量符合设计要求;在对施工人员进行技术交底时,应加强技术措施、质量要求和成品保护,尤其是在架子拆除时,不得碰撞已经完成的成品,大面积施工前应先做样板,经质检部门鉴定合格后,方可组织班组施工。

(2) 工艺流程

清理结构表面→结构上弹出垂直线→石料打孔→背面刷胶→贴柔性加强材料→墙面固定纵横龙骨→镶不锈钢固定件→支底层板托架→放置底层板用其定位→调节与临时固定→用胶黏剂灌下层墙板上孔→插入不锈钢连接件→将胶黏剂灌入上层墙板的下孔内→临时固定上层墙板→镶顶层墙板→镶顶部石材装饰条→嵌板缝密封胶→饰面板刷二层罩面剂。

4) 木质护墙板、木质墙裙施工工艺

(1) 用材要求

木基层按设计要求一般采用细木工板、多层板制作,木基层间距 400 mm,具体间距还须根据面板规格而定。横向与竖向相同,木料含水率不得大于 10%;面料板应当是免漆、成型板,表面的耐磨层经过了高温、高压处理,故装配后的护墙板成品不须再油漆,并且有华丽的木纹或各种与其他装饰相匹配的表面,另外,无有毒气体或刺激性气味挥发,完工后即可入住;装饰线与压条用于墙裙上部装饰造型,压条线形式很多,从材质上为硬杂木条、白木条、水曲柳木条、核桃木线、柚木线和桐木线等,长度为 2~5 m。从用途上分为墙裙压条、墙裙面板装饰线、顶角线、吊顶装饰线、踢脚板及门窗套装饰线(在后面门窗装饰套重点介绍)等;冷底子油和油毡主要用于防潮层。防火涂料用于涂刷在木基层、木方表面,其耐火等级需满足相关防火等级要求。

(2) 作业条件

抹灰墙面需要确保已干燥,含水率在8%~10%以下,墙面平整。安装墙体水电配管需确保已提前进行预埋且验收合格。

(3) 工艺流程

处理墙面→弹线→墙体打眼→打平→固定木基层→安装木饰面板→安装收口线条。

(4) 施工要点

弹线、检查预埋件。根据施工图上的尺寸,先在墙上画出水平标高,弹出分挡线。墙体打眼、根据线挡在墙上加木橛或预先砌入木砖。木砖(或木橛)位置应符合木基层分档尺寸。木砖的间距,横竖一般不大于400 mm,如木砖位置不适用可补设。

墙面基层要求平整,根据护墙板高度和房间大小安装木基层,整片或分片安装,在木墙裙底部安装踢脚板,将踢脚板固定在垫木及墙板上,踢脚板高度100 mm,冒头用木线条固定在护墙板上。根据面板厚度确定木龙骨间尺寸,横龙骨一般在400 mm左右,竖龙骨一般在600 mm。面板厚度为1 mm以上时,横龙骨间距可适当放大。钉木钉时,护墙板顶部要拉线找平,木压条规格尺寸要一致。木墙裙安装后,应立即进行饰面处理,涂刷清油一遍,以防止其他工种污染板面。

5) 医疗洁净板、覆膜金属板施工工艺

(1) 施工工序

基层墙面粉刷→弹线布置→U形安装专用膨胀螺丝于墙体固定→50副龙骨专用螺丝固定在U形卡上→水平垂直度调平→12 mm厚阻燃胶合板与副龙骨连接固定→结构胶满滚涂于洁净板→与基层板压实固牢。

(2) 施工要点

首先复核墙面平整度,按照效果图排版布线。根据整体设计的常规尺寸为1 220 mm×2 440 mm,若无法满足整体效果,则需定制加工。在饰面板固定过程中,结构胶需严格按照规范要求滚涂铺满。

3. 顶面装饰工程

1) 作业条件

根据水平标高控制线,在墙身四周弹好吊顶的标高线,并核查完毕。先行安装完顶棚内的各种管线及通风道,确定好灯位、通风口及各种露明孔口位置,并核对吊顶高度与其内设备标高是否影响,检查所用的材料和配件是否准备齐全。在上龙骨之前必须完成墙的湿作业项目。提前搭设好顶棚施工的操作平台架子,在大面积施工前石膏板吊顶,应做好样板间的施工,对顶棚的起拱度、灯槽、通风口的构造处理,分块及固定方法等应经试装并经鉴定后方可大面积施工。

2) 工艺流程

基层清理→弹线→安装吊筋→安装主龙骨→安装次龙骨→机电系统工程、试水、打压完毕→隐蔽检查→安装石膏板→涂料施工→分项验收。

3）操作流程

首先对次龙骨进行安装，次龙骨采用其相应的吊挂件固定在主龙骨上，吊挂件挂在主龙骨上。将次龙骨通过挂件吊挂在大龙骨上，吊灯、窗帘盒、通风口等四周必须加设次龙骨。待次龙骨安装完毕后，在两块石膏板接缝的位置安装在龙骨上，采用水平连接件与次龙骨固定。龙骨安装完毕后，需要在水电安装、试水、打压完毕后，对龙骨进行隐蔽检查，合格后方可进行下道工序，并办理完交接手续。最后再进行石膏板的安装，在已装好并验收合格的龙骨下面，从顶棚中间顺中龙骨方向开始安装石膏板。石膏板在铺设时板材的长边方向必须与次龙骨的方向相垂直，并使板材宽度方向的接缝交错排列，两块相邻的石膏板之间不留缝隙，在吊顶造型部位采用木龙骨进行安装，固定用自攻钉固定。

4.7 景观绿化工程施工技术

4.7.1 景观绿化施工重难点分析

设计与实际施工的衔接，确保设计的初衷和效果能够在施工中得以体现，需要精确的设计转化和细节处理。高效的项目管理和严格的质量控制是确保工程顺利进行的关键。需要有效地协调材料供应、施工进度和人员管理。同时在施工过程中需采取措施减少对环境的影响，如使用环保材料、保护现有植被和野生动物栖息地，实施可持续的水资源和土地管理策略。通过应对这些技术难点，可以有效地提高景观绿化工程的质量和效果，实现美观与生态功能的双重目标。

4.7.2 景观绿化施工总体部署

景观绿化施工总体思路围绕“先地下，后地上”“先土方，后种植”“先预埋，后覆土”的原则进行。

景观绿化施工一般包含土建（铺装、景墙）施工、绿化施工和水电安装施工等。土建铺装施工主要分为基层施工及面层施工。水电安装施工包括管线沟开挖、管线敷设、水电设施安装、调试及验收等。绿化施工按照地平整造型、乔木、灌木、草皮和养护施工。其中土建铺装主要分为基层施工及面层施工，水电工程包括管线沟开挖、管线敷设、水电设施安装、调试和验收等。绿化施工按照地平整造型、乔木、灌木、草皮及养护施工。施工过程中以总体施工工艺为主导，结合现场实际情况，严格按照相关规范标准进行现场施工。

结合各个项目特点在施工队伍的组织上考虑土建、水电及土方施工队伍先行进场，待形成一定工作面后，后续专业队伍再依次入场。各专业施工队负责各下辖事务。例如土建施工班组负责整个工程土建工程，包括园路、基层和面层铺装；水电施工班组负责整个工程水电安装工程，包括给排水管线以及景观照明管线和灯具安装；绿化施工队伍负责苗木采购、土方造型、苗木种植及养护工作；等等。

4.7.3 精神专科医院景观绿化施工方案

1. 铺装工程

1）施工顺序

按照图纸要求放出方格网线，与园路大样图。按园路基槽，期间控制好坡度与标高。基层平整夯实且隐蔽验收通过后，铺设碎石垫层。振实碎石后，用木桩定基槽边线，根据图纸进行试铺，确认无误后进行正式施工。

2）质量控制要点

基槽开挖时若发现土质松软，应查明原因，采取补救措施，复验合格后方可进行下一步工序施工。园路施工，力求达到设计意图，体现园路风貌，特别是转弯、交叉路口处，路沿石及铺贴应作异形切割。严格按照设计图案进行放样铺贴，若有特殊情况，需报设计部门同意后方可实施。面层铺贴时，基层一定要清理干净，底上座浆后方可铺贴。

3）铺装混凝土基层施工工艺流程

清理基底→拌制混凝土→混凝土浇筑→振捣→找平→养护。

4）石材铺装施工方案

（1）面层铺装

面层铺装是硬化工程的又一个重要的质量控制点，必须控制好标高、结合层的密实度，做好铺装后的养护工作。

标准直路段铺装排版如图 4-100 所示。

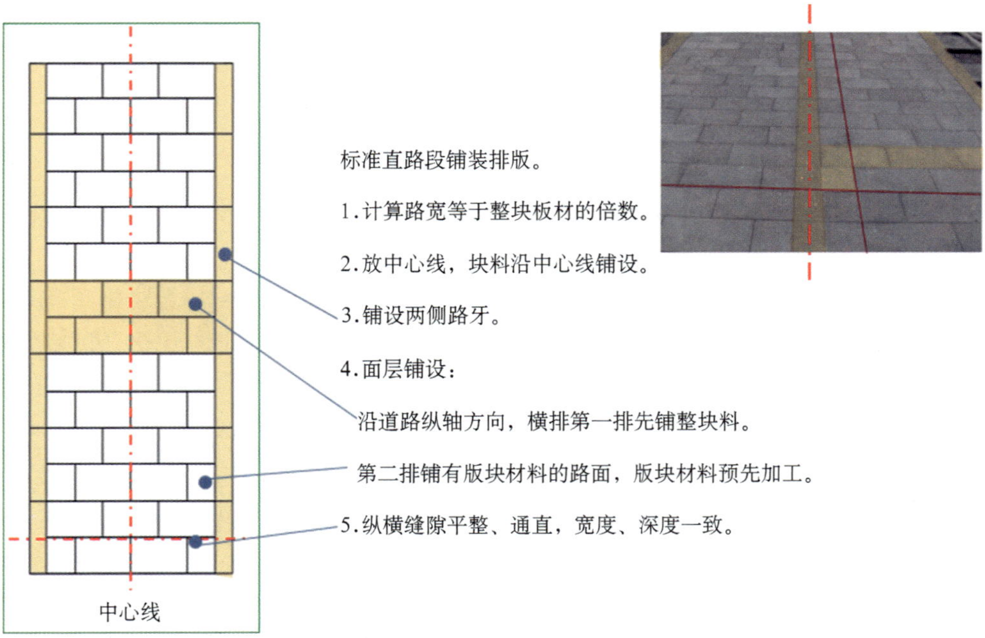

图 4-100 标准直路段铺装排版示意图

不同规格块料铺装排版如图 4-101 所示。

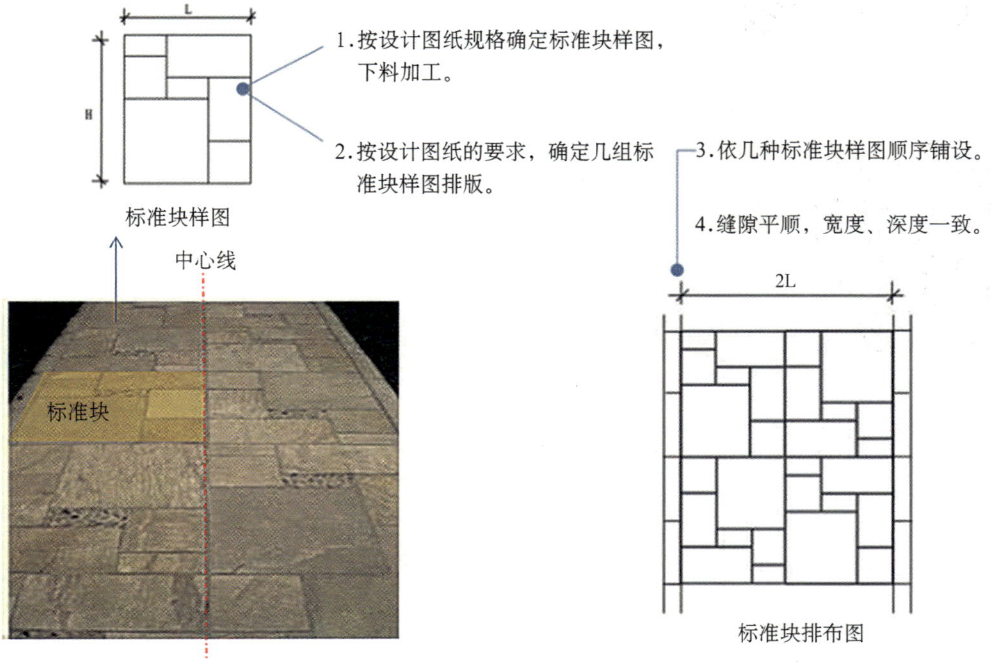

图 4-101　不同规格块料铺装排版示意图

规则规整石板弧形路口收边排版如图 4-102 所示。

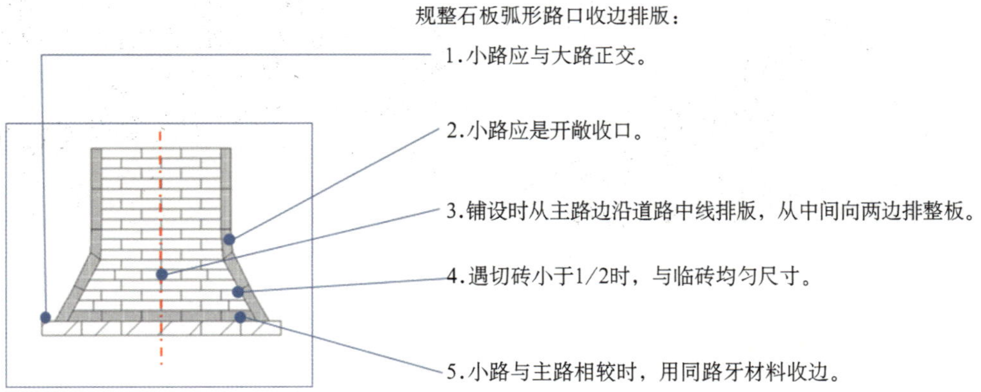

图 4-102　规则规整石板弧形路口收边排版

路牙转角排版如图 4-103 所示。

(2) 铺贴施工流程

① 预控控制网：如图 4-104 所示，铺装前，用沙子虚铺纵横石材各一排。根据控制线及石材的具体尺寸情况，调整缝隙大小以适应控制线尺寸。根据竖向图及竖向控制点，调整好虚铺石材的标高。

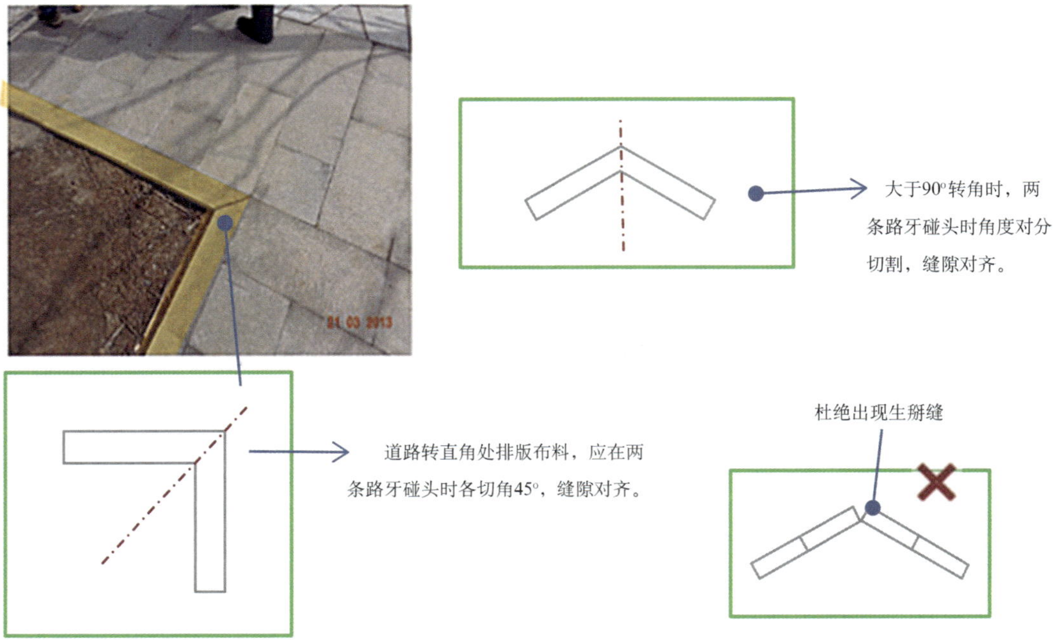

图 4-103　路牙转角排版示意图

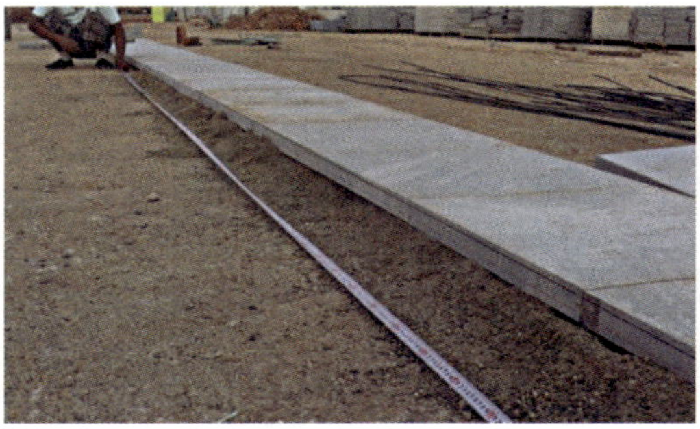

图 4-104　标高控制

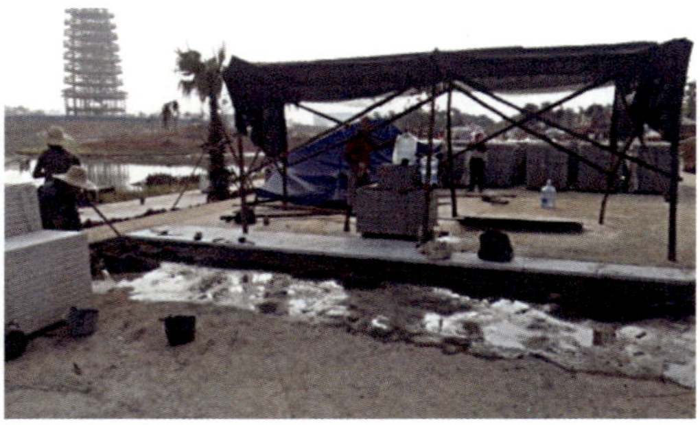

图 4-105　扫浆施工

② 扫浆：如图 4-105 所示，在铺装基层洒水，撒水泥粉，扫水灰比为 0.4～0.5 的素水泥浆（随铺随扫浆）。

③ 铺干料：如图 4-106 所示，干硬性砂浆应逐趟铺设，这样可以更好地控制铺设的厚度和平整度。每趟铺设后，可以使用工具进行找平和压光，确保铺设效果。

④ 刮水泥素浆：如图 4-107 所示，30 mm 及以下石材在石材背面刮浆、50 mm 及以上石材在干硬性砂浆上刮浆，具体以石材的重量确定，尽可能在石材背面刮浆，不推荐采用淋浆的铺装方式。

⑤ 调整：将刮好灰膏的石材铺贴于干硬性砂浆上，调整好位置。

⑥ 敲实石材：块料小的石材用橡皮锤敲实，块料大的石材需用铁锤敲实。禁止直接用铁锤敲击石材面，必须在石材上垫上木块，再用铁锤敲击木块，木块受力后传导到石块上以压实石材。

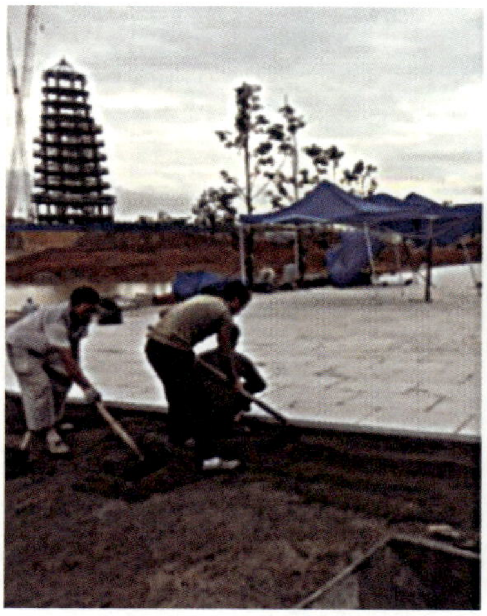
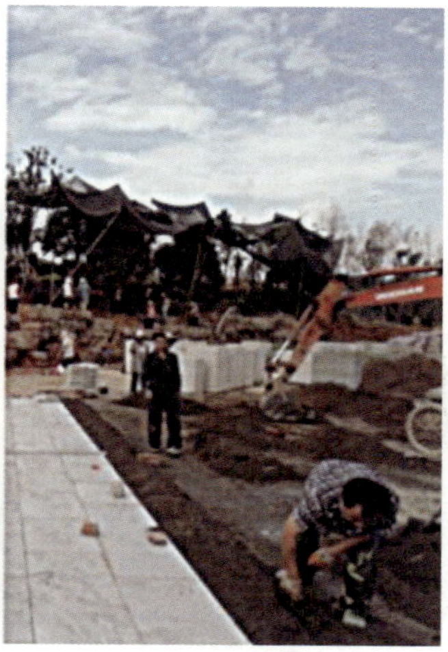

图 4-106　铺干料施工

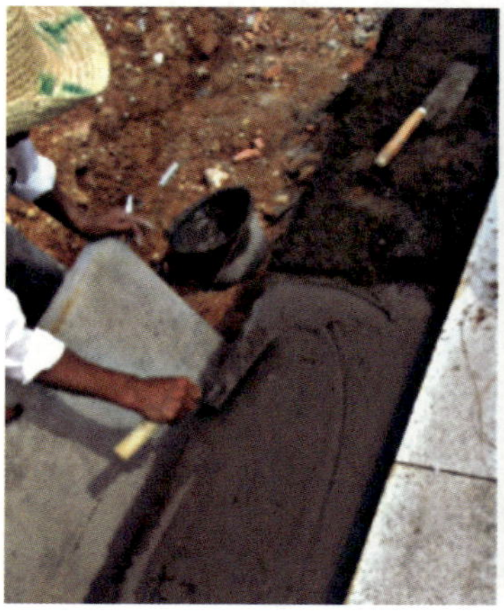
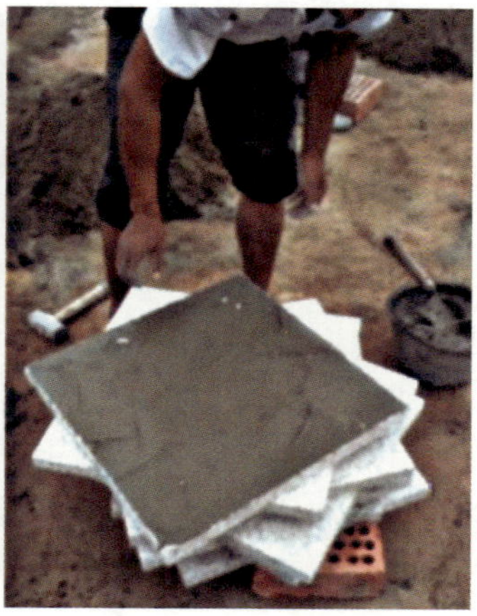

图 4-107　刮水泥素浆施工

⑦ 缝隙留置：如图 4-108 所示，石材间的缝隙大小可用专用的塑料卡具进行分隔，卡具厚度应根据工艺要求进行选择。

⑧ 变形缝设置：如图 4-109 所示，铺装应设置变形缝，避免热胀冷缩对铺装质量的影响。

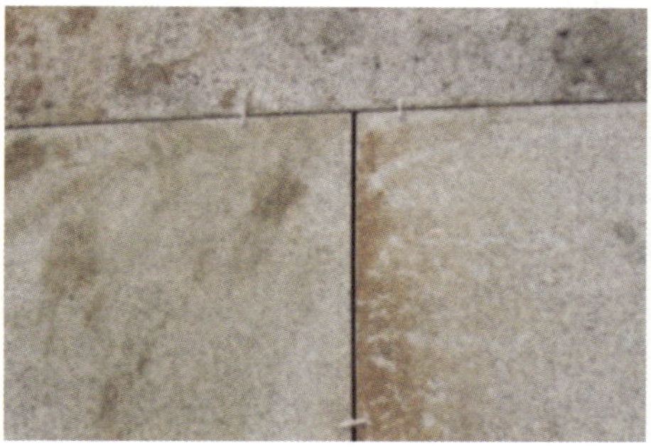

图 4-108　缝隙留置施工

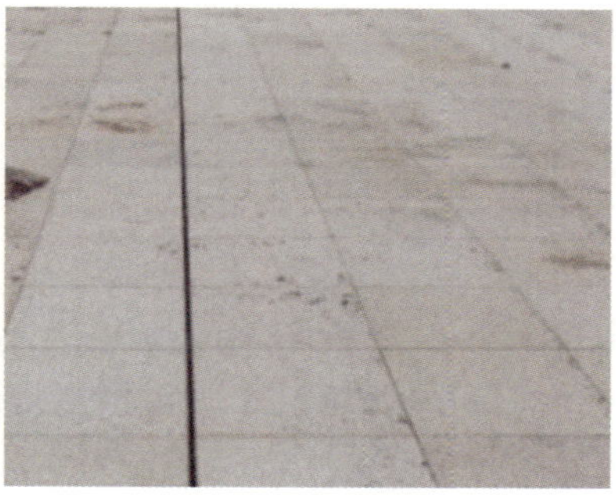

图 4-109　变形缝设置

⑨ 养护：刚安装完成的石材，拉好防护线，3 d 内禁止人行走。根据气温情况，进行洒水养护。石材铺设 24 h 后，应洒水养护 1～2 次，以补充砂浆在硬化过程中所需的水分，保证板材与砂浆黏结牢固。

⑩ 清理：如图 4-110 所示，铺装完成面的水泥浆和其他杂物等污染物应及时进行清理，缝隙内的砂浆也要在凝结之前清理。

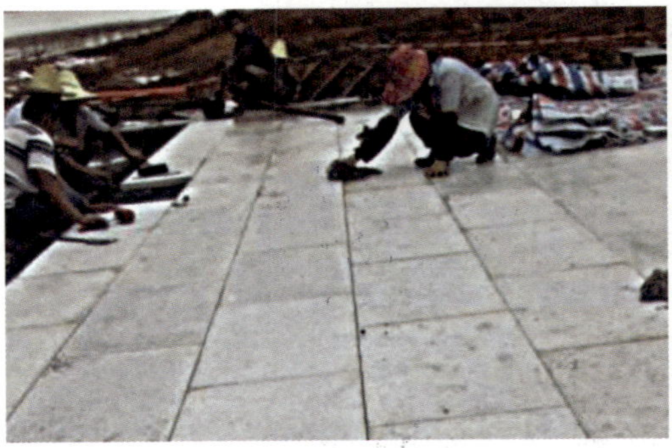

图 4-110 清理施工

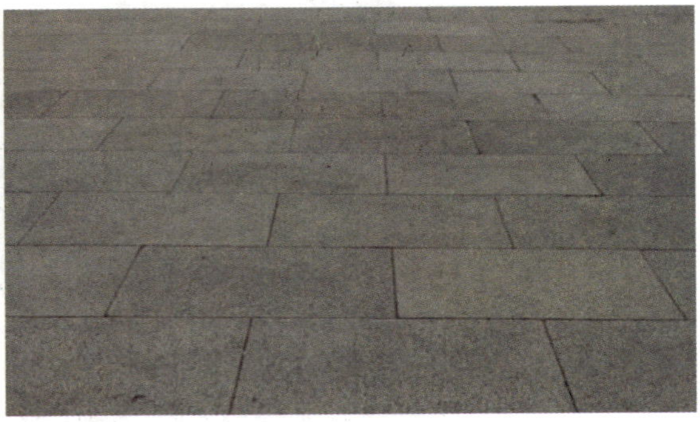

图 4-111 扫缝施工

⑪ 扫缝：如图 4-111 所示，扫缝的沙子用过 2 mm 左右孔径筛子的细砂，可添加少许水泥，按 1∶10 比例搅拌使用，灌完缝后对铺砌完成的砖进行全面积的洒水，使石材拼缝中的干水泥砂充分下沉密实后，进行二次灌缝。填缝高度低于石材表面 3 mm 左右。

2. 绿化种植工程

1）种植土改良

土方回填、造型完成后，取样并检测土壤。根据检测结果，采用改良种植土、营养土进行局部换土处理。加大施用有机肥、酸碱度调节性化学肥料、添加营养元素和接种根际微生物等技术措施改良土壤微环境，通过改良土壤营养成分及组成结构的方式，实现土壤改良。

2）栽植

常绿和落叶乔木由于施工工艺的要求（全冠移植），为保证成活率，必须带土球种植，球径与胸径之比为 6∶1 以上。

带土球树木的栽植流程为，在坑槽内用种植土填至放土球底面的高度，将土球放置在填土面上，定向后方可打开土球包装物（如土球的土质松软，土球底部的包装物可不取出），大树加放四根通气管，然后从坑槽边缘向土球四周培土，分层捣实，培土高度到土球深度的 2/3 时，作围堰、简单支撑（大树）、浇足水、水分渗透后整平，如泥土下沉，应在 3 d 内补填种植土，再浇水整平。

3）浇水

对植后苗木一定要浇透水，使根系与土壤紧密接触。日后可视土壤干湿程度决定浇水次数，夏季控制在早晚浇水，切忌午后浇水，对枝叶或主干也可适量喷水。大树种植后一周用 2‰的叶面肥对叶面进行根外追肥，每周一次，连续 3～5 次。

4）支撑

如图 4-112 所示，根据设计要求采用不同的支撑材料和方法。

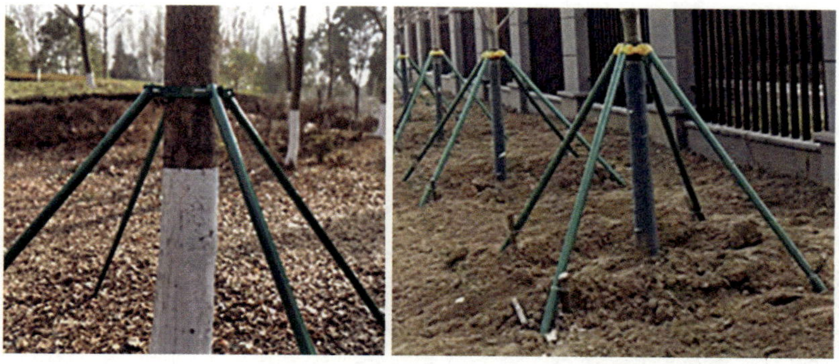

图 4-112　绿植支撑示意图

5）绑扎

对大树要用草绳绕杆，从根颈部开始自上而下，高度视苗木而定，蒸腾量大的乔木要求绕至三级分叉，如香樟等常绿乔木。

3. 沥青路面施工方案

1）施工方案

（1）施工工艺流程

施工准备→混合料拌和→混合料运输→摊铺→碾压→接缝处理→开放交通→检验。

（2）操作要点

根据批准的目标配合比对拌和机进行调试，确定各冷料仓的供料比例、进料速度。经检验，下承层各项指标均符合规范要求，即可进行普通沥青混合料路面的摊铺。沥青混合料改性添加剂沥青路面的施工，严禁在 10℃以下以及在雨天、路面潮湿的情况下施工。

（3）青混合料拌和运输、摊铺、压实工艺

沥青混合料拌和：集料按沥青混合料的生产要求正常烘干，集料加热温度 180～195℃；基质沥青加热温度参考沥青粘温曲线确定；烘干后的集料进行二次筛分计量，然后添加矿粉，再加入预定用量的沥青正常湿拌 35～45 s；沥青混合料拌和温度 170～185℃；出料温度为 165～170℃。

运输、摊铺、压实：运输、摊铺、碾压、开放交通与 SBS 改性沥青混合料一样，将拌和好的沥青混合料用自卸车（最好不小于 20 t）运输到摊铺现场，注意运输时的温度保温，以防止沥青混合料温度在压实前过度降低。

压实时，压路机可以紧跟摊铺机，采用“紧跟、慢压、高频、低幅”。

（4）沥青混合料的质量实施过程控制和总量检验

如图 4-113 所示，对每个工作日或台班的平均级配、油石比、拌和温度的平均值、标准差、变异系数等，统计合格率，与试验检测的结果进行对比，评定混合料的质量，同时应对外掺剂的用量进行总量检验和控制，实行沥青混合料的质量动态管理。

（5）摊铺方式

如图 4-114 所示，每个作业面应根据铺筑宽度选择摊铺机的数量，通常宜采用两台或更多台数的摊铺机前后错开 10～20 m（为了减少摊铺时的温度损失，距离可缩短）。梯形摊铺时，上面层的纵向接缝应设在行车道的中部，中面层和表面层的纵向接缝应与相邻层错开。

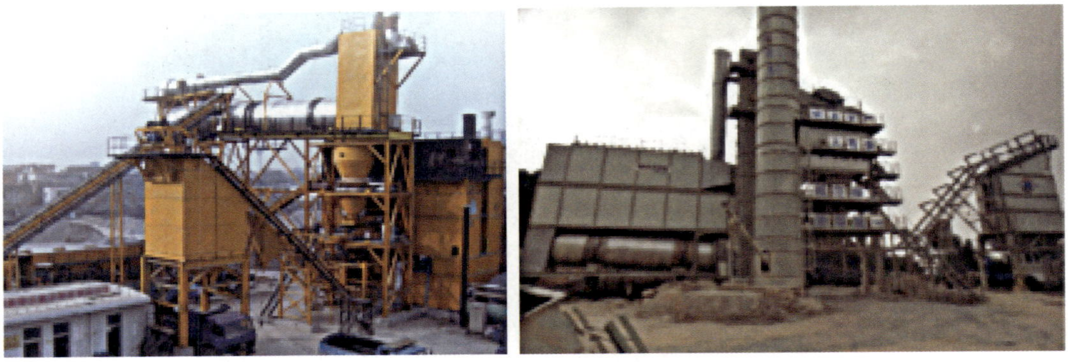

图 4-113 沥青混合料的质量控制

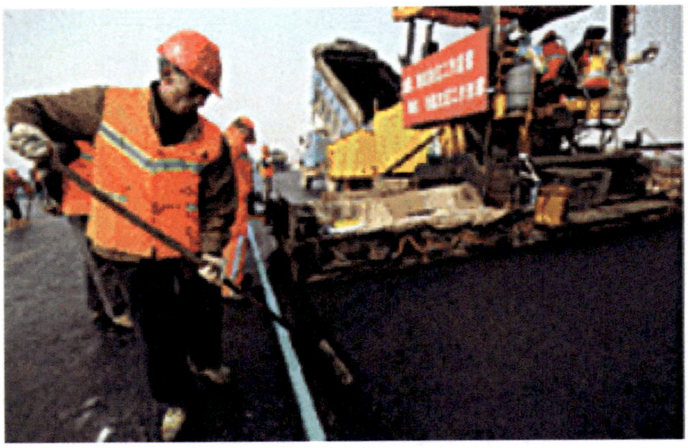

图 4-114 沥青摊铺

2）质量控制

在项目上建立质量领导小组来决策工程中的质量问题，并开展经常性的质量教育工作。严格工艺规程，认真执行招标文件、技术规范及设计要求，做好层层技术交底工作，并做好各种原始资料的填写、收集、整理工作。按设计及规范要求认真组织施工，从保证每道工序、每个分项工程的施工质量入手，贯彻预防为主的方针，对可能发生质量问题的部位实施监控，做到早发现、早预防、早纠正和早采取的措施。严把材料质量关，对各种不合格材料不采购、不进场、不使用。沥青混合料马歇尔试验技术标准、设计检验等内容按相关要求进行质量检测和控制。

3）环保措施

成立对应的施工环境卫生管理机构，在工程施工中严格遵守国家和地方政府下发的有关环境保护的法律、法规和章程。加强对施工燃油、工程材料、设备、废水、生产生活垃圾及废渣的控制和治理，遵守防火及废弃物处理的规章制度。所有人员进入现场前，应进行环保培训，提高人员的环保意识。

施工便道及时洒水，避免扬尘。施工现场测量标识用的红油漆、墨汁必须妥善保管，避免喷洒在现场。

在沿线指定料场取土，严禁乱采乱挖。清理场地的废方严格按照指定的弃土场。取土坑和弃土场根据规范要求，整修成具有规则外形及平整的底（顶）部和边坡，并设置利于排水的坡度。

4.8 数字化施工创新技术

在营医院内的改、扩建项目面临一系列突出的技术难点，比如场地狭小，交通组织、医院人流组织难度大，周边环境对土体变形、声光尘污染等极为敏感，低扰动施工要求高，医院不停诊，医疗管线保护要求高，医疗设施尽快投运，工期紧张等一系列问题。针对这一系列问题，在上海精卫中心闵行项目中，从项目建设前期准备到后期运营维护，充分利用和研发相关设备以及平台，实现施工过程的数据收集、分析、预警，以数字化为核心，对数据进行多维度高效利用，最大程度发挥先进仪器设备和人工智能在施工建造中的作用。本节将以施工中应用的一些先进仪器设备或平台为例，以点带面介绍上海精卫中心闵行项目建造过程的数字化施工创新技术。

4.8.1 数字化施工安全保障

建筑业具有建筑物变化大，立体交叉作业多，露天施工，人员流动大等特点，在施工过程中工作条件差、危险性大、预防难度大等不安全因素较多。从事建筑施工的工人缺乏必要的自我保护意识和安全知识。现场违章作业严重，施工条件变化大、危险源较多的原因是导致建筑施工安全事故频繁发生的原因。施工现场管理包括生产、安全、技术和质量等其他多项管理内容。在精神卫生中心建造过程中，场地狭小，机械的运转，人员的施工操作都需要小心谨慎。此外工期紧张，还需考虑保障施工过程中人员、机械、材料的安全。

1. 地下水位调节与数字化监测

1）降水监测

降水井运营管理风险巨大，尤其是涉及承压水或高含水量含水层抽水，如果管理不当，往往会突发性造成灾难性后果。

深基坑减压降水风险智能控制系统可有效实现现场信息化、智能化，全方面对现场井点进行水位、水量实时监控、降水运行异常风险实时预警，并且具有备用电源智能应急、备用井自动启动等功能，包含工程降水智能预警系统、无线远程数字化水位监控系统、备用电源智能应急系统和水位—减压井智能控制系统四大子系统，可有效保障减压降水运行过程中各类风险。客户机通过一系列解码，并将文件中的数据实时地记录下来，可在电脑 PC 端、手机、Pad 等多种智能设备上图形化显示，管理人员可实时监控现场情况（图 4-115、图 4-116）。

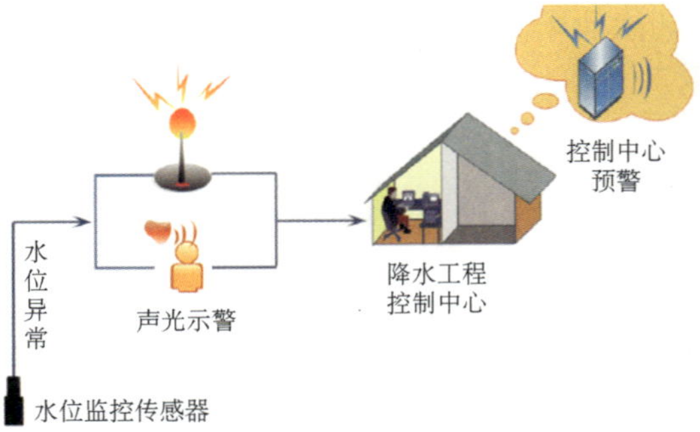

图 4-115　降水模型建设

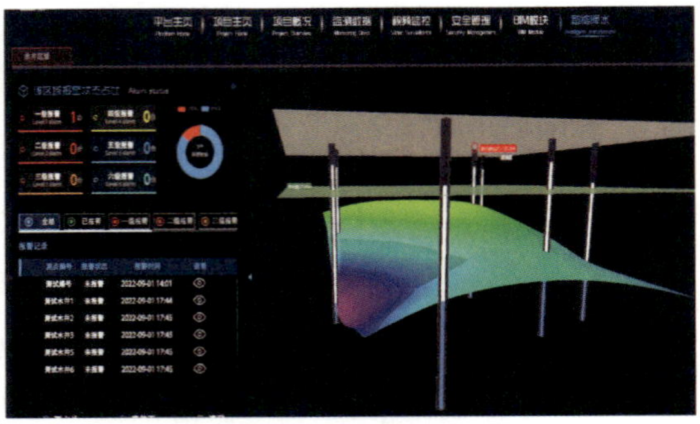

图 4-116　降水报警系统

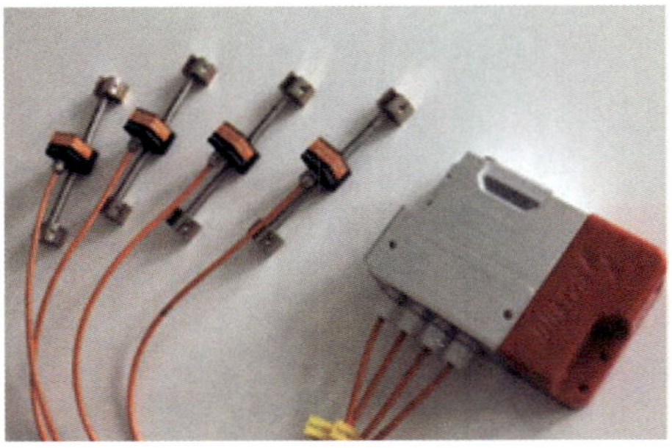

图 4-117　结构应力监测装置

2）结构监测

在日益发展的建筑行业中，钢结构与混凝土结构的应用已成为当下主流。除了在设计过程中要保证结构强度之外，在施工过程中对于结构中发生的变化也要相应予以监控保证。如图 4-117 所示，在上海精卫中心闵行项目施工中，应用了振弦式应力智能数据采集系统，该系统 24 h 检测重点结构中的应力情况，并借助网络系统让信息瞬达眼前。

2. 机械安全监测

在建项目中，机械的运转容易引发事故，尤其是使用频繁的塔吊，因此对于塔吊的运转必须加强安全管理。如图 4-118 所示，在上海精卫中心闵行项目中，施工方应用塔吊可视化系统和塔吊监测系统解决了传统塔吊作业中容易出现的问题。其中可视化系统是将摄像头安装在塔吊前端，然后通过无线传输的方式将视频内容传输到驾驶内，通过驾驶室内的显示屏，塔吊司机可以清楚地看到吊装区域周围的实际情况，解决了施工现场塔吊司机视觉死角，远距离视觉模糊以及塔吊指挥语音引导容易出错的问题。

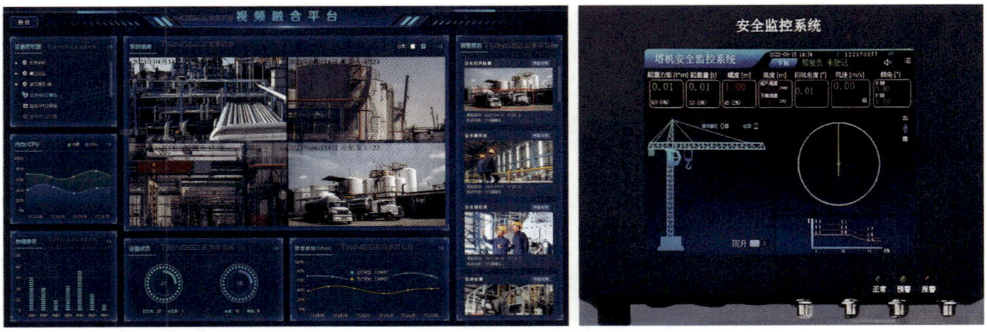

图 4-118　机械安全监测

如图 4-119 所示，在塔机监测系统中，经过检测塔机的风速、起升、回转幅度和高度数据，通过智能算法，实时采集数据实现安全预警和风险预判，纵向监测塔吊是否有倾倒风险，横向监测是否有碰撞风险，同时把相关安全信息发送给云端服务器和管理人员，可以通过手机端 App 智能大屏等多终端实时看到网络中每台塔机的运行情况。

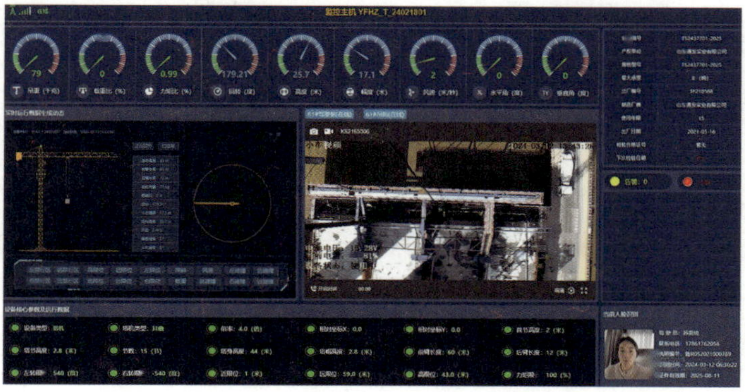

图 4-119　塔机监测系统

3. 常规状态与应急状态下的人员安全

如何保障在建项目的人员安全是许多项目管理的重点板块，如，项目中的施工人员接近尚未安装防护栏杆的洞口或者正在运转的机械，容易发生高处坠落或物理打击的事故。此外，对于应急状态下，人员的疏散指挥以及危险源的应急处理都首先需要保证人员的安全。因此在建造过程中，应用了智能感应语音提示系统和无线巡查通信与指挥系统（图 4-120）。智能感应语音提示系统是用于危险施工区域自动安全提示和交底的新型专用设备，可有效提高施工现场安全管控水平。

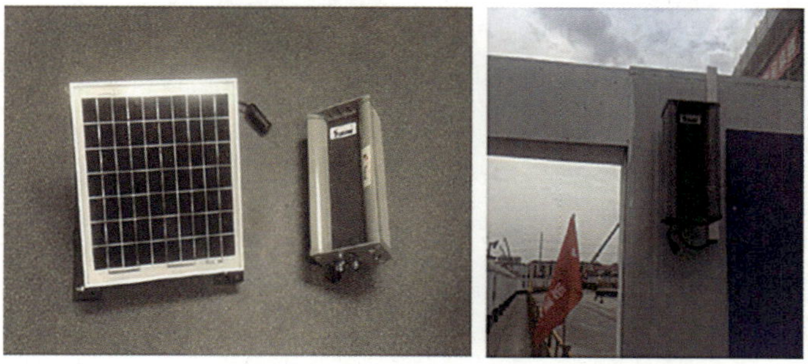

图 4-120　智能感应语音提示系统

如图 4-121～图 4-126 所示，无线巡查通信与指挥系统包括三个子系统，分别是巡查式视频指挥系统、无线应急网络通信系统、移动式视频指挥系统。

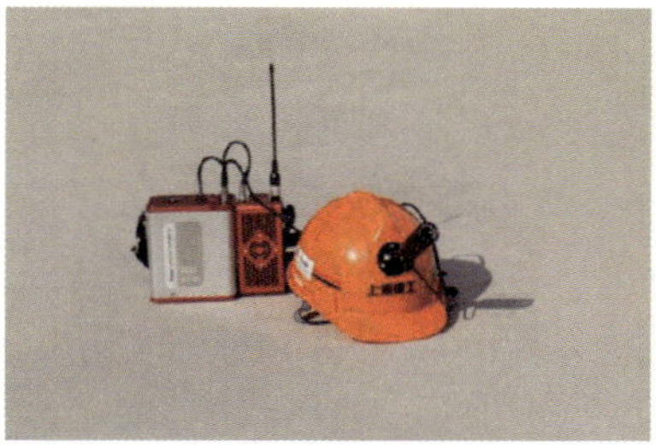

图 4-121　单兵终端

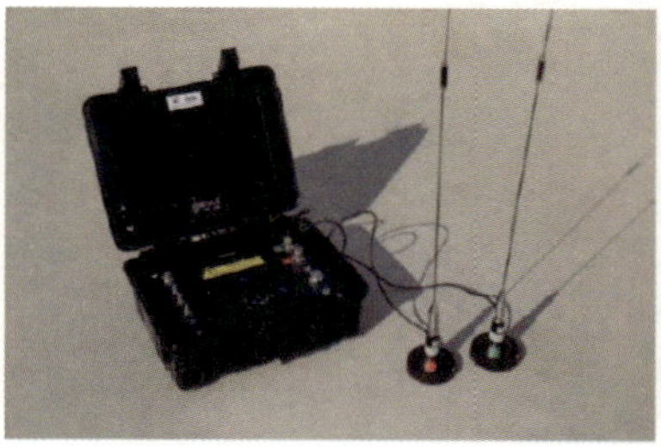

图 4-122　巡查式视频指挥系统

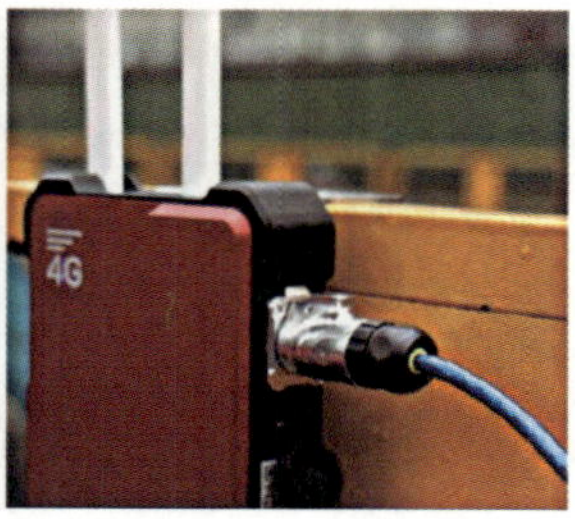

图 4-123　无线应急网络通信系统

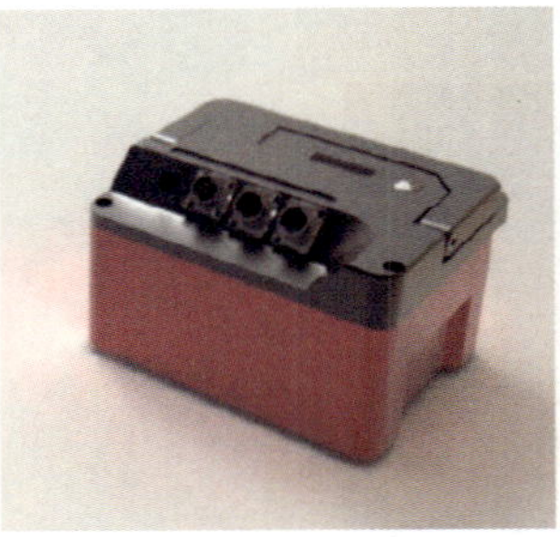

图 4-124 远距离大功率无线网桥

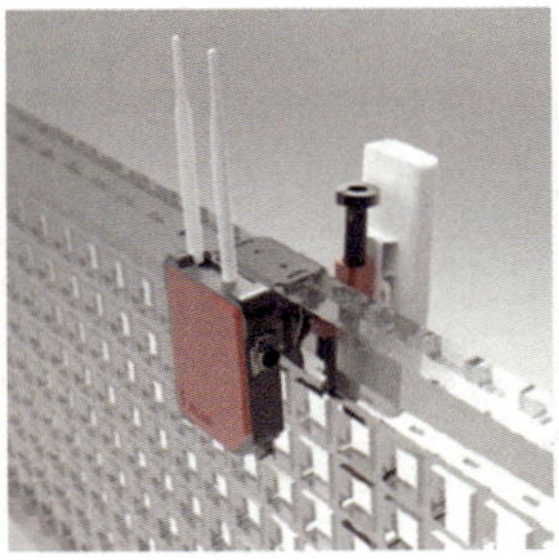

图 4-125 现场摄像装置

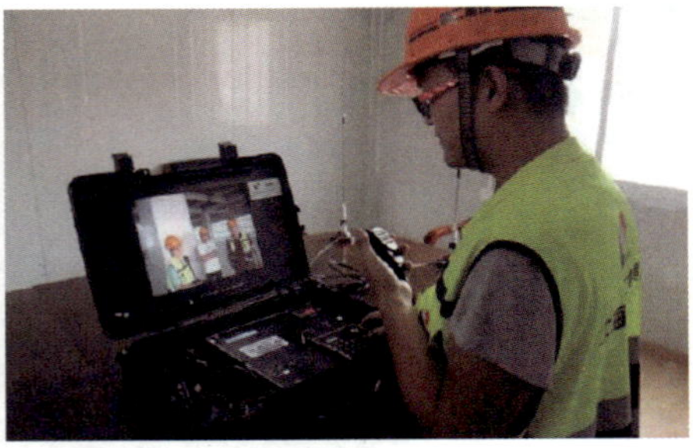

图 4-126 移动式视频指挥系统

4. 高大模板排架的自动化监测预警

高支模在线监测系统是利用传感器技术、无线传输技术，以及网络技术和软件技术，从宏观、微观相结合的全方位角度，监测影响高支模安全的各种关键技术指标，提供现场预警预报；记录历史、现有的数据，分析未来的走势，以便辅助施工单位及业主单位，提升安全保障水平，有效防范和遏制重特大事故发生。系统依托智能的软件系统，建立分析预警模型，实现现场的声光报警，当发生异常时，及时自动发布预警通知，尽快启动相应的预案（图 4-127、图 4-128）。

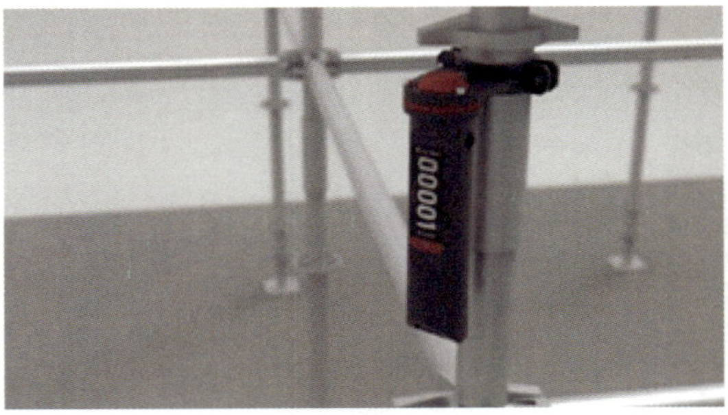

图 4-127 高支模排架自动化监测预警系统

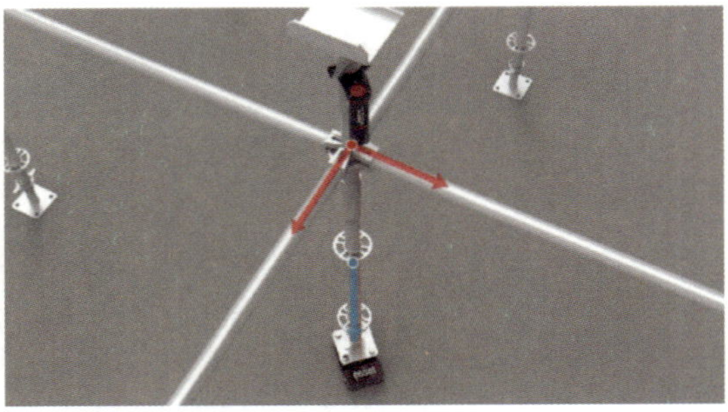

图 4-128 电子采集仪

4.8.2 数字化施工质量控制

1. 大体积混凝土质量控制

大体积混凝土结构在建筑工程中的应用越来越广泛，尤其在基础施工阶段，大体积混凝土的质量控制除材料配比、运输、振捣之外，有一个重要因素影响着大体积混凝土的质量，那就是温度。因为混凝土在凝结过程中会产生大量的热量，且由于其体积庞大造成散热困难，当内外温差过大，极容易造成开裂。因此，进行实时温度检测是保证工程质量的首要条件。在施工中，应用智能大体积混凝土温度测温系统，该系统可与工程云端相连，智能记录每个时间节点、每个位置的数据信息，为大体积混凝土结构做全天候的数据检测，并通过云端实时分享。该系统由无线检测仪器包括采集器、无线网关和测温耗材组成。数据采集完成经由现场无线传输后，自动上传至云端，管理人员可远程监控硬件工作状态，实现现场设备无人值守。测温系统配备有手机 App，可在 App 中进行测温系统设定，随时随地查看测温实时数据。

2. 施工垂直度的质量控制

垂直度是指构件或者墙体与竖直标准线之间的偏差程度。它既可以用于水平分隔构件之间的对齐，也可以用于大尺寸或长距离构件之间的垂直性检验。准确控制垂直度可以确保整个建筑物在竖直方向上保持一致，避免出现倾斜和变形等问题。如图 4-129、图 4-130 所示，在上海精卫中心闵行项目施工中，应用了建筑用高精度测垂传感尺，该仪器是建筑施工领域的新一代测量工具，可用于建筑工程竖直立面垂直度的测量。

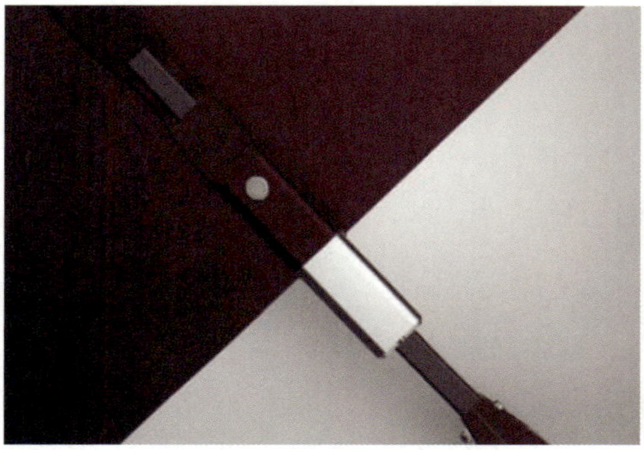

图 4-129　传感尺示意图

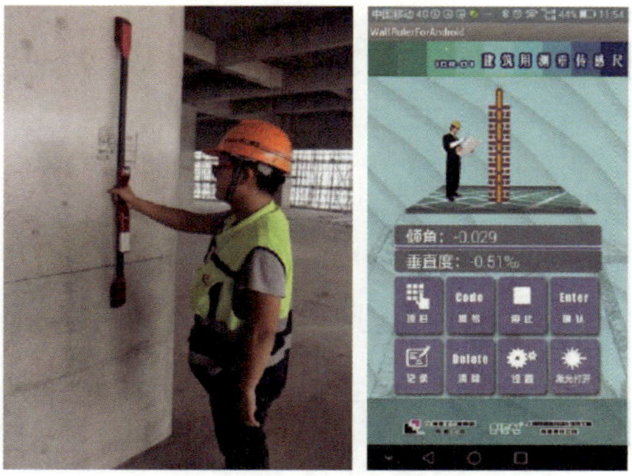

图 4-130　现场测量示意图

3. 隐蔽工程质量控制

隐蔽工程检验镜由显示屏、探头等部件组成。拍摄到的画面可实时传输至显示屏上观看，并可进行拍照、变焦、数据保存等多种操作，便于现场状况的储存和记录。

而且，隐蔽工程检测仪的探头体积小巧，自带照明功能并配备有可伸缩杆件。如图 4-131 所示，探头可伸入工程中的大多数缝隙、吊顶或隐蔽工程处，用以检查施工情况和质量，可适用于工程中的大部分情况。

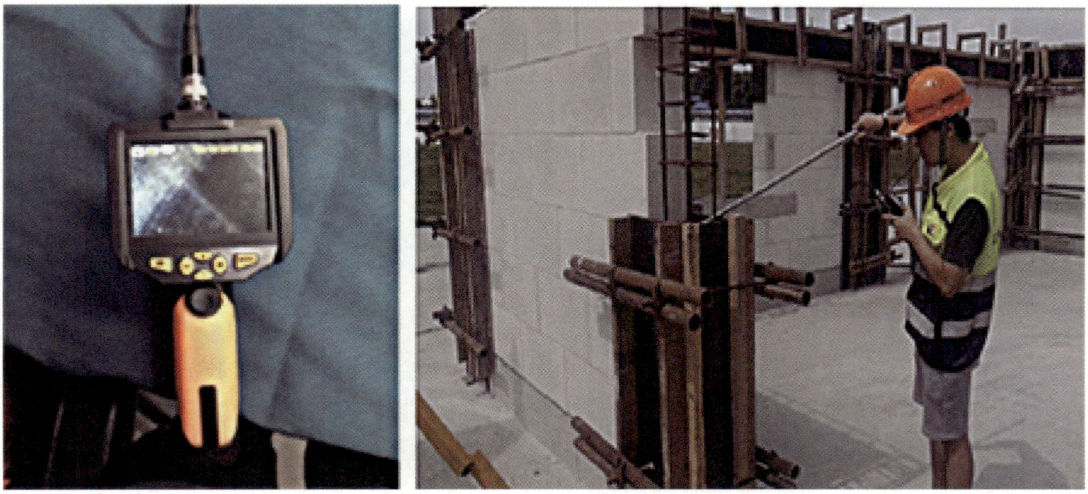

图 4-131　隐蔽工程检验镜使用

4. 墙体门窗质量检测

如图 4-132 所示，在上海精卫中心闵行项目中，应用了施工方研发的智能高压淋水机器人替代传统的 PVC 布管，通过控制智能提升、移动喷淋、远程控制、实时监测（压力、水量、时间等）和淋水循环等，实现高压、高效、智能和经济的效果，使得淋水效果能达到台风雨环境的要求，从而为评估装配式建筑外墙防渗性能提供可靠依据。

如图 4-133 所示，智能控制适配器基于物联网远程实时控制智能高压淋水设备的升降移动和喷淋等操作，调整智能水泵的水压、智能高压喷枪的水速和水量以及喷淋时间等，并在终端实现喷淋数据的实时监测和显示，便于工程人员远程操控。

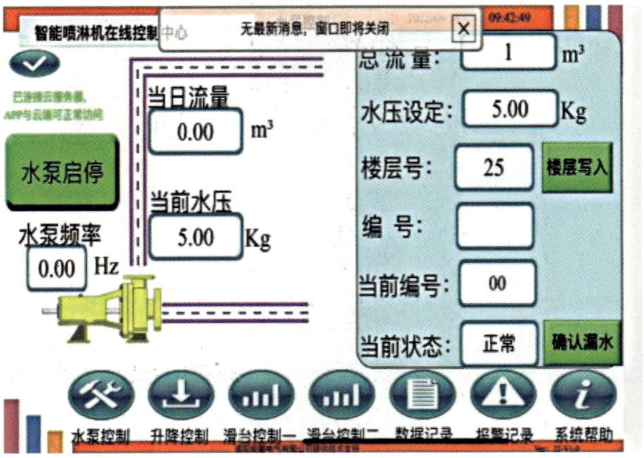

图 4-132　智能控制系统

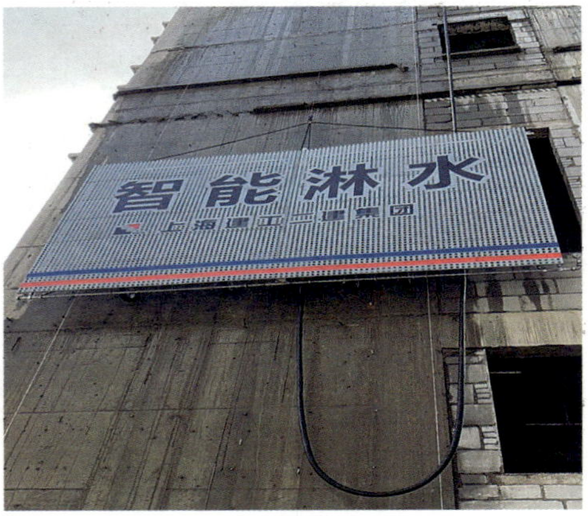

图 4-133　淋水图片

4.8.3 施工信息化管理

1. 大型临时设施的信息化管理

大型临时设施（以下简称“大临”）的布置设计是在场地选择的基础上，为了满足施工活动的需要而对场地空间进行合理的利用和布置。而这个过程面临的主要难点是需要充分考虑施工活动的流程和顺序，各个区域之间的协调和相互关联，以及提前考虑未来可能出现的问题和障碍。对于大型施工项目来说，还需要考虑施工现场的临时设施和设备的安放位置等因素，此外，还有一个重要影响因素，那就是成本造价。

在施工中，施工方运用了大临布置软件将传统二维大临平面布置图转化为三维平面布置图。如图 4-134 所示，内置临时设施构件库及成本库，可对临建工程量动态计算，精确把控临建成本，指导大临设施的布置决策及安全文明标准化施工。如图 4-135 所示，软件可三维显示施工现场的大临设施布置。

2. 材料的进场管理

在建筑工程中，材料的进场管理是一个难点，因为材料进场的质量和数量关系施工成本，也关乎供应商的结算款，尤其在材料数量统计方面，以往的计算统计方式较为落后繁杂，需要人工录入相关数据并汇总分析，耗费较多的人力成本，同时降低了进场统计的效率。如图 4-136 所示，在上海精卫中心闵行项目建设中，可以见到一种较为便捷的设备与平台，那就是专用物料称量系统。建筑工程现场专用物料称量系统是管理现场物料情况的智能化、自动化检测系统。系统可作为升级组件，安装于市场上大多数地磅系统，实现工程项目材料进出场的自动记录、精准分析及异常预警，为现场物料的精确化管理提供依据。对于材料供应商生产的混凝土材料，系统可额外与混凝土车辆出泵站时的载运量进行比对，对放量异常事件进行预警处置。

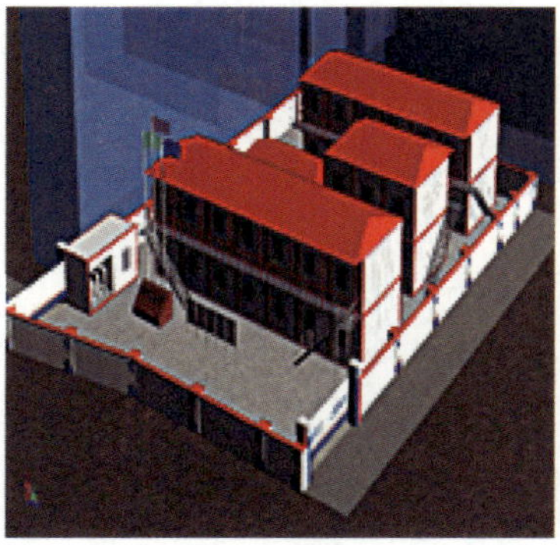

图 4-134　三维模型应用

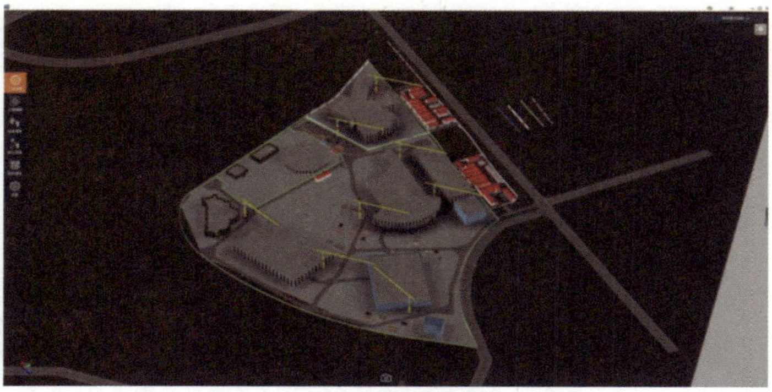

图 4-135　大临三维布置图

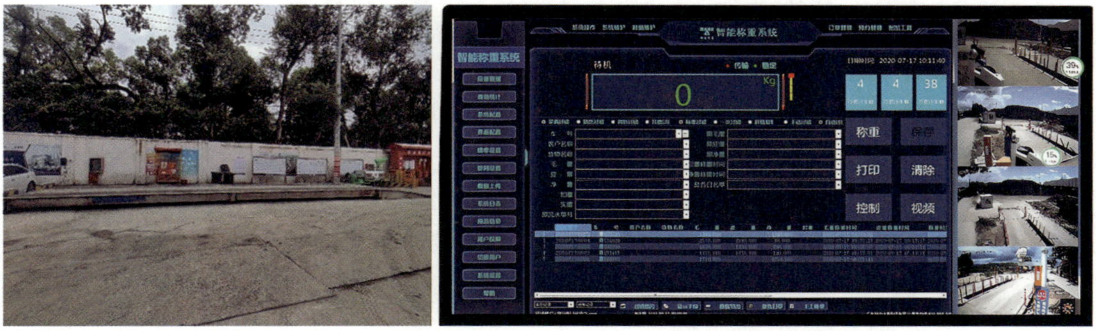

图 4-136　地磅系统

3. 项目信息化管理

1）综合项目管理系统

包括建筑经营管理、技术管理、知识管理、流程中心和消息管理等模块，涵盖丰富的管理内容。同时，综合项目管理系统与项目管理平台实现了办公数据的互通共享，进一步简化了管理流程，提升了审批工作效率。如图 4-137 所示，该系统包括施工方案管理、四令管理[沉桩(槽)工程开工令、挖土工程开工令、混凝土浇捣令、设备和结构工程吊装令]、标准化方案管理、危险源管理系统（深基坑施工监测管理、高支模监测管理、提升架管理及特种设备管理）及基础管理系统（项目概况、管理人员信息、分包信息、施工日记和项目计划等）。

2）天网系统

如图 4-138 所示，基于 5G 技术的数字化监控技术，打造三百多个工地全覆盖的“天网系统”，项目施工全过程实时直播，实现项目安全管理的全天候、远程式监管。

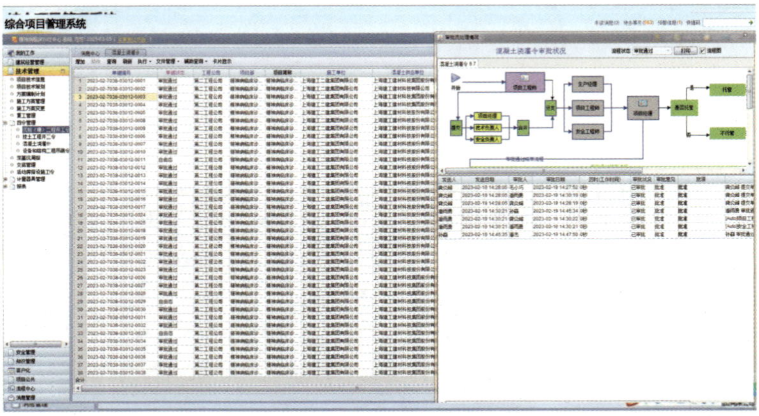

图 4-137 综合项目管理系统界面

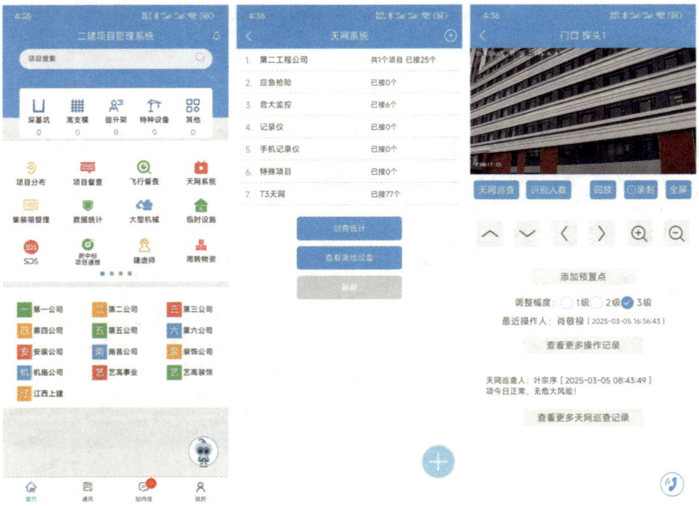

图 4-138 危险性较大监控和应急抢险提醒

3）安全巡查系统

如图 4-139、图 4-140 所示，该系统实现了各层级管理人员对于工程项目实施阶段问题情况的及时获取服务，现场人员通过楼栋张贴的区域二维码扫描登录，或是在微信中搜索小程序“项目安全巡查”登录手机安全巡检小程序，小程序具备分类上传（包括项目巡查、公司巡查、具体整改问题等）、统一整改回复、签到等功能。

4.8.4 数字资产同步无缝交付

1. 基于 BIM 的多层级编码体系运维数据管理技术

为保证医疗建筑信息模型满足医疗项目建设的信息需求与数据传递，充分利用 BIM，必须对医疗建筑信息模型进行标准化管理，建立统一的模型编码标准，将构件进行系统化分类存储，为后续结合 BIM 进行智能化运维管控奠定基础。

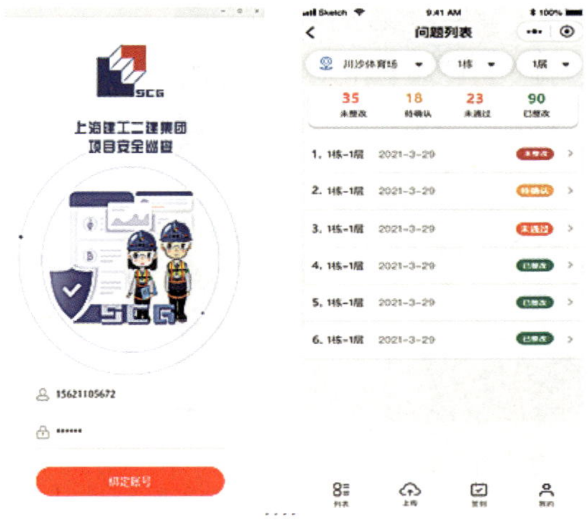

图 4-139　安全巡视系统

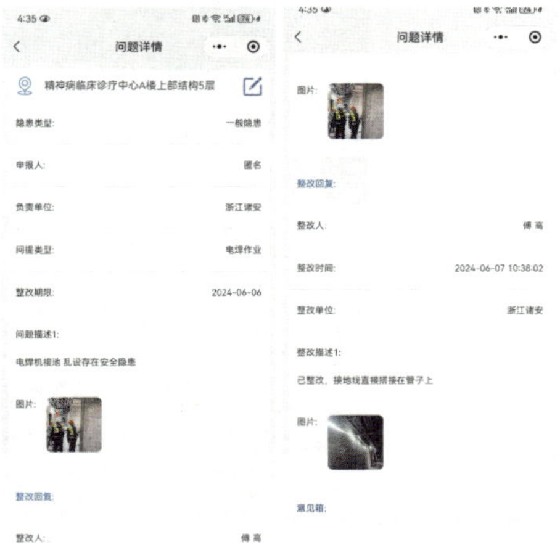

图 4-140　安全巡视问题整改

编码规则要求基本涵盖 BIM 构件种类，并针对医院的一些智能设备，如轨道物流机器人等进行编排，满足唯一性、简洁性、易扩展性等特点，总体上按功能分为空间定位编码与设备构件编码。

以设备层的排烟机房风机为例，如图 4-141、图 4-142 所示，按照上文的编码规则，首先需将空间定位编码与设备构件编码添加到构件中，然后再轻量化模型以适配 Web 平台，最后将编码参数存储到数据库。

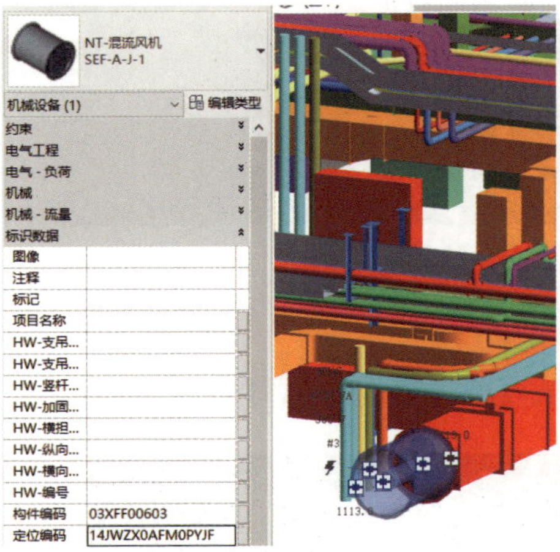

图 4-141　Revit 编码设置

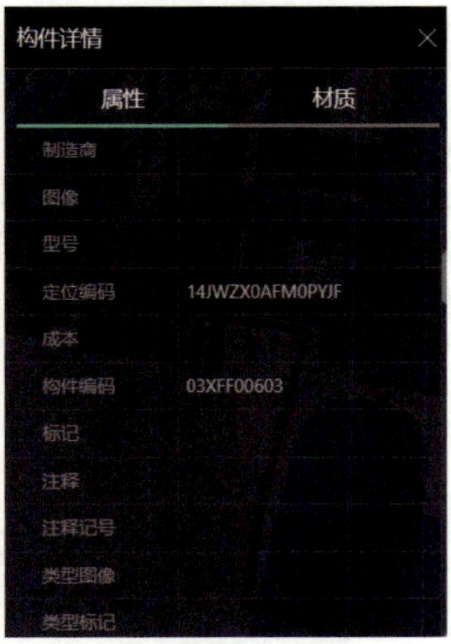

图 4-142　轻量化模型参数

2. 基于工艺数据链的数字验收技术

如图 4-143 所示，在上海精卫中心闵行项目中，将工艺数据链验收技术应用在安防与消控、智能运行监测、智能物流和智能医疗等方面。将关键工艺信息化，工艺数据标准化，较好地解决了数据利用效率低的问题，同时快捷方便地解决了数字验收问题。

3. BIM＋AR 验收技术

传统的验收需要查看图纸核对，效率较为低下，目前 AR 技术应用广泛，BIM＋AR 技

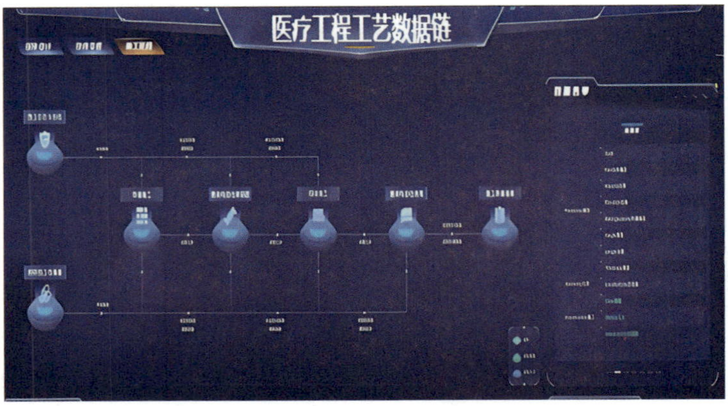

图 4-143　医疗工程工艺数据链

术在建筑上的作用凸显。在施工中，运用了 BIM+AR 验收技术，在该项目查看地下隐蔽工程、机电管线核验、装配式消防泵房交底验收等施工阶段，辅助 BIM 应用落地，实现数字化施工管理，降低返工几率，提升了施工质量，相关的验收数据同步丰富了建筑数字资产库。

如图 4-144 所示，通过 AR+BIM 技术，进行现场建筑、结构、机电已完工作量比对和精度校核，更直观地发现现场施工的误差及管线高度。

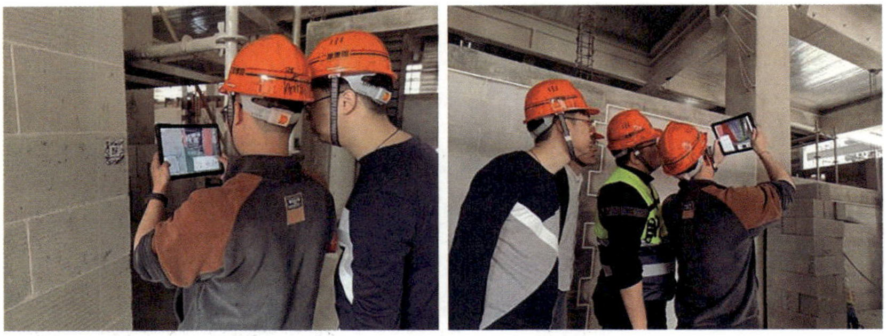
图 4-144　BIM+AR 验收

4. 基于 Web 端轻量化 BIM 运维可视化系统

如图 4-145 所示，在上海精卫中心闵行项目建造过程中，各类 BIM 数据庞大，加之后期

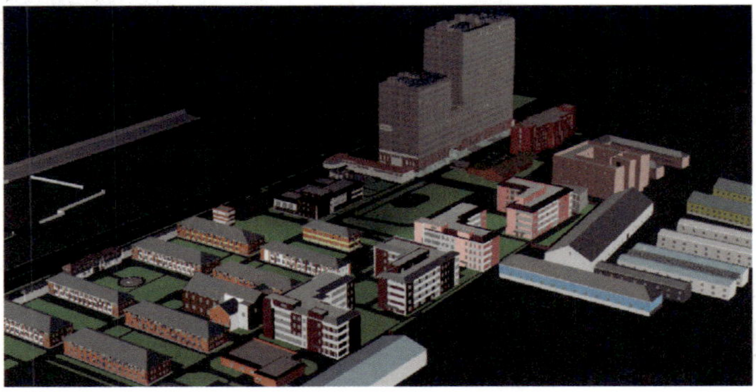
图 4-145　轻量化展示模型

运维的需求，必须将模型轻量化，展示方可灵活地展现，因此在施工过程中就运用了 BIM 轻量化平台。运用该平台有三个目的，一是方便后期设备的日常管理与系统使用，二是用于智慧运维指挥中心的展示基础，三是作为业内学术交流的展板。

4.9 施工阶段 BIM 技术应用

2020 年 5 月，国家卫生健康委发文要求我国医院应构建医疗、服务、管理“三位一体”的智慧医院系统，为患者提供更高质量、更高效率、更加安全、更加体贴的医疗服务。BIM 技术是智慧医院信息数据库的基础，其可实现在同一多维建筑信息模型基础上参建各方和建筑全生命周期各阶段的信息传递和信息共享，能够应用于医院项目策划、勘察设计、医疗工艺设计、施工管理和运营维护等建筑全生命周期各阶段，为项目建设和运营全过程的方案优化及科学决策提供依据；还能促进各方协同工作和精细化管理，提升医院建设和运营绩效。

4.9.1 BIM 施工常规应用

上海精卫中心闵行项目，场地狭小、工期紧张、施工作业要求严格，各类施工顺序与衔接必须顺畅才能保证如期完工，施工中可能存在的问题必须提前做好推演和设计。因此，根据项目特点难点，施工中合理使用 BIM 技术，结合施工各阶段情况，充分将 BIM 技术转化为现场应用措施，通过 BIM 建模、BIM 模拟工况等各类方式规避工程中可能遇到的问题，提前发现，提前解决，有效提高施工效率，缩短工期，降低成本。

1. BIM 在场地策划与模拟中的应用

1）施工全过程 4D 施工精细化策划

如图 4-146 所示，由于场地限制，避免布置后存在不合理的地方导致修改，因此在项目实施准备阶段，就利用 BIM 可视化特点对场地安全文明、堆场布置、塔吊布置和材料运输通道等进行综合布置；在施工阶段，根据项目需求利用 BIM 可视化特点模拟现场布置。根据现场实际情况及工程进度，施工前进行不同阶段的施工场布策划模拟，消除可能出现的空间冲突，科学合理布置大型机械和加工场地，规划有效工作路线，节约施工工期 13 d，有助于降低机械使用费和时间成本。

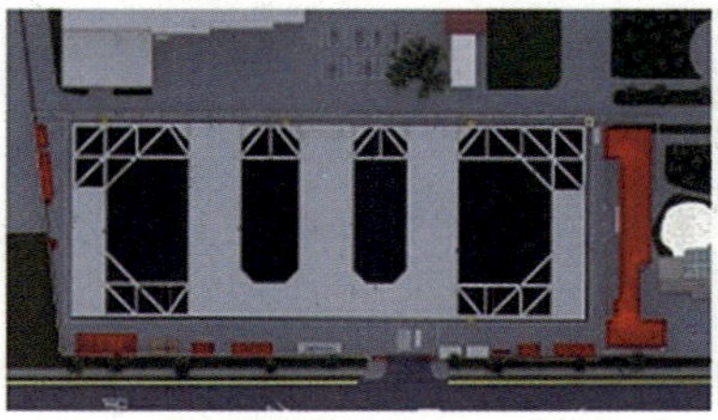

施工场地堆场策划

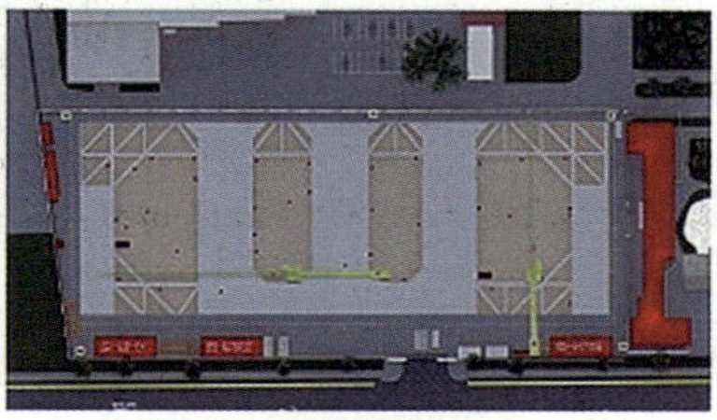

支撑监测布置策划

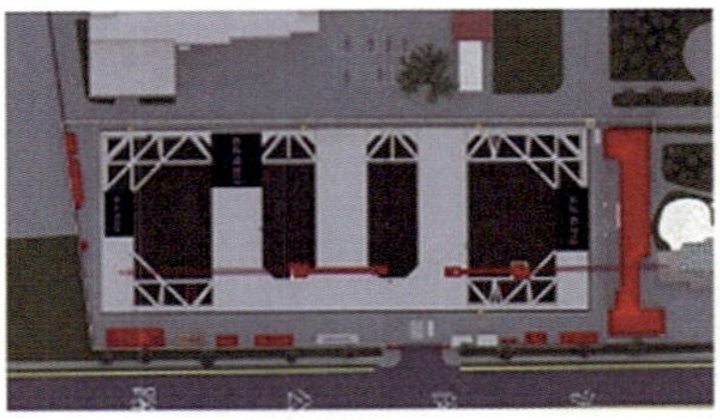

栈桥临时堆放区域策划

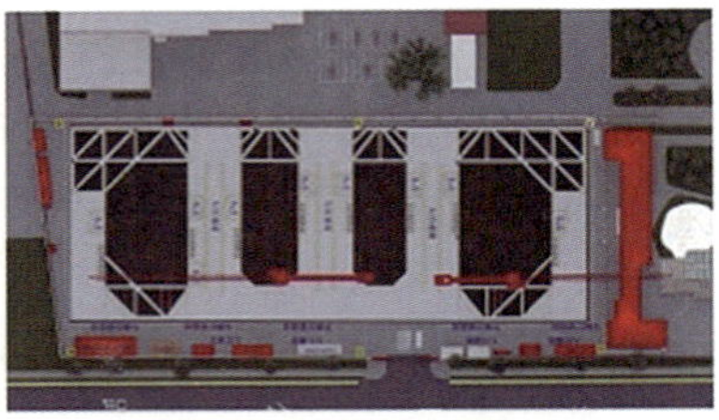

栈桥施工车辆停放及进出路线策划

图 4-146 施工精细化策划

2）施工场地精细化策划

如图 4-147 所示，上海精卫中心闵行项目场地狭小，场地内安全文明要求高，场地布置紧张，不得不合理利用场地内的每个地方，通过 BIM 技术对重大危险源施工时的场地提前策划，有效地避免了施工场地狭小、工序碰撞等的问题，提高了施工的安全性，缩短了施工周期，有效地节约了时间成本。

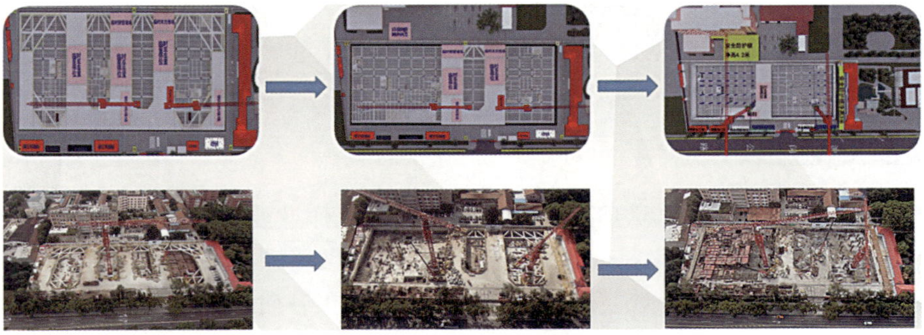

图 4-147 场地布置策划

3）施工模拟

由于场地内施工工况复杂，施工工期要求高，通过项目对 BIM 的高频率更新，结合物联网技术、AI 技术打造智慧工地信息化系统，完成对工程施工各关键工序的施工模拟。如图 4-148 所示，通过渲染使得项目进展情况可以高频率、高质量、高精度地生成各类模拟视频、漫游视频和高清图片等，充分模拟各阶段施工碰撞，有效地发现并解决关键工序搭接过程中可能存在问题，确保工程安全、有序、高效地运行，优化了工序，节省了工期。

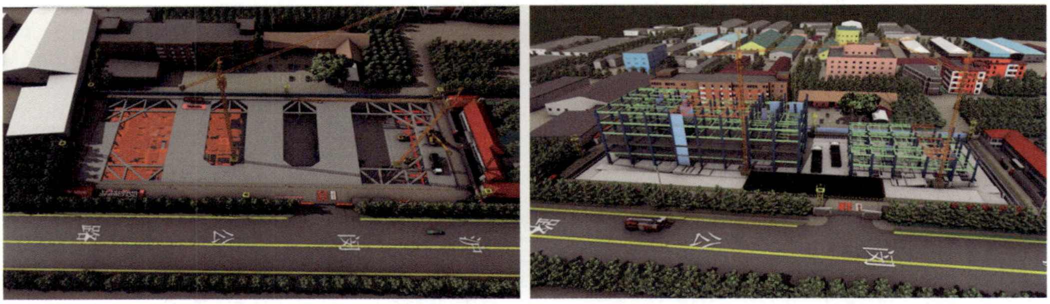

图 4-148 施工场地模拟示意图

2. BIM 在安全与进度方面的应用

1）安全模拟

上海精卫中心闵行项目属上海市"十四五"市级重大建设项目，因此重大办对项目的安全及质量尤为关注。如图 4-149、图 4-150 所示，该项目采用多项安全质量把控手段，包括了 BIM 技术，通过 BIM 模拟技术最大限度展示关键安全线路中可能存在的安全问题，通过 BIM 模拟查漏补缺，做好安全防护措施。

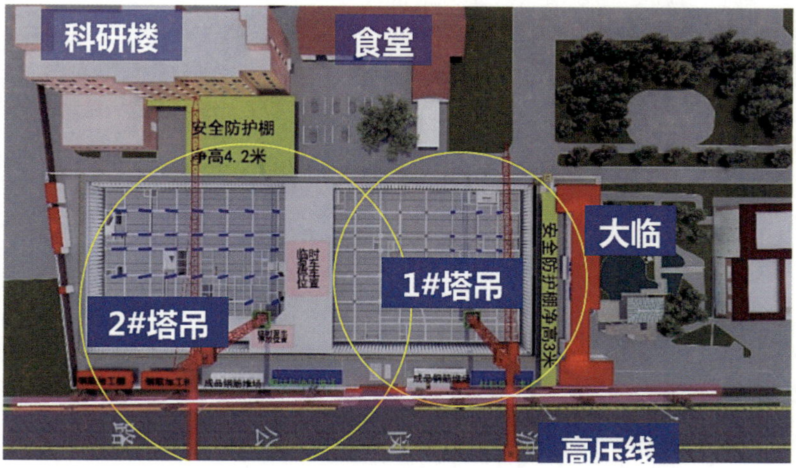

图 4-149　塔吊方案安全模拟

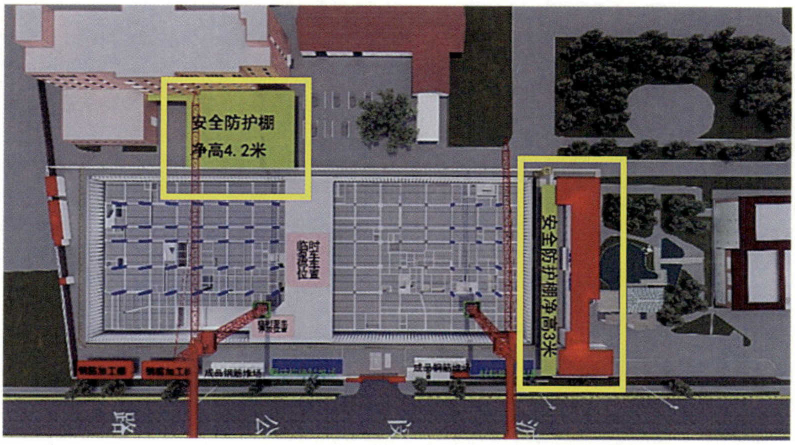

图 4-150　安全防护安全模拟

2）进度分析

因该项目工期紧张，在确保安全施工的前提下，还需要争创各行业及全国类型的奖项。如图 4-151 所示，为满足施工进度计划，合理制订工期计划，对滞后的施工进度进行及时纠偏，满足施工进度要求及评价计划要求，在前期策划阶段，采用专业软件展现施工进度计划，可视化的 4D 模拟及软件分析，提高计划整体的准确性和细致性，分析各专业工作面和里程碑节点的可行性。项目现场采用多方参与的协同平台进行计划进度比对管理。

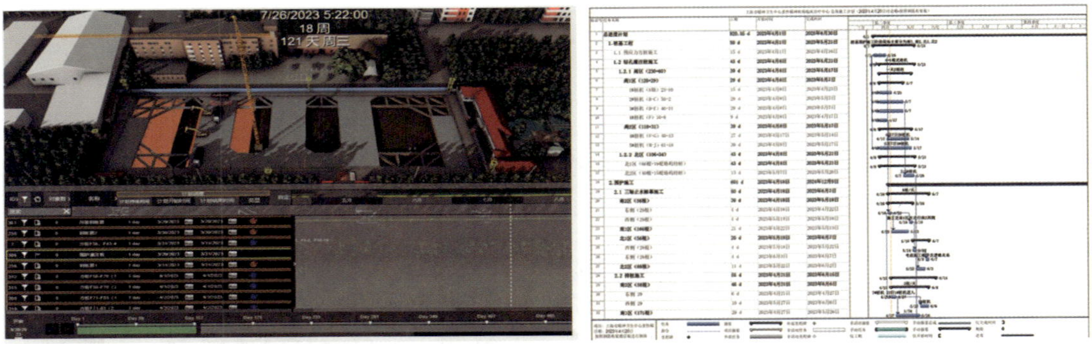

图 4-151　FUZOR 4D 计划进度模拟与实际进度对比图

3）图纸审查

因上海精卫中心闵行项目的特殊性，患者大部分为精神类患者，存在灯光的特殊性、安全的特殊性的需求，集病房、门诊、教育基地、餐厅、重点实验室、报告厅和会议中心等多种功能用房为一体，工程复杂，通过 BIM 技术，根据甲方提供的图纸建立多专业模型，及时发现设计图纸上的"错、漏、碰、缺"，以及不符合规范等要求的问题点并形成标准问题释疑单及专业碰撞报告。如图 4-152 所示，项目通过三维模型与二维图纸结合的方式，总计查找出土建问题 140 多处，机电问题 330 多处，将图纸问题截断在施工之前，确保了施工的正确性，极大提高了审图效率，有效节约图纸会审时间。

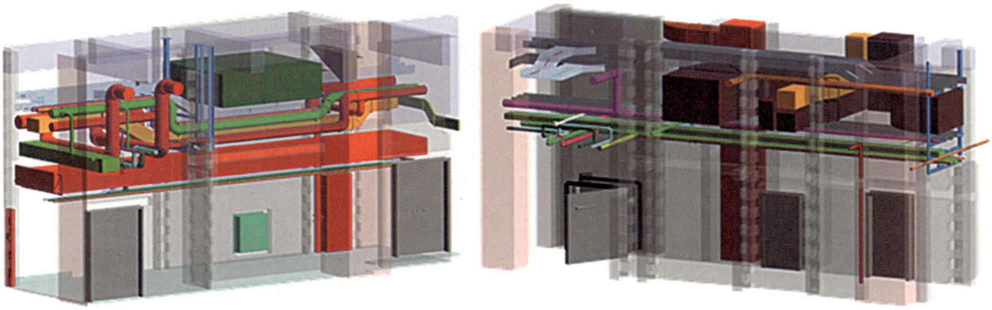

图 4-152　图纸会审碰撞示意图

3. BIM 在施工深化中的应用

1）混凝土结构深化

如图 4-153 所示，本工地下室挖土底标高复杂，各类集水井、承台等间距及标高变化多，不利于基坑开挖施工和施工安全。现利用 BIM 技术，将基础承台逐个进行深化，使相邻承台进行融合放坡，减少了混凝土的使用量，减少了施工误差和施工工期，提高施工安全性和准确性，也提高了施工效率。智能大体积混凝土测温系统由测温仪器、测温耗材、网络平台组成，具有无线传输、低成本、使用便捷等特点，可自动实现混凝土的信息采集与储存、显示和预警。利用 BIM 技术将管线与预留套管碰撞结合，锁定套管数量及标高，增强了施工的准确性，有效地减少了后期返修的可能性，降低了前期施工与后期施工不符的风险。

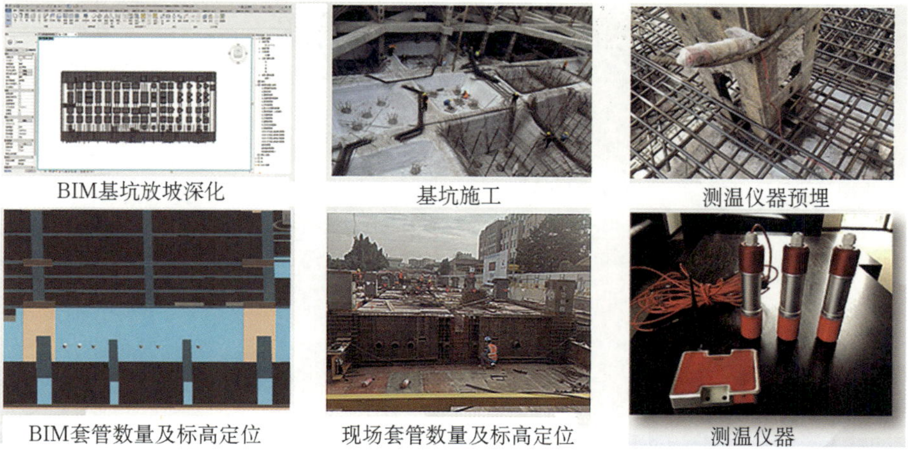

图 4-153　基坑深化示意图

2）钢结构深化

如图 4-154 所示，通过建立三维模型，可以对钢结构预埋件及锚筋碰撞问题进行提前规避与优化，便于现场施工，提高施工效率。

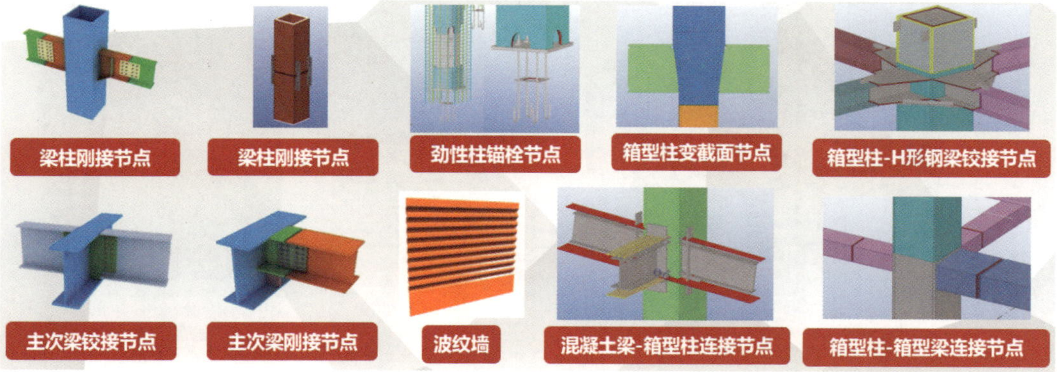

图 4-154　钢结构深化示意图

钢结构构件吊装施工工艺模拟：建立模型，结合施工计划及方案，三维展示钢结构施工吊装工艺，进行现场施工交底，提出施工方案优化建议，有效提高了钢结构施工效率(图 4-155)。

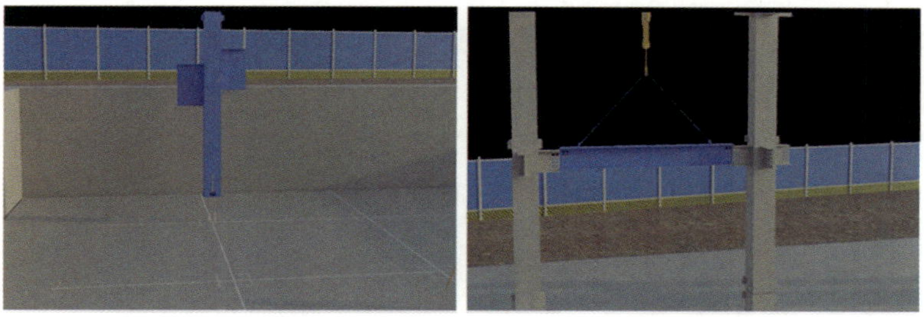

地下室劲性柱吊装　　　　主次梁吊装

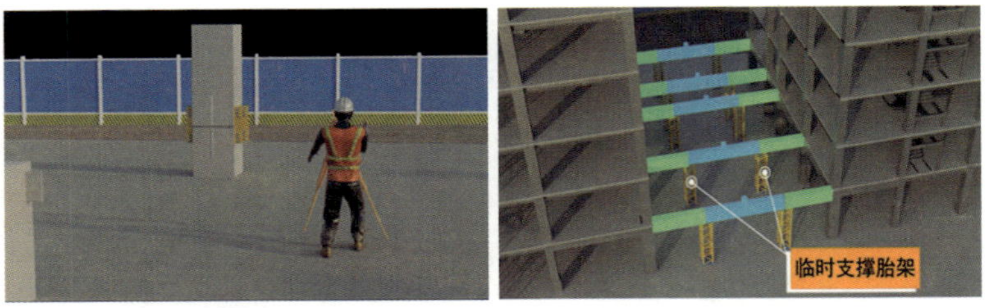

图 4-155 钢结构吊装模拟示意图

3）砌体结构优化

上海精卫中心闵行项目存在大量机电安装预留孔，通过 BIM 技术根据各专业施工方案，调整结构预留孔洞定位图及二次结构预留孔洞图，出具主体结构、二次砌体预留洞口确认图，做到机电安装设备一次成型，预留洞口零敲打的目标，避免返工，减少砌体破坏，降低施工成本。如图 4-156 所示，地下室共 2 085 根构造柱，其中有 135 根构造柱跟机电洞口有冲突，通过调整 58 根构造柱，优化机电管线路由，为后续施工提供了有利条件。

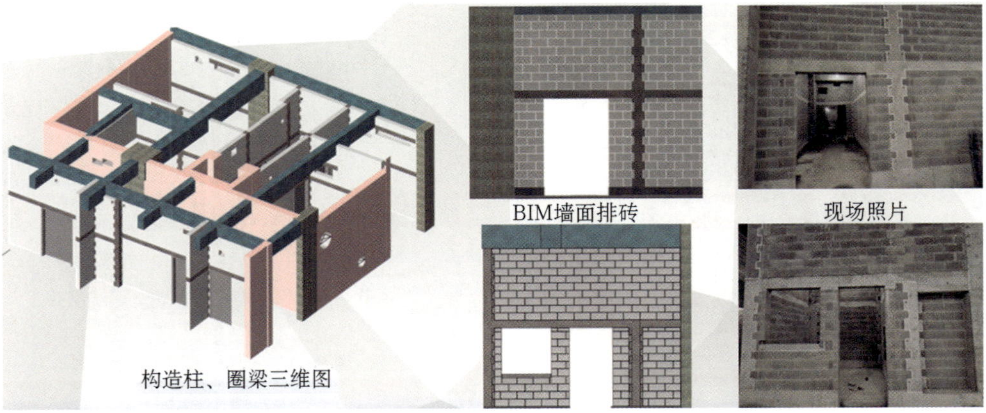

图 4-156 砌体结构优化示意图

4）机电管综 BIM 深化

上海精卫中心闵行项目管综复杂，工程量大，参建单位多，易出现各类碰撞问题。依照建模及优化标准对上海精卫中心闵行项目相关部位机电管线进行综合排布，通过 BIM 软件进行碰撞检测，输出冲突报告，做到施工前管道的预留、避让、移位等措施优化，出各机电专业平面图、复杂节点剖面图以及部分三维表达图辅助现场施工。如图 4-157 所示，上海精卫中心闵行项目安装施工前组织各专业开展综合管线碰撞检测工作，共计解决 6 008 个管线碰撞问题。优化不合理的管线路由，提供 65 个管线综合布置方案。通过管综分析提前解决结构碰撞、管线碰撞、室内净高等重难点部位的施工问题，修改并完善一系列难题，合理布置管线位置，视觉上整体美观整洁，同时缩短了施工周期，降低施工成本。

同时利用 BIM 技术将各专业图纸出图，标注好管线的系统类型名称、距墙距柱距离、管线高度、翻弯位置和砌体结构留洞位置。图纸经设计确认后，进行 BIM 三维现场交底。每

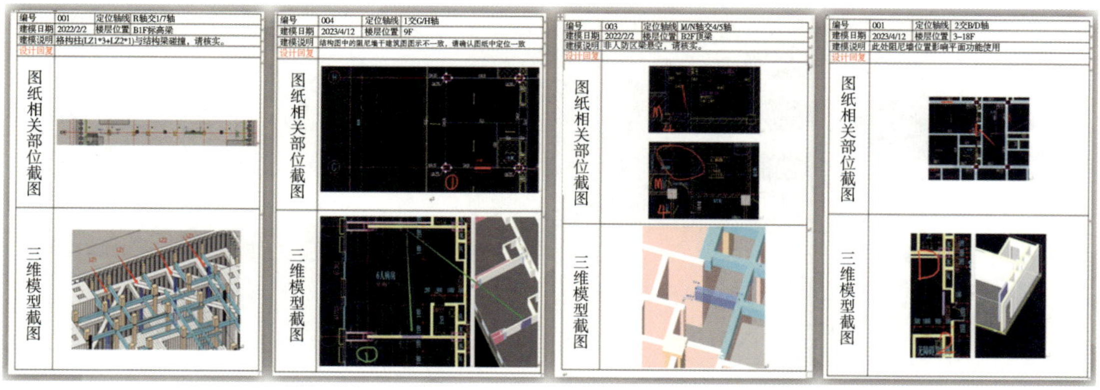

图 4-157　管综优化对比示意图

日了解现场安装情况，配合安装单位解决现场施工问题，协助现场完成机电安装。

5）幕墙深化

在幕墙设计中 BIM 能清晰表达幕墙构造关系，检查出二维图纸中很难发现的问题，通过和其他专业 BIM 设计结合也能清晰地表达幕墙与建筑结构、幕墙与钢结构之间的关系，从而对其他专业施工和构件生产修改提供帮助。通过对幕墙节点进行精细化建模，进行 BIM 设计施工交底，更好地指导施工及生产。

如图 4-158 所示，针对结构形式复杂的幕墙，现场施工难度较大，通过建立三维幕墙模型，检查二维图纸中难以发现的问题，借助三维模型能够清晰地表达幕墙构造和交界处关系，降低施工人员识图困难，缩短幕墙结构施工周期。

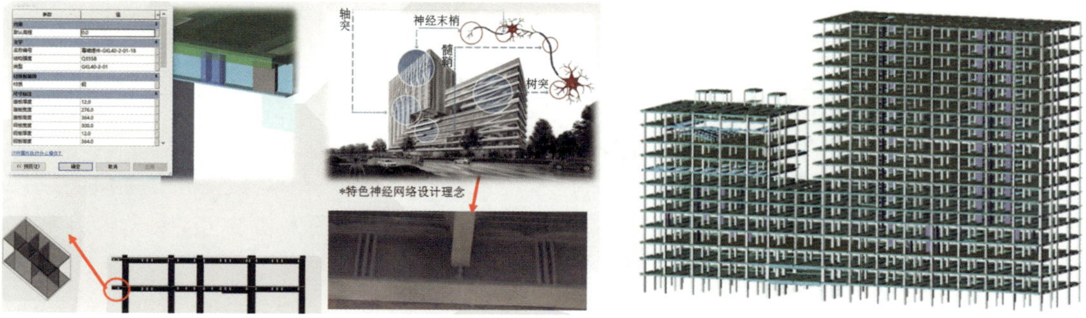

图 4-158　幕墙深化示意图

4. BIM 与施工管理的结合应用

1）文明施工管理

上海精卫中心闵行项目现场施工环境复杂，场地狭小，人员复杂，安全文明要求高，为提高管理效率，保证安全施工，如图 4-159 所示，基于平台，上海精卫中心闵行项目实现“24 h”无死角实时监控，保障施工现场施工和财产安全。同时项目对建筑工人采用实名制管理，采集工人实名身份信息。网络平台系统除了能记录进场工人的所属单位和工种等信息外，还会对现场扬尘、噪声进行实时监测并反馈数据，便于项目部对工人、扬尘、噪声等的管理。

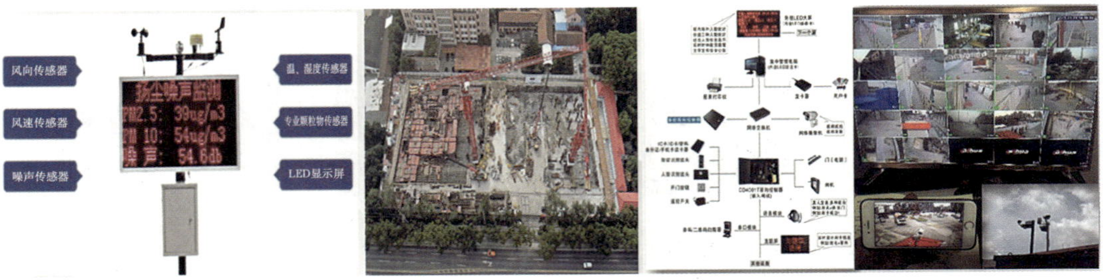

图 4-159 文明施工管理措施示意图

2）预制构件

上海精卫中心闵行项目钢结构体量大，从负一层至 18 层均采用钢结构施工，占据整体结构的 95%，存在大量钢构件吊装施工。如图 4-160 所示，为保证构件吊装过程有序、快速施工，在构件制作、构件运输、构件安装等过程中采取全过程信息监测，每个构件给予独立编号信息，实现各环节的有序衔接。

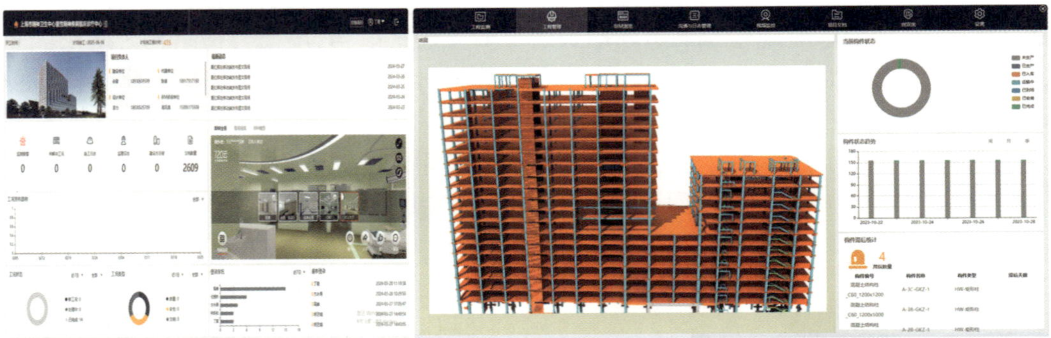

图 4-160 钢结构构件管理体系示意图

3）能耗与双碳管理

如图 4-161 所示，以人工智能、物联网技术，实现项目从施工至竣工交付全生命周期内能源消耗情况监测，可以帮助节约 10%～30%的能源费用。采用人机交互，大力提升数据自动采集、自动获取、灵活应用能力。

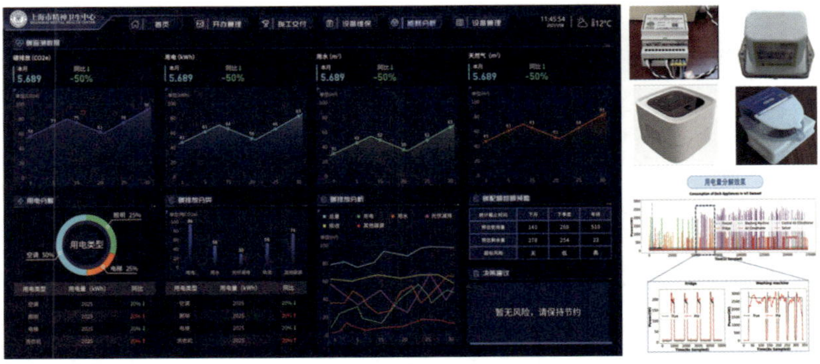

图 4-161 能耗与双碳管理体系示意图

4.9.2　BIM 在医疗创新中的应用

精神诊疗类医院与普通医院又有所不同，普通的医院大多把医务人员治疗便利性放在第一位，以短期手术为主要目的，病患术后也在短期内离院，因此在设计建造中，房间的大小、朝向、层高等多是考虑短期医疗需求。精神诊疗类医院，由于患者特殊，不仅需要考虑短期医疗的需求，还需要格外关注患者的精神状态以及非常规事件的发生，故在外部设计和内部设计中，需要考虑得更加全面。在上海精卫中心闵行项目建造中，采用 BIM 技术，进行了医院与周边模型的再现，同时利用 BIM 模拟了不同外观设计给人的心理影响，此外还结合装饰、装修进行了对多种灯光冷、暖色调的模拟，最大程度考虑患者的感受。

1. BIM 与外部建筑设计的融合

1）医院全貌复原

如图 4-162 所示，根据全院区航拍图，利用 BIM 技术复原全院区模型，通过地勘和总包的多次物探勘测，摸清医院内市政管网路由，为后期医院运营提供基础。

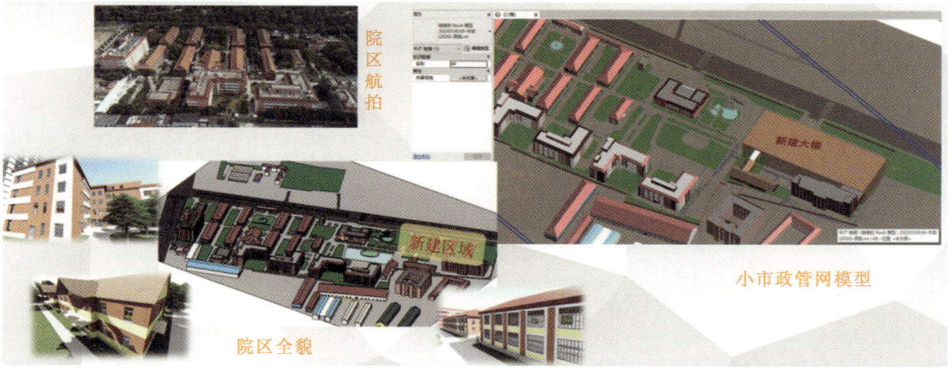

图 4-162　医院全貌模拟示意图

2）外立面设计

运用医学理论“以人为本”的理念，突出“环境—心理—生理”的现代医学模式的建筑环境对人的心理感应作用，形成“环境—心理”的设计主题。考虑精神卫生中心的治愈主题，建筑造型考虑塑造全新的医院形象，形成该区域崭新的现代城市风貌。如图 4-163 所示，设计充满呼吸感的建筑外立面表皮，抽象化人体神经元的形象，从无序到有序的变化，契合医院性格。同时根据不同功能需要，设置了形态各异大小不同的采光窗，将自然的阳光引入室内公共空间，给予平和、舒缓的就医环境。

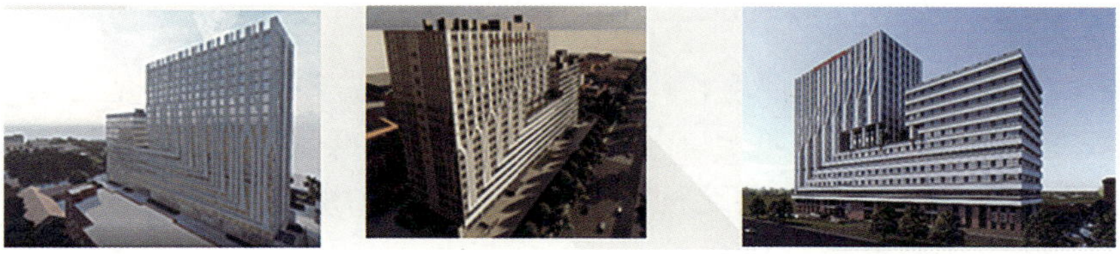

方案一　　方案二　　方案三

图 4-163　外立面设计方案对比示意图

2. BIM 与内部设计的融合

1) 安全性设计

如图 4-164 所示，考虑到精神卫生中心的患者大多以精神疾病为主，针对该类患者的安全性进行全方位的加强，在安全的前提下更考虑到医院的卫生情况。

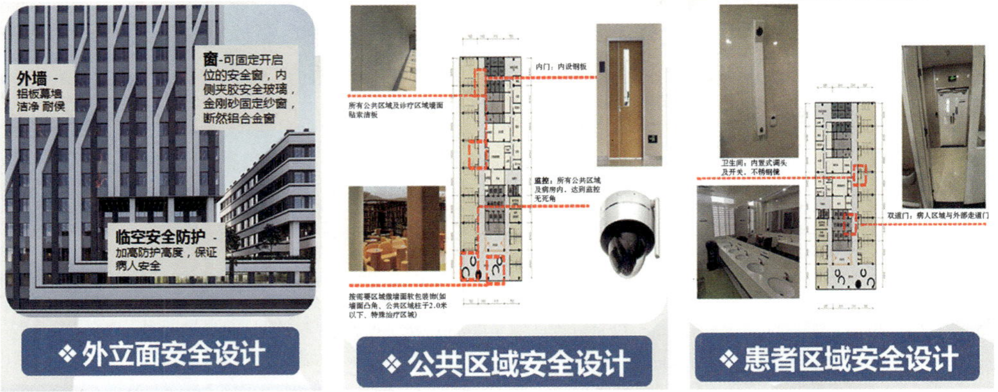

图 4-164　安全性设计示意图

2) 光疗——灯光设计

研究及临床认为，光疗为精神疾病的治疗提供了一种与药物相容的辅助手段，可以加速改善并减轻症状。如图 4-165 所示，光治疗(Light Therapy, LT)已被美国精神病学协会(American Psychological Association, APA)批准为季节性情感障碍的一线治疗药物。

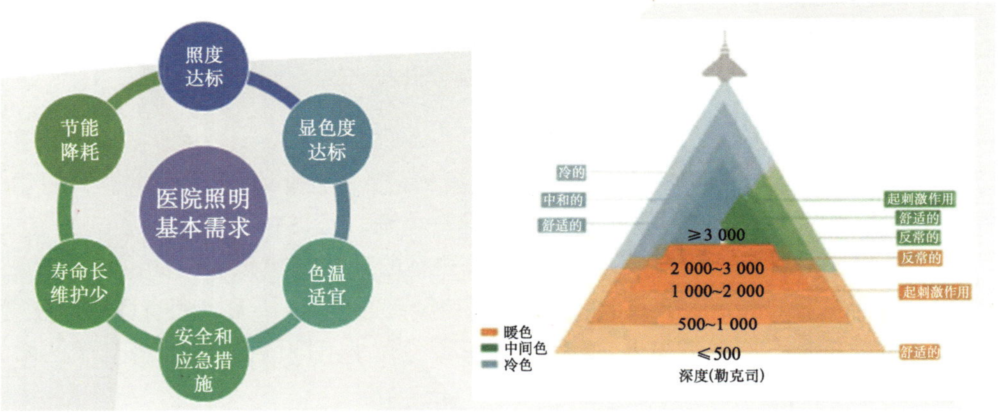

图 4-165　光疗-灯光设计体系示意图

暖色调(≤3 000 K)结合低照度，有温馨舒缓的感觉，易于放松精神，适合病房区；

冷色调(≥5 000 K)结合高照度，有干净、卫生、信任的感觉，使人清醒，适合诊疗区；

中性色调(4 000 K)介于冷、暖之间，有增强信心的作用，适合病患活动的复健区和过渡区。

在设计阶段借助 CS 计算软件并结合 BIM 模拟软件，以确定不同色温灯具的详细参数及效果，并以此参照优化光照设计。以活动室灯光设计方案对比为例，效果如图 4-166 所示。

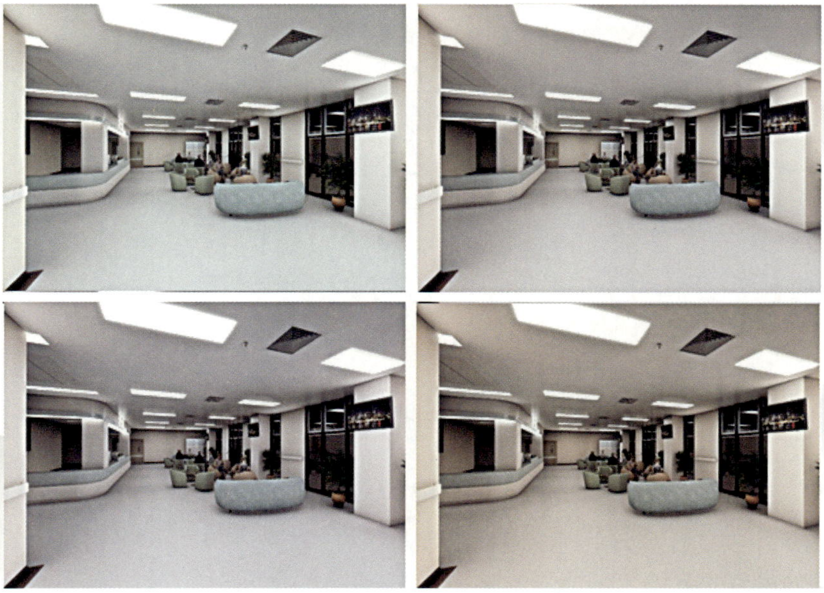

图 4-166　活动室灯光设计方案对比图

3）精装修阶段 BIM 应用

在装饰装修阶段，建立病房区域、公共区域装修模型，并对各种装修效果进行比对，分析装修材质优劣，为后续移交业主接入全生命周期智慧管理系统做好准备。

如图 4-167 所示，研究通过 UE 软件和 VR 技术和 BIM 技术，进行主病房特色精装方案体验，提升科室使用满意度。

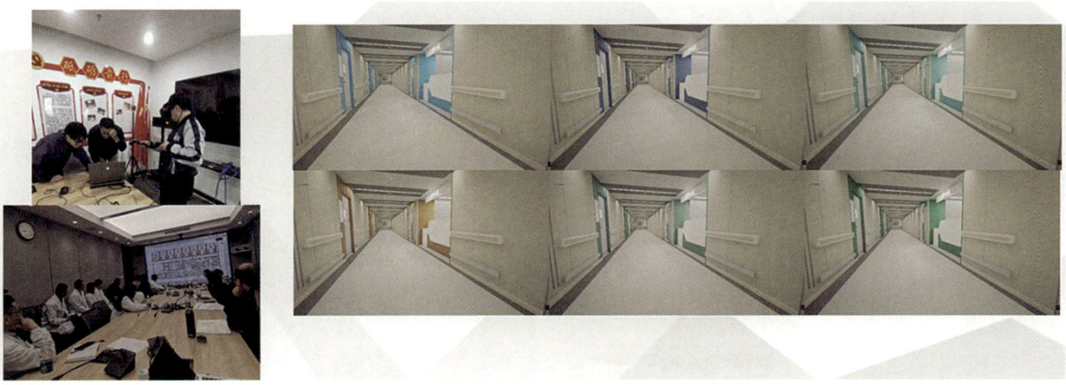

图 4-167　主病房提色精装方案体验示意图

4.10 工程评奖创优策划

工程评奖包括多个国家级和省级的奖项，涵盖了从工程质量、设计创新到科技进步等多个方面的认可，比如有鲁班奖、中国建筑工程钢结构金奖等全国性的奖项，也有如白玉兰奖、金刚奖、优质结构和安全文明工地等地区奖项。通过工程评奖评优，有利于提高工程质量，推动行业发展，提高竞争力，增强从业人员的责任感和使命感，对于工程施工和行业发展有着巨大的意义。

4.10.1 创优目标

以上海精卫中心闵行项目为例，确保项目质量满足业主方的要求达到有关市质检站和政府单位评定的100%验收合格，获“优质结构”奖、上海市“白玉兰”奖、争创“鲁班奖”、上海市“金钢奖”奖、“安装之星”、上海市“文明工地”奖和“申安奖”等。根据创优目标编制创优方案，制订各阶段创优计划，创建创优体系，明确创优措施。

1. 优质结构评定

根据上海市《关于调整上海市优质工程(结构工程)推荐检查要求的通知》(沪建安质监〔2016〕36号)中明确的管理程序、管理要求、评分标准等要求，具体如下。

1) 申报条件

申报单位应严肃认真做好预申报工作，做好预申报项目的创优目标控制和过程控制，对预申报项目的创优质量负责。未经预申报的项目原则上不受理推荐检查。凡预申报项数与参评项目数之差大于10%以上的(即相符率低于90%的)，将对该施工企业下一年度的创优申报参评项目数量予以相应比例限制。

工程受监督机构对上报的参评工程应认真做好推荐工作，严格把关。推荐相符情况将纳入区县监督机构年度业绩评价内容。

工程在申报市优质结构推荐检查前，须经参建方对主要的分部分项(桩基、基础、主体结构)进行验收并达到合格标准。“分项、分部工程质量验收证明”作为现场质保条件的检查内容。按规定分阶段申报的项目，须提供分阶段验收证明文件。

申报工程中含有民防工程的，应经上海市民防建设工程安全质监站检查符合要求。

2) 评分标准

根据《关于调整上海市优质工程(结构工程)推荐检查要求的通知》(沪建安质监〔2016〕36号)相关要求，对现场实体、资料进行自查自纠，工程施工过程中按照优质结构相关要求进行质量管控。

2. 创建安全文明工地

根据上海市《关于进一步提升上海市文明工地(房屋建筑专业工程)创建标准的通知》(沪建安质监〔2023〕78号)中明确的创建标准、创建要求、创建管理等要求，对工程现场安全文明工地进行管理、管控。

1）创建标准

如图 4-168、图 4-169 所示，根据文件要求，对房屋建筑专业工程的基础管理、安全综合管理、危大工程管理，其中机械管理、文明施工、监理单位等分别提出了创建标准。

上海市文明工地房屋建筑专业工程

基础管理创建标准

工程名称：　　　　总包单位：　　　　监理单位：

序号	创建标准	检查标准	应得分	实得分
1*	在开工时建立文明工地创建管理组织体系，编制文明工地创建策划方案	未编制文明工地创建策划方案的，否决		
2*	做好安全生产标准化考评工作，创建年度内安全生产标准化季度考评均为优良	创建年度内安全生产标准化考评任一季度达不到优良的，否决		
3*	施工现场项目经理考勤打卡率符合规定要求	施工现场项目经理考勤打卡率不达标的，否决		
4*	近期重要文件、重点工作宣贯学习并落实到位	近期重要文件、重点工作未宣贯学习和落实到位的，否决		
5*	落实建筑工地重大事故隐患专项排查整治行动以及房屋市政工程安全生产治理行动巩固提升工作的相关要求	未落实建筑工地重大事故隐患专项排查整治行动以及房屋市政工程安全生产治理行动巩固提升工作的相关要求，否决		
6*	与周边社区等相关部门开展党建联建或共建工作，加强团结协作，推动项目发展	未开展党建联建或共建工作的，否决		
1	文明工地创建管理组织体系应明确各部门职责，配备专职管理人员	每有一处创建管理组织体系不完善扣 0.2 分；未配备专职管理人员，扣 1 分	2	
2	制定文明工地创建计划，采取有效措施确保创建年度保持全过程标准不降低	未制定文明工地创建计划，扣 2 分；计划针对性、可操作性措施等措施不强的，扣 1 分	2	
3	企业应结合负责人带班检查活动，定期对施工现场文明工地创建情况进行指导	企业负责人带班检查记录缺失或弄虚作假，扣 2 分；未体现文明工地创建内容，扣 1 分	2	
4	施工现场应以班组为单位开展每日班前教育活动，对当日工作内容、作业环境、安全风险防范、违法违规代价等进行教育	未开展班前教育活动，扣 2 分；教育记录不全、无针对性等，每发现一处扣 0.5 分	2	
5	除特殊着装要求外，施工现场应以班组为单位统一工作服或统一标识，并配备反光背心	每发现 1 人服装不统一或未穿戴反光背心，扣 0.2 分	2	
6	项目上有 3 人及以上党员时应设立临时党支部或加入其他单位的党支部，设立临时党支部的应配备党支部书记，并明确其职责	未成立临时党支部或与其他单位共建的，扣 2 分；未配备党支部书记或职责不明的，扣 1 分	3	
7	项目部应与社区等相关单位签订党建联建或共建协议，制定年度工作计划，并按计划开展定期活动，详细记录开展情况	未签订协议的，扣 2 分；未制定年度工作计划，扣 1 分，无活动资料或记录不完整的，扣 0.5～1 分	3	
8	施工现场关键岗位人员配备齐全，且考勤打卡率符合规定要求	施工现场关键岗位人员配备不齐全的，每缺少一个扣 1 分；关键岗位人员打卡率不达标的，扣 1 分	2	
9	按要求开展对建筑工人的健康体检，并建立管理台账，配备医务室和相关急救药物	未按要求开展健康体检的，扣 2 分；未建立管理台账的，扣 1 分；未配备医务室和相关急救药物的，扣 1 分	2	
			20	

图 4-168　基础管理创建标准

上海市文明工地房屋建筑专业工程

安全综合管理创建标准

工程名称：　　　　总包单位：　　　　监理单位：

序号	创建标准	检查标准	应得分	实得分
1*	年度施工现场安全整治重点应排查整治到位	项目上涉及的整治重点内容排查不到位的，否决		
2*	建筑施工中凡涉及临边与洞口作业、攀登与悬空作业、操作平台、交叉作业及安全网搭设的，应在施工组织设计或施工方案中制定高处作业安全技术措施	未制定高处作业安全技术措施的，否决		
3*	施工现场外脚手架、危大工程范围内模板支撑工程、落地卸料平台、垂直运输通道平台应采用承插型盘扣式脚手架，或其它与工程结构特征相适应的工具式脚手架	脚手架形式不符合规定的，否决		
1	高处作业施工前，应对防护栏杆、攀登与悬空作业用具、操作平台及平台防护、防护棚、安全网、脚手架等安全防护设施进行检查验收，并应在显著位置悬挂验收牌	每发现一处该验收未验收，扣 0.5 分；每发现一处搭设不符合要求的，扣 0.5 分；未悬挂验收牌或验收牌要素不全，每发现一处扣 0.2 分	2	
2	大开间楼层临边、基坑临边及上下通道、超过 4 米的较大洞口临边、楼梯扶手栏杆、电梯井口防护门、施工升降机防护、PC 构件堆放架等位置，应使用定型化产品	每发现一处应使用定型化产品未使用，扣 0.5 分	2	
3	应对进场的承插盘扣脚手架杆件、连接盘、承插接头、外观、标识以及质量保证书、产品合格证、复试报告等进行检查和验收	每发现一处检查验收不符合要求，扣 0.5 分	2	
4	模板支撑工程和内脚手架(如：电梯井脚手架、采光井脚手架、满堂脚手架、砌筑用脚手架等)应使用承插盘扣脚手架（特殊部位除外）	每发现一处未使用承插盘扣脚手架（特殊部位除外），扣 0.5 分	2	
5	后浇带的模板及支架应独立设置	后浇带的模板及支架未独立设置的，扣 2 分，支架设置不符要求的，扣 1 分	2	
6	交叉作业时，坠落半径内应设置安全防护棚或安全防护网等安全隔离措施，当尚未设置时，应设置警戒隔离区，人员禁止入内	每发现一处安全隔离措施缺失，扣 1 分	2	
7	人员进出建筑物的通道口、处于起重机大臂回转范围内的人员通道均应搭设安全防护棚	每发现一处安全防护棚缺失，扣 0.5 分	2	
8	施工现场应制定消防管理制度，落实动火、用电、用气和用油管理措施，配备相应的消防器材	未制定消防管理制度的，扣 1 分；各项管理措施落实不到位的，扣 1 分；消防器材配备不合理或无效，扣 1 分。	2	
9	工地现场制定危险品安全管理措施，对施工现场氧气瓶、乙炔瓶、油漆等危险品的使用、贮存管理到位	未制定危险品安全管理措施的，扣 1 分，危险品的使用、贮存存在安全隐患的，扣 1 分	2	
10	施工现场临时用电按标准规范设置，采用 TN—S 系统，电缆、电线和各级电箱的设置符合规范要求，施工机具和现场照明用电符合规范要求	每发现一处设置不符合要求，扣 0.5 分	2	
			20	

图 4-169　安全综合管理

2）文明工地创建要求

应进一步提高对文明工地创建工作的参与性和积极性，根据文明工地创建策划方案，编制文明工地创建的实施细则，并配备专人管理，采取有效措施确保创建年度保持全过程标准不降低。

3）加强全过程管理

根据实施细则的要求，项目在开工之初，应加强对项目文明工地创建工作的宣贯，提高企业的创优积极性，帮助参建各方设立创优目标和创建计划。将文明工地管理的相关要求融入日常监督中，发现不符合要求的，及时督促整改，情节严重的，按标季度确认不得为优良。

3. 其他

1）白玉兰奖

白玉兰奖是上海市建筑工程质量的最高荣誉奖。上海市申报鲁班奖（全国建筑工程质量的最高荣誉奖）和国家优质工程也是从白玉兰奖工程中择优推荐的。

2）金刚奖

上海市建设工程金属结构“金钢奖”（市优质工程）是 1996 年经上海市建筑业管理办公室批准设立，由上海市金属结构行业协会主办的奖项。“金钢奖”的评选标准有五项：即工程质量、工程规模、施工难度、技术创新、管理体系。根据工程评分的分值高低，奖项等级分两个:“金钢奖”和“金钢奖”特等奖。特等奖一般占获奖工程总数的5%左右。

3) 鲁班奖

中国建设工程鲁班奖(国家优质工程)评选办法,为贯彻落实科学发展观,坚持“百年大计、质量第一”的方针,加快我国建筑业的技术进步,促进建筑业企业提高技术装备水平和经营管理水平,推动建设工程质量水平的提高,规范中国建设工程鲁班奖(国家优质工程)(以下简称鲁班奖)的评选活动,制订本办法。鲁班奖是我国建设工程质量的最高奖,工程质量应达到国内领先水平。

4.10.2 分项工程策划

1. 桩基工程策划

Ⅰ类桩的比例要高于90%,宜达到95%以上且无Ⅲ类桩;此为保证项目;桩基的各类资料齐全。工程桩应进行承载力检验。对于地基基础设计等级为甲级或地质条件复杂,成桩质量可靠性低的灌注桩,应采用静载荷试验的方法进行检验,检验桩数不应少于总桩数的1%,且不应少于3根;当总桩数少于50根时,应不少于2根。

2. 主体结构钢筋工程策划

钢筋的原材料、抗震设防、钢筋的定位措施和钢筋的保护层厚度、钢筋接头位置设置及接接头质量、钢筋绑扎质量作为钢筋质量控制重点,所有钢筋及相关材料(含钢筋机械连接套筒)应有出厂合格证或试验报告和进场复验报告。

如图4-170~图4-172所示,主体结构工程施工过程应与安装工程预留预埋科学协调配合,预埋要注重留置及时、位置精准、确保结构安全。

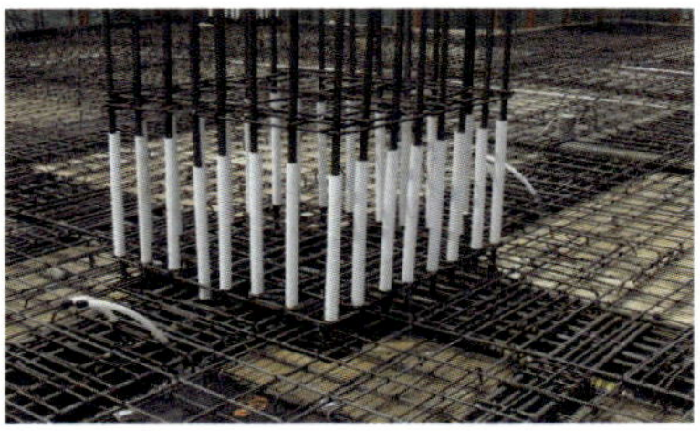
图4-170 梁柱节点钢筋绑扎

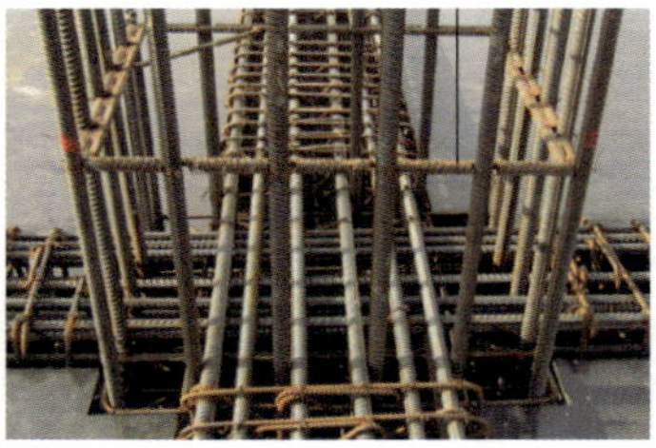
图4-171 柱钢筋绑扎

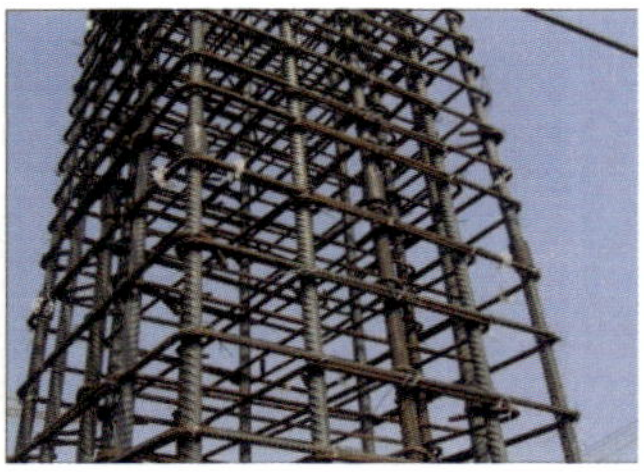
图4-172 柱钢筋定位

3. 主体结构模板工程策划

如图4-173、图4-174所示,模板安装位置、轴线、标高和垂直度应符合设计要求和标准,结构构件尺寸准确。梁板模板采用木胶合板,施工前编制配模方案,安装时做到拼缝紧密,对拼缝较大处采用宽胶带粘贴或用聚氨脂发泡胶填堵。墙柱模板安装位置、轴线应符合设计要求和标准,结构构件尺寸准确。重点控制外墙、剪力墙、柱边线控制,项目创新使用模板提前定位,严格控制截面尺寸。

4. 主体结构混凝土工程策划

如图4-175所示,混凝土观感质量要内坚外美,达到清水效果。包括整体混凝土密实整洁,面层平整,棱角整齐平直,梁柱节点、墙板交角线面顺直清晰,起拱线、面平顺。无蜂窝、麻面、掉皮、孔洞、无漏浆、跑模、错台、烂根、裂缝及结构表面无气泡或轻微气泡且不集中，门窗洞口方正标高一致，结构断面尺寸准确。

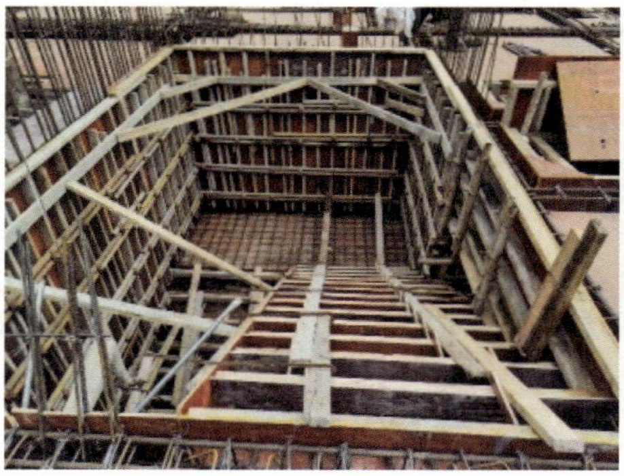

图 4-173　楼梯模板施工

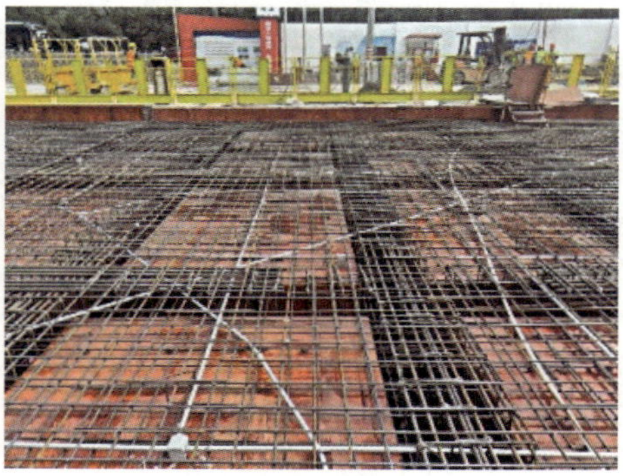

图 4-174　楼层板模板施工

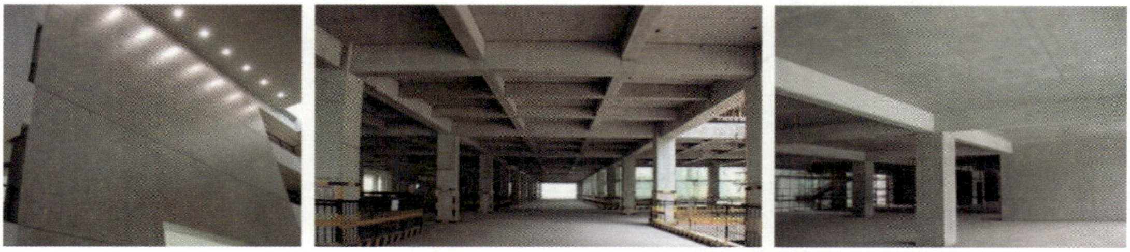

图 4-175　主体结构混凝土成形效果示意图

5. 主体结构砌筑工程策划

重点控制砌块排版、勾缝、墙顶斜砌和二次结构混凝土等施工质量。

如图 4-176 所示，构造柱、圈梁等构件边缘支模前贴泡沫胶条防止漏浆；混凝土浇灌全部采用商品混凝土，确保拆模混凝土色泽一致。施工时先进行个人样板砌筑，样板检查合格后才能上岗，过程中实行实名上墙，以进行质量检查、评比考核。

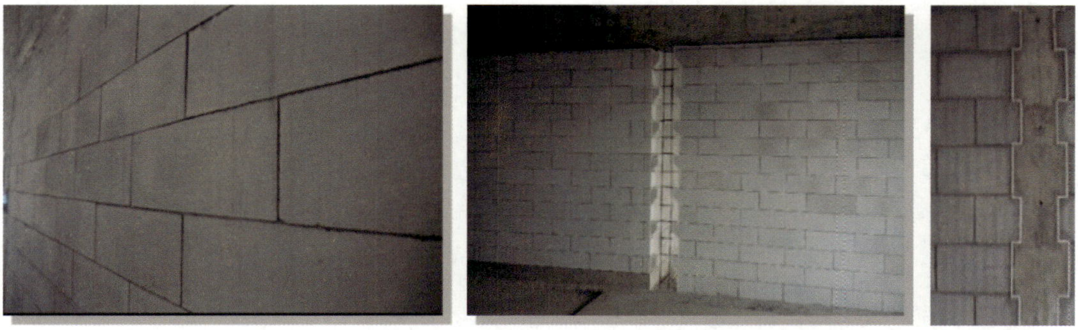

图 4-176　砌体结构成形效果示意图

6. 钢结构工程策划

建立相应的岗位责任制，并与有关人员签订质量目标责任状，确保钢结构施工质量。编制项目质量目标计划、“四新”应用计划、质量检验计划等。针对工程中可能出现的质量通病，组织编制预防措施（图 4-177）。

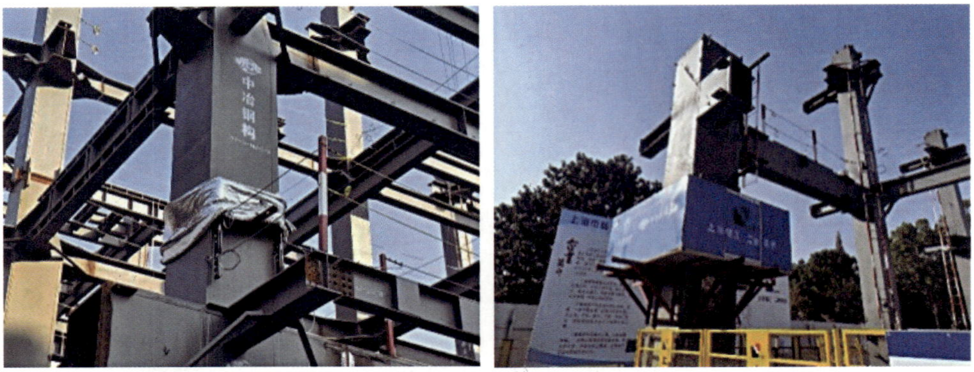

图 4-177　钢结构现场照片

7. 屋面工程策划

屋面工程所采用的防水、保温隔热材料应有产品合格证书和性能检测报告，材料的品种、规格、性能等应符合现行国家产品标准和设计要求。屋面排水组织应明晰、有序。屋面构造做法、防水设防应符合规范和设计要求，无渗漏、倒坡、积水和起鼓现象；各种突出屋面结构及基座排列整齐美观，变形缝处理符合设计要求；上屋面检查口防雨设施安装到位，金属板材屋面接头、连接和固定等细部做法合理规范（图 4-178）。

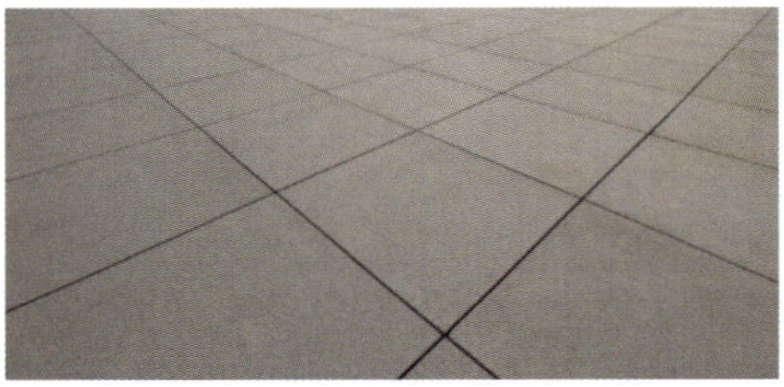

图 4-178　屋面成形效果图

8. 装饰装修工程策划

一条缝：一条缝到底、一条缝到边，整层交圈、整幢交圈。二居中：地漏在地板砖中心；吊灯、喷淋等在吊顶中心。三成线：横成排、竖成行、斜成线；墙砖、地砖、吊顶三同缝。四一致：内外一致；上下一致；明暗一致；大面小面一致。六对齐：洗脸台板上口与墙砖对齐；台板立面档板与墙砖对齐；镜子上下水平缝对齐，两侧对称，竖缝对齐；门上口和水平缝，立框和砖模数对齐；小便器、落地、上口、墙缝、两边和竖缝对齐；电器开关、插座，上口水平缝对齐。如图 4-179 所示。

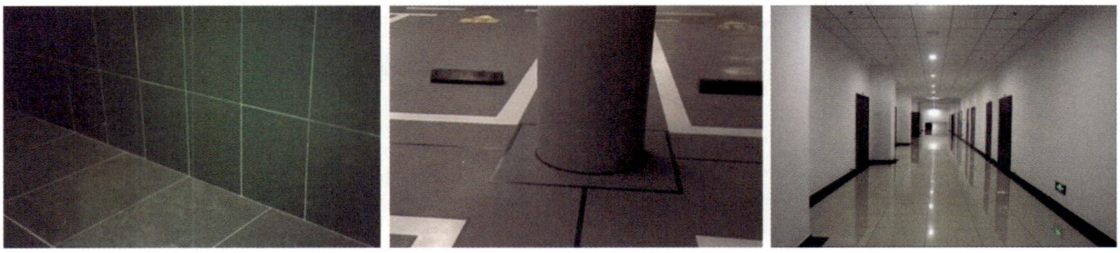

图 4-179　装饰装修成型效果

9. 给排水工程策划

如图 4-180 所示，给水、排水、采暖等管道安装要与电气安装、通风管道安装合理协调，遵循电上水下和有压管让无压管的原则。管道密集的部位，可采用综合支架科学筹划，有序安装。

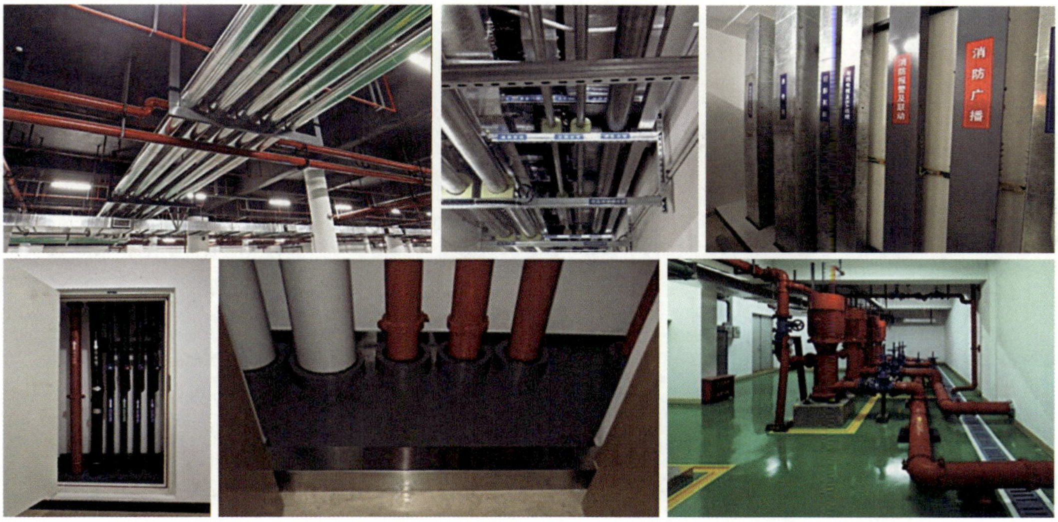

图 4-180　管线安装效果

10. 电气工程策划

如图 4-181 所示，在深化设计时应邀请使用和维护单位参与，确保设计一次性到位，避免后期增加明线；管井内桥架、管道后面的抹灰必须美观，宜先抹灰后安装；管井、桥架、吊顶内的线路敷设、排布必须清晰顺直，不得相互缠绕；强电和弱电必须分开设置；各管线之间的距离和相互位置层次必须符合规范和设计要求，管线或桥架与建筑主体之间的距离要留出检修空间。

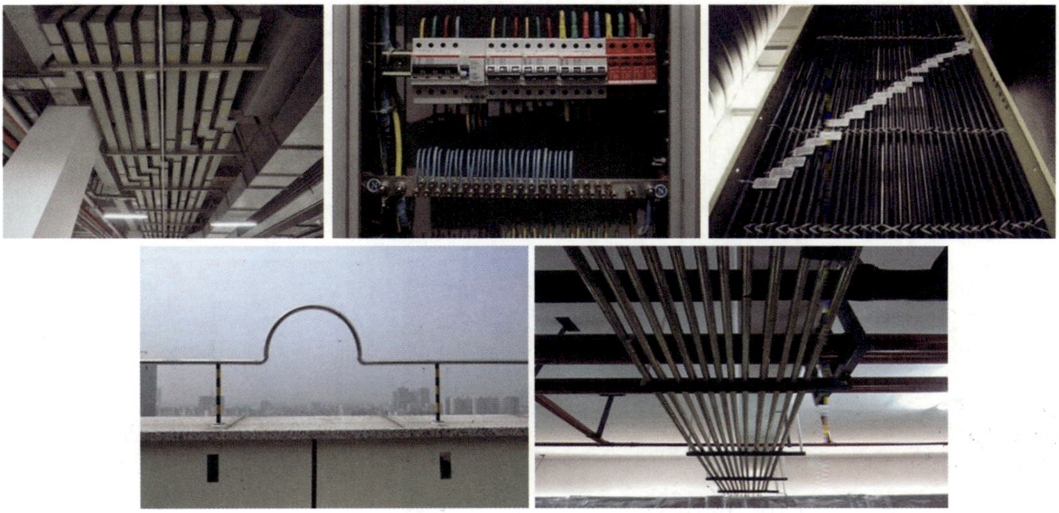

图 4-181　电器工程安装效果

11. 通风空调工程策划

如图 4-182 所示，管道穿墙、穿地部位的防火封堵应规范严密，成型美观。设备安装须牢固端正，支架设置合理。空调风机、水泵等动力设备的支座、管道及吊架必须采取有效的减震隔震措施，确保设备运行平稳。风管和水道的绝热，应采用不燃或难燃材料；金属保护壳应紧贴绝热层，不得有脱壳、褶皱、强行接口等现象；冷热源机房内制冷系统管道外表面应做色标。

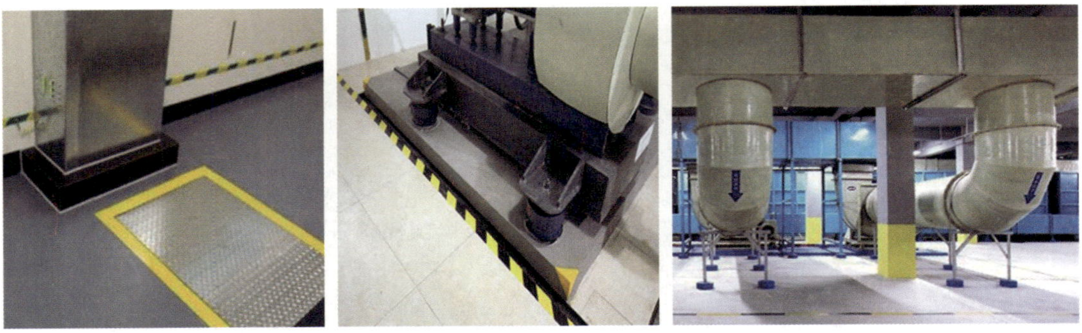

图 4-182　暖通工程安装效果

12. 电梯工程策划

如图 4-183、图 4-184 所示，曳引机等重要设备设置规范，部件安装完整，运转安全可靠；电气箱、柜、导管设置正确，内接线规范、可靠；电梯运行平稳，召唤有效，平层正确，无明显异声。机房整洁有序，设备安装规范，运转安全可靠。

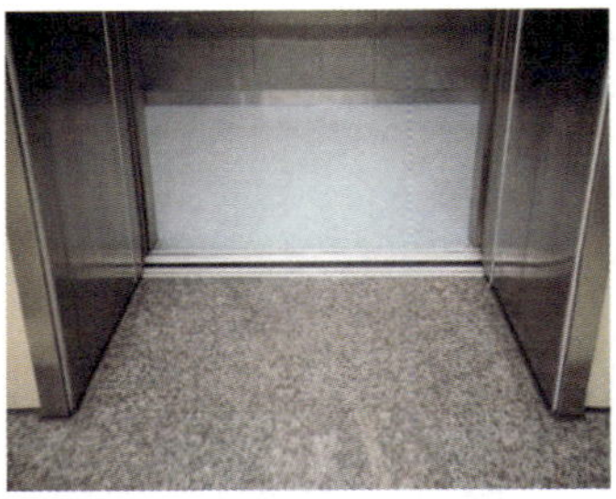

图 4-183　电梯工程安装效果

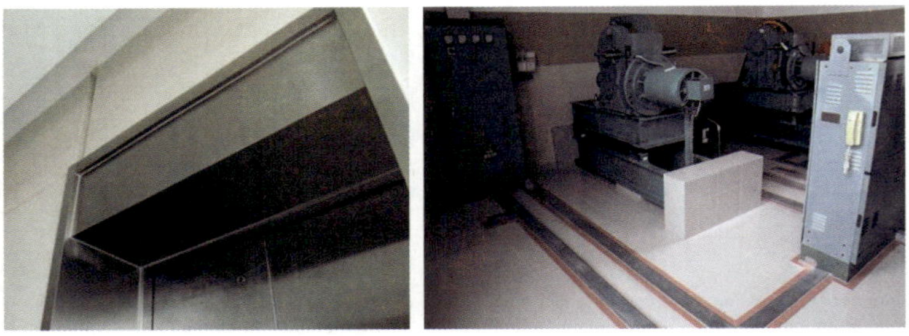

图 4-184　暖通工程安装效果

13. 智能建筑工程策划

如图 4-185、图 4-186 所示，电源与接地系统必须保证建筑物内部智能化系统的正常运行和人身、设备安全。智能控制点位精确，系统信息清晰通畅，智能建筑涉及的各系统运行有效。

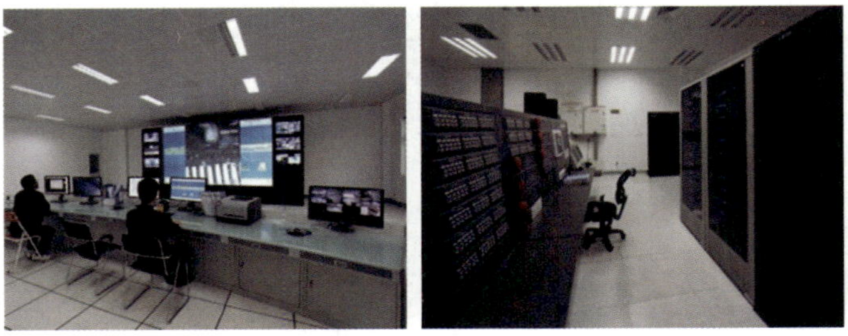

图 4-185　智能监控系统

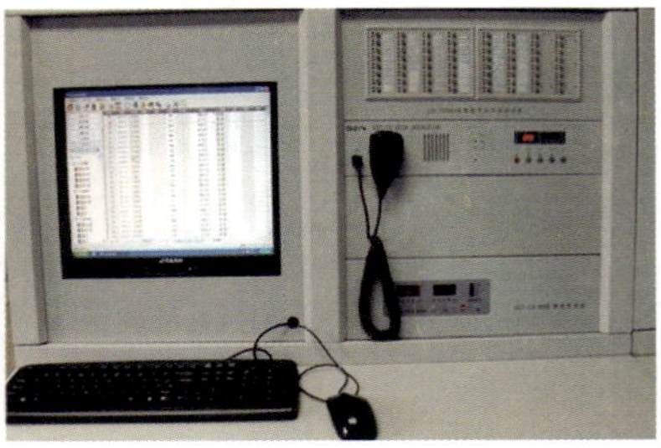

图 4-186　智能控制设备效果图

14. 节能工程策划

如图 4-187、图 4-188 所示，屋面和外墙保温隔热层的敷设、材料、厚度、黏结剂、细部构造及施工、缝隙、填充及热桥部分的构造质量符合相关规范要求。建筑物的体形系数符合规范要求，由热工性能权衡判断。给水、电气、通风和智能建筑工程的节能材料、器具的使用与功效符合设计节能标准。

图 4-187　金属复合保温吊顶

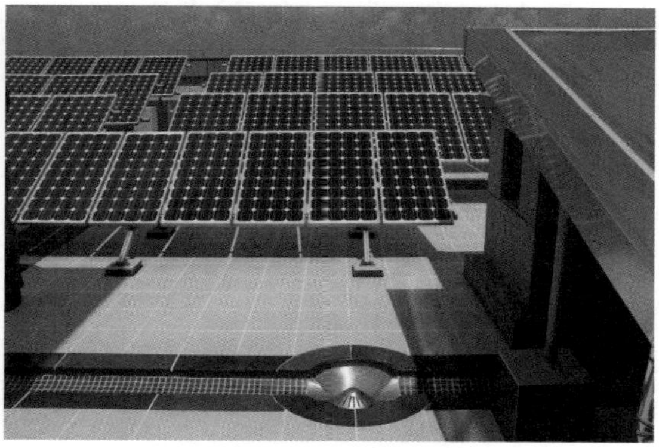

图 4-188　屋面光伏玻璃发电

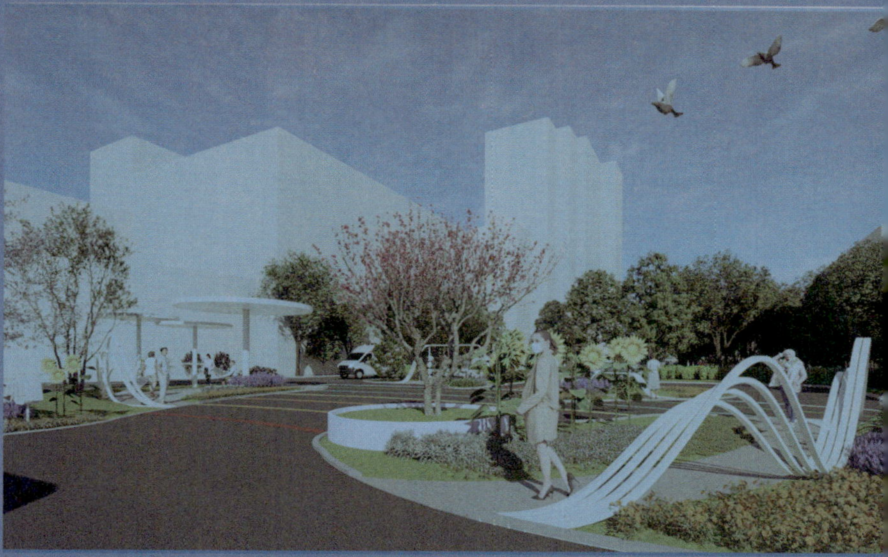

Chapter Five

第5章

医院建筑全生命周期运维技术研究及展望

5.1 医院建筑的大修和改、扩建

5.1.1 医院建筑大修和改造的发展现状

在医院建筑全生命周期中，随着社会发展进步，医疗技术快速发展，医疗工艺改进和医疗设备不断更新，医院建设评价标准也在提高，与此同时，既有医院建筑存在设施老化破损、功能空间缺陷、建筑面积不足、消防安全隐患、医疗工艺流线欠妥等诸多现象。顺应2022年国务院办公厅发布的《"十四五"国民健康规划》，需要加快完善国民健康政策，持续推进健康中国建设，不断满足人民群众日益增长的健康需求。因此医院为了给患者持续创造良好的就医环境，保持医院系统高效、安全、绿色、韧性地运营，医院建筑的修缮（大修）和改、扩建工程日渐增多。

医院建筑的修缮（大修）是指运用多元化的维修与养护手段修复医院建筑老化破损的部位或结构，更新装饰装修及相关设备设施系统，以此有效延长医院建筑的使用年限。当医院建筑使用功能变化较大时，则需对既有建筑进行改造和扩建，即对既有医院建筑进行重新设计、改造和更新，使之能够拥有相应功能，以适应现代医学发展的需求。

以上海市为例，大规模的医院建设始于2001年，经过20多年建设，医院建筑面积从原先的168万 m^2 增加到近500万 m^2，医疗环境设施大幅改善。但是伴随着医院建筑进入大修周期以及医疗装备的高速发展、医院管理理念的不断更新，从2013年开始，医院大修需求明显上升。如图5-1所示，统计了上海申康卫生基建管理有限公司自2016年至2023年期间代建的185个医院大修项目。累计总投资42.2131亿元，总体建设面积达到74.3647万 m^2。上海市各家医院实际运维管理中，还有若干中小型医院建筑大修改造项目由医院自筹资金、自行管理，不在上海申康卫生基建管理有限公司代建和统计范围之内。2024年上海市政府发布《上海市推动大规模设备更新和消费品以旧换新行动计划》，明确要求加强优质高效医

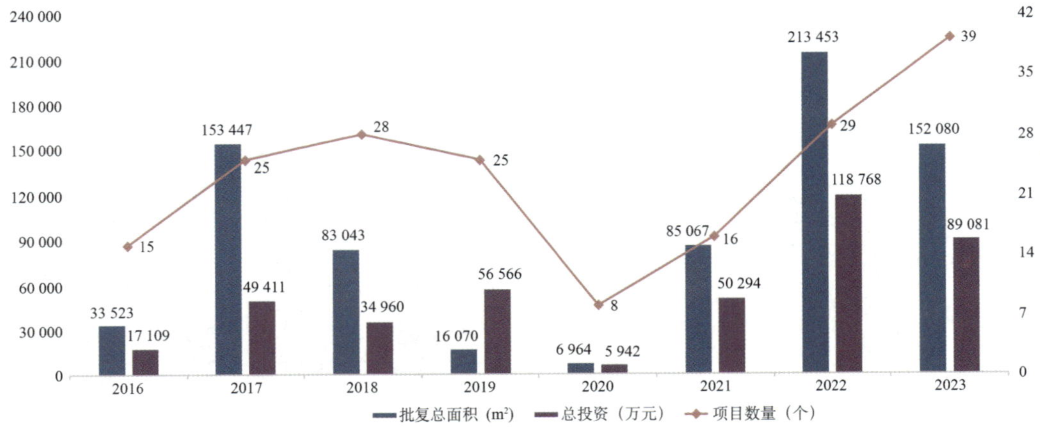

图5-1 上海申康代建的市级医院大修改造项目统计图(2016—2023年)

疗卫生服务体系建设，推进医疗卫生机构装备和信息化设施迭代升级，鼓励具备条件的医疗机构加快医学影像、放射治疗、远程诊疗、手术机器人等医疗装备更新改造。推动医疗机构病房、门急诊、手术室、能源保障设施改造提升，加强医疗机构既有用房适老化、便利化改造，提升医疗用房人性化、智能化水平，补齐病房环境与设施短板。

近年来，上海市精神卫生中心的大修改造项目也呈上升趋势，如表5-1所列，统计了2016年至2023年的大修改造项目实施情况，近8年共有15个大修改造项目获得立项，总建筑面积约达4.4万m^2，总投资约达1.78亿元。其中2020年受新冠疫情影响没有立项大修项目，2023年启动了5个大修改造项目。

表5-1　上海市精神卫生中心大修改造项目立项一览表(2016—2023年)

序号	分类	项目名称	扩初	
			批复总面积(m^2)	批复总投资(万元)
1	2016年项目	上海市精神卫生中心徐汇院区3号楼消防、空调改造项目	5 091	690
2	2017年项目	上海市精神卫生中心闵行院区ABCDE及门诊楼屋面防水工程	8 500	461
3	2018年项目	上海市精神卫生中心闵行院区核磁共振配套改造	132	199
4	2018年项目	上海市精神卫生中心闵行院区B楼手术室改造	2 400	1 646
5	2018年项目	上海市精神卫生中心闵行院区A、B楼大修项目	6 059	2 022
6	2019年项目	上海市精神卫生中心闵行院区科研楼重点实验室动物房装饰装修项目	850	1 390
7	2021年项目	上海市精神卫生中心闵行院区L1病房修缮工程	1 050	573
8	2022年项目	上海市精神卫生中心闵行院区东区宿舍及配套用房装饰装修项目	1 912	809
9	2022年项目	上海市精神卫生中心闵行院区传染楼装饰装修项目	6 870	4 824
10	2022年项目	上海市精神卫生中心徐汇院区后勤楼4号楼装饰装修项目	3 026	1 412
11	2023年项目	上海市精神卫生中心徐汇院区六号楼装饰装修项目	4 286	2 737
12	2023年项目	上海市精神卫生中心闵行院区重症监护病房装饰装修项目	330	178
13	2023年项目	上海市精神卫生中心徐汇院区重症监护病房装饰装修项目	170	95
14	2023年项目	上海市精神卫生中心徐汇院区患者体验中心装饰装修工程	2 200	378

（续表）

序号	分类	项目名称	扩初	
			批复总面积（m^2）	批复总投资（万元）
15	2023 年项目	上海市精神卫生中心徐汇院区实验室及生物样本库装饰装修工程	1 105	389
合计（15 个项目）			43 981	17 803

5.1.2 医院建筑大修和改造的基本类型

医院建筑大修和改、扩建基本包括以下五种类型。

（1）保护性改造。尽可能保留原有的医院建筑风格、结构和形态，强调历史文化价值和艺术价值。有时为了优化整个院区的医疗流线，还可对文物保护性医院旧建筑进行加固改造，然后整体平移适当距离。

（2）全面更新。在保留原有医院建筑特色基础上进行功能、技术、机电系统及装修等方面的更新与升级，以满足现代医学医疗工艺、安全运营、绿色节能等需求。

（3）混合式改造。将不同类型医疗功能整合于同一医院建筑内，如门急诊综合楼、内外科医技综合楼、医技住院综合楼和“院中院”类型的专科临床诊疗中心等。

（4）利用式改造。根据原有建筑结构和条件对其进行再开发利用，例如，将医疗辅助用房改造为发热门诊独立用房等。

（5）完全重建式改造。原有医院建筑无法维护或不具备再利用条件时，则选择拆除重建或部分拆除改造扩建、新旧建筑贴近建设（扩建）。

5.1.3 医院建筑大修和改造的技术管理要点

医院建筑改、扩建及修缮（大修）工程有一个共同的特点是：实施方案受到老建筑的条件约束。由于老建筑是按旧标准建设，有的还具有历史文化传承的意义，因此对按新规范、新标准建设的实施方案提出挑战，增加设计和施工的难度。另外，医院建筑改、扩建及修缮（大修）项目在施工阶段通常会出现“边施工边运营、施工不停诊”的需求，因此进一步增加了项目实施的难度。在项目实施过程中的技术管理要点主要体现在“六大融合”方面。

1. 新旧建筑外立面融合

在医院建筑大修和改造过程中，首先应该保证其建筑外立面（新的）与整个院区既有的建筑外立面（旧的）风格相融合，尤其是贴近扩建的建筑应与相邻建筑物的外立面风格、色调和材质相融合，从而达到整个医院建筑美观、和谐。

对于文物保护类医院建筑的修缮，应该遵循“修旧如旧”的原则，采取特殊的文物保护施工工艺及措施。对于非文物保护类的医院建筑大修和改、扩建项目，在遵循“新旧建筑外立面融合”的前提下，可采用石材幕墙、亚光铝板饰面幕墙等外立面建造技术，保证新修建筑立面与原有院区建筑风格相匹配，在保证建筑外观现代简洁的同时，对周边建筑立面效果不产生“违和感”。

为了保证新旧建筑外立面融合，可以在大修和改、扩建方案设计阶段应用 BIM 技术辅助模拟分析。由于绝大多数的建筑外立面材料可在仿真环境中得到还原，经过对大修改造项目的外立面效果漫游模拟，基于 BIM 技术的可视化特性，通过多方案比选，可以助力确定外立面设计风格与特色。

2. 新旧建筑结构融合

在医院建筑大修和改造过程中，若仅仅考虑建筑装饰和机电系统的修缮更新，则可以不涉及建筑结构的改造。但是，由于要满足现代医疗工艺、医疗设备更新安置、建筑面积扩大及新旧建筑贴近建设且贯通等需求，则需考虑"新旧建筑结构融合"问题。

由于既有的建筑结构通常是 10 多年前甚至更久远的年代设计建造的，是按照国家及各部门旧规范设计施工的，因此不能满足当下的建筑结构设计及施工规范要求，尤其是建筑抗震规范的相关要求。因此，如果因增加医疗设备荷载、抽柱扩大结构跨度等需求而对建筑结构"动大手术"改造，则应同时考虑新规范的建筑结构抗震条文规定，将会增加较多工程造价。

在改、扩建项目中，较为经济合理的实施方案，通常是保证旧建筑的结构不变，贴近新建建筑结构，并使一定数量的楼层相互贯通，以满足医院建筑面积增大、功能提升等需求。在新扩建的建筑结构与既有的旧结构融合方面，应该做到：控制结构沉降量，保证新建筑与旧建筑贯通楼层的楼面标高一致，不影响管线贯通和装饰装修等其他专业。并且设计好新旧建筑结构连接处的门洞及通道构造，保证新旧建筑结构融合，为医院新旧建筑区域之间的人流、物流畅通提供保障。

3. 新旧景观绿化融合

医院建筑大修和改、扩建项目应同时考虑景观绿化工程，尤其是改、扩建项目，可能涉及既有医院的景观绿化(甚至院区内花园)与扩建楼宇间的景观绿化融合，有时还涉及新建下沉花园、垂直绿化、立体绿化等景观融合问题。

新建景观绿化工程与既有院区景观的融合，主要需关注景观设计风格、植物的品种选型、四季景观(花、果、叶)变化、景观小品、水景和灯光等多方面内容。针对改、扩建(新建)景观以及各类植被，可应用 BIM 仿真漫游模拟，选择最优的景观绿化设计方案，实现新建景观与既有景观融合、下沉花园与既有花园融合，整体把控整个院区的景观绿化效果。

4. 新旧建筑管线融合

医院建筑大修和改、扩建项目的机电管线改造更新情况复杂，有材质老化情况、有性能落后情况(设备更新、节能改造)，首先应评估既有系统的旧管线老化程度、老旧管线继续使用的可能性，然后确定哪些管线完全拆除，哪些管线部分拆除，哪些管线不必拆除。还需确定建筑管线拆除更新的施工方式：医院建筑是整幢楼腾空后修缮施工，还是逐层腾空、逐层修缮，其他楼层"施工不停诊"。这两种不同施工方式，严重影响施工难度和进度。

在新旧建筑管线融合方面，包括两部分内容：①室内管线融合。主要包括更新管线与旧管线之间的管线融合，贴近建设的新建筑与旧建筑在地下室和贯通楼层的机电管线需融合。②改造扩建的新建筑管线需与旧院区的室外市政管线融合。针对室外市政管线融合问题，由于老旧院区情况复杂，需应用 BIM 技术＋物探技术，精确获得原有管线勘探情况，结合最新管线改建搬迁施工图纸，构建新旧建筑管线融合的 BIM，消除管线冲突问题，以降低在地下施工中产生的风险。

针对医院高层、多层建筑“施工不停诊”的逐层腾空、逐层修缮改造施工方案，需采用“新旧机电双系统同步运营”大修施工技术，医院建筑室内装饰装修及医用设备设施布置从顶层开始，依次向下推进。相应地，整幢大楼机电管线翻新的施工顺序如下：①消防泵房设备及冷水系统改造；②竖向管井及楼层部分机电改造；③顶层及强弱电机房建设；④逐层机电更新改修及系统切换；⑤调试验收及原有供电切断。

5. 新旧建筑医疗流线对接融合

在医院建筑大修和改造过程中，依据医学技术进步、医疗工艺改进和医疗设备更新的情况，需同步实现医疗流线再造。

针对医院建筑诊疗空间局部改造和改、扩建新旧楼贴建的情况，需要实现新旧建筑医疗流线对接融合。在医疗功能上重新考虑医疗工艺流线的优化，可基于 BIM 仿真模拟分析，优化医疗工艺流线，保证洁污分流、医患分流，且保持流线之间的相互干扰最小，实现新旧建筑之间的医疗工艺流线融合。在某些医院建筑实施医疗流线融合再造的过程中，若考虑疫情防控需求，则还可基于 BIM 模拟优化“平疫结合、平疫转换”的医疗流线实施方案。

6. 新建停车设施与交通系统融合

“停车难”是许多医院面临的运营问题，因此在医院建筑大修和改、扩建过程中，可能涉及新建停车设施，例如智能车库、多层机械式停车设施。新建停车设施考虑的因素包括停车位、车流路线、车辆入口和出口设置，从而保证新建设施与既有院区交通系统融合。

基于 BIM 技术仿真模拟分析智能车库与交通系统的融合，主要体现在仿真模拟存取车情况，估算存取车等待时间，结合院内外的交通模拟和分析，根据模拟结果可以为车库的设计提出优化意见，得出的数据亦能给后期车库的实际运营管理提供参考。

5.2 智能化运维管理平台的开发研究

5.2.1 智能化运维管理平台概述

智能化运维管理平台（以下简称“运维平台”）是以 BIM 为载体，整合各类医院数据，运用互联网、物联网、云计算和大数据等信息技术，通过一个平台对医院建筑、人员、设施设备及业务流程的执行进行全生命周期管理，实现医院人、财、物统一管理，保障医院运营环境安全，提升医院整体运营管理能力，为患者提供更加安全、高效、舒适和人性化的服务体验。

5.2.2 智能化运维管理平台发展历程

从智慧医院建设和发展趋势来看，我国医院后勤信息化平台建设大致可分为如图 5-2 所示的三个阶段，即第一阶段的医院子系统信息化建设，第二阶段的一站式服务中心建设，第三阶段的智能综合管理平台建设。第一阶段强调医院业务信息化管理；第二阶段强调万物互联，即管理对象的数据化和数据利用，当前阶段则强调管理活动的智能支持。

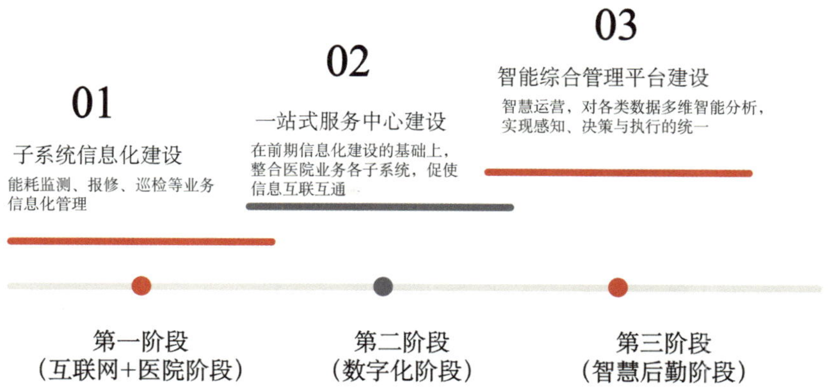

图 5-2　医院后勤信息化平台建设历程

1. 互联网＋医院阶段：子系统信息化建设

随着互联网和物联网技术的兴起，医院发展进入了信息化阶段。2015 年，国务院印发《关于积极推进"互联网＋"行动的指导意见》明确提出重点推进"互联网＋医疗健康"工作，要加快医联体建设，发展"互联网＋医疗"，同时《"健康中国 2030"规划纲要》《国务院关于积极推进"互联网＋"行动的指导意见》等出台，对"互联网＋医疗"建设作出了具体部署。在政府的推动与鼓励下，以"互联网＋"为代表的信息化之风，为医院运维管理工作的转型升级创造了契机，绝大部分医院按照行业主管部门的要求，先行建设了能耗监测系统，同时在服务满意度匹配最强的报修、巡检等后勤服务上开展信息化建设，简单实现了"电子化""无纸化"办公。

2. 数字化阶段：一站式服务中心建设

移动互联网、5G 的面世及物联网技术的进一步发展，将医院带入了数字化阶段，标志性特征是移动办公和海量数据沉淀。随着国务院办公厅《关于建立现代医院管理制度的指导意见》出台，明确提出医院后勤管理提升的 3 个方向，即后勤一站式服务中心探索、社会化外包、万元收入能耗支出。医院后勤行业探索呈现出从认知到实践的升级。针对医院在之前信息化系统探索中所遇到的系统割裂、无法有效分析数据等问题，医院积极展开一站式服务中心的建设，以服务为核心，把原来医院相对分散的系统、业务、数据等进行有效地整合，在一个统一的架构体系下开展业务。该阶段主要为在前期信息化建设的基础上，整合医院业务各子系统，促使信息互联互通，提高服务质量和管理效率。

3. 智慧后勤阶段：智能综合管理平台

"三位一体"的智慧医院评价标准的发布，明确提出公立医院的运营要求，医院发展从规模扩张阶段到了精细化管理阶段，政策明确提出建设后勤智能综合管理平台，要构建后勤智慧大脑，要搭建顶层架构支撑智慧医院落地，要以生态合作的方式，通过后勤运营平台的搭建，再逐步接入各医院业务，奠定医院智慧运营管理的数字和计算能力基础。近年来，有关公立医院高质量发展各项政策相继出台，如国务院办公厅印发的《关于推动公立医院高质量发展的意见》《关于印发公立医院高质量发展促进行动(2021—2025 年)的通知》等，医院的高质量发展将始终是智慧医院建设的核心。当前阶段为医院数字化转型阶段，指在医院运营管理业务全部数字化的基础上，实现全业务融通的运行、监控、管理和数据收集工作，同时引入大数据分析及人工智能技术，对各类数据实现多维度智能分析，输出有效决策并执行，使整个系统不断迭代更新，真正实现感知、决策与执行的统一。医院智能化运维的方向是坚持提高服务水平，基础是业务流程再造，关键是信息处理、开放和共享，核心是数据驱动决策。

在此背景下，医院智能化运维管理平台的建设也分为三个阶段，如表 5-2 所列。

表 5-2　医院智能化运维管理平台建设阶段

序号	阶段	主要建设内容
1	第一阶段	➢ 围绕节能管理，利用各类物联控制技术开展节能管控的改造建设，同时利用信息技术建设能源管理平台，通过数据分析发现异常用能点，进行技术和管理改善，实现节能目标
2	第二阶段	➢ 围绕设备安全运行及日常报修服务管理开展，利用 IoT 及 5G 技术进行各类机电设备运行实时参数传输，进行数据分析发现潜在运行安全风险问题进行管控，并建设一站式报修服务系统，管理院内日常维修类业务，实现对医院日常运营的基础性保障
3	第三阶段	➢ 基于数字化转型下的智慧医院运营运维管理开展建设，覆盖的运营管理领域更为完整，不仅仅是围绕设施设备管理，还涵盖了配套满足医疗服务运行的相关各类服务的质量管理，形成相对完整的大后勤运营管理体系，并利用数字化技术建立科学化的量化评价指标，基于数据分析结果指导院内运营管理的持续改进，并围绕医疗服务高质量发展提供更为有效的运营策略和模式

精神疾病患者缺乏辨认、控制能力，因病情发作和其他因素的影响极易出现自伤、伤人、外走等意外事件，同时针对重性精神疾病患者，医院主要采取封闭式管理模式，患者治疗主要依赖医护人员或辅助工人的管理。因此，相较于常规医院如何防护患者危险行为和开展人性化运维是精神卫生专科医院运维平台的研究重点，精神卫生专科医院运维平台的设计需注重其特殊的使用者行为和管理模式，综合考量安全性和人性化运维策略，基于信息技术为精神疾病患者创造一个慰藉心灵的疗愈空间，同时又能保障患者和医护人员的安全。

此外，医院运维平台的建设需考虑投入产出效益。随着技术的不断进步和理念的不断革新，需求也在不断变化，运维平台的建设不可能一步到位。因此，运维平台的规划设计需综合考虑各种变化因素，在完成功能和技术规划的同时对投资收益进行评估，根据实际情况区分基础建设内容、可选建设内容、后期追加内容以及未来升级、拓展预留空间等，以保证运维平台建设以前瞻规划为原则，逐步实施落地，以及未来的可持续优化和升级。

5.2.3　智能化运维管理平台构建思路

随着公立医院高质量的发展和数字化转型的推进，运维平台成为优化医疗服务，提高医院管理效益的重要手段。运维平台建设应以“统一规划、统一标准、统一管理”为原则，紧密结合医院管理实际需要，分阶段、分内容整合各设备监控系统和业务系统，融合现代信息技术和先进管理理念，形成智慧感知、智慧响应、智慧决策和智慧评价的数据驱动链，实现医院全局管理的智能化运维，高效保障就医环境安全，有力提升医院服务质量，降低管理成本。

智能化运维管理平台构建思路的具体实施路径如图 5-3 所示。

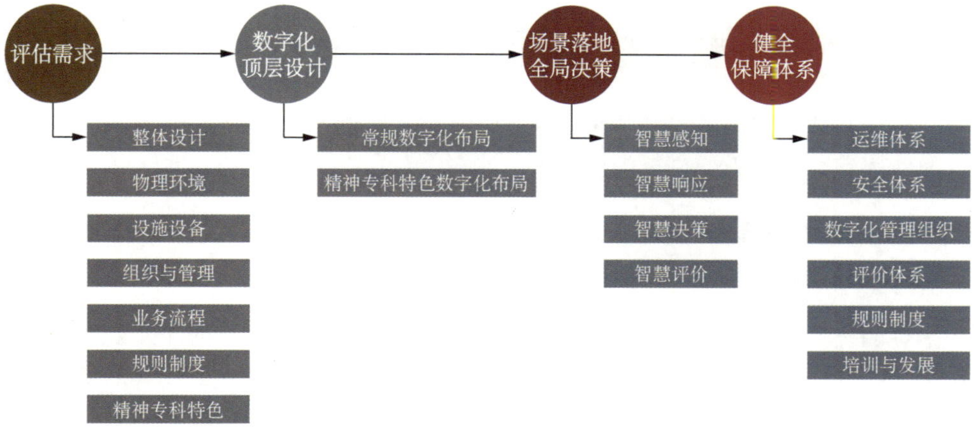

图 5-3　智能化运维管理平台构建思路

1. 评估建设需求，聚焦特色管理

运维平台建设应以运维需求为中心，针对医院自身建筑、设施设备运维的实际情况和特色管理进行规划设计，因此运维平台建设前首先需要对医院现有的运维体系、管理模式和需求进行综合评估，梳理医院运维管理的现状、问题和需求，围绕已经明确的问题和需求，探讨如何借鉴国内外先进经验或通过创新的方式，利用技术、管理等不同手段提出解决方案，最终明确平台的功能定位和开发方向，确保平台的建设符合实际需求。如，精神专科医院相较于其他医院，外逃和攻击作为最常见的病区不良事件，如何采取有效措施进行有针对性的预防至关重要，运维平台如何利用定位技术实现对患者、医护人员及重要资产的全程精准定位，确保在突发情况下能够迅速响应；在患者攻击或伤害医护人员时，运维平台如何通过应急报警、定位技术等开展应急协同业务进行及时救助，保障医护人员和患者的安全。

2. 布局数字化，规划顶层设计

在建设需求评估后，围绕达成一致的解决方案和医院战略发展目标，对医院运维全局业务进行前瞻数字化布局，以场景应用为导向，采用自上而下的设计理念完成平台的顶层规划，推动医院业务的数字化转型升级，打造医院数字基座，支撑医院高质量发展。平台的顶层设计是平台建设的重要环节，在布局数字化过程中，需将医院的物理环境、设施设备、网络环境、内外部业务流程和组织架构等进行整合，形成一个统一的信息平台，将运维数据全口径标签化，畅通院内院外数据链条，实现数据共享和业务协同办公，为后续的智慧分析和决策提供有力支持。同时，设计中还需充分考虑数据的安全性和隐私保护，确保医院信息的安全和合规性。

3. 落地应用场景，全局智慧决策

根据医院运维管理的特点，在数字化布局的基础上，通过引入人工智能和大数据分析等技术，建设医院运维管理的关键场景或应用实例，实现场景业务的智能监测和预测，推动医院关键业务应用的可视化、指标化、实时化，最大程度释放医院运维的数据价值，帮助管

理者实时感知医院运维的健康态势，以数据为驱动，实现场景业务的协同响应和智慧决策，强化数据深度应用，提升医院的运维效率和服务质量。

4. 健全管理制度，形成保障体系

最后，平台的建设需健全相应的管理制度和保障体系。在平台的应用过程中，需要明确各组织成员的责任和权限，建立一套与之匹配的运维管理规范和工作标准流程，确保平台的稳健运行和数据的高质量。同时，还需加强对人员的培训和技术支持，提高工作人员对平台的使用和维护能力。

5.2.4 智能化运维管理平台主要功能设计

1. 设备监控管理

基于智能终端设备和物联网技术的应用，平台自动化、智能化实时采集数据，对通风与空调系统、变配电、给排水、电梯和医用气体等设施设备的运行参数进行实时监测，便于及时、准确地了解设备运营情况；同时对设备故障及异常情况按危害程度进行分级预警管理，实时推送告警信息至相关人员，加强设备故障响应和处理效率，主动预防服务，保障医院安全。医院建筑空间划分为公共区域、专用区域、特殊区域等不同区域，各区域对温度、室压、排风、排污及换气等要求各异，运维平台基于实时采集设备运行参数和各区域环境、人员等数据进行自动化分析，通过控制末端设备调整温度、排风量、换气频次等参数，实现设施设备的精细化运维。如，精神专科医院病患因外窗开启面积有限，且患者卫生意识差、长期服用精神药物代谢后容易产生异味，病房内空气质量不佳，运维平台通过增加空调末端换气频次以保证病患房间的空气品质。

2. 综合运维管理

以工单驱动的一站式运维服务，实现建筑、设施设备、保洁和运送等运维业务的综合管理。如，设施设备运维涵盖设施设备报修、维修、巡检、维保及数据分析等业务，主要包括空间管理、值班管理、设备管理、运维管理（设备维修、设备巡检、设备维保）和运维分析管理等内容。又如，精神专科医院患者运送服务主要涵盖将患者从病区科室运送至目标检查或治疗科室，如心理测试室、功能检查科、脑电检查科和放射科等，运送业务流程涉及病区医护、运送调度人员、运送人员和管理人员等多部门、多岗位，业务繁杂且需求不一。因此患者运送服务设计可通过对接院内 HIS 系统，自动获取运送服务相关的预约检查、即时检查等患者运送信息，包含患者基本信息、预约时间、检查科室和运送工具等。运维平台获取预约数据后，对预约计划类运送和医嘱临时运送自动生成运送工单推送至运送中心，再由调度人员对运送任务进行派单，运送人员通过手机移动端接单，运送人员按时接送患者和完成接送地点校验确认，实现患者运送智慧化服务和闭环管理。

3. 安全管理

对医院安防、消防、视频和环境等安全系统一体化管理，将安全系统设备关系、人员属性、空间位置和安全状态进行三维可视化展示，联动现场预警，帮助运维工作人员快速定位故障，跨部门作业，高效率排查和解决问题。精神疾病患者相较于常规患者极易出现自杀、冲动、外走等危险行为，不良事件发生率较高，基于运维平台的安全防护管理极为重要。安全管理设计可通过身份智能识别、患者定位报警、院内导航等物联网技术的应用和管理流程的再造，充分评估各类患者可能存在的风险，按患者级别预先制订患者位置、活动时间的院内有效电子安全围栏区域，患者治疗过程中基于运维平台实时智能识别患者信息、实时追踪患者位置等，并自动与电子安全围栏区域匹配，超出区域时系统自动发出预警推送至相关人员，实现对患者外逃、走失等不良事件的应急安全管理。

4. 能源管理

主要对用电、用水、用气进行监测和计量，实现分类、分区域、分级的能耗计量和用能分析，通过设施设备节能诊断和用能数据分析，优化设备运行。同时，对各部门或服务单位用能行为进行评价和节能指导，在日常运营管理过程中降低能源消耗，提高医院能源管理效能，降低万元收入能耗支出，保障医院安全、高效、绿色运营。

5.2.5　智能化运维管理平台管理优势

1. 主动运维，精细管理

建立预防式维护体系，实现设备的全生命周期管理，实现事前基于策略的预防维护，维护保养，项目检修，设备状态分析；事中基于平台的实时告警，现场报警联动，点检管理，故障处理策略；以及事后基于缺陷的故障检修，缺陷管理处置，故障管理分析，设备运行分析等功能。对医院设施设备进行实时监测与预警，及时发现问题和解决问题，全方位保障医院安全稳定运营，助力医院被动式、粗放式运维转换为主动性、智能化运维。

2. 数据融合，赋能管理

以综合监控为基础，互联互通各设备系统、业务系统数据，以统一的数据字典深度融合多源数据，对运维服务进行多维关联分析与评价，借助大数据和人工智能技术，对运维管理进行状态评估、资源优化、预测分析等，帮助管理者更精准地掌握运维状态，辅助管理决策。

3. BIM 协同，高效运维

将 BIM 可视化技术结合运维平台，运维人员可利用后勤空间开展业务，实现智能化系统设备资产的空间化管理，基于三维直观的展示帮助运维人员快速精确地了解设备、人员的空间信息，方便不同专业运维人员的协同合作和权责划分，降低运维人员专业门槛及学习时间成本，提高运维管理效率。

5.2.6　运维管理制度及措施

1. 完善运维体系，建设规范化后勤

通过健全完善的运维管理规章制度，明确组织体系、岗位职责、运维标准、工作流程、工作目标、协调机制和考核机制等核心要素，规范运维人员的操作行为，提升运维团队的工作效率，确保运维工作的规范化、高效化和安全化。例如，在组织体系方面，通过设置清晰的管理层级和部门划分，明确各级人员的职责范围，确保各项工作的有序开展。在岗位职责方面，需详细规定每个岗位的职责和要求，使得运维人员能够明确自己的任务，从而更好地履行工作职责。在运维标准方面，通过制定一系列的操作规范和技术标准，同时设定明确的工作目标对运维工作进行全面的量化评估，以便及时发现问题并采取相应措施进行改进。

2. 加强人员培训，打造专业化后勤

加强对运维人员平台使用方法、设施设备运行原理、维护保养知识和新技术知识等的培训和管理，帮助他们掌握必要的技能和知识，提升运维人员的专业素养和综合能力。同时建立相应的考核机制，对运维人员的工作绩效进行定期评估和奖惩。在培训过程中，需注重理论与实践的结合，通过案例分析、实践操作等方式，使运维人员能够更好地理解和掌握所学知识。此外，需建立人才梯队建设机制，通过选拔和培养优秀人才，打造一支“一专多能”的后勤职业化队伍，实现医院专业性、高效性、准确性的服务理念。

3. 开展科学评价，构建优质化后勤

为了实现医院后勤运维的持续优化和提升服务质量，需针对医院运维管理的关键目标和管理需求，构建一套分层级的评价体系，对各部门、各岗位、各服务商等定期开展科学评价工作，以使工作人员能够明确自己的工作方向和目的。例如，对后勤维保工作进行评价，需涵盖设施设备运行状态、维护保养质量、工作效率等多个方面，采用量化指标对后勤运维工作进行全面评估。同时，引入了 PDCA 循环理论，通过不断地计划、执行、检查和调整，促进后勤管理的持续优化和改进。在评价过程中，基于平台自动化收集和分析数据，及时发现存在的问题和不足，并提出相应的改进措施，提升后勤运维工作的透明度和可衡量性，促进后勤工作的高质量发展。

5.3 BIM 技术在运维阶段应用

BIM 技术在精神专科医院建筑运维阶段应用的目的是提高管理效率、保证安全运营、提升服务品质及降低管理成本，为设施的保值增值提供可持续的解决方案。运维阶段的 BIM 技术应用的主要内容涉及：运维应用方案策划、运维应用系统搭建、运维模型构建或更新、空间分析及管理、设备运行监控、能耗分析及管理、设备设施维护管理、BA 或其他系统的智能化集成、模型及文档管理、资产管理、应急管理等相关内容。

5.3.1 运维阶段应用方案策划

运维阶段应用方案是指导精神专科医院在建筑运维阶段 BIM 应用的关键文件，根据医院项目的实际需求制订，旨在保证医院建筑绿色、安全和高效运营。基于 BIM 的运维应用方案应提前制订。运维方案宜由医院后勤管理部门牵头、专业咨询服务商支持（包括 BIM 咨询、FM 设施管理咨询、建筑设计咨询等）、运维管理软件开发商和医院管理其他部门共同参与制订。主要涉及的 BIM 应用内容包括如下。

（1）基于对精神专科医院建筑运维的需求调研分析、功能分析与可行性分析，进行运维阶段 BIM 应用策划，编制策划方案。

（2）编制运维阶段 BIM 应用实施方案。实施方式是策划方案的细化和深化，有关内容和深度虽没有明确规定，但建议包含空间分析及管理、设备运行监控、能耗分析及管理、设备设施维护管理、BA 或其他系统的智能化集成、模型及文档管理、资产管理、应急管理等所有应用点。

5.3.2 运维系统搭建

精神专科医院建筑运维系统搭建是该阶段的核心工作，为实现医院建筑可视化、参数化、智能化运维管理构筑良好的基础。运维系统应在运维管理实施方案的总体框架下，可结合短期、中期、远期规划，遵循“数据安全、系统可靠、功能适用、支持拓展”的开发应用总原则进行软件选型、开发和应用。主要涉及的 BIM 应用内容包括如下。

(1) 精神专科医院建筑运维系统可选用专业软件供应商提供的运维平台，或在此基础上进行功能性定制开发，也可自行结合既有三维图形软件或 BIM 软件，在此基础上进行二次开发。

(2) 基于 BIM 的运维平台宜利用、或集成业主既有的后勤管理软件、智慧医院平台的功能和数据，以 BIM 为背景，开发相应的数据接口，打通既有的医院部门运营数据库。

(3) 运维系统宜充分考虑利用互联网、物联网和移动端的应用，逐步提高医院建筑运维的智能化和智慧化，为建设数字孪生医院、智慧医院和智慧城市奠定基础。

5.3.3 运维模型构建或更新

运维模型构建是精神专科医院建筑运维系统数据搭建的关键性工作。运维模型是在竣工模型轻量化处理后，增加相关运维信息而构建形成的。运维模型需要真实反映医院建筑的空间信息、设备设施及相关管线的实际布局情况和参数信息，如具竣工模型为竣工图纸模型，必须经过现场复核和更新，保持模型与现场实际布置信息完全一致，形成实际竣工模型。该模型在运维阶段可以动态更新，持续保持模型与实际情况的吻合，从而为运维管理提供有效的信息基础。主要涉及的 BIM 应用内容包括如下。

(1) 针对新建项目，进行建设阶段 BIM 校对、更新和运维化转换；若不存在基础模型，则按照既有建筑建模方式处理。

(2) 针对既有建筑，进行运维模型构建(可能需要逆向建模)。

(3) 运维模型中数据的现场复勘、校对和完善，包括设备设施数据的完整性和准确性、数据是否满足既有标准、规范或规定(如标签、分类、编码和色彩设置等)、数据的逻辑关联和拓扑结构以及数据的通用标准对接等，以保证 BIM 运维数据模型与实际情况保持一致。

(4) 模型的运维转换需要去除一些不必要的模型信息，增加必要的面向运维的模型信息，进行信息重组(包括优化模型、创建视图、优化属性和系统分类等)，渲染表现效果，并采用轻量化技术尽可能减少模型对运行设备的要求。

(5) 运维导向对医院建筑、设备和设施的 BIM 数据要求，包括编码信息、服务区域、类别信息(包括行业分类和医院自行分类等)、制造供应商信息(包括制造商、供应商、型号、编码和保证期等)、规格属性以及运维数据(包括工作状态、维护状态、维护历史和空间数据等)等。

(6) 考虑建筑施工运维的建筑信息交换(Construction Operation Building Information Exchange, COBie)国际通用标准以及国内技术标准的采用。

5.3.4 空间分析及管理

为了有效管理精神专科医院建筑空间，适应医疗工艺发展、医疗工艺流程优化、医疗设备更新等活动提供空间信息保障，保证空间的利用率，结合医院 BIM 进行建筑空间管理，其功能主要包括空间规划、空间分配、人流管理（人流密集场所）、空气品质监控、统计分析和空间改造分析等。主要涉及的 BIM 应用内容包括如下。

（1）基于 BIM，根据医院发展战略，制订空间使用规划、分配使用方案。

（2）制订空间分类、编码与色彩标准方案（可与设计阶段协同一致）。

（3）进行基于 BIM 的可视化空间分析和空间管理，例如不同功能空间的定位等。

（4）基于 BIM 开展空间统计分析，例如空间的自动测算及组合统计分析、各种功能的统计分析、空间的使用效率分析以及基于空间的能耗测算、投资测算、成本分析等。

（5）构建模块化或标准化的空间单元 BIM，例如标准病房、活动室、手术室、实验室和化验室等，协助空间设计检查及优化分析。

（6）结合智能传感等方式，获取空间环境中温度、湿度、CO_2 浓度、光照度、空气洁净度及有毒有害气体浓度等信息，进一步可获取碳（氮）氧化物排放，锝 99、氟 18、碘 131 等衰变射线监测数据信息，并结合其他专业软件进行分析，为病患服务及医务人员提供安全舒适的诊疗和康复空间环境。

（7）如有必要，开展空间改造分析。将办公家具、医疗设备、空间功能等静态元素，空间净高、设备布局、既有设备及关系等空间信息，以及医疗工艺流程、人流、实时能耗、气流组织（特殊空间）等动态信息进行集成，通过医务人员、维护人员、行政管理人员等的协同分析，为更新改造提供最佳方案。

5.3.5 设备运行监控

通过基于 BIM 技术的设备运行保障监控，以实时掌握医院建筑中的各类设备位置和运行信息，对运行故障进行主动预警或报警，从而保障医院各部门绿色、安全、高效运营。主要涉及的 BIM 应用内容包括如下。

（1）通过基于 BIM 的设备可视化搜索、展示、定位和监控，大幅度提高设备查询的效率、定位准确程度以及应急响应速度，以应对越来越复杂的医院设备设施系统，并考虑与现有后勤智能化平台进行对接。

（2）支持基于 BIM 的拓扑结构查询，以查找、定位、显示甚至控制上下游设备，辅助分析故障源以及设备停机的影响范围。

（3）设备模型的构建或维护，包括空调、锅炉、照明、电梯、生活水、集水井、医用气体、空压、能源计量、负压吸引、电力、气动物流和轨道物流等。

（4）设备模型信息与实时监控数据的对接方案及实现，能按楼层、按设备、按点位和按使用空间进行分类、分组显示。

（5）根据不同设备特点和需求，设置报警阈值（或动态阈值）及异常事件触发后的可视化展示方式。

（6）对一家精神专科医院来说，既可同时监控多个院区、多个楼宇、多个设备，也可同时监控不同院区和不同楼宇的同一类设备的总体运行状态。监控和监测日志应包括时间、设备空间信息、监测事件、监测视频和归档档案等。

(7) 大修改造项目需要做好原有监测设备和新增设备的模型记录。在大修过程中应记录好因施工而影响的监测部位和监测设备的原有方案、临时方案和最终方案，以便后期恢复和查证。

5.3.6 能耗分析及管理

医院建筑是能耗较大的一类公共建筑，能耗指标也是判断医院建筑绿色等级的重要指标。在精神专科医院建筑的运维管理中，利用建筑模型和设施设备及系统模型，结合医院建筑楼宇计量系统及楼宇相关运行数据，生成按区域、楼层和房间划分的能耗数据，对医院各功能区的能耗数据进行分析，发现高耗能位置和原因，并提出针对性的能效管理方案，进而降低医院建筑能耗。在"双碳"目标下，通过能耗管理降低碳排放指标也是绿色医院建设的重要任务。主要涉及的 BIM 应用内容包括如下。

(1) 利用 BIM，集合楼宇能耗计量系统，生成按区域、楼层、房间、诊疗业务量和气象特征等分类的能耗数据，对能耗进行分析，以此制订优化方案，降低能耗及运营成本，打造智慧绿色医院。

(2) BIM 与能耗数据的集成方案及实现。包括通过相应接口或传感器等多源数据的集成和融合。

(3) 能耗监控、分析及预警方案及实现。包括远程实时监控以及预警的可视化展示、定位及警示提醒等。

(4) 设备的智能调节方案及实现。基于能源使用历史情况的统计分析，自动优化节能源使用方案，也可根据预先设置的能源参数进行定时调节，或者根据建筑环境和外部气候条件自动调整运行方案。

(5) 能耗的预测及方案优化。根据能耗历史数据，预测未来一定时间内的能耗使用趋势，合理安排设备能源使用计划。

(6) 生成能耗分析报告或将能耗数据传递到其他系统，进行标杆分析，为医院各部门提供决策服务。

5.3.7 设备设施维护管理

基于 BIM 和物联网等技术，对设备实施进行监控、预警、日常智慧运维管理、前瞻性维护计划订定及主动维护管理等，以确保医院设备设施的正常运行，实现重点设备设施的"零故障"和韧性能力，充分实现设备设施的价值最大化。主要涉及的 BIM 应用内容包括如下。

(1) 基于 BIM 将相应信息集成，生成前瞻性维护计划，例如对即将到达生命期的设施及时预警和更换配件，自动提醒维护人员，驱动维护流程，实现主动式智慧维护管理，保障设备运行的高可靠性，降低运维成本，为医院高效能运行提供基本保障。

(2) 基于 BIM 及 RFID、二维码、室内定位等技术，实现设备设施的运行监控、故障报警、应急维修辅助，快速响应突发事件，保障医院的运行安全。

(3) BIM 中设备设施的维护信息加载和更新。收集维护保养的相关信息，例如品牌、厂家、型号、保养计划、维修手册及保养记录等，将相应信息加载、更新挂接至 BIM 的相应属性、参数或数据库中。

(4) 基于 BIM、历史数据以及维护要求，针对不同设备、不同区域、不同品牌和不同状态等多个维度，制订或生成维护方案和维护计划，基于事件驱动后勤管理流程，辅助维护管理。

(5) 利用 BIM 及相应平台或终端设备，以及 RFID、二维码、AR 等技术，辅助提高日常巡检管理的效率和效果。

(6) 利用基于 BIM 的相应平台、监控中心或终端设备，进行信息的交互与标注，实现可视化报修。通过维修计划的实施，进行自动派单与提醒，开展维修与保修管理。

(7) 在执行设施设备的翻新或维护前，快速评估相应影响，例如切断某一电源后的受影响区域的影响分析等。

(8) 在维修过程中，能通过室内定位与导航等技术，并通过 AR、移动终端等技术及设备，调取维护手册或操作视频，辅助维修，提高维修效率，降低操作错误率。

(9) 维护信息统计、分析及决策支持。通过 BIM 以及运维海量数据管理，进行数据的存储、备份与挖掘分析，以及设备的全生命周期管理。通过标杆分析，为设备采购、维护计划制订、能源管理及大修改造方案的制订等提供决策支持。

5.3.8 资产管理

利用 BIM 对医院资产进行数字化、信息化管理，辅助医院及医疗卫生管理部门进行投资决策和制订短期或中长期的管理计划。利用医院建筑运维模型数据，分析设备设施及建筑空间等资产的利用率，优化医院资产数据库，为优化资产配置、提高资产管理效益奠定基础。主要涉及的 BIM 应用内容包括如下。

(1) 医院资产管理的范围很广，主要基于 BIM 模型所涉及重要的建筑、建筑设备和设施资产，例如高估值设备和家具等。

(2) 利用运维模型数据，评估改造和更新建筑资产的费用，建立维护和模型关联的资产数据库，从而转变只重视医院有形资产的管理而缺乏对数据资产管理的传统观点。

(3) 通过对医院建筑、设备和设施的数字化、虚拟化从而形成数字化资产，这些数据对资产管理及医院运维具有长期价值。

(4) 基于 BIM 及二维码、RFID 等技术进行资产信息管理，包括资产的分类、编码、价值评估和维护记录等。

(5) 利用 BIM 的可视化特点，进行关键资产的空间定位，以方便资产的管理。

(6) 通过手持终端、台账同步等方式，进行资产信息的更新和维护，并实现集中式存储、管理和共享。

(7) 资产管理的数据分析及决策咨询。除了数据的存储以外，更重要的是数据的利用和挖掘，数据的集成与融合，以及数据驱动的应用，以最大化地进行全生命周期设备运行的保值和增值。由于医院可能不断地进行改造和大修，需要保证历史数据的记录以及数据的更新，要对数据创建、产生、使用等全过程进行职责划分，要提出数据要求和数据标准。

5.3.9　安全与应急管理

基于 BIM 技术开展安防、消防和应急管理，制订医院运营应急预案，并且开展模拟演练，事前做好充分准备，有利于医院在发生突发事件时能获得及时、有序处理，利于控制事态发展影响，减少突发事件的直接和间接损失。主要涉及的 BIM 应用内容包括如下。

（1）利用 BIM 开展视频监控的联动应用，包括信息查询、位置部署、实时信息展示、出入口管理等。

（2）与安防报警系统、电子巡更系统以及消防系统等联动应用，包括信息查询、位置部署、实时信息展示等。

（3）利用 BIM 及相应灾害分析模拟软件，模拟灾害发生过程，例如气体泄漏、生化实验室事故、传染疾病暴发等，制订应急疏散和救援方案。

（4）针对意外事件、突发事件和突发故障，通过实时数据的获取、监控调用，利用医院智能化化系统、BIM 数据和可视化展示方式，预警事故发生，显示疏散路径，制订或评估应急方案，以提高医院应急管理和弹性管理水平。

5.4　展望

5.4.1　多路径建设

精神专科医院“做大做强”是众多医院管理者追求的目标，“做大”将涉及服务边界和基本建设规模的扩张；“做强”更多涉及发展亚专科、开展更前沿的基础研究所需的基本建设。但是由于各地区市场需求的不同、医疗水平发展不平衡，因此导致精神专科医院基本建设呈现多路径建设的可能，不同等级、不同层次的医院应遵循“适者生存”法则，选择最适合自身发展的路径。

1. “强专科、大综合”发展方向

具有特色、品牌的国家三级精神专科医院，为进一步突出其服务优势，可着眼国际视野，立足国内，采取“强专科、大综合”的发展策略。依据病源特点、自身优势、自身定位，增强涉及自身特色的学科建设、基本建设和设施设备购置，保证优势学科达到国内甚至国际一流。

2. “大专科、小综合”发展方向

国家、省级三级精神专科医院，承担着重大复杂精神障碍疾患的诊治、康复以及教学科研等任务，“大专科、小综合”是其发展方向，其基本建设规模、硬件建设应明显强于二级精神专科医院。并优先考虑配备 CT、MRI、PET 等专科高新设备，在院内及时、全面获取病患的医学影像资料供临床研究，以神经影像学的研究进展带动精神疾患诊治的整体研究水平。

3. “大专科、精专科”发展方向

对于地市级二级精神专科医院，其主要功能定位是收治一般的精神障碍患者，“大专

科、精专科”是其发展方向，其基本建设规模及其设施设备应以满足一般精神障碍疾患治疗为主，二级精神专科医院尽量减少大型设备的配备，避免资源浪费，防止负债经营，以共享当地三级、二级综合医院影像等检查资料为主，但应及时添置适宜专科发展的设备。

5.4.2 “去医化”建设

1. “去医化”理念

精神专科医院的服务群体具有鲜明的特殊性。所需服务的精神障碍患者，由于各种原因引起的感知、情感和思维等精神活动的紊乱或异常，导致患者出现明显的心理痛苦或社会适应等功能的损害。而且社会中广泛存在对精神障碍患者的歧视及由此带来的病耻感，患者的治疗、预后和生活质量会受到很多负面影响，这些影响又间接增强了患者的内化病耻感。因此，精神障碍患者与其他疾病患者相比，更需要人性化的关怀。

基于“以患者为中心”的医院文化建设，推行精神专科医院基本建设的“去医化”建设理念，即在医院新建或大修项目中，尽量采用具有居家生活特征的室内外装饰装修、家具和设备，减少乃至去除具有医院医疗显著造型特征的装饰装修环境及医用家具，从而使精神障碍患者获得温馨感，弱化“病患感”及其病耻感。这种“去医化”的理念，可从精神专科医院基本建设方面延伸至医疗工艺流程、诊疗场所氛围，乃至医护人员着装等诸多细节方面，综合发力，去除传统概念上的医疗特征，减弱精神专科病患内在的“抗拒”心理，达到快速提升治愈效果的目的。在上海市精神卫生中心儿少精神科病房改造项目中，创新实践了“去医化”建设理念，可供类似项目借鉴。

2. “去医化”项目背景

1）儿童青少年精神卫生问题的研究

儿童青少年精神卫生问题日益受到重视，联合国基金会《2021 年世界儿童状况》报告指出有 13%的 10～19 岁儿少符合至少一种精神疾病诊断，最常见疾病为焦虑障碍、注意缺陷多动障碍与抑郁障碍。同时值得注意的是，慢性严重精神障碍如精神分裂症与双相障碍大多数首发于青少年期，相比成人期发病，儿童青少年期发病复发率更高，诊断与治疗更困难，疗效更差，更容易发展为慢性以及长期预后也更差。WHO 2021 年报告全球每年有 45 800 个青少年死于自杀，每 11 min 就有一名青少年死于自杀。上海市精神卫生中心对近几年儿少门诊就诊患者大数据分析发现，儿少自伤行为不断上升，且不断年轻化。可见儿童青少年阶段是精神卫生问题最突出的早期阶段，提示儿少精神卫生服务力量的提升已经不容置缓。国内外已有共识，对儿少及其家庭提供适宜的早期精神卫生预防干预能够有效减少、减轻成年期各种精神疾病的发生与发展。

上海市精神卫生中心儿少科始终积极关注国际先进，在临床、科研与教学上不断创新，目前是院内重点学科，儿少科目前已经发展为全国儿少精神科领域人数最多、规模最大的学科，与国内外同领域存在广泛的联系与合作。与全国同领域儿少精神卫生科室相比，对各种疾病全面诊疗能力与手段及其先进性，上海市精神卫生中心处于相对领先地位。

2）儿少精神科病房需求的急迫性

儿童青少年情绪问题及自伤行为已越来越引起社会的重视。流行病学调查发现，青少年情绪障碍的患病率呈不断上升和发病年龄更小的趋势，青少年焦虑障碍的终身患病率可达31.9%，而14.3%的青少年存在抑郁发作。近年来不断增加的青少年自伤行为也引起广泛关注。焦虑和抑郁障碍与青少年自伤行为联系密切，有情绪障碍者出现自伤行为的可能性是没有情绪障碍者的1.75倍。存在抑郁和焦虑问题者的自伤行为检出率约为33.48%和48.74%，非自杀性自伤者中有30%～60%存在抑郁焦虑障碍，且自伤行为往往和严重的情绪问题相关。同时，情绪问题容易给青少年带来很多干扰，严重影响学习、人际交往能力，是造成儿童青少年辍学的主要因素之一。

情绪障碍青少年一般首选心理干预，近年因结构式团体认知行为干预技术操作方便易学、安全、效益高成本低且疗效好，应用途径广，使得国外情绪障碍团体认知行为干预发展很快。由于以往传统的普通精神病房管理模式不适用于青少年情绪问题的诊治和护理，因此需要寻找更适合青少年健康成长、回归家庭和学校的管理模式已然成为新课题。近年来，对于青少年的情绪失调问题，越来越多研究者和临床工作者发现纳入"去医化"的理念，能更有效、持久地提升青少年的住院体验感。创新建设儿少精神科病房的需求具有很强的急迫性。上海市精神卫生中心儿少科是国家精神疾病医学中心临床诊疗重点专科项目，拥有全国模范示范病房，值得同行精神专科医院借鉴。

3）儿少精神科病房改造项目概况

上海市精神卫生中心闵行院区L1普通精神科病房，该病房于1987年建成，共有两层，建筑面积1 070 m^2，外场地面积420 m^2，结合周边历史文物保护建筑群的外部空间、外立面貌与整体风格，根据儿童与青少年精神疾病治疗的实际特点，基于"去医化"建设理念，进行室内外环境的改建与系统性修缮。项目总投资573万元，从开工至竣工交付，仅历时76 d。儿少病房共设34张病床，配备专用住院室、活动室、电子化示教室、安全行为学习训练室、接待室及教室等完备的功能区域，同时配有寓教于乐、艺术人文的优美环境，以及规范化文件管理、标准操作流程等软件管理体系，构建上海特色的"医院-学校-家庭"综合干预模式，致力于为患者提供最佳的治疗氛围和舒适感。

3. 基于"去医化"理念的项目实施内容

1）设计理念

以习近平新时代中国特色社会主义思想为指导，全面贯彻落实党的二十大精神，践行新发展理念，以切实提高就医感受为目标，在儿少精神科病房改造项目的设计过程中，遵循"去医化"理念，充分运用新材料、新技术、新设备和新工艺，成为提高医院建设运维水平，助力医院高质量发展的重要支撑，将"以病人为中心"贯穿于医疗服务各环节，进一步增强就医获得感、幸福感、安全感。

2）新材料的开发——独具匠心的病室铭牌

传统病房的房间号显得过于严肃，容易让孩子们产生紧张的感觉。儿少病房改进了房间号、床头卡。将每个房间赋予一个主题和花语，并绘制成画和Logo。这个理念是上海市精神卫生中心儿少科主任程文红的Idea，不仅独具匠心，更是国内医院的首创。与传统病室铭牌设计方案相比(图5-4)，孩子们居住在新环境中感觉更温馨，住院体验更好。

在床头卡的材料选择上，运用头脑风暴，各专业的专家进行讨论后决定既要满足美观、柔和的舒适感，确保安全，避免划伤等的硬质材料，又要满足可以反复循环使用的软胶材质。同时考虑到精神科的特殊性，床位不能固定，需要根据病情变化随时进行调整的特性，

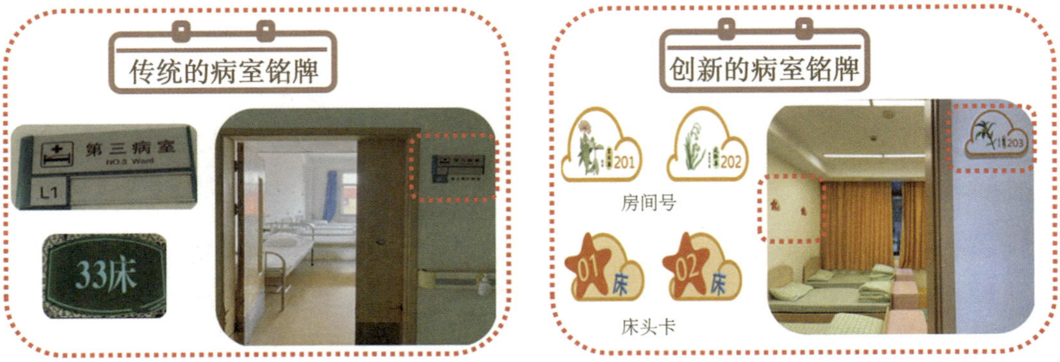

图 5-4 病室铭牌设计前后对照图

将床头卡采用磁铁式，可随时吸附在床位的底板上。关于床头卡的形状，底板采用云朵设计，数字采用海星的形状，既增加了童趣，显得活泼，又确保安全、无锐角。床头卡的颜色接近病房的整体设计，以暖色调为主，能够更好地融入病室环境。

3）新技术的创新应用

（1）创新建造艺术人文优美环境的“去医化”设计

传统精神科病房布局无法满足儿少病房功能需求，缺少治疗、活动、娱乐场地以及户外活动空间。如图 5-5 所示，上海市精神卫生中心闵行院区儿少病房的建设不仅在于传承，还突出创新。病房装修凸显安全，充分动用内部资源，为孩子们构建舒适的操场和多元化的住院空间。

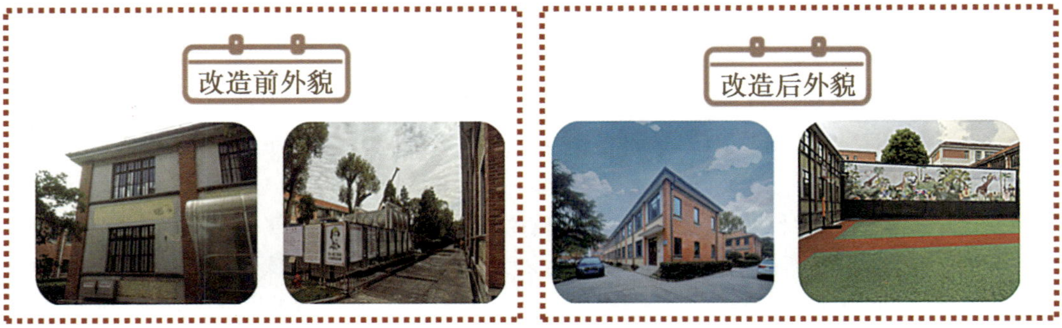

图 5-5 修缮前后的儿少病房外貌

（2）集娱乐和学习为一体的“去医化”理念

传统病房的内饰感觉冰冷、压抑。如图 5-6 所示，儿少病房的内饰营造温馨、舒适的氛围，基于“去医化”理念采用温暖的色彩元素，让孩子们感受到有温度的呵护，享受家一样的温暖。

（3）优化的功能分区

传统的精神科病区所有活动和治疗均在一间活动大厅和走廊完成，缺少功能分区。如图 5-7 所示，经过优化改造的儿少病房除了多功能活动大厅外，还配备个体治疗室、团体治疗室、瑜伽室、电子化示教室、游戏室和教室等完备的功能区域。

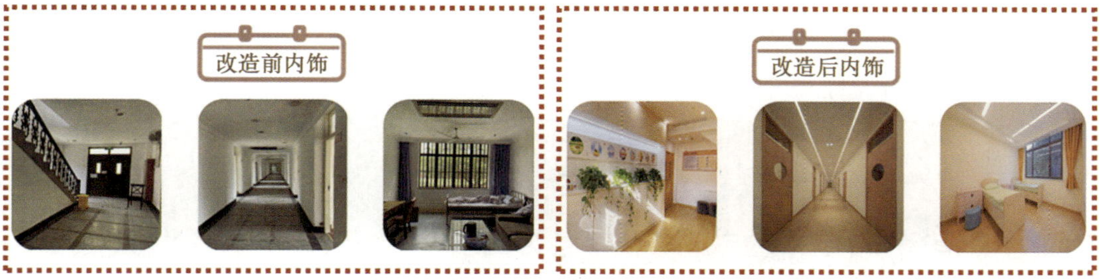

图 5-6　修缮前后的儿少病房内饰

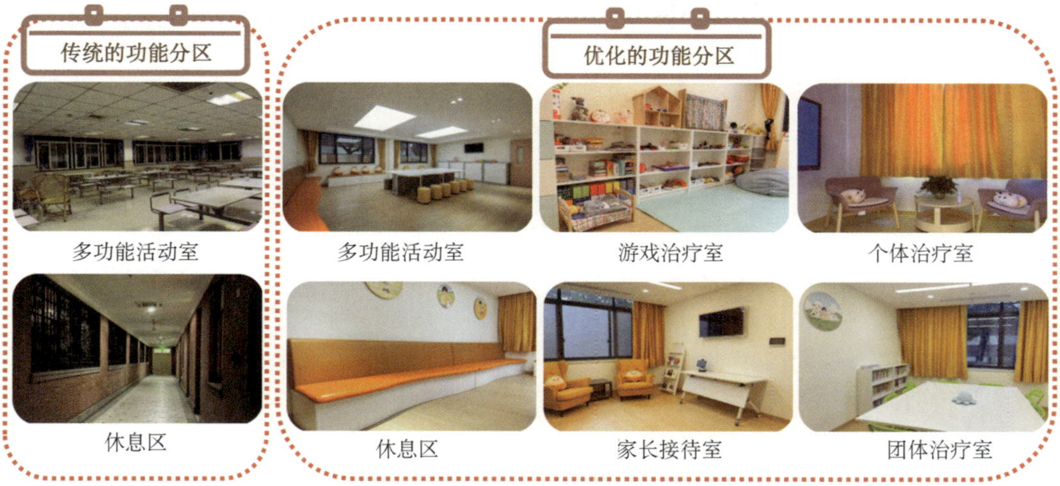

图 5-7　传统与优化的功能分区对比图

4）新设备的引进——实时监控设备

传统病房使用单向玻璃进行观摩，单向玻璃的原理为：单向透过玻璃（又称原子镜、单面镜、单反玻璃、双面镜和单向玻璃），是一种对可见光具有很高反射比的玻璃。单向透过玻璃在使用时反射面（镜面）必须是迎光面或朝向室外一侧。当室外比室内明亮时，单向透过玻璃与普通镜子相似，室外看不到室内的景物，但室内可以看清室外的景物。而当室外比室内昏暗时，室外可看到室内的景物，且室内也能看到室外的景物，其清晰程度取决于室外照度的强弱。单向玻璃安装时，要求反射面朝着有明亮光照射的观察目标方向。此外，单向玻璃要求观察目标方的色彩应当明亮，观察者方的墙壁、家具和地板色彩都应柔和、无反射并暗淡一致，将图案花式减到更少，同时避免对比色。单向玻璃更高的要求是在于让被观察方的人保持一定距离，建议采用 10∶1 的灯光比率，被观察方明亮，观察方暗淡。为了更好地将视线穿透率降低甚至要求让被观察方的任何灯光尽量离玻璃远一些，建议在 1 m 以外的距离。

鉴于上述使用条件，单向玻璃在技术上存在一定的缺陷，观察者容易被暴露，对明亮要求高。因此上海市精神卫生中心采用更先进的实时监控设备，避免了上述缺陷。

（1）实时监控设备（图 5-8）的核心原理

实时数据采集、传输和处理。它通过传感器感知被监测对象的状态或参数，将采集的数据通过数据采集装置进行采集和处理，然后通过数据传输设备将处理后的数据传输到监控中心或用户终端。监控中心或用户终端通过软件对数据进行处理、分析和显示，实现对被监测对象的实时监控和管理。

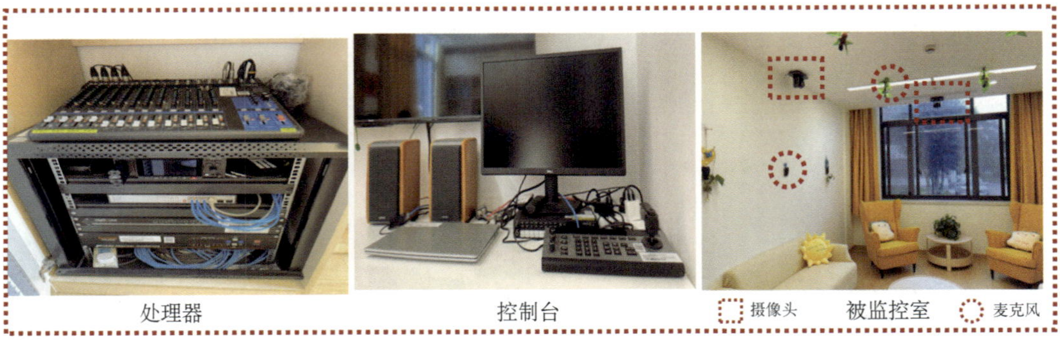

图 5-8　实时监控设备实物图

(2) 实时监控设备实用性、可靠性原则

上海市精神卫生中心闵行院区儿少病房的实时监控设备，从实用性、可靠性、稳定性和扩展性出发，全面分析上海市精神卫生中心高清示教系统采购项目的实际需求，设计性能价格比最佳的方案。在设计上采用了高可用性技术、关键定制化服务和网络推广技术等必要手段。为了提高视频内容的制作效率，采用最前沿的云端视频制作方式，减少了素材上、下载的等待时间，网络保证所有操作全部实时，尽量不使用拷贝、粘贴、打包合成等耗时的数据传递方式，而采用共享的存储结构。减少上载时间，利用网络并行编辑的流程提高制作效率。在网络环境下完成视频制作过程的内容制作、上传、编辑和下载功能，具有叠加字幕的所有后期功能，同时具有主流高清编码的制作能力。

(3) 先进制作工艺

上海市精神卫生中心闵行院区儿少病房实时监控设备的视频制作方案将先进性原则赋予整个系统设计理念中，采纳国际先进的远程超高清多机位视频制作方案，符合国家电影、电视制作和播出标准，结合用户特有的制作和远程制作工艺，进行设备选型和集成项目的执行。方案设计采用成熟的超高清广播级摄像机和先进的一键式自动化录制系统，不仅顺应了远程超高清诊断和示教功能和数字化网络化技术发展潮流，而且借鉴了国际领先的后期高清节目制作工艺和国家级视频课程标准，实现先进、高效的自动化节目制作流程，提供真正的广播级高清电视节目的采集、制作、包装和播出能力。同时，高清制作网的设计兼顾了数字电影的先进制作工艺。

儿少病房首次使用实时监控设备，克服了单向玻璃在使用过程中出现的缺陷，近一年多，儿少科主要用于临床教学、主任查房、家庭治疗示范和科研等。其在有效减少外界的干扰，提高教学效率，以及用于科研资料的保存和数据采集分析等方面作出了极大的贡献。

5) 新工艺的革新与突破

(1) 外窗改造——告别“狱”式外窗

在精神科病房，窗户不仅需要满足正常的采光、通风需要，还需要考虑保护患者，避免涉及患者的极端情况与危险举动发生。以往的精神病医院外窗为了防止病患逃逸，外窗均设置防逃逸栏杆,给病患始终形成一种在“狱”中的感受。

位于历史文物保护建筑群中的 L1 病房楼改建儿少病房,为了保证其建筑风貌的协调统一,又希望改善原精神科病房的自然采光和通风,设计最终结合风貌控制与功能调研,通过改变外窗的形式,采用推拉窗加装固定限位器,玻璃采用钢化夹胶安全玻璃的定制化方案(图 5-9、图 5-10)。既实现了确保住院治疗患者的安全,又给予了患者充足的自然采光和户外视野,同时完全避免了传统“狱”式外窗给予患者的疏离、割裂与防御感。通过设计,营造更好的疗愈环境,关注更多病房内的空间与环境设计细节,帮助儿童与青少年这个特定的患者群体,使其能在一个合适与拥有温度和关怀的环境中得到更好的治疗和康复。

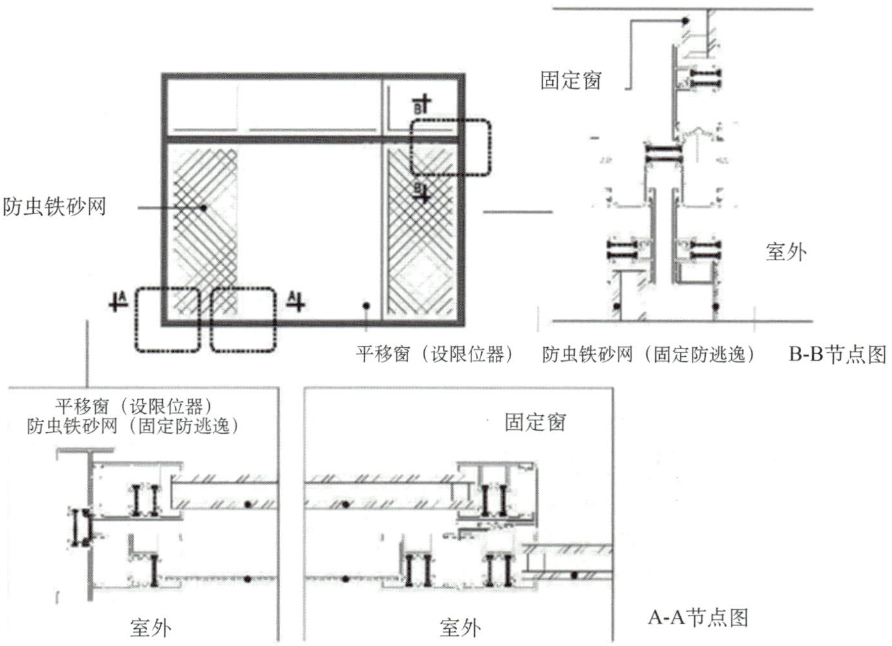

图 5-9　外窗大样图

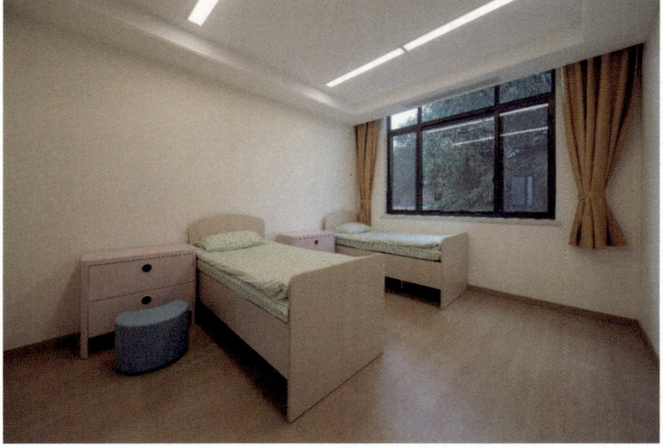

图 5-10　外窗详图

(2) 巧夺天工的“智慧门”

儿少病房楼宇后原是一排停车库，通过改建后，成为目前闵行院区得天独厚的户外活动场地，由上海美术学院的教授团队为儿少科量身定制的涂鸦墙是整个篮球场一道靓丽的风景线。

① 场户外活动场：占地面积达到 420 m^2，包含篮球场、羽毛球场、涂鸦墙以及小菜园。对于寸土寸金的上海大都市而言，拥有 420 m^2“后花园”的儿少科，是令人羡慕不已的。这无疑对于住院的小朋友而言也是极其幸福的事情。

② “智慧门”：过往活动场地与楼宇之间被铁门栏阻断，中间还隔着消防通道，孩子通往操场多有不便，活动场地也受限。最重要的是，精神科，尤其是儿少精神科，在管理小朋友方面最大的风险是消极（自伤）、出走以及冲动。小朋友住院期间，一方面需要增加他们的户外活动，接触大自然；另一方面又担心他们乘机出走、自伤。所以，外出活动防止出走是重中之重，需要严格看护。

上海市精神卫生中心余雷副院长别出心裁，巧妙利用门的开关功能，得天独厚的户外活动场地，解决了安全防范的后患。如图 5-11 所示，这个创新的工艺设计是，常态下，铁门是关闭状态，消防通道保持通畅；户外活动时，将铁门栏向两侧打开，阻断消防通道，开放户外活动场地，同时巧妙地将楼宇与户外活动场地相互衔接，变成一个无障碍通道，由室内直接延伸至篮球场，扩大了孩子们的活动空间。这一设计凝聚了方案创意者的智慧，做到一门两用，“关即是开、开即是关”。

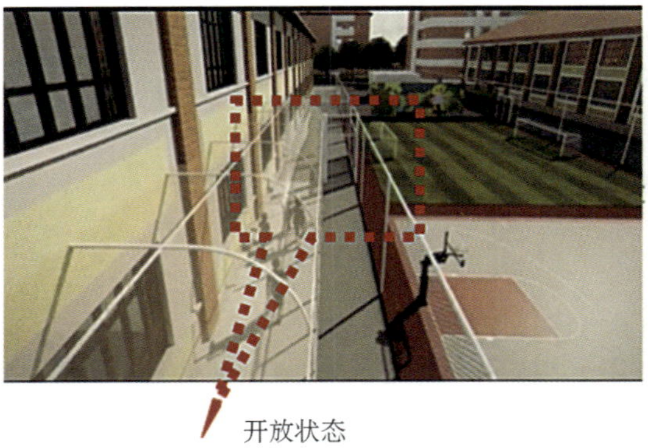

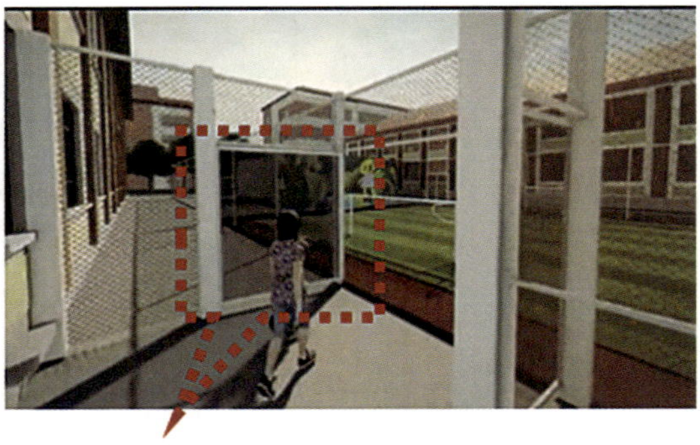

图 5-11 户外活动场地多功能铁门效果图

(3) 功能的突破与革新

住院不仅是治疗，也是学习的过程，所以上海市精神卫生中心儿少科也是国内首家把学生“教室”搬进病房的医院，帮助孩子们在住院期间依然保持学习的氛围感，同时对于害怕、恐惧上学的孩子能够进行脱敏治疗。如图 5-11 所示，基于“去医化”建设理念，创新建造教室、篮球场和小菜园，系统性提供知识学习、体能训练和植物疗愈的活动场所。

① 体能训练：对青少年的运动方式是全面而又有趣味性的体能训练课程，有利于在孩子生长发育的最佳时期进行优化和干预。运用多种练习内容、方法和手段，使身体的各个部位、器官、系统功能，各项身体素质、运动能力以及心理素质等方面都得到锻炼，使机体获得全面发展。在这里，每天给青少年开展户外活动，犹如学校的体育课一样，不仅有助于青

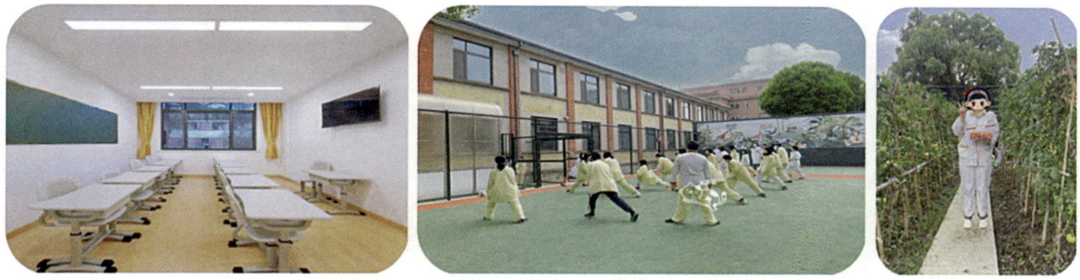

图 5-12　教室、篮球场、小菜园实景

少年身体素质的提高，还可以缓解青少年的各种压力，让他们健康快乐地成长。

② 植物疗愈：现代面对身心困扰时，开始寻找一种自然、安全、有效的方式来改善自己的健康和幸福。而植物疗愈作为一种古老的疗愈方式，以其独特的魅力吸引着越来越多的关注。植物的心灵疗愈是一种自然疗法，旨在通过与植物互动和与植物建立情感联系来促进身心健康。这种做法基于认为植物有自己的能量和灵性，可以对人类产生积极的影响。在儿少科还留有一片小菜园，可以在其中种植时令蔬菜和水果，一到丰收季节，孩子们可在小菜园采摘黄瓜、番茄、胡萝卜、水果萝卜和香瓜等。

4. 实施"去医化"的效益分析

1）社会效益

（1）住院患者满意度与就医体验

2017 年，原国家卫生计生委联合国家中医药管理局印发《进一步改善医疗服务行动计划》，要求医疗机构健全满意度管理制度，动态调查患者就医体验。2019 年，国务院办公厅印发《关于加强三级公立医院绩效考核工作的意见》，也将患者满意度纳入医院绩效考核指标。这凸显了患者就医体验或满意度调查的重要性。

自 2022 年儿少科成立至今，住院患者满意度逐月提升，2022 年第三季度住院满意率达 93.3％，第四季度提升为 96.9％，较普通精神科住院患者满意率 95％略高；2023 年起儿少科住院患者满意率维持于 100％，较普通精神科住院患者满意率 98％有所提升。儿少病房 2022—2023 年患者满意度对比如图 5-13 所示。

（2）知名度不断提高

自 2022 年 7 月，儿少病房启用至今，儿少科室接待了近 30 余次前来参观、学习的国内、外专家团队，其中受到国家心理健康和精神卫生防治中心的王钢副主任的高度赞赏，王钢副主任表示，党和国家高度重视心理健康和精神卫生工作，国家心理健康中心希望未来能与上海市精神卫生中心探讨紧密联系、加强合作，做到共识、共建、共享、共赢，共同发挥好国家中心的引领示范作用，不断推进我国心理健康和精神卫生防治事业的创新发展。

2）学术效益

2022 年创建国内首个情绪障碍伴自伤诊疗特色病房，多年来不断创新儿少住院管理模式也被国内同行借鉴学习及受到国际关注。目前上海市精神卫生中心儿少精神科已成为国内临床诊疗手段最全的儿少学科。在注意缺陷多动障碍、孤独症、焦虑抑郁症和早期精

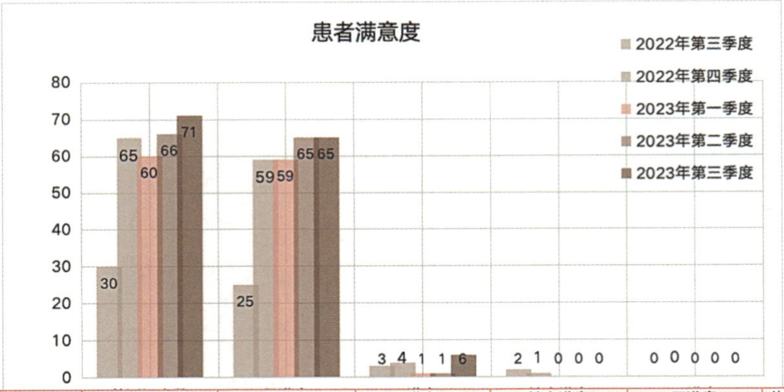

	总测评人数	很满意	满意	基本满意	不满意	住院满意率	随访满意率
2022年第三季度	30	22	6	2	0	93.30%	98%
2022年第四季度	65	59	4	1	0	96.90%	98%
2023年第一季度	60	59	1	0	0	100%	100%
2023年第二季度	66	65	1	0	0	100%	100%
2023年第三季度	71	70	1	0	0	100%	100%

图 5-13　儿少病房 2022—2023 年患者满意度对比

神病性障碍方面，儿少科不断探索脑神经机制与环境风险因素，并获得 2022 年科技部 2030 创新科技重大项目，拥有国内最大儿少情绪障碍队列与多维数据库等。临床上不断引进与研发临床治疗新技术，获多项新技术版权。

3）经济效益

通过一年多的努力，在院领导的大力支持以及各部门的鼎力相助下，儿少科室医护团队携手共进、砥砺前行，逐步走向成熟。目前在经济上独立核算，实现扭亏为盈的局面。

5. 总结展望

基于“去医化”建设理念，通过新材料、新技术、新设备和新工艺创新应用，建设代表我国儿童青少年精神卫生最高发展水平的临床专科，服务能力与医疗质量安全水平达到国际先进水平，构建儿童青少年精神卫生综合服务新体系和专科医院高质量发展新体系；建立不同儿童青少年精神卫生需求的特色品牌服务，增加上海市乃至全国服务辐射力，满足社会健康发展需求。

参考文献

[1] 国家发展改革委,卫生部,民政部.关于印发精神卫生防治体系建设与发展规划的通知(发改社会〔2010〕2267号)[EB/OL].(2010-09-25)[2017-09-08]. http://ziyuan.iiyi.com/source/down/1479143.html.

[2] 国务院办公厅.国务院办公厅关于转发卫生计生委等部门《全国精神卫生工作规划(2015—2020年)》的通知(国办发〔2015〕44号)[EB/OL].(2015-06-04)[2017-09-08]. http://www.gov.cn/zhengce/content/2015-06/18/content9860.htm.

[3] 国家统计局.2016年中国统计年鉴[EB/OL].(2016-10-12)[2017-09-08]. http://www.stats.gov.cn/tjsj/ndsi/2016/indexch.htm.

[4] 马宁,严俊,马弘,等.2010年中国精神卫生机构和床位资源现状分析[J].中国心理卫生杂志,2012(12):885-889.

[5] 张建忠,乐云.医院建设项目管理——政府公共工程管理改革与创新[M].上海:同济大学出版社,2015.

[6] 姚蓁,顾向东.礁骥:申康卫建20年探索实践纪实[M].上海:学林出版社,2023.

[7] 王春军,侯芳,侯惠荣,等.医院基建工程廉政建设探索与思考[J].中国医院,2018,22(7):79-80.

[8] 徐磊青,杨公侠.环境心理学[M].同济大学出版社,2002.

[9] 周颖,孙耀南.精神病医院住院部的建筑设计方法——以日本精神病医院为主要考察对象[J].建筑学报,2010(2):6.

[10] 杨海粟,随小霞.当代精神卫生医疗建筑设计的突破与创新——以深圳市健宁医院规划设计方案为例[J].四川建筑,2012,32(02):51-53.

[11] 杨亮.上海市精神卫生中心(徐汇院区)安全防范系统升级改造方案探析[J].中国安防,2023(08):103-107.

[12] 朱亮.现代精神卫生医院建筑设计中的若干问题探讨[J].居舍,2023(03):130-133.

[13] 中华医学会重症医学分会.重症加强治疗病房(ICU)建设与管理指南(2006)[J].中国医院,2006(07):2-3.

[14] 焦儒缘.精神卫生专科医院设施建设与要求探讨[J].医院管理论坛,2019,36(02):66-67.

[15] (英)布莱恩·劳森.空间的语言[M].杨青娟,等,译.中国建筑工业出版社,2003.

[16] 张国娟.谈精神卫生专科医院设计——大同市第六人民医院建筑设计[J].工程建设与设计,2013,297(01):52-54.

[17] 刘秀敏. 精神专科医院建筑设计要点探析[J]. 建筑设计管理,2014,31(09):52-54+57.
[18] 张释之,王经综,洪淑英,等. 大型医院建筑总平面设计的探索与思考[J]. 中国医院建筑与装备,2015(05):33-40.
[19] 薛晓英. 上海市精神卫生中心设计回眸[J]. 中国医院建筑与装备,2011,12(03):30-32.
[20] 罗力,李伟,金春林,等. 中国精神专科医院面临的住院服务压力和病人分流建议[J]. 中国卫生政策研究,2011,4(09):16-20.
[21] 魏清桥. 以患者体验为导向的医疗建筑设计要点[J]. 中国医院建筑与装备,2021,22(05):46-47.
[22] 周颖,孙耀南. 精神病医院建筑的相关基础研究[J]. 中国科学:技术科学,2010,40(09):1001-1013.
[23] 刘克林,王绍礼. 北京市精神病院建筑规模和用地标准调研报告[J]. 中国医院,2013,17(06):32-36.
[24] 郑时欣,邢晓秀. 谈精神专科医院病房楼设计中对医护人员的人文关怀[J]. 中国医院建筑与装备,2013,14(03):81-82.
[25] 陈希茜. 基于使用者行为特征的精神专科医院设计策略[J]. 安徽建筑,2024,31(03):34-36.
[26] Ulrich R S, Bogren L, Lundin S. Towards a design theory for reducing aggression in psychiatric facilities[C]//2013.
[27] 董辉. 调动环境、开拓建筑空间与心灵空间——精神病院的医疗环境设计探讨[J]. 建筑创作,2001(02):35-37.
[28] 黄燕芳. 医院室内空间环境氛围营造[J]. 现代医院,2009,9(02):127-128.
[29] 刘颖. 本期点题:精神卫生专科医院设计有哪些特点?[J]. 中国医院建筑与装备,2010,11(07):9.
[30] 刘国辉. 医院室内设计的基本元素[J]. 中国商界(下半月),2009(01):321.
[31] 马宁. 医院室内间设计中的"光""色""形"[J]. 中国建筑装饰装修,2023(24):131-133.
[32] 北京筑医台文化有限公司. 医院室内装饰设计指南[M]. 北京:研究出版社,2022.
[33] 祝磊. 综合性医院门诊大厅色彩设计研究[J]. 河南城建学院学报,2012,21(05):24-26+84.
[34] 巴志强,林晓萍,郭启勇,等. 医院公共空间环境对病人心理的影响分析[J]. 医学与哲学(人文社会医学版),2007(04):48-50.
[35] 王江. 精神病医院建筑设计方案研究[D]. 西安:西安建筑科技大学,2017.
[36] 周颖,孙耀南. 精神病医院的细部设计研究[J]. 建筑与文化,2010(12):64-66.
[37] 刘国彬,王卫东. 基坑工程手册[M]. 2 版. 北京:中国建筑工业出版社,2009.
[38] 上海市住房和城乡建设管理委员会. DG/TJ 08-61-2018 基坑工程技术标准[S]. 上海:同济大学出版社,2018.
[39] 郝洛西,曹亦潇. 面向人居健康的光环境循证研究与设计实践[J]. 时代建筑,2020,

(05):22-27.
[40] 林旭，王恺. 精神专科医院室内康复环境设计[J]. 中国医院建筑与装备，2011，12(03)：18-19.
[41] 叶佳. 基于康复景观理念的综合医院外部环境设计研究[D]. 南京：南京工业大学，2018.
[42] 曹星渠. 基于视觉感受的网师园中部景区空间量化分析及其启示[D]. 北京：北京林业大学，2013.
[43] 李树华，张文秀. 园艺疗法科学研究进展[J]. 中国园林，2009，25(08)：19-23.
[44] 李长健，李瀚，马军山，等. 环境疗法视角下的产业园区设计——以华为研发基地康复景观为例[J]. 现代园艺，2020，43(05)：95-97.
[45] 张金超. 基于亚健康人群需求的居住区康复景观设计策略研究[D]. 济南：山东建筑大学，2021.
[46] 龚剑，房霆宸，冯宇. 建筑施工关键风险要素数字化监控技术研究[J]. 华中科技大学学报(自然科学版)，2022，50(08)：50-55.
[47] 房霆宸，龚剑. 数字化施工到智能化施工的研究与探索[J]. 建筑施工，2021，43(12)：2594-2595.
[48] 丁烈云. 数字建造导论[M]. 北京：中国建筑工业出版社，2019.
[49] 龚剑，房霆宸. 数字化施工[M]. 北京：中国建筑工业出版社，2019.
[50] 袁烽，(德)阿希姆·门格斯. 建筑机器人——技术、工艺与方法[M]. 北京：中国建筑工业出版社，2019.
[51] 上海申康医院发展中心，上海市同济医院，等. 上海市级医院智慧后勤管理系统建设与运维指南[M]. 上海：同济大学出版社，2020.
[52] 余雷，张建忠，蒋凤昌，等. BIM在医院建筑全生命周期中的应用[M]. 上海：同济大学出版社，2017.
[53] 王兴鹏. 医院后勤管理[M]. 北京：中国协和医科大学出版社，2022.
[54] 徐一峰，陆林，刘明，等. 现代精神专科医院管理制度建设指南[M]. 北京：人民卫生出版社，2019.